続：いやな気分よ、さようなら

気分は最高いつまでも

—バーンズ先生から学ぶ、いやな気分の克服法—

著
デビッド・D・バーンズ
訳
中島 美鈴

星和書店

Feeling Great

The Revolutionary New Treatment for Depression and Anxiety

by

David D. Burns, M.D.

Translated from English

by

Misuzu Nakashima

免責事項

本書に掲載されているアイデアやテクニックは、資格を持つ医療専門家への相談に代わるものではありません。本書に登場する人物の名前や識別情報は、大幅に改変されており、生死を問わず、たとえ誰かに似ているとしても、それは偶然の一致にすぎません。

うつや不安に悩む人の事例を紹介するとき、あるいは、特定のテクニックの効果を例示するとき、私は通常、その人がどのように回復したかを示す、ポジティブで勇気づけられる例を選びます。そしてしばしば、大幅に、かつかなり迅速に改善した人の例を紹介します。それによって学習効果が最も高まり、治癒に不可欠な希望が生み出されるからです。

ただし、同じ手法が自分にも、あるいは友人や恋人にも有効であることが保証されているとは考えないでください。私たちはみな個性的であり、それぞれに異なるアプローチに反応します。また、本書で紹介するテクニックは強力なものですが、本書を読んだ人、あるいは専門家の治療を受けた人のすべてが、迅速かつ劇的な変化を体験できるわけではありません。

より深刻な問題には、より長い治療期間が必要になることもあります。私は患者さんのことを諦めたことはありませんし、あなたにも、あなた自身のことを決して諦めないでほしいと願っています。この哲学が、非常に見返りの大きいものであることはすでに証明されています。なぜなら、あなたが諦めないかぎり、前進するための道は常に現れてくると思えるからです。

献辞

この本を、二〇一六年の秋に惜しまれつつ亡くなった、私の親友であり師でもあったオビーと、私の一番のファンであるロブに捧げます。

謝　辞

ＴＥＡＭ‐ＣＢＴの開発と、スタンフォードでの火曜夜のトレーニング・グループの指導に多大な貢献をしてくれた、ジル・レヴィット博士、マシュー・メイ博士、ヘレン・イェニ・コムシアン博士、ダニエレ・レヴィ博士など、数多くの親しい同僚たちに感謝します。

また、毎週配信しているフィーリング・グッド・ポッドキャストのホスト、敬愛するファブリス・ナイ博士とロンダ・バロフスキー博士にも感謝します。読者の皆さんもすでにこの番組のファンかもしれませんね。この番組は無料ですので、もしご存じでなければ、私のウェブサイト（www.feelinggood.com）、iTunes、YouTube、あるいは公開Facebookページでチェックしてください。あなたがセラピスト、患者、あるいは単にうつや不安のセルフヘルプに関心のある一般の方であっても、この番組はあなたの学習を後押ししてくれるでしょう。

私の毎週のポッドキャストに何度も出演してくれているマイク・クリステンセンにも感謝します。マイクはカナダ全土でＴＥＡＭ‐ＣＢＴの遠隔療法を行っており、オンラインでも世界中の精神保健の専門家にＴＥＡＭ‐ＣＢＴの素晴らしいクラスを提供しています。

カリフォルニア州マウンテンビューにあるフィーリング・グッド・インスティテュートのグループ全員を含む、多くの素晴らしい同僚たちにも感謝します。また、この本の原稿の一部に貴重なフィードバックを提供してくれたゼイン・ピアース、デイジー・グレワル、ジョン・グラハム、マリリン・コービー、スティーブン・プフライダーといった同僚たちにも感謝します。

本書全体に目を通し、有益なフィードバックをくれたブランドン・バンス、マーク・ノーブル、ダニエレ・レヴィの各博士には特別な感謝を捧げます。また、PESIの出版担当であるリンダ・ジャクソンと、本書の編集者であるジェネッサ・ジャクソンにも感謝の叫びを送りたいです。彼らと一緒に仕事ができたのは実に喜ばしいことでした。素晴らしい技術的指導に加え、ふたりの温かさ、ポジティブさ、そして素晴らしいチームワークに大変感謝しています。

さらに、極めて個人的なエピソードを披露することを許してくださり、本書に多大な貢献をしてくださった多くの方々にも感謝いたします。彼らの素性は明らかにしていませんが、その物語は本物であり、私のメッセージに魅力的かつ刺激的な形で命を吹き込んでくれました。

最後に、私の最愛の妻メラニーには、愛情、サポート、忍耐力、そして本書に対して信じられないくらい素晴らしく率直な助言を与えてくれ、編集を手伝ってくれたことに感謝します！

はじめに：昔と今

私たち夫婦がフィラデルフィアに住んでいた頃、数週間かけて家の改修工事を行ってもらったことがありました。工事の最終日、大工のフランクは玄関先で膝をついて、仕上げの作業を行っていました。私が玄関を通ったとき、彼が元気がないように見えたので、私はフランクに、彼が素晴らしい仕事をしてくれて家が美しくなったことに私たち夫婦が本当に感謝していること、そして、今日が最終日であるため淋しく思っていることを伝えました。

フランクは礼を言い、私に質問をしてもいいかと尋ねました。私がどうやら医者であるらしいと耳にしていて、ぶしつけなことはしたくないのだが、とも。私は、答えられることなら彼の質問に喜んで答えると言いました。フランクは、気分が落ち込んでいて、うつ病について何か知っているか、薬を飲んだほうがよいのだろうかと尋ねました。

彼の仕事ぶりは一生懸命で素晴らしいものでしたので、私は胸が痛みました。私はフランクに、うつ病は通常、物事に対する考え方に起因するものだと説明し、気分が落ち込んでいるときに、心の中に何かネガティブな考えが浮かんでいないかと尋ねました。そんなとき、何を考えている？　自分に何を言っている？と。

彼は、自分の老いについてよく考えるのだと言いました。このままでは体がもたない、引退したら夫婦二人の生活が成り立たなくなるかもしれない。そんなことを考えていたそうです。大工仕事は高校を卒業してからずっと続けてきたことだが、60代になった今、人生で本当に意味のあることと、重要なことを成し遂げてこなかったことに気づいた、とも。彼はおとなしく控えめな態度で、今にも泣き出しそうでした。私は彼を気の毒に思いました。

私はフランクに、ひょっとしたら役に立つかもしれないから、「二重の基準技法（ダブルスタンダード・テクニック）」というものを試してみないかと言いました。この技法の基本にあるのは、私たちの多くが二重の基準で動いているということです。動揺したり、目標に到達できなかったりしたとき、私たちは自分自身を責め、厳しく批判しがちです。しかし、もし同じような問題を親しい友人が抱えているとしたら、もっと思いやりのある態度でその人をサポートし、現実的な方法で話をすることでしょう。

そうとわかれば、あなたも、大切な友人に話しかけるときと同じように、自分に思いやりをもって話しかけられそうか、考えてみてください。すべての人に有効な、ある一つの方法というものはないのですが、これはしばしば効果的なのです。

私はフランクに、まるで長い間行方不明だった一卵性双生児かクローンのような、自分とよく似た親友と話をしているところを想像してもらいました。その架空の親友も定年間近の大工で、高校卒業後からずっと大工をやっていたという設定です。そして、もしその親友が、フランクと同じように落ち込んでいると打ち明けたとしたら、君は何と言うだろうか、と尋ねました。彼は友人にこう言うのでしょうか？

ああ、君は年老いてきていて、もう体がもたないんだよ。でも、引退したらお金がなくなって、奥さんや家族を養えなくなるぞ。それに君は、人生で意味あることを成し遂げたこともないじゃないか。

最初、フランクはピンときていないようでした。彼は、それが真実なら友人にそう言う、と言いました。

私は続けました。「なるほど、わかりました。では、私たちの認識を一致させたいので、私があなたの友人だと仮定しましょう。私の名前はデビッドですが、名前以外、まさにあなたと同じだとしましょう。私も大工で、人生の細部にわたるまで、あなたと同じなのです。つまり、長い間行方不明だった一卵性双生児のようなものだと思ってください。さあ、さっき言ったことを私に言ってみてください。私は年老いてきていて、もう体がもたないぞとか、私の人生は無意味だったとか」

フランクは戸惑った様子で、10秒か15秒ほど黙っていました。そして、「ドクター、私は友人にはそんなこと言えません」と言いました。

私は「なぜ？」と尋ねました。

フランクは、大切な友人を軽んじるのはひどいことだと説明し、そのような発言は公平でも正当でもないと言いました。

私はフランクに、では、友人であるデビッドに何と言う？と尋ねました。

彼は次のように話すだろうと言いました。

君は年老いてきているが、まだまだいい仕事ができる。ちょっと仕事を減らしたとしても、それは当然のことだし、それでもなかなか生産的なはずだ。それにほら、この家の美しい仕上がりを見てみろよ。オーナーも喜んでいるし、君がやった仕事は素晴らしいよ。

それと、いずれ引退することになっても、ちゃんとした退職金制度があるから、君も奥さんも大丈夫だよ。最後に、おそらくこれは最も重要なことだが、これまでの年月、君が働いたことによって人々にもたらした喜びを考えてみてほしい。君は一度もクレームを受けたことがないし、いつも適正な価格で良い仕事をして、誰のことも騙したことはないんだ。一度たりとも。これは間違いなく意味のあることで、君には誇れるものがたくさんあるんだよ。

私はフランクに、今言ったことは助けになりそうだが、君は真実を言ったのか、それとも私を喜ばせるためにそんなふうに言ったのかと尋ねました。

彼は、完全な真実を述べたのだと言いました。

そこで私は、「では、もし君の言葉が私についての真実で、私が君と全く同じだとしたら、その言葉は君にも当てはまるのだろうか」と尋ねました。

彼は少し間を置いてから、「さっきの言葉は私にも当てはまると思う。その通りだ！」と言いました。

私は、彼が落ち込んでいたのは年老いてきているからではなく、物事をネガティブに考えているからだと説明しました。彼が自分に伝えていたような厳しいメッセージは、誰であれその人を不幸にしてしまいます。私はフランクに、自分自身にも、自分に似た親友に対するのと同じように話しかけてみてほしいと伝えました。

すると突然、誰かが彼の頭のスイッチを入れたかのように、フランクは叫んだのです。「そうか！　問題は私の考え方にあるんだ。私のネガティブな考え方に！」

私は「その通り！」と応じました。

彼は言いました。「あぁ、すごく気が楽になりました！　そうなんですね！　ドクター、ありがとう！」

私は、今行ったような治療は、自分の考え、つまり認知を変えることを学習するので、認知療法と呼ばれていると説明しました。そして、この治療法が素晴らしいのは、まさに5分ほどで「治療」が終わり、この先も薬を必要としないことだと付け加えました。

このような出来事が生じるのは実に楽しく、人生最大のスリルだと言えます。だからこそ私は、

『フィーリング・グッド』(*Feeling Good: The New Mood Therapy*、邦題『いやな気分よ、さようなら』)を40年前に書いたのです。私が知らせたかったのは、次の3つのことでした。

1. あなたは、あなたが考えるように感じる。つまり、うつや不安などのネガティブな感情は、あなたの思考から生じるものであり、あなたの人生の状況から生じるものではない。
2. あなたを動揺させるネガティブな思考は、ほとんどの場合、歪んでねじれている。それらは真実ではない。うつや不安は、世界で最も古い詐欺である。
3. 考え方を変えることができれば、感じ方を変えることができる。

そして、本当に重要なこととして、たとえうつや不安の感情が深刻であっても、変化は急速に起こりうるということです。

数日前、私は親愛なる同僚、ロバート・シャッター博士から素晴らしいメールを受け取りました。

> 涙が出そうになった体験を共有したい。ネブラスカに住む女性が、ニューヨークに住む20代半ばの娘さんを治療してもらおうと、インターネットで私を探し当てたのだが、彼女は、娘さんが生まれたばかりの頃、『フィーリング・グッド』に大きな影響を受けたそうだ。
>
> 彼女が言うには、娘さんが幼稚園に通っていた頃、保育士が解雇され、その人はとても取り乱

していたらしい。彼女はその女性のことが好きだったので、とても気の毒に思った。そこで、彼女はその保育士の家に行ったのだが、玄関先まで出てきてくれなかった。彼女は家に帰ることにしたが、その人の家の玄関先に『フィーリング・グッド』を置いてきたそうだ。

その後、二人は別々の道を歩んでいたのだが、しばらくして、彼女はその女性とばったり出くわした。その人は彼女のところにやってきて言ったそうだ。「あなたに感謝したい。あなたが私の人生を救ってくれた。私の父は自殺したのだが、あなたが来てくれた日、私も自殺を計画していた。でも、あの本が私の命を救ってくれた。ありがとう」と。

彼女（私の患者の母親）は言ったそうだ。「バーンズ博士に神のご加護を！」と。

『フィーリング・グッド』を読んだうつ病の人たちから、何万件もの同じような証言が寄せられています。私は『フィーリング・グッド』をセルフヘルプ本と考えたことはなかったので、当初、これには驚かされました。私はただ、アルバート・エリス博士とアーロン・ベック博士によって開発された認知行動療法（CBT）という、当時としては真新しい、薬を使わないうつ病の治療法についての興奮を共有しただけなのです。まさかこの本自体が抗うつ作用を持つとは思ってもみませんでした。

『フィーリング・グッド』の抗うつ効果は、その後、多くの研究でも確認されています。例えば、アラバマ大学のフォレスト・スコギン博士は、中等度から重度のうつ病に対する治療を希望する人々にこの本を渡せば、65％の人々が他の治療なしで4週間以内に回復または大幅に改善すると報告しています。さらに、2年または3年後の追跡調査によれば、これらの人々は精神療法や抗うつ薬を用いることなく、自分自身で改善を続けていることが明らかになっています。

その後、他の多くの研究者たちによっても、『フィーリング・グッド』の「ビブリオセラピー」(読書療法)効果は抗うつ薬や心理療法に匹敵することが確認されました。『フィーリング・グッド』一冊分の値段は薬や心理療法よりもはるかに安く、しかも副作用がないのですから、これは実にわくわくするような発見です。

しかし、コインの裏側はどうなのでしょう? 『フィーリング・グッド』を読んでも回復も改善もしなかった35%の人たちはどうなったのでしょう? なぜ彼らは行き詰まったままだったのでしょう? 4週間で回復した人たちとは何が違ったのでしょう? 私は、それを解明できれば、また新たな治療法の開発につながるかもしれないと思いました。

私はこれまで、重度のうつ病や不安に悩む人たちと何千回ものセッションを行い、心理療法がなぜ成功したり失敗したりするのかを探ろうと、数多くの研究論文を発表してきました。そして、その答えを見つけたと思い、この『フィーリング・グレイト』(本書『気分は最高いつまでも』)を書いたのです。

認知革命について書かれた『フィーリング・グッド』とは対照的に、本書はモチベーション革命について書かれています。本書は、私たちがうつや不安から「抜け出せない」のは、回復に対して複雑な感情を抱いているからではないか、というシンプルな考えに基づいています。私たちは苦しんでいて、変わりたいと切に願っているにもかかわらず、相反する強い力が私たちを立ち往生させているのかもしれません。奇妙に聞こえるかもしれませんが、あなたの一部は、あなたが切望している変化そのものに反対、あるいは抵抗することがあるのです。

これは、精神分析が始まった頃、フロイトが「抵抗」と呼んだものです。フロイト以来、ほとんどのセラピストが抵抗について言及してきましたが、なぜ私たちが変化に抵抗するのか、どうすればこの問題を解決できるのかを説明した人は（いたとしても）ごくわずかでした。そこで本書の出番です。TEAM－CBTと呼ばれる新しいアプローチによって、この抵抗に打ち勝ち、速やかに回復を遂げることができるのです。

TEAMアプローチは、私の臨床経験と心理療法が実際にどのように機能するかについての研究を発展させたものです。TEAM－CBTは、私の最初の著書で紹介したCBTの優れた要素をすべて継承しながらも、より早く効果を発揮します。TEAMの意味は、次の通りです＊。

T＝テスト（Testing）：私と同僚は、セラピーセッションの開始時と終了時に患者さんの症状を調べ、患者さんがどれだけ改善したか、あるいは改善できなかったかを正確に把握しています。

＊TEAMのAは、以前はAgenda Settingの頭文字として説明されていましたが、その後Assessment of Resistanceという表現に変更しました。そのほうが、変化に抵抗しようとする患者さんの意識下の努力を溶かし去るというこの治療法を、より的確に説明できるからです。

E＝共感（Empathy）：セッション開始時に患者さん一人ひとりの話を聞き、その人を救済しようとするのではなく、温かく思いやりのある関係性を築くようにしています。

A＝抵抗の評価（Assessment of Resistance）：私たちは、患者さん一人ひとりに変化に対する抵抗を意識化してもらい、それを消し去ってから患者さんを助けることにしています。抵抗が消えたとき、患者さんは通常、非常にモチベーションの高い状態になります。これにより、私たちは素晴らしいチームとして協力し合えるのです。

M＝メソッド（Methods）：患者さんに、うつや不安の感情を素早く喜びに変換する方法を伝えます。

この本を読み進める間、あなたと私も強力なチーム（TEAM）となって取り組みを行い、「自分はダメだ」「自分は出来損ないだ」といった、強い痛みを引き起こすネガティブな思考を吹き飛ばすことに力を注いでいきます。一緒に取り組むことで、私たちは大きな力を発揮し、痛みの山を信じられないほど速く動かすことができるのです。

方法はこうです。本書の第Ⅰ部では、あらゆる最新のテクニックを駆使して、あなたの考え方や感じ方を変える方法を紹介します。また、あなたを「動けなく」させている抵抗を溶かす方法も紹介します。第Ⅱ部では、うつ、不安、怒りの原因となる、歪んだ思考を粉砕するための最も効果的な方法を紹介します。

第Ⅲ部では、自分の中には劣った、あるいは単に十分でない「自己」がいるという信念を克服するための方法を紹介します。そして、うつからの回復、不安からの回復、人間関係の葛藤からの回復、やめられない習慣や依存症からの回復に対応する、「自己」の4つの「大いなる死」についても説明します。

私たちは誰もが常に幸せでいられるわけではなく、人生という道の上にはでこぼこがあることを知っています。そこで、第Ⅳ部では、再発に素早く打ち勝ち、回復した後も素晴らしい気分でいるための方法を紹介します。

最後に、第Ⅴ部と第Ⅵ部では、私の素晴らしい同僚であるマーク・ノーブル博士が、TEAMを使って自分の脳の回路を修復する方法と、なぜそれが抗うつ薬や従来のトークセラピーよりもずっと効果的であるのか、その理由を解説してくれます。私もまた、うつや不安についての新しい、わくわくするような研究について説明し、たくさんの無料で使える資料を紹介します。

TEAMを使えば、うつや不安から非常に早く回復することができますが、それ以上に、そこには単なる回復を超えた変化が伴います。多くの人が、スピリチュアルな変容としか言いようのない深遠な喜び——私が心の健康を長続きさせるうえでの鍵と考えるようになった、驚くべき視点の転換を含む——で満たされるのです。

大げさに聞こえるかもしれませんが、TEAM-CBTは、50年前に認知療法が誕生して以来の、最も大きな治療の進歩と言えます。だからこそ、この本を皆さんに紹介できることをとても嬉しく思っているのです。

本書は、より効果的で満足度の高い治療法を知りたがっているセラピストと、うつや不安と闘っている個人という、ふたつの読者層を念頭に置いて書かれました。この素晴らしい、新しいテクニックが、あなたが自信喪失や絶望感から抜け出すうえでの助けとなり、再びあなたが最高の気分（フィーリング・グレイト）になれるよう願っています。

デビッド・バーンズ

もくじ

第Ⅱ部 歪んだ思考を打ち砕く方法

第I部

うつや不安を喜びに変える方法

1 いま、どんな気分ですか？

本書が目指すのはあなたの感じ方を変えることなので、今のあなたの気分を調べることにしましょう。次頁の表で今の気分をチェックしたら、「うつ」と「不安」の合計点を記入してください。本書の最後のほうでもう一度このテストを行って点数を比較し、自分がどれだけ変化したかを確認しましょう。

これは信頼のおける尺度なのか、それとも単なる通俗心理学なのでしょうか？　アメリカ精神医学会は、資格を持つ精神保健の専門家だけが精神医学的な診断を下すことができると主張しています。ある意味、それは正しいのですが、その主な理由は、公式の「精神疾患の診断・統計マニュアル」（DSM‐5）の基準が非常に複雑で入り組んでいるためです。私は、ここでもう少しシンプルな方法をご紹介します。これは精神医学的な診断が得られるものではなく、今あなたが感じていることを評価する尺度です。

あなたがたった今回答した尺度は、世界でもトップクラスのものです。統計学的な分析によると、このテストの精度は約95％です。あなたの結果はいかがでしたか？　採点表で確認してみてください。

3

パート1：うつと不安の調査表*

あなたが今どんな気分なのか、当てはまるところにチェック（✓）を入れてください。
すべての項目に答えましょう。

うつ

	0＝全く当てはまらない	1＝少し当てはまる	2＝まあまあ当てはまる	3＝かなり当てはまる	4＝とてもよく当てはまる
1. 悲しい、または落ち込んでいる					
2. 落胆している、絶望している					
3. 自尊心が低い、自分は劣っている、価値がない					
4. やる気が出ない					
5. 人生の喜びや満足感が減少している					
項目１～５の合計→					

不安

	0＝全く当てはまらない	1＝少し当てはまる	2＝まあまあ当てはまる	3＝かなり当てはまる	4＝とてもよく当てはまる
1. 不安だ					
2. 怯えている					
3. 心配事がある					
4. 苛立っている					
5. 緊張している					
項目１～５の合計→					

一日のうちで気分がころころと変わることもあるでしょう。不安はうつよりも変動しやすい傾向にあります。例えば、あなたが内気な性格なら、社交的な集まりで人と接するときや、職場で話をしなければならないときに、不安が大きく膨らむかもしれません。また、高所、飛行機、クモ、エレベーター、暴風雨が怖いといった恐怖症がある場合は、恐れている状況や物事にさらされたときに不安が急上昇します。

時間経過による気分の変

バーンズ博士のうつと不安の採点表

得　点	重症度	意　味
0	症状なし	素晴らしい！　全く症状がないようです。
1～2	境界線上	正常の範囲内ですが、少し調整が必要です。
3～5	軽　度	人生の楽しみが奪われるほどの抑うつや不安です。これから一緒に取り組んでいけば、おそらくあなたの得点を０にすることができるでしょう！
6～10	中程度	抑うつや不安を感じています。重度ではありませんが、かなり不幸せかもしれません。
11～15	重　度	かなり強い抑うつや不安があるようです。それは悲しいことですが、良い知らせもあります。本書のツールが、あなたのネガティブな気分を喜びに変えるのに役立つということです。
16～20	極　度	あなたはひどく苦しんでいることでしょう。友人や家族には、あなたがどれほど苦しんでいるのか理解できないかもしれません。良い知らせは、改善についての見通しが非常に明るいということです。実際、回復することは人間にとって最高の喜びです。

化を記録したければ、このテストは何度でも受けることができます。それは実際、この本を読みながら自分の進歩を確認する素晴らしい方法です。

さて、あなたの気分についてわかったところで、あなたの他の人々との関係についても見てみましょう。「怒りの調査表」と「対人関係満足度調査表」のふたつの尺度で、今のあなたの気持ちを示してください。それぞれの点数を合計して記入することを忘れないでください。

他の人に対する気持ちもその時々で大きく変わることがあるので、このテストも何度でも受けることができます。ですが、回答するときに考える人については、いつも同じ人にしてください。そうでないと、違う人のことを考えているというだけで、点数が上下して

パート2：怒りの調査表*

あなたが今どんな気分なのか、当てはまるところにチェック（✓）を入れてください。
すべての項目に答えましょう。

怒り	0＝全く当てはまらない	1＝少し当てはまる	2＝いくらか当てはまる	3＝かなり当てはまる	4＝とてもよく当てはまる
1. 不満がある					
2. むかついている					
3. 憤慨している					
4. 怒っている					
5. 苛立っている					
項目1～5の合計→					

対人関係満足度調査表*

配偶者、パートナー、友人、同僚、家族など、あなたにとって大切な人との関係について考えてみてください。その人との関係について、あなたがどのように感じているか、当てはまるところにチェック（✓）を入れてください。

すべての項目に答えましょう。

	0＝非常に不満	1＝かなり不満	2＝いくらか不満	3＝どちらでもない	4＝いくらか満足	5＝かなり満足	6＝非常に満足
1. コミュニケーションと風通しのよさ							
2. 対立の解消							
3. 愛情と気遣いの度合い							
4. 親密さ、身近さ							
5. 総合的な満足度							
項目1～5の合計→							

バーンズ博士の怒りと対人関係満足度の採点表

怒り		対人関係満足度	
得点	意味	得点	意味
0	全く怒っていない	0～10	極端に不満
1～2	少し怒っている	11～15	非常に不満
3～5	いくらか怒っている	16～20	かなり不満
6～10	かなり怒っている	21～25	いくらか満足
11～15	非常に怒っている	26～28	かなり満足
16～20	極端に怒っている	29～30	非常に満足

しまうことがあるからです。

最後に注意点ですが、誰か知っている人に対して怒っていなくても、怒ることはできます。例えば、自分自身や、いらいらするような出来事に怒ることもあれば、知らない人に対して怒ることもあります。

採点表を見れば、あなたの状態がわかります。

怒りの得点が高く、対人関係満足度の得点が低かったですか？もしそうなら、ぜひクラブやサークルなど、人の集まるところへ出かけましょう。対人関係を避けていては満足も得られないからです。このように書くと、「人とかかわるとイライラするんだ。わずらわしいよ」と言う方もいるでしょう。同感です！　しかし本書では、うまくやっていくためのツールを紹介しますし、誰とでもうまくやる必要もないのです。

ここまで、あなたの気分と対人関係を取り上げました。やめられない習慣や依存症についてはどうでしょう？　あなたにも何かありますか？　薬の摂りすぎとか、飲みすぎ、食べすぎとか？　イン

パート3：衝動性調査表*

各項目が、今日を含め、過去1週間のあなたの気分をどの程度表しているか、当てはまるところにチェック（✓）を入れてください。
すべての項目に答えましょう。

	0＝全く当てはまらない	1＝少し当てはまる	2＝いくらか当てはまる	3＝かなり当てはまる	4＝とてもよく当てはまる
1. 時々、薬やアルコールが欲しくなる					
2. 時々、薬やアルコールを使いたいという衝動に駆られる					
3. 時々、薬やアルコールをどうしても使いたくなる					
4. 時々、薬やアルコールを使いたいという衝動を抑えられなくなる					
5. 時々、薬やアルコールを使いたいという衝動に苦しめられる					
項目1〜5の合計→					

*Copyright © 1997 by David D. Burns, MD. Revised 2002, 2018.

ターネットショッピング、ビデオゲーム、スマートフォン、ポルノなどに対する依存がありますか？　先延ばしにする癖はどうでしょう？

もし何かありそうなら、上の「衝動性調査表」に答えてみてください。おわかりのように、これは過去一週間分の欲求や衝動についての質問です。薬やアルコールという表現になっていますが、暴飲暴食やポルノなど、回答する時点であなたがはまっているものを思い浮かべてください。

このテストの信頼性も非常に高く、約97％です。ただし、欲求や誘惑はその時々で大きく変化することがあります。例えば、朝起きたときに二日酔いで、絶対にお酒を減らそう、あるいは完全にお酒をやめようと決意することがあるかもしれません。しかし、その数時間後、仕事から帰宅したときには、再び飲みたいという欲求が押し寄せてくるかもしれません。興味があるなら、「衝動性調査表」に頻繁に回答して、一日を通しての、あるいは一日ごとの欲求の変化を追跡することも可能です。

さて、このテストの点数は何を意味するのでしょう？ まあ、これは間違いようがないでしょう。得点が高ければ高いほど、誘惑を感じていて、誘惑を感じていればいるほど、その誘惑に負けてしまう可能性は高くなります。そんなところです！ 何の変哲もありません。

衝動性調査表の得点が15点以上なら、あなたの欲求は非常に強く、それに屈することはほぼ確実と言えます。もしあなたが治療中であったり、12ステップ・プログラムに参加しているなら、あなたの点数をセラピストと共有したほうがよいかもしれません。この点数は、セッションとセッションの間に何が起こっているかについて、セラピストに、より明確なイメージを提供してくれるはずです。

あとふたつばかり、あなたに受けてもらいたいテストがあります。ここまでは、暗い気分、困った人間関係、悪い習慣など、ネガティブなものを取り上げてきました。では、コインの裏側のポジティブなものはどうでしょう。あなたがどれだけ幸せなのかを調べてみましょう。

「パート4：幸福度調査表」は、あなたが今どれだけ幸せかを示すもので、本章の冒頭で行った「うつ」に関するテストの対極にあるものです。ただし、うつを解消したからといって、必ずしもとびきり幸せで充実した気分になれるわけではありません。だからこそ、本書が目指すのは、ネガティ

パート4：幸福度調査表*

あなたが今どんな気分なのか、当てはまるところにチェック（✓）を入れてください。
すべての項目に答えましょう。

	0＝全く当てはまらない	1＝少し当てはまる	2＝いくらか当てはまる	3＝かなり当てはまる	4＝とてもよく当てはまる
1. 幸せで楽しい					
2. 希望に満ちていて楽観的					
3. 自分には価値がある、自尊心が高い					
4. 意欲的、生産的					
5. 人生に満足している					
項目１～５の合計→					

*Copyright © 1997 by David D. Burns, MD. Revised 2002, 2018.

ブな感情の克服だけではないのです。自尊心を高め、人生に喜びを見出すこと、それもまた本書が目指すところです。

この点で、私は「幸福が人生の目標である」というダライ・ラマの言葉に賛同します。唯一の目標とは言いませんが、重要な目標の一つであることには間違いありません。しかし同時に、いつでも完璧に幸せである権利を与えられている人はいませんし、私はそれが望ましいとも思いません。悲しみや恐れ、怒りなど、他の種類の感情が完全に適切な場合もありますし、私たちは皆、道の上にはでこぼこがあることを知っているのです。

この「幸福度調査表」も本書の最後のほうで再び行いますので、あなたの幸福感がどれだけ高まったかを確認することができます。しかし、このテストは何度受けてもよいので、時間とともに気分がどう変わっているかを追跡することもできます。

バーンズ博士の幸福度採点表

得　点	幸福度	意　味
0～1	幸福感なし	あなたは今、全くポジティブな気分ではないようです。それは実に悲しいことですが、良い知らせもあります。もしあなたが望むなら、一緒に取り組んで、これを解決することができるということです。
2～3	最低限の幸福感	ポジティブな気分がほとんどない状態でしょう。改善の余地がたくさんあります。
3～5	いくらか幸福	あなたの気分はいくらか前向きなようです。私たちが協力し合えば、事態はもっとよくなるはずです。
6～10	中程度の幸福	あなたの気分はそこそこ前向きなようです。それは良いことです！　あなたの点数がもっと上がるのを見たいものです。
11～15	かなり幸福	あなたはとても前向きで幸せなようですが、もっと幸せを感じる余地があります。
16～19	非常に幸福	とても良い点数です。あなたはテストの５項目のうち、少なくとも１つで非常にポジティブな気分になっています。でもまだまだ！　さらによくなる余地が少しありますよ。
20	とてつもなく幸福	素晴らしい！

テストの点数はどのように解釈すればよいのでしょう？　採点表を見れば間違いなくわかるように、これも得点が高ければ高いほど幸せということです。

私としては、患者さんたちの点数も、あなたの点数も、少しでも高く、できれば20点までいってほしいと思っています。あなたはもっと幸せな気分になりたいですか？　もし私が、いやな気分から抜け出し、より愛情深い人間関係を築く方法を教えられるとしたら、あなたにとって、それはどれだけの価値があるでしょうか？

冒頭で述べたように、私の最初の本、『フィーリング・グッド』を手渡された、うつ病を抱えた人たちの約

パート5：エクササイズへの動機づけ調査表

あなたがどれくらい以下の言葉に同意するか、当てはまるところにチェック（✓）を入れてください。
すべての項目に答えましょう。

	0＝全く当てはまらない	1＝少し当てはまる	2＝いくらか当てはまる	3＝かなり当てはまる	4＝とてもよく当てはまる
1. この本を読みながら書くエクササイズをするつもりだ					
2. たとえ気分が乗らなくてもエクササイズをしたい					
3. 絶望ややる気のなさを感じていてもエクササイズをしたい					
4. 疲れていても、無理をしてでもエクササイズをしたい					
5. 最初は難しそうに見えても、エクササイズをするつもりだ					
項目1～5の合計→					

65％が、他の治療を受けずに4週間以内に大幅な改善を示しました。しかし、読書自体が改善につながったのではなく、その本に書かれている特定の情報、ツール、エクササイズが抗うつ効果を発揮したのです。

同じことはセラピーにも当てはまります。セッションとセッションの合間に心理療法の「宿題」をこなす患者さんは大幅に改善し、宿題を拒否する患者さんはほぼ全員が改善しないか、治療から脱落してしまうのです。

ですから、もしあなたが自分の考え方や感じ方を変えたい、もっと幸せになりたいと思うのなら、この本を読みながらエクササイズをする必要があります。あなたには、それを実行する気がありますか？　やってみましょう！　まずは「パート5：エクサ

バーンズ博士のエクササイズへの動機づけ採点表

得　点	やる気度	意　味
0	やる気なし	今現在、あなたは本を読みながら書くエクササイズをする気がないようですね。それはよく理解できますし、あなたがこの本を読んでくれていることにまずは感謝します！　読書だけでも変化への重要な一歩になるかもしれませんが、これから紹介する強力なツールの恩恵を十分に得ることはできないでしょう。
1～5	最低限のやる気	書くエクササイズをすることにそれほど乗り気ではないようですね。それはよく理解できます。いくつか試してみて、気に入れば、調子が出てきてもっとやれるかもしれません。
6～10	ややややる気	書くエクササイズをやる気はいくらかあるようですが、おそらくためらいもあるのでしょう。書くエクササイズをすることに理解を示してくれていることに感謝します。
11～15	かなりのやる気	本書を読みながら書くエクササイズをすることにかなり意欲的なようですね。エクササイズによって、この素晴らしいツールへの理解が深まり、よりうまく使えるようになるでしょう。
16～19	非常にやる気	とても良い点数です。あなたは自分の考え方や感じ方を変える方法を学ぶための努力を惜しまない人です。
20	完全にやる気	素晴らしい！　わぉ！

サイズへの動機づけ調査表」に答えてみてください。

動機づけ調査表は、ポップサイエンスのいんちきではありません。このテストの点数が、うつ病からの回復と強力な因果関係を持つことは、多くの研究でも明らかにされています。ご想像の通り、高得点の人は急速に回復し、得点が低い人は回復するとしても、はるかに遅くなる傾向にあるのです。*あなたの点数についても、上の採点表で確かめてください。

うつや不安、人間関係の問題、やめられない習慣や依存症からの回復には、やる気が非常に重要です。だからこそ私は、この本を読みながらエクササイズを行ってもらえるよう、あなたを説得できればと願っているのです。それにより、あなたの学習量や、いやな気分からの脱却スピードが大きく変わるかもしれません。

エクササイズに「正解」することはそれほど重要ではありませんが、それだけの努力をすることは、世界を大きく変える可能性を秘めています。これは、ジル・レヴィット博士と私が、地域の精神保健の専門家を対象に毎週無料で行っている標準心理療法トレーニング・セミナーで用いている考え方と同じものです。このセミナーでは、「楽しい失敗（joyful failure）」という哲学を掲げています。それは、参加したセラピストたちに、自分の盲点を浮き彫りにして治療技術を向上させるための難しいエ

＊Burns, D.D., & Nolen-Hoeksema, S. (1991). Coping styles, homework compliance and the effectiveness of cognitive-behavioral therapy. Journal of Consulting and Clinical Psychology, 59(2), 305-311.

Burns, D.D., & Spangler, D. (2000). Does psychotherapy homework lead to changes in depression in cognitive behavioral therapy? Or does clinical improvement lead to homework compliance? Journal of Consulting and Clinical Psychology, 68(1), 46-59.

Burns, D., Westra, H., Trockel, M., & Fisher, A. (2012). Motivation and changes in depression. Cognitive Therapy and Research, 37(2), 368-379.

Burns, D.D. (March/April, 2017). When helping doesn't help. Psychotherapy Networker, 41(2), 18-27, 60. Retrieved from https://www.psychotherapynetworker.org/blog/details/1160/ when-helping-doesnt-help

Reid, A.M., Garner, L.E., van Kirk, N., Gironda, C., Krompinger, J.W., Brennan, B.P., ... Elias, J.A. (2017). How willing are you? Willingness as a predictor of change during treatment of adults with obsessive-compulsive disorder. Depression and Anxiety, 34(11), 1057-1064.

クササイズをやってもらうためです。難易度の高いエクササイズが多いので、ほとんどのセラピストが最初は失敗します。ときには、新しいテクニックを習得するまでに、何度となく失敗する必要があるのです。

私はあなたにも同じ哲学を持ってほしいと思っています。本書を読み、エクササイズをするときに、楽しく失敗することを自分に許せば、より早く学ぶことができます。ピアノの弾き方を学ぶのと同じことです。最初はうまく弾けないかもしれません。でも、コツコツ続けていけば、時間が経つにつれ、必ず上達します。そしてそれは、残りの人生をより充実したものにすることを意味するかもしれません。ですから、もしあなたがその気になったら、エクササイズに挑戦し――楽しく――失敗する勇気をもってください。

書くエクササイズに関する最後の注意点です。もしあなたが運転中にこの本をオーディオブックで聞いているのなら、運転中にエクササイズをしようとはしないでください。運転に集中してください！　書くエクササイズは、後で、安全な家にいるときにやればいいのです。

テストはこれくらいにしておきましょう。さて、あなたの気分がわかったところで、あなたの感じ方を変化させるために何ができるかを見ていくことにしましょう！

2 15分で最高の気分：学習ガイド・バージョン

私はこの本で、新しく素晴らしい、たくさんの情報を皆さんと分かち合いたいと思っています。しかし、もし集中力が続かないとか、私のように読むのが遅かったりして、本書の15分バージョンが欲しいなら、ここに「学習ガイド」があります。もちろん、この本にはあなたの人生を変えるような情報や手段が記されているので、全編を読んでいただきたいのですが、本章の情報によって、少なくとも最初の一歩を踏み出すことができるでしょう。

ここでは、認知の歪みを見分ける方法について簡単に説明し、次に「ポジティブ・リフレーミング（肯定的捉え直し）」という非常に強力な新しいツールを紹介します。私の最初の著書『フィーリング・グッド』をお読みになった方は、すでに認知の歪みの見分け方を学んでいると思います。しかし、ここで復習すれば理解がより深まるでしょうし、ひょっとすると、新たなインスピレーションを得られるかもしれません。

では、さっそく始めましょう。

そもそも認知の歪みとは？

認知の歪みとは何なのでしょう？　なぜそれに興味を覚えるのでしょう？　認知というと、かなり堅苦しい、頭でっかちな言葉に聞こえるかもしれませんが、その意味はいたってシンプルです。認知とは単に、「考え」をおしゃれに言い換えたものです。認知とは、そのとき起きていることに対するあなたの考え方です。今あなたは、私やこの本について、また、おそらく自分自身についても何かを考えていることでしょう。そして、あなたの思考は毎日、毎分、あなたの気分を作り出しています。

例えば、あなたは今、「バーンズは詐欺師だ」「この本もよくある自己啓発本にすぎないだろう」と考えているかもしれません。そうであれば、今のあなたはおそらく懐疑的で、不信感を抱いていたり、いらついたりしていることでしょう。

あるいは、自分の問題があまりに深刻であるため、どんなことも助けにはならないと考えているかもしれません。もしそうなら、あなたはおそらく絶望し、落胆し、意気消沈していることでしょう。あるいは、ここに書かれていることのどれもが実に興味深く、刺激的で、この本は本当にあなたを助けてくれるかもしれないと思っているかもしれません。もしそうなら、あなたはきっと興奮していて、希望に満ちていることでしょう。

私の言っている意味がわかりますか？　人はみな、同じ本の同じ言葉を読んでいるとしても、その本についてどう思うかは、大きく異なることがあるのです。あなたの気分というものは、完全に、あなたが今どのように考えているかに左右されます。あなたのあらゆる気分を作り出しているのは、あなたの人生の状況ではなく、あなたの思考です。あなたは、あなたが考えるように感じるのです。

しかし時折、私たちは自分自身や自分の人生について、かなり非論理的で、自分にとって不公平とも言えるような考え方をすることがあります。そのとき起こっていることについて、ねじれていたり誤解を招いたりするような解釈をしていても、それに気づきません。それこそが認知の歪みです。自分自身や世界についての、大きな誤解をもたらすような考え方です。これは自分自身を欺く方法であり、落ち込んだり不安になったりするときというのは、ほとんど常に自分自身を騙しているのです。つまり、あなたのネガティブな思考は現実を反映していません。うつや不安は、世界最古の詐欺なのです。

以下にあげる10項目は、最も一般的な認知の歪みです。

1. 全か無か思考：物事を絶対的な、白か黒かで区分して、まるで灰色の領域など存在しないかのように考えます。自分のことも、完全な成功者か完全な敗者かのどちらかだと考えてしまいます。このような二項対立的な考え方をしていると、人生はひどく惨めなものとなり、あなたはほとんどの時間、自分のことを何者でもないゼロや無のように感じることになります。しかし、自分自身や世界を白か黒かで厳密に区分することはできません。物事が完全にひどいとか、絶対的に完璧であったりすることはないのです。

2. 一般化のしすぎ：ある特定の欠点や失敗、間違いをもとに、自分自身を総括してしまうことです。あるいは、今感じていることや今経験したネガティブなことを、未来全体に当てはめてしまうこともあります。

自分のネガティブな思考に、グローバルなラベル（例：「ダメな母親」）や、「いつも」「決して」といった言葉が含まれている場合は、一般化のしすぎを疑ったほうがよいでしょう。例えば、愛する人に拒絶されたときに、「自分は愛されない」「一生ひとりぼっちだ」と思い込んでしまったことがあるかもしれません。こんなときは、ひとつの破局を自分全体に当てはめすぎています。またこれは、現在から未来全体へと一般化しすぎていることにもなります。

もちろん、このような歪みは心の問題に限ったことではありません。何かを成し遂げようとして失敗したことがあるなら、自分は落伍者で、今後成功する見込みはないと感じたことがあるかもしれません。この場合も、特定の失敗から自分全体、そして今この瞬間から未来全体へと、一般化しすぎているのです。

次のふたつの認知の歪みは、たいてい密接に関連しています。

3. 心のフィルター：ポジティブなことをフィルターにかけたり無視したりして、ネガティブなことにばかり目を向けてしまいます。まるで一滴のインクがビーカー全体の水を変色させるようなものです。

4. マイナス化思考：これはさらに大きな精神的エラーです。あなたは自分のポジティブな資質や成功は取るに足らないと自分に言い聞かせています。自分は完全にダメな人間で、劣っていて、価値がない、などと思い込んでしまうのです。

例えば、誰かに褒められたとき、「ああ、あの人は親切心で言っているだけ。本心じゃない」と思ったりします。また、他の人の成功や魅力に目を奪われ、その人の欠点を見落としてしまうこともあります。あるいは、「背が低すぎる」「背が高すぎる」と感じて、自分の欠点や外見にこだわり、その一方で自分の良いところは「普通」だと言い張ることもあります。

私自身も時々、このふたつの歪みに陥ってしまうことがあります。例えば、不安で弱気になっているときに否定的なコメントや批判的なメールをもらうと、それを気にして、ファンからの賞賛に満ちたコメントを無視してしまうことがあります。批判は正当で、ポジティブなコメントは重要でないように感じることがあるのです。劣等感は、ほとんどの場合、心のフィルターとマイナス化思考から生じます。

5. 結論への飛躍：これは、事実の裏づけがない、痛みや動揺をもたらすような結論への飛躍です。この歪みには、主にふたつのバージョンがあります。

a. 先読みの誤り：未来について、恣意的で不穏な予言をします。まるで、悪いことしか伝えない水晶玉を持っているようなものです！

b. 心の読みすぎ：明確な根拠もなく、他人がどう考え、どう感じているのかについての結論に飛びつきます。

先読みは絶望感の引き金になることがあります。例えば、もしあなたがうつ状態にあるなら、「物事は決して変わらない」「問題は決して解決しない」「今後もずっとうつ状態のままだ」と思い込んでいるかもしれません。このような思考は絶望感をもたらし、ときには自殺衝動を引き起こすこともあります。

また、先読みは不安な気持ちを生じさせることもあります。例えば、人前で話すことに不安があると、聴衆の前に立つと頭が真っ白になるのではないか、失敗するのではないか、恥をかくのではないかと心配になることがあります。

心の読みすぎも、社交不安、特に内気さの原因となることがあります。例えば、社交の場にいるときに、緊張を見抜かれるだろう、品定めされるだろう、発言には興味を示してもらえないだろう、などと自分に言い聞かせるかもしれません。また、他の人はみな自信満々でリラックスしていて、自分以外に不安と闘っている人なんていない、と思い込むかもしれません。

6. 拡大解釈と過小評価：ある状況のネガティブな部分を誇張し、ポジティブな部分を過小評価します。私はこれを「双眼鏡トリック」と呼んでいます。なぜなら、拡大解釈することは双眼鏡を覗くようなものであり（すべてを大きくする）、過小評価することは、その反対側から覗くようなもの（すべてを小さくする）だからです。

拡大解釈は危険性を誇張するため、不安の度合いを大きく左右します。飛行機に乗るのを怖がる場合で考えてみましょう。ご存じのように、民間航空機に乗って死亡する確率は極めて低いものです。毎日毎日、六百年ほど、飛行機に乗り続けないかぎり、危険な目に遭うことはないでしょう。しかし、飛行機を怖がる人は、実際の危険性を極端に拡大し、飛行機に乗るのはとてつもなく危険なことだと思い込んでしまうのです。

同様に、パニック症は、常に先読みと組み合わさった拡大解釈から生じます。パニック症では、めまいや胸のつかえなどの通常の身体感覚を誤って解釈し、心臓発作のような破滅的な事態が起ころうとしていると不合理に確信してしまいます。しかし実際には、ごく普通の害のない身体感覚を重大なこととして拡大解釈しているのです。

もちろん、過小評価はその逆です。あることが重要であるにもかかわらず、重要でないと自分に言い聞かせることです。例えば、私は今日「スロギング」をしました。「スロギング」とは、超低速ジョギングのことです。それで2マイルだけ走りました。私はここで、他の人たちはもっと遠くまで、もっと速く走っているのだから、私の超低速の2マイルの「スロギング」など数のうちにも入らないと自分に言い聞かせることもできます。でも、このスロギングは実際大事なことなのです。そして私は、外に出てやるべきことをやった自分をとても誇りに思います。走ることを楽しんだことはないけれど、少なくともほぼ毎日、まともな運動をしているのです。

7. 感情的決めつけ：これは次のように、物事を自分の感じ方によって推論することです。「自分はバカみたいだと感じるから、きっとバカなんだ」「絶望的な気分だから、事態がよくなることはないはずだ」。パニック症の場合には、「こんなにつらいってことは、危険だってことだ」といった具合です。

何十年もの間、精神保健の専門家たちは、自分の感情と向き合うことを患者さんに促してきました。しかし、感情は必ずしも現実を知るための信頼できる指針ではなく、特に落ち込んだり、不安になったり、怒ったりしたときには、時として信じられないほどの誤解を招くことがあります。なぜなら、感情は思考から生じるものであり、今あなたが学んでいるように、ネガティブな思考はしばしば歪んでいるからです。このような場合、あなたの感情は、遊園地にある、自分の姿をねじ曲げて映す歪んだ鏡と同じように、現実を反映してはいないのです。

8. **すべき思考：**自分や他人を「～すべき」「～すべきではない」「～しなければならない」「～する義務がある」「～する必要がある」といった言葉で批判します。すべき思考にはいくつかの種類があります。

a. **自己に向けられた「すべき」**は、自分が課した水準に達することができなかったとき、罪悪感や劣等感をもたらします（「失敗すべきではなかったのに！」）。

b. **他者に向けられた「すべき」**は、他人が自分の期待に応えられないときに、怒りや不満の感情を引き起こします（「彼はそんなふうに感じるべきではない」「彼女はそんなことを言うべきじゃない！」）。他者に向けられた「すべき」思考は、夫婦喧嘩、口論、さらには暴力や戦争など、他者との衝突を引き起こします。

c. 世界に向けられた「すべき」は、世界が自分の期待通りでないときに、不満や怒りをもたらします。例えば、私は時々、ソフトの使い方がわからないときには、このソフトが複雑すぎるからいけないいんだ！　と考えるようにしています。

d. 隠れた「すべき」は、「〜すべき」「〜する必要がある」「〜しなければならない」などの言葉で明確に表現されるものではなく、あなたのネガティブな思考や感情によって暗示されるものです。例えば、ミスをするたびに自分を責めてしまう人は、いつも「自分は完璧であるべきで、決して失敗してはいけない」と思い込んでいるのです。

　このような歪みが他者の内に見えて、その人が動揺しているときには、それがどれだけ非現実的で、その人がどれだけ自分に厳しいかがわかるものです。しかし自分自身に、「こんなふうに思うべきじゃない」「あんな失敗をしてはいけない」「今よりもっとよくなるべきだ」などと言い聞かせているときに、自分を騙していると気づくことはずっと難しいのです。

9. レッテル貼り：これは自分や他人の「本質」を一言で捉えようとする、一般化のしすぎの極端な形態です。例えば、ミスをしたとき、「私はミスをした」と言うのではなく、自分のことを「まぬけ」「負け犬」などと決めつけてしまいます。

　レッテル貼りは、政治や宗教の争いで非常によくみられます。例えば、政治的に自分と意見が合わない人に対して、「左翼」「右翼」というレッテルを貼ることがあります。ヒトラーは権力を握るためにドイツでこのようなレッテル貼りを行い、ユダヤ人（とその他の人たち）を「ネズミ」と表現し、アーリア人を「より優れた」人種と決めつけました。

レッテル貼りは、重度のうつ病や激しい怒りなど、強いネガティブな感情をたきつける傾向にあります。そして意地悪でもあります。自分や他人にレッテルを貼るというのは、その人を攻撃しているようなものです。また、レッテル貼りは、あなたの目を重要なことからそらすことにもなります。というのは、もし本当にミスをしたとして、そのミスを特定してそこから学び、成長する代わりに、自分がいかにだめな人間かを考えることにエネルギーを使ってしまうからです。

また、レッテル貼りはきわめて非合理的です。人間は、ポジティブかネガティブかのレッテル一枚で捉えられるようなものではありません。「まぬけ」や「負け犬」などというものは実際には存在しません――いやなふるまいというのはたくさん存在しますが。私自身、どんなに「よく」あろうとしても、「まぬけ」なことをしょっちゅうしてしまうと自覚しています。（ごく最近のことも含めて）私が経験した損失や失敗の数々を話すとしたら、かなり長い話になりそうです。それは、私が「負け犬」であることを意味するのでしょうか？

10. **自己非難と他者非難**：問題を解決したり、問題の真の原因を特定したりするのではなく、他人や自分に落ち度があると考えることです。

a. 自己非難：自分だけの責任ではないことで自分を責めたり、自分が犯した過ちについて自分を責めすぎたりします。

例えば、ある弁護士は、弁護しようとした男性に不利な証拠が圧倒的に多かったにもかかわらず、裁判で負けたのは自分のせいだと自分を責めました。

b. 他者非難： 他人を非難し、自分がその問題に寄与していたかもしれないことを見落とします。

例えば、ある女性は、夫が常に自分を批判し、「お前は話を聞かない！」と言うのだと訴えていました。彼女は、なぜ男というものはそうなのかを知りたがりました。私が彼女に、普段どのような対応をしているのかと尋ねると、「ああ、ただ無視して何も言わないの！」と答えました。

落ち込んだり不安になったりしているときは、自分を責めている可能性が高く、「自分には欠陥や欠点があるからダメなんだ」と思い込んでいます。また、怒っているときや誰かとうまくいっていないときは、その対立の原因を相手のせいにしている可能性が高いのです。

うつ病や不安症と診断されなくても、こうした認知の歪みを経験することはあります。私も含め、誰もが時折、うつや不安のブラックホールに落ち込んでしまうのです。例を挙げましょう。

私はワークショップを行った後は必ず、参加者にワークショップについての評価を書いてもらいます。参加者は惜しみない賞賛と残酷なほどに正直な批評をくれるので、この評価を読むのは恐ろしくもあり、ときには不安になることさえあります。自分の欠点や誤りを指摘されるのはつらいことですが、それと同時に、学び、成長するための素晴らしい機会でもあります。

数年前、クリーブランドで開催されたワークショップで、私はうまくやれていないと感じていました。参加者たちは異常に静かで、私のジョークに反応しませんでした。また、私自身、参加者の質問にもっとうまく答えられたはずだと思いました。

翌日のワークショップのために、ある青年がデイトンまで車で送ってくれることになりました。私は助手席に座り、手には百枚ほどのワークショップの評価用紙を持っていました。恥ずかしくて見たくなかったのですが、無理やり目を通しました。運転手に見えないように、斜めに持って、自分のダメさ加減がばれないようにしました。

評価は衝撃的なものでしたが、私が予想していたものとは違いました。今まで受けたこともないような高い評価だったのです。信じがたいことでしたが、もちろん、とてもほっとしました。

振り返ってみて、私のネガティブな思考には、以下のような認知の歪みがあったことがわかります。

- **心のフィルター**：自分が犯した失敗について考え、役立つことも言ったということを完全に無視していました。
- **心の読みすぎ**：何の根拠もなく、参加者が私のことを見下していると思い込んでいました。
- **感情的決めつけ**：自分が感じたことから推論していました。つまり、失敗したと感じていたので、本当に失敗したと思い込んでいたのです。
- **全か無か思考**：ワークショップのすべてが完璧というわけではなかったから大失敗だと自分に言

い聞かせ、白か黒かで判断していました。

- **隠れたすべき思考**：私はまた、「いつもうまくやらないといけない」「決して失敗したり間違えたりしてはいけない」と思い込んでいました。

私は、あなたが失敗したと思うたびに、あなたは自分を騙している、と主張しているわけではありません。私たちは皆それなりに、本当の意味での失敗や挫折を経験しています。自分もそうであることを、私はよく知っています。ときには、先ほどとは逆の経験をすることもあります。よくできたと思っていたワークショップが厳しく評価されたこともあります。そういう経験はとてもつらいものです。

私が言いたいのは、あなたの気分は、実際に起こったことではなく、あなたの考えから生じるということです。そして、落ち込んだり不安になったりすると、ほとんどの場合、思考はネガティブで歪んだものになります。

しかし、ここで繰り返しますが、良いニュースがあるのです。

◎考え方を変えれば、感じ方も変えられる。

そして、これは実にすばやく起こりえます。その方法と、新しい素晴らしいテクニックをこれから紹介していきます。

つい先だって、私はマリアという名の美容師とのセッションを行いました。彼女は第一子の出産後、産後うつに悩まされていました。彼女は、苦痛と消耗を伴う2日間の陣痛の末に帝王切開に至るという難産を経験したのです。回復するにも予想以上に大変で、医師や看護師はこの試練の間、ほとんど同情も励ましもしてくれませんでした。ようやく自宅で娘と過ごすことになったものの、授乳に苦労し、不安や力不足を感じて押しつぶされそうになっていました。

産後うつは、出産後のホルモンの急激な変化や睡眠不足によって引き起こされる生物学的疾患だと教えられることがあります。ほとんどの医師は、抗うつ薬と支持的カウンセリングで治療します。もちろん、生物学的、社会的なストレスが一定の役割を果たしてはいるのですが、産後うつや産後不安はたいていの場合、数多くのネガティブな思考がその引き金になっています。そして、それらの思考はほとんど常に歪んでいるのです。

厳しい言い方に聞こえたかもしれませんが、私は誰か（特に母親！）が落ち込んでいるときに、その人を責めるつもりはありません。実際には、その反対です。マリアの絶望は、何らかの欠点や精神障害の結果ではなく、マリアの本当に美しい部分、つまり母親として、人間としての、彼女の核となる価値観の反映だったのです。この点については、後ほど詳しく説明します。

私は、マリアがどのように考え、感じているのかをもっとよく知るために、日常気分記録表への記入をお願いしました。このツールについては第4章で詳しく説明しますが、基本的には、動揺した出

感　情	今の％
悲しい、つらい、憂うつ、落ち込み	70
不安、心配	80
罪悪感、後悔	90
劣等感、無価値感、不甲斐ない、出来損ない	90
孤独、自分は必要とされない、ひとりぼっち、見捨てられた	70
絶望、落胆、悲観、失意	60
不満、行き詰まり、挫折、敗北	70
怒り、腹立たしさ、憤り、いらいら、動揺、激怒	80

来事について説明し、自分のネガティブな感情を特定して評価し、その出来事についてのネガティブな思考を記録するというものです。そして、そのネガティブな思考をどの程度強く信じているかを0（全く信じない）から100（完全に信じる）までの値（％）で示します。

マリアは、動揺した出来事について、「自宅で赤ちゃんと一緒にいて、授乳に問題があった」と説明しました。彼女は、医師や看護師が母乳育児の重要性を強調していたのに、娘はそれを理解していないようで、しがみつくのに苦労していたと説明しました。マリアは自分を敗者のように感じ、諦めて粉ミルクに変えようかと考えていました。

上の表からもわかるように、彼女はかなりの数のネガティブな感情を丸で囲みました。そして、そのすべてを強烈に感じていました。

それから、マリアはいくつかのネガティブな思考を記録し、それぞれをどの程度信じているかも示しました。

これで、マリアがなぜ産後うつに苦しんでいたのか、おわかり

ネガティブな思考	今の%
1. 母乳育児を諦めたいなんて、私はダメな母親だ。	90
2. 私は母親失格だ。	90
3. 赤ちゃんと二人きりで家にいるのは退屈で孤独。育児を楽しめないというのは、私は母親には向いていないということだ。	85
4. 赤ちゃんが欲しいと思っていたのだから、幸せに感じるべきなのに。	100
5. これからの数カ月は進歩もなくて大変だろう。	100
6. 経済的にやっていけないかもしれない。	70

になったのではないでしょうか。明らかに、彼女のネガティブな感情は、彼女の思考、つまり彼女が自分自身に向けているネガティブなメッセージから生じていました。例えば、「私はダメな母親だ」と自分に言い聞かせると、マリアは罪悪感を覚え、落ち込んでしまいます。また、「私は幸せに感じるべきなのに」と考えると、自分は母親失格だという思いが強まります。そして、「自分と夫は経済的にやっていけないかもしれない」と考えると、強い不安を感じるのです。

マリアのネガティブな思考に認知の歪みの10項目のどれが含まれているかを確認してみましょう。そして、マリアを助けることができるかどうか見てみましょう。

1. 全か無か思考：マリアは母乳育児を強く希望していました。母乳育児は娘を健康にし、母子の絆を深める素晴らしい機会だと信じていたからです。しかし、授乳がうまくいかず、「自分はダメな母親だ」「母親失格だ」と思い込んでいた彼女は、全か無か思考に陥っていました。

世の中は「良いママ」か「ダメなママ」かのどちらかではなく、「本当のママ」で成り立っています。そして、本当のママ（パパ）には皆、欠点もあれば長所もあるのです。

2. **一般化のしすぎ：**赤ちゃんへの授乳がうまくいかないため、マリアは自分を「ダメな母親」「母親失格」と結論づけましたが、これは一般化のしすぎです。母親業には授乳以外のことが山ほどありますし、授乳がうまくいかないからといってマリアが自分を厳しく批判するのは、非論理的で不公平に見えます。

3. **心のフィルター：**マリアはネガティブなこと――母親として至らない点――にばかり目を向け、自分がちゃんとできていることについては認めないという、心のフィルターをかけていました。

4. **マイナス化思考：**新米ママであるというのは、とてつもないストレスと負担がのしかかるものです。しかし、マリアはよく頑張っていました。彼女は非常に良心的で愛情深く、赤ちゃんも幸せそうで健康でした。しかし、彼女はそのすべてが大したことではないと考えているようでした。

5. **結論への飛躍：**マリアは、「経済的にやっていけないだろう」「これからの数カ月は進歩もなく大変だろう」と自分に言い聞かせ、結論に――とりわけ先読みをして――飛びつきました。

新生児を育てる際には多くの調整と労力が必要なため、確かにこのような予測には真実も含まれています。しかしマリアは、まるで未来には終わりのない孤独、困窮、敗北しかないかのように語っていました。実際には、マリアと彼女の夫は、節約してお金の使い方に気をつけることでうまくやっていましたし、近くに住むマリアの両親も、金銭的な問題が生じたときには育児や家計の面で助けるつもりでいました。

6. 拡大解釈と過小評価：マリアは、いわゆる授乳の「失敗」を拡大解釈し、自分が子どものためにしていることや犠牲にしていることについては、その重要性をすべて過小評価していました。

7. 感情的決めつけ：マリアは罪悪感と不甲斐なさを感じていたので、実際に不甲斐ないのだと結論づけていました。しかし、これは見当違いというものです。彼女が自分を不甲斐ないと感じたのは、自分に「ダメな母親」「失格」というレッテルを貼ってしまったからです。これまで学んできたように、彼女の感情は現実を反映していませんでした。

8. すべき思考：マリアは、夫と共にどうしても赤ちゃんが欲しいと願い、ようやく妊娠するまで2年以上も失敗を繰り返してきたのだから、落ち込むべきではないし、幸せに感じるべきだと自分に言い聞かせていました。

しかし、このような「すべき思考」には、悩みを倍増させてしまうという問題があります。新米ママの多くは、苦労し、弱気になるもので、それはよくあることです。しかし、「動揺するべきではない」と自分に言い聞かせることで、マリアは不安を増幅させ、動揺していることに対して動揺してしまったのです。

さらに、出産はひどいトラウマになることがあり、マリアにとっては特にそうでした。彼女は出産に苦労し、帝王切開でとてつもない痛みを味わいました。そして、ようやく赤ちゃんが生まれたというのに、物事は思ったほどスムーズに運びませんでした。

これは動揺すべき事態です！　私の妻が言うように、「赤ちゃんには魅力的な部分もあるかもしれないけれど、泣き叫び、ウンチをする厄介者でもある」のです。

9. レッテル貼り：マリアが自分のことを「ダメな母親」「母親失格」と言ったのは、明らかに自分自身へのレッテル貼りでした。

10. 自己非難と他者非難：マリアは授乳がうまくいかないことで自分を責めていましたが、赤ちゃんがしがみついてしまうのはよくあることです。授乳がうまくいかなかったのは、その大部分が彼女にはどうしようもないことでした。

ポジティブ・リフレーミング（肯定的捉え直し）

これまで紹介してきたこと——ネガティブな思考の歪みの見極め方——は力強く興味深いものですが、目新しいものではありません。新しいのは、これです。すなわち、あなたのネガティブな思考や感情は、実は、（米国精神医学会が私たちに信じさせようとしているように）あなたのダメなところの結果ではなく、あなたのちゃんとしたところの結果だということです。

ＤＳＭ‐５では、不幸、心配、恥ずかしさといった人間のさまざまな苦しみが、大うつ病性障害、全般不安症、社交不安症といった名がつく一連の「精神障害」に置き換えられています。このような分類システムは、あなたが落ち込んだり、不安を感じたりしているなら、あなたには何らかの欠陥があり、治す必要がある、という印象を与えます。実際、医師からは脳の「化学物質のアンバランス」が起こっていると言われ、そのアンバランスを修正するための薬が必要だと言われることもあります。*

しかし、もしマリアの苦しみ、そしてあなたの苦しみが、あなたのダメなところではなく、ちゃんとしたところの結果だとしたらどうでしょう？　もし、あなたのうつや不安が、あなたのネガティブで壊れた部分ではなく、あなたのポジティブで素晴らしい部分の表れだとしたらどうでしょう？　だとすれば、ネガティブな感情を恥ずかしいことではなく、誇りに思うことができるはずです。これは大きな違いを生むのではないでしょうか？

そして、本当にすごいのはここからです。つまり、ネガティブな思考や感情のポジティブな側面を理解した瞬間、あなたは突然、それを必要としなくなり、回復はすぐそこにやってくるのです。実際、多くの人が本当に早く回復しています！

どのくらい早いかって？　従来のトークセラピーや抗うつ薬による治療が数カ月から数年かかるのとは対照的に、数分です。

奇妙に聞こえますか？　そうでしょうとも！　15年前にそんなことが可能だと言われたら、私はそれを笑い飛ばし、その人を詐欺師と呼んだことでしょう。しかし今、私はいつもそれを目にしているのです。仕組みはこうです。

セッションの始めに、私はマリアがここ2、3カ月、いかに大変だったかと語るのを聞き、共感を示しました。共感が治療につながることはほとんどありませんが、信頼と絆を生み出すためには重要なことです。そしてマリアに、自分のネガティブな思考や感情について、何らかの助けを必要としているか、また、今こそ腕まくりをして取り組みを始める良い機会ではないかと尋ねました。彼女は「助けが必要だ」と言い、準備はできていると言いました。

次に、私はマリアに「奇跡の治療とは」の質問をしました。今日のセッションで奇跡が起こるとしたら、彼女はどんな奇跡を望むでしょうか？　彼女は、自分のネガティブな思考や感情が消えて、惨めな気持ちになることなく、娘と一緒の時間を、そして新米ママとしての役割を楽しめるようになりたいと言いました。

私は彼女に、ある魔法のボタンを想像してもらい、そして尋ねました。それを押すと、何の努力もなしに、ネガティブな思考や感情がすべて一瞬で消え、すぐさま喜びや多幸感が得られるのです。そんなボタンがあるなら、押してみたいですか？と。

マリアは、絶対に押す、と答えました。ほとんど全員がそう言います！

私はマリアに、魔法のボタンはないけれど、素晴らしいツールがあって、それを使えばセッションが終わる頃にはきっともっとよくなっていて、喜びさえ感じるかもしれない、と伝えました。しかし

＊実のところ、うつや不安が「化学物質のアンバランス」に起因するという考えはこれまで証明されたことがなく、ほとんどの研究者がその説を完全に放棄しています。科学者たちはまだ、どの精神疾患の原因についても解明していませんが、遺伝的要因や経験的要因が、私たちがどのように感じ、考え、行動するかに関与している可能性が高いようです。素晴らしいニュースは、原因がまだ解明されていないにもかかわらず、今では強力な治療法があるということです。

私は、そのツールを使うことが良いアイデアかどうかはわからないとも言いました。

彼女は驚いて、なぜ良いアイデアとは言えないのかと聞いてきました。私は、彼女のネガティブな思考や感情は確かに多くの苦しみを生み出しているが、彼女のように考えたり感じたりすることには何らかの現実的な利点や恩恵があるのかもしれないから、と説明しました。そして、彼女のネガティブな思考や感情は、彼女の最も美しく素晴らしい資質の表現でもあるのだから、事態を変化させる前に、それを見つめてみるべきかもしれないと付け加えました。

私は、魔法のボタンを押すかどうかを決める前に、それぞれのネガティブな思考や感情について、次のような質問をしてみてはどうかと提案しました。

1. このネガティブな思考や感情には、どんな利点や恩恵があるだろうか？　それはあなたや赤ちゃんをどのように助けてくれている可能性があるだろうか？
2. このネガティブな思考や感情は、あなたやあなたの核となる価値観について、どんなポジティブで素晴らしいことを示しているのだろうか？

マリアと私は一緒に、以下のような「ポジティブなこと」リストを作成しました。私が思いついたものもあれば、彼女が追加したものもありました。このようなポジティブ・リフレーミングを行う際に重要なのは、リストのすべてが、患者さんのネガティブな思考や感情のいずれかを直接表現したものであることです。これは、多くの人がやっている「チアリーディング」のような励ましのアプローチとは根本的に異なります。チアリーディング・アプローチは、うつや不安を抱える人にとっては、実に迷惑なものとなるおそれがあります。

ポジティブなこと

1. 不安があるからこそ、母乳を娘に飲ませるために、懸命に搾乳する気になる。私は娘を病気にしたくない。最高の母乳を飲ませてあげたい。授乳に関する悩みや不安は、赤ちゃんへの愛情を表している。
2. 不安は、娘を守ろうとする警戒心にもつながる。誰かが娘に会う前には、必ずインフルエンザの予防接種を受けてもらうようにしている。娘を守りたいし、可能なかぎり最高の母親でありたい。
3. 自分を「ダメな母親だ」と思うのは、目指す水準が高く、娘にとって最善なことをしたいと思っているからだ。この思いは、私が彼女をものすごく愛していることを示している。
4. 憂うつな気分は、子どもを産む前の人生で楽しんでいた多くのことに対する喪失感の表れである。私の悲しみは、職場で毎日感じていた達成感を求める情熱の表れでもある。産休中の今、それが恋しい！
5. 私が「楽しんでいない」と言うとき、それは自分の気持ちに正直で現実的であることを示している。新米ママならすべての瞬間を楽しまなければならない、なんてルールはない。本当に大変なことが多いし、私もいろいろなことを経験してきた。

6. 私はもっと幸せであるべき、というのは、最高の母親であろうとする決意の表れだ。私は赤ちゃんに安心感を与えたい。私が子どもの頃は、安全で、愛されていて、幸せだとは感じられなかった。だから私の娘には、愛されていて幸せだと感じてもらいたいと強く願っている。

7. 罪悪感や自責の念も、娘への愛情の表れだ。この感情が、もっと幸せな良いお母さんになるための方法を見つけようとする原動力になっている。

8. 私の怒りは、正義感と公正さの表れだ。医師や看護師は、ときには思いやりこそが最も強力で大切な薬であることを思い出す必要があると思う。

9. 私の怒りは、娘を守りたいという気持ちの表れでもある。世の中はときに厳しく、不公平なところ。私は、子ライオンを守る母ライオンのような気持ちなのかもしれない。

10. 私の無力感は、私が失望しないように、私の期待を低く保ってくれている。私はこれまで、たくさんの落胆と苦い経験を味わってきた。妊娠するまでの道のりは信じられないほど険しく、出産も信じられないほど痛くて、複雑で、恐ろしかった。

11. ダメな母親だと思うからこそ、他のお母さんたちに相談したり、子育てホットラインに電話したりして、情報を求める意欲が湧いてくる。これは私が自分の欠点に対して謙虚で素直であることの証でもある。

12. 孤独を感じるのは、私が人との関係をとても大切にし、相手に負担や重圧をかけたくないと思っていることの表れである。また、孤独を感じることで、他の人に手を差し伸べようという気持ちにもなる。
13. 本当につらい時期が続いたから、私の落胆と悲しみは合理的で適切なものだ。
14. 経済的にやっていけないかもしれないというのは、責任を持って赤ちゃんを上手に育てたいという気持ちの表れである。

思いつくかぎりのポジティブな要素を挙げたところで、私はマリアに「このリストは現実的ですか」と尋ねました。マリアは、間違いなく現実的だが、自分の考えや気持ちの中にポジティブなものがあるとは思ってもみなかったのでとても驚いた、と言いました。彼女は、うつや不安は、自分にはどこかダメなところがあることを意味するのであって、自分の中にちゃんとした部分があることを意味するなどとは思ってもみなかったのです。

私はマリアに、ネガティブな思考や感情と一緒に、こうしたポジティブな要素もすべて消えてしまうのだが、それでも魔法のボタンを押したいかと尋ねました。マリアは、自分の苦しみもはや耐えられないくらいにひどいので、やはりもっと気分をよくしたいと言いました。

彼女はここでジレンマに陥りました。気分をよくしたいのですが、ポジティブなことのリストに挙げた素晴らしい部分をどれも手放したくはないのです。彼女のセラピストとして、私自身も彼女に変化という考えを押しつけようとはしませんでした。代わりに、その逆をやりました。ネガティブな思考や感情は、彼女自身の本当の素晴らしさを示しているのだから、それを手放そうとするべきではないと説得したのです。

　このジレンマを解消するために、私はマリアに、魔法のボタンのようなオン・オフ二択のものではなく、無段階の調整ができる魔法のダイヤルを想像してもらいました。これを使えば、ネガティブな感情のひとつひとつを、より扱いやすいレベルまで段階的に下げることができ、そこまで強い痛みを感じることなく、それらの感情の恩恵をすべて享受できるのです。こうすれば、私たちが挙げた彼女の素晴らしい部分を失うことなく、より良い気分になれるということです。

　マリアはそれぞれの感情をどのくらいの目盛りまで下げたいのでしょうか？　まず、うつから始めるとしたら？　私たちのセッションが終わるときに、どれくらいの悲しみや落ち込みを感じていたいでしょうか？　彼女が経験してきた恐ろしい出来事を考えると、どの程度の落ち込みが適切でしょうか？　彼女は15％で十分だと言ったので、ご覧のように、日常気分記録表の2列目の欄に目標値としてこれを記入しました。さらに、不安を80％から20％へ減らすといった具合に、それぞれの値を設定していきました。

　マリアと魔法のダイヤルを使ったとき、私は実際には彼女の潜在意識における抵抗と「取引」をしていました。それをしなかったら、彼女は、私が彼女の考え方や感じ方を変える手助けをしようとし

感　情	今の%	目標の%	終了時%
悲しい、つらい、憂うつ、落ち込み	70	15	
不安、心配	80	20	
罪悪感、後悔	90	20	
劣等感、無価値感、不甲斐ない、出来損ない	90	10	
孤独、自分は必要とされない、ひとりぼっち、見捨てられた	70	15	
絶望、落胆、悲観、失意	60	10	
不満、行き詰まり、挫折、敗北	70	25	
怒り、腹立たしさ、憤り、いらいら、動揺、激怒	80	30	

たときに、私と闘い、抵抗していたかもしれません。

なぜだかわかりますか？　彼女は、うつや不安がもたらす恩恵のために、変化に抵抗するかもしれません。それを取り上げることは、子どもに対する母親の愛情を取り上げるようなものでしょう。愛情深い母親がそんなことを許すはずがありません。

そして、あなたを含め、人々が治療に抵抗することがあるのはそれが理由です。なぜなら、あなたのネガティブな思考や感情は本当に役に立ちますし、適切な場合もあれば、人としてのあなたの核となる価値観を常に反映してもいるからです。

これって、すごいことだと思いませんか？

魔法のダイヤルを使うことで、私はマリアにコントロールを任せ、彼女の気持ちを彼女が選んだレベルまで下げることができるし、それ以上は下げなくてもよいと請け合いました。つまり、彼女がボスで、私は彼女のために働いていました。私はもはや、「壊れた人」を治そうとする「専門家」ではなかったのです。

認知的な「クリック」

マリアの思考の歪みを特定し、彼女のネガティブな思考や感情が持つ、ポジティブで素晴らしい側面を明確にしたところで、彼女を苦しめている歪んだ思考に立ち向かい、それを打ち砕く準備ができました。

私は、人々がネガティブな思考に立ち向かい、打ち負かすのを助けるために、これまで100以上の有用なテクニックを開発してきましたが、そのうちの最も簡単なもののひとつに、「二重の基準技法」があります。本書の「はじめに」を思い出してほしいのですが、このテクニックは、親しい友人が自分と全く同じ問題に直面しているとしたら、その友人にどのように話しかけるかを想像してもらうというものです。

このテクニックを使って、私はマリアに、他の新米ママが彼女と同じような困難に遭遇しているとしたらどんなことを伝えますか、と尋ねました。「母乳育児を諦めたいだなんて、あなたはダメな母親ね」と言うのでしょうか？

マリアは即座に、「そんなこと、他のお母さんには言いません」と答えました。なぜかと聞くと、残酷だし、公平でも現実的でもない、と言うのです。

では、どんなことを言うのかと尋ねると、マリアはこう答えました。

母乳育児に悩む女性はたくさんいて、それは珍しいことでも、ひどいことでもないと伝えます。そして、母乳育児は完全にコントロールできるものではないということも。良い母親であることには、母乳育児だけでなく、もっとたくさんのことが関係しているとも伝えたいです。

マリアに、今言っていることは本当のことかと尋ねると、彼女は絶対にそうだと答えました。そして、ここからが魔法の始まりです。私がマリアに、他の女性に話すのと同じように、自分に対しても現実的で思いやりのある話し方をしてもらえますかと伝えたところ、彼女はパッと顔を輝かせ、即座に理解したのです。

マリアはこの新しいポジティブな思考（大切な友人に伝えるような考え）を日常気分記録表に記入し、次の頁にあるように、この新しい思考を100％信じていると書き記しました。そして、ネガティブな思考については、それを今どれだけ信じているかを再度評価してもらったところ、数値は突然ゼロになったのです。

これはとてもワクワクする出来事でした。そこでもう一度同じテクニックを使って、マリアに、他の女性に対し、赤ちゃんが欲しかったのだから幸せに思うべきだ、と言うかと尋ねてみました。マリアはこう答えました。

ネガティブな思考	今の%	終了時%	歪み	ポジティブな思考	何%信じるか
1. 母乳育児を諦めたいなんて、私はダメな母親だ。	90	0	全か無か思考 一般化のしすぎ 心のフィルター マイナス化思考 拡大解釈 感情的決めつけ すべき思考 レッテル貼り 自己非難	母乳育児に悩む女性は多い。それは珍しいことでも、ひどいことでもない。良い母親であることには、母乳育児以外にもたくさんのことが関係している！	100

もちろん、そんなことは言いません！　子どもを望んでいたからといって、つらいことがないわけではないし、その人も他の人と同じような気持ちになる権利があるんです！

こうして、マリアは残りのネガティブな思考にも同じように立ち向かうことができ、すべての思考に対する信念がゼロ、もしくはゼロに近い状態まで下がりました。

さて、「考え方が変われば感じ方も変わる」とお伝えしたことを覚えていますか？　ここではそれが実現したのでしょうか？　次頁の表からもわかるように、マリアがセッションの終わりに自分の気持ちを再評価したところ、すべての項目において目標が達成、もしくはそれ以上になりました。

マリアが怒りの度合いの目標を30％とやや高めに設定していたことにお気づきでしょうか。マリアの説明によれば、病院で受けた、決して思いやりがあるとはいえない対応や、女性が社会から受け取る「どう感じるべきか」「何をすべきか」「何をすべきでないか」というメッセージを考えれば、多少の怒りは正当化されるのです。

感　情	今の％	目標の％	終了時％
悲しい、つらい、憂うつ、落ち込み	70	15	5
不安、心配	80	20	20
罪悪感、後悔	90	20	10
劣等感、無価値感、不甲斐ない、出来損ない	90	10	0
孤独、自分は必要とされない、ひとりぼっち、見捨てられた	70	15	15
絶望、落胆、悲観、失意	60	10	10
不満、行き詰まり、挫折、敗北	70	25	20
怒り、腹立たしさ、憤り、いらいら、動揺、激怒	80	30	30

一時間たらずで終わったこのプロセスは、とても愉快なものでした。彼女がようやく元気を取り戻すのを目の当たりにできたのは素晴らしいことでした。実際、二重の基準技法を用いてネガティブな思考に挑戦した最後の部分は10分もかかりませんでした。あなたも自分の感じ方を変えることができますし、しかもそれは本当にすばやく起こりうるのです。

免責事項：私はこのプロセスを簡潔に描写しました。実際、簡潔にいく場合もあります。しかし、自分のネガティブな思考を打ち砕くには、もっと強力な力が必要な場合もあります。「自分は出来損ないだ」「どうしようもない負け犬だ」と思い込んでいるとき、その考えは、自分が歩いている地面と同じくらい確かでリアルに思えるかもしれませんし、自分についての何かひどい真実を突如発見したように感じているかもしれません。

私自身にもそのような経験があります。それでも、希望を失わないでください！　私は、うつや不安を喜びに変えるための強力なテクニックを数多く開発してきました。あなたにも元気になってほしいのです。この本を読むあなたに、それらのテクニックを伝授できることを嬉しく思っています。あなたの感じ方も変えられるよう、一緒に頑張りましょう！

3

なぜ、いやな気分や人間関係の葛藤、やめられない習慣や依存症にはまり込んでしまうのだろう？　どうすればそこから抜け出せるのだろう？

ほとんどの人がときには落ち込みますが、たいていの場合、いやな気分からはわりとすぐに抜け出すことができます。しかし、場合によっては、いやな気分や、やめられない習慣が信じられないほどしつこく持続することもあります。

例えば、最近、インドのある男性からメールをもらったのですが、彼は32年間ずっと落ち込んでいて絶望的な気分だったそうです。彼は私が毎週配信しているフィーリング・グッド・ポッドキャスト*を聴き始めたばかりだったのですが、すでに気分がよくなっているそうです。私はそれを知ってとても嬉しくなりましたが、彼が安らぎを得るまでにこんなにも長く苦しまなくてはならなかったことを悲しく思いました。

＊フィーリング・グッド・ポッドキャストは無料で、www.feelinggood.com で聴くことができます。ページの右上にあるウィジェットにEメールを残していただければ、私が発行するすべてのブログへのリンクが届きます。フィーリング・グッド・ポッドキャストは、iTunes、YouTube、その他多くのサイトでも視聴できます。

もっとひどい目に遭っている人たちもいます。最近出会ったある男性は、「今までの人生で幸せな時間は一分もなかった」と言いました。彼は、子どもの頃から毎日毎分、自己嫌悪、無価値感、怒りの感情と闘ってきたと言います。

フロイト以来、多くの専門家が、セラピストが最善を尽くしても、うつや不安を克服できない人がいるのはなぜなのか、その理由を解明しようとしてきました。フロイトはこの問題を「抵抗」と呼びましたが、それは彼の患者さんの多くが、患者を助けようとする彼の努力に無意識のうちに抵抗している、と彼が考えたからです。**抵抗**という言葉が気に入らなければ、**行き詰まり**と呼ぶこともできるでしょう。

しかし、どちらにしても問題は同じです。なぜ私たちは時々、いやな気分や葛藤、やめられない習慣にはまり込んでしまうのでしょう？　そして、分析家のソファで何年も自由連想をしなくても――すぐに――行き詰まりを打破することは可能なのでしょうか？

精神科医として仕事をするなかで、私は、回復に抵抗しているように見える人たちをたくさん見てきました。まだ新人だった頃、メリンダという名のうつ病の薬剤師を治療したことがありました。彼女はいつも自分の人生、友人、つきあっている男性たちについて文句を言っていました。彼らを「負け犬」と呼んでいましたが、私が開発したうつの克服と人間関係改善のためのツールを使おうとはせず、私が出した心理療法の宿題も一切やりませんでした。

当時の彼女は、回復よりも文句を言うことに関心があるようでした。私はメリンダのことが好きで、私が開発したツールを試してもらえればきっと助けになると確信していたので、これは悔しく、不可解なことでした。彼女は美しく、多くのものを持ち合わせた人だったので、彼女の抵抗は見ていて痛々しかったのです。

ある日私は、彼女が人生を変えたいのであれば、セッションとセッションの間に心理療法の宿題をこなすことが必要不可欠だと主張しました。メリンダは、「もし今度、クソみたいな心理療法の宿題をやれと言ったら私は自殺する」と言い放ちました。そして、どんなふうに自殺すればいいかもわかっていると付け加えました。おそらく彼女の死体は彼女が働いている薬局で発見され、胸元には私の著書『フィーリング・グッド』があり、そこには「彼が私の精神科医だった！」と書かれた付箋が貼られているというのです。

これに恐れをなし、私は引き下がりました。私は、「無理強いしてしまった」「もっとよく話を聞いて親身にサポートすれば、メリンダはいずれ立ち直るだろう」と自分に言い聞かせました。しかし、2年経っても、メリンダは初めて私に会いに来たときと同じように落ち込んでいて、つらそうでした。私は悲しくなり、自分が彼女の期待を裏切っているのだと思いました。私は何を間違えていたのだろう？　私が把握できていなかったことは何だったのだろう？

長年にわたり私は、心理療法の宿題をこなし、急速に回復した患者さんを何人も見てきましたし、それはとても喜ばしいことでした（今でもそうです）。しかし、メリンダのような患者さんも少なからず存在します。なぜ、彼らは行き詰まったのでしょう？　落ち込んだり、不安になったり、怒ったりすることを望んでいたのでしょうか？

私は、この問いに答えることができれば、より早く、より効果的に患者さんを助ける方法を開発できるかもしれないと思いました。もし、その答えがあるとしたら、それはいったい何なのでしょう？

不思議な夢

ある夜、私はとても鮮明な夢を見ました。夢の中で私は、治療抵抗の最もよくあるふたつの原因、すなわち、**結果への抵抗**と**プロセスへの抵抗**が、以下の4つの対象ごとにリストアップされている表を目にしました。

- うつ
- 不安
- 人間関係の問題
- やめられない習慣と依存症

その表は、結果への抵抗とプロセスへの抵抗が全く異なるものであることを明らかにしていました。

しかし、そもそもこのふたつの言葉は何を意味するのでしょうか？

抵抗の表

対　象	回復はどのようなものか	結果への抵抗：なぜ回復に抵抗するのか	プロセスへの抵抗：回復の代償は何か
う　つ	あなたは喜びと自尊心を味わう。	自分自身や世界について、受け入れたくない何かを受け入れなければならなくなる。	心理療法の宿題を毎日こなさなければならなくなるが、宿題は楽しいものではない。
不　安	不安が完全に消える。	不安はつらいものだが、あなたは無意識のうちに、その不安がもっと悪いものから自分を守ってくれていると信じているのかもしれない。	最悪の恐怖に直面することになり、それは信じられないほど恐ろしいこと。
人間関係の問題	不仲だった相手を身近に感じる。	あなたは相手を非難したがり、その人が原因で問題が起きているのだとすっかり思い込んでいる。	その人と親しくなるためには、その人を非難するのをやめ、問題における自分の役割を検討する必要がある。
やめられない習慣と依存症	食べ過ぎ、飲み過ぎ、ドラッグの使用、先延ばしをしなくなる。	習慣や依存症は、あなたにとって最大の充足感の源かもしれない。暴飲暴食、ハイになりたい、先延ばしにしたいという衝動に屈すると、すぐに報酬が得られる。	回復するためには、最大の喜びの源を規律と禁欲に代えなければならない。それは最悪だ。

結果への抵抗とは、回復した結果（未来）に対して複雑な、あるいはネガティブとも言えるような感情を持っていることを意味します。例えば、うつの場合、回復を助けようとする人やセラピストに対して抵抗することがあります。良い結果を望んでおらず、うつにしがみついているように見えるのです。

プロセスへの抵抗は、結果への抵抗とは全く異なるものです。これは、回復したいとは思っていても、回復するためには何かしなければならないこと（プロセス）――自分がしたくないこと――があるということです。

例えば、不安な人は、恐怖に直面することが恐ろしすぎて、そうしたくないかもしれません。また、うつであれば、セッションとセッションの合間の心理療法の宿題をしたがらないかもしれません。

表に示されていた情報は、人々がうつや不安、厄介な人間関係、あるいは習慣や依存症に「はまり込む」、まさにその理由を正確に描写しており、啓発的で刺激的なものでした。

もちろん、その夢は魔法のように突然現れたわけではありません。それ以前から、私は抵抗について考えてはいたのですが、うまくいっていなかったのです。そんなとき、私の頭はこんなふうに働くことが多いのです。問題に行き詰まり、諦めて寝ると、夜中に答えが浮かんできます。これにはかなり興奮しますよ。

うつでの行き詰まり

うつに関して言えば、なぜ私たちは行き詰まってしまうのでしょう？　そして、なぜ私たちは変化に抵抗するのでしょう？　それは、前頁の抵抗の表からもわかるように、うつからの回復には、自分自身や世界について、受け入れたくないことを受け入れる必要があるからです。二千五百年前にブッダが言ったように、私たちが苦しむのは、幸せや充実を感じるためには特定の何かが必要だと思い込んでいるからです。例えば私たちは、幸せだと感じるためには、富、成功、愛、人気、名声など、外的な裏づけが必要と思い込んでいるかもしれません。あるいは、完璧に何かを成し遂げたり、ある程度の名声を得たりする必要があると考えているかもしれません。

ブッダは当時、そのようなものがなくても、十分に幸せで満ち足りた気持ちになれると述べています。しかし私たちは、自分の欠点や人生の状況を受け入れたくないために、ブッダのような考え方に抗《あらが》い、結局は落ち込んだり、恥じたり、劣等感を抱いたりするのです。

幸せや充足感を得るためには何かが必要だと自分に言い聞かせるのは、催眠術の罠にかかっているようなものです。なぜなら、実際には真実でないメッセージを信じているからです。誤解のないように言うと、赤ちゃん、愛するパートナー、お金、成功、友人など、人生で特定のものを望むことは悪いことではありません。しかし、「欲しい」を「必要」に昇格させると、落ち込むことになるのです。

私たちの多くが、おそらくすべての人が、自分は何者か、あるいは何者であるべきかについての深遠な物語を持っており、そうした物語が幸せの邪魔をすることもあります。

例えば、ハーバード大学の新入生、ビユーは、深刻なうつ状態にあったため、学生健康センターに行きました。ビユーは香港ではトップレベルの高校出身で、父親は一流とも言えるハードウェア・エンジニアリング会社を経営していました。ビユーは、自分はハーバード大学で成績優秀と認められ、ＭＩＴで電子工学の博士号を取得し、いずれは父親の会社の社長になれるだろうと信じていました。しかし、ハーバード大学では、ＢかＣの成績を取るのがやっとでした。また、友達もできず、孤独感にさいなまれていました。

ではここで、あなたがビユーのセラピストで、机の上に魔法のボタンがあるとします。あなたはビ

	(✓)
はい、彼女は魔法のボタンを押すと思います。	
いいえ、彼女は押したがらないと思います。	
どうでしょう。わかりません。	

ユーに、「このボタンを押せば、全く何もしなくてもうつが治り、喜びと自尊心に満ちた状態で今日のセラピーを終えることができますよ」と言います。

ビユーは魔法のボタンを押すでしょうか？　読み進める前に、上の表にチェックを入れてください。

では次に、ビユーが魔法のボタンを押す、あるいは押さない理由について、あなたの考えを書き留めてください。書き終えたら、私の答えを読んでみてください。

私の答え

最初、ビユーは「魔法のボタンを押したい」と思うかもしれませんが（ほとんどの人がそうです！）、その意味を理解したら、「やっぱり押したくない」に変わるかもしれません。その理由はこうです。魔法のボタンを押せば幸せな気分になれますが、彼女の人生における事実は何も変わりません。要するに、彼女は平凡な学生のままなのです。変わるのは気分だけです。憂うつな気分や不甲斐なさではなく、喜びを感じられるようになるのです。しかしそれは、学業でのスーパースターになるという彼女の「ニーズ」を手放すことを意味します。今日、回復するためには、「こうあるべき」という自分の期待に応えられていない自分自身をありのままに受け入れ、愛する必要があります。ビユーは、かろうじて「平均的」な成績を受け入れたくはないでしょう。なぜなら、この現実を受け入れることは、自分の核となる価値観を裏切り、諦めてしまうことのように思われるからです。そして、この自己受容の問題が解決されなければ、ビユーは、彼女を助けようとする試みに抵抗するかもしれません。

誤解のないように言っておくと、私たちはビユーに、成績を上げることを諦めろと言っているのではありません。ただ、自分を批判し、惨めな気分にさせることをやめてほしいのです。これが「受容」と呼ばれるものです。しかし、「こうあるべき」自分と比べて現実の自分は劣っていると思うとき、それを受け入れるのはとても難しいことです。

従来、セラピストは患者の抵抗を、患者のネガティブな部分に起因するものと考えてきました。例えば、患者がうつ病にしがみつくのは、（メリンダのように）文句を言うのが好きだから、あるいは注目を浴びたいから（いわゆる「二次利益」）だと考えるセラピストもいます。また、抵抗する患者は変化を恐れている、あるいは自己憐憫に浸りたいのだと考える人もいます。

このような定式化が問題なのは、患者を病理学的に捉えることになるからです。こうした定式化は否定的で、患者に無力感を与え、患者をダメな、めそめそしている子どものように見せてしまいます。さらに重要なことに、こうした定式化をしても、あまり役には立ちません。

ビューは注目を集めたいわけではありませんし、不平不満も言いませんし、自分をあわれみたいわけでもありません。変化も恐れてはいません。むしろ、ビューの「行き詰まり」は、うつが物語る、彼女の美しくて素晴らしい資質の結果なのです。このような前向きな捉え直しは、うつ、不安、絶望、無価値感、孤独を感じることのいったいどこが美しく素晴らしいのかと訝《いぶか》る人々にとっては驚くべきことです。

あなたにはいくつ、ビューのうつや不安が物語っていそうな、ポジティブで素晴らしい点が見えるでしょうか。彼女が行き詰まっている理由が見えてきたでしょうか。私の答えを見る前に、少し時間をとって、思いついた考えを書き留めてください。

私の答え

ビューのうつは、彼女の最もポジティブな資質の数々に起因しています。まず、彼女が目指す水準は高く、平凡な成績をよしとしません。しかも、その水準が彼女の原動力となり、彼女の役に立っていました。つまり彼女は、香港のトップレベルの高校生だったのです。

第二に、彼女のうつは、両親を喜ばせ、努力と成果を重視する家族の価値観に忠実でありたいという彼女の強い願望を表しています。第三に、うつは、ビューの誠実さと正直さの表れでもあります。彼女は自分がうまくやれていないこと、何かがおかしいことを認めることができるからです。考えてみると、このどれもがとても素晴らしい資質だと言えます。

それと同時に、ビューのうつは、何事にも成功し、どんな課題にも優れた成績を残す人としての自己イメージを失ったという、彼女の痛ましい喪失感を表してもいます。

これが、ＴＥＡＭ‐ＣＢＴから浮かび上がる、重要な洞察のひとつにつながります。すなわち、私たちが時にうつから抜け出せず、変化に抵抗するのは、自分にどこかダメなところがあるからではなく、ちゃんとしたところがあるからではないでしょうか。この洞察を用いて、治療への抵抗を減らし、回復を大幅に早めることはできないものでしょうか。もしできるなら、うつ病治療の大きなブレークスルーにつながるかもしれません。

ここで、ビューが、うつや劣等感、恥ずかしさ、絶望感といった感情を本当に克服したいと決心したとしましょう。では、彼女がしたがらないであろう、しなければいけないことには、例えばどんなことがあるでしょうか？

抵抗の表に示したように、その答えは心理療法の宿題です。ＣＢＴを始めたばかりの人は、心理療法の宿題がどんなものかを知らないかもしれません。これは、テクニックを習得するために、セッションとセッションの合間に自宅で行うエクササイズのことです。例えば、日常気分記録表に自分のネガティブな思考を記録し、その中にある歪みを特定するように言われるかもしれません。あるいは、自分が恐れていることに立ち向かうように言われるかもしれません。

宿題の論理はこうです。例えば、テニスがうまくなりたいので、テニスコーチのところに行くとします。週一回のコーチとのレッスンに加え、その合間にも練習しなければ、間違いなく上達はしないでしょう。

心理療法も同じです。私の研究と臨床経験からは、宿題が回復への鍵であることが示唆されています。私のクリニックでは、心理療法の一連の宿題を少なくともいくらかは行った患者さんは、実質的に全員が大きく改善していますし、宿題を拒否したり「忘れる」患者さんは、ほとんど全員が改善しませんでした。実際、宿題を行わなかった患者さんの多くが悪化し、最終的には治療から脱落してしまいました。

なぜ、心理療法の宿題に抵抗する人がいるのでしょうか？　いろいろな理由がありますが、要するに、取り組む必要があるということです。メリンダのように、ただセラピーで息抜きをし、サポートを受けたい人がいるというのは、全く理解できることです。サポートは重要です。しかし、回復を望むのであれば、腕をまくって、心理療法の宿題をいくらかこなす必要があるのです！

もしかしたら、第1章で行った、気分を調べるテストや、さきほどのビューについての質問など、すでにいくつかの宿題をあなたにもやってもらっていることにお気づきかもしれません。あなたはこれらを実行しましたか？　それとも、読み飛ばしましたか？

もし読み飛ばしたとしても、気まずく思ってほしくはないですし、叱るつもりもありません。むしろ、この本を読んでくれているだけでも、「宿題の単位」を少しばかり差し上げようと思っています。しかし、読んでいくなかで、書くエクササイズを行えば、その体験からは多くのものが得られます。幸福感と自尊心が心地よく高まるのを味わうことさえできるかもしれません。

　そこで、もしあなたが憂うつな気分や自信喪失、劣等感に悩まされているなら、質問があります。あなたは、この本を読みながら書くエクササイズを行うことで、変化の代償を支払うつもりがありますか？　回復——喜び、自尊心、そしてより親密な関係性——は、あなたにとってどれほどの価値があるでしょうか？

不安での行き詰まり

うつについてお話ししたところで、次は不安に移りましょう。なぜ私たちは行き詰まるのでしょうか？　そして、なぜ私たちは変化に抵抗するのでしょうか？

　不安での抵抗（あるいは「行き詰まり」）は、うつでの抵抗とは全く異なります。不安の場合、抵抗は常に「呪術思考」と呼ばれるものから生じます。これは、不安はつらいかもしれないけれど、それが自分や愛する人をもっと悪いものから守ってくれると無意識のうちに思っている、ということです。あなたはこんなふうに考えているかもしれません——不安は、安全を守るため、やる気を出すため、あるいは最高のパフォーマンスを発揮するために支払う代償である、と。

不安には、一般的に次のようなものがあります。

・慢性的な心配
・内気さ
・人前で話すのが苦手
・テストやパフォーマンスへの不安
・パニック症
・特定の恐怖症（例：高所、動物、嵐、飛行、ヘビ、クモなどへの恐怖）。
・広場恐怖症、または一人で外出することへの恐れ
・強迫症（ＯＣＤ）
・心的外傷後ストレス障害（ＰＴＳＤ）
・心気症（ヒポコンドリアシス）

治療が成功すると、どのようなことが起こるのでしょうか？　あなたの不安は突然消え去り、穏やかな気持ちになり、自信に満ちあふれ、恐怖や心配、パニックから完全に解放されるでしょう。それは良いことに思われますが、あなたが本当に望んでいる結果なのでしょうか？

私が発見したことの中でも最も印象的だったのが、ネガティブな感情は常に、あなたについての

	(✓)
はい、彼女は魔法のボタンを押すと思います。	
いいえ、彼女は押したがらないと思います。	
どうでしょう。わかりません。	

本当に良いこと、あるいは素晴らしいことを物語っていて、必ずと言っていいほど、大切なところであなたを助けてくれるということです。

例えば、こんな感じです。フランという女性は一日中、心配ばかりしていました。子どもたちのこと、夫のこと、自分のキャリアのこと。特に十代の子どもたちについては、とてもしっかりしている子たちに見えるのですが、飲酒運転の事故で死んでしまうのではないかと恐れていました。また、夫についても、体調は万全で最近ハーフマラソンを完走したばかりだというのに、健康状態を心配していました。そして、不動産ブローカーとしての自分の仕事にも不安があって、お客さんを怒らせてしまうのではないか、仕事を失ってしまうのではないかといつも心配していました。彼女の売上げは上々で、顧客からのフィードバックも例外なく素晴らしいものだったというのにです。

では再び、魔法のボタンがあると想像してみましょう。フランがそれを押せば、彼女はすぐに癒やされます。心配事は何の努力もなしに一瞬で消え去り、セラピーの後、彼女は幸せで、穏やかで、未来に対して楽観的な気分で帰っていくでしょう。さて、彼女は魔法のボタンを押すでしょうか？

表にチェックを入れてから、読み進めてください。

次に、フランが魔法のボタンを押す、あるいは押さない理由について、あなたの考えを書き留めてください。書き終えたら、私の答えを読んでみてください。

私の答え

私の考えは以下の通りです。フランは最初、魔法のボタンを押したいと言うかもしれませんが、彼女は心配することで、子どもたちや夫の安全が保たれると無意識のうちに信じているため、しばらく考えたあと、考えを改める可能性があります。また彼女は、不安は、自分の仕事で素晴らしい成果をあげるために支払わなければならない代償だと信じてもいます。

そして、それはうまくいっているようです！　子どもたちも夫も安全が保たれていて健康ですし、彼女の仕事もうまくいっているのですから。

ビユーのうつとフランの不安には共通点があります。どちらの場合も、その症状や、変化への抵抗は、彼女たち自身のポジティブで素晴らしい、美しい資質ゆえに生じています。素晴らしいことだと思いませんか？　フランの不安が、家族を愛する気持ちと、仕事で全力を尽くしたいという気持ちに起因することは明らかです。ですから、もし彼女がセラピストや友人から心配するのをやめるように言われたとき、それに抵抗したとしても、それは自分の核となる価値観を尊重し、家族を守りたいか

呪術思考のクイズ

不安のタイプ	呪術思考：このタイプの不安はどのようにあなたを助けたり守ったりするだろうか？
パフォーマンス不安：テストを受けたり、就職の面接を受けたり、人前でパフォーマンスをしたりするときに、失敗するのではないかと常に恐れている。	
恐怖症：猫、犬、クモ、ヘビ、閉鎖空間、運転、嵐、飛行、高所、エレベーターなどを恐れている。	
強迫症：何度も手を洗ったり、強迫的に物を数えたり、鍵や火元をチェックしたり、特定の方法で物を並べたりすることがある。	
PTSD：トラウマとなるような出来事に関して、恐ろしいフラッシュバックや動揺するような記憶がある。	
内気：人が周りにいると強い不安を感じる。例えば、誰かをデートに誘うのが怖かったり、大勢の前で話をするのが怖かったりする。	
心気症：些細な痛みやめまい、その他の症状で医者に行くのだが、医者から異常はないと言われる。	

らであって、ある種の頑固さや二次的な利益のためではないのです。

呪術思考は、あらゆるタイプの不安で起こります。上の表に、よくある不安のタイプをいくつか挙げました。それぞれのタイプの不安を抱える人が魔法のボタンを押したがらないとしたら、それはなぜなのか、その理由を考えてみてください。ヒントは、どのケースでも、不安が自分を危険から守ってくれると信じているということです。

理由を書き終えたら、この章の最後にある答えを見てみてください。

さて、仮にあなたが、呪術思考を持ちながらも、不安を乗り越えたいと思ったとしましょう。恐怖を克服するために、あなたは（おそらくやりたくはない）何をしなければならないでしょうか？ 読み進める前に、ここにあなたにとっての最善の推測を書き込んでください。

先ほど紹介した抵抗の表からもわかるように、どのタイプの不安を克服するにも、あなたが最も恐れているものに立ち向かう必要があります。恐れているものが何であれ、あなた自身をそれに対してさらけ出す必要があります。このプロセスはとても恐ろしく、ほとんど誰もが、強烈な恐れの感情をどうにかして避けたいと思うことでしょう。この回避衝動は強力かつ即座に起こるのですが、それは私たちの脳がそのようにできているからです。私たちは生まれつき、信じられないくらい危険だと感じるものを避けることで、身を守ろうとするようにできているのです。

私は不安の治療にも多くのテクニックを使いますが、あなたが私の患者なら、そのテクニックのほとんどが、あなたにとって楽しく、興味深いものとなるでしょう。しかし、その中には常に曝露が含まれていなければなりません。これは楽しいものではないのですが、仕方ありません。それは私の臨床経験からも、また個人的な経験からも言えることです。私は子どもの頃から、17種類もの心配事や恐怖症を克服してきました。ですから、自分の言っていることがよくわかっています。

例えば私は、高校生のとき、学校で上演される「ブリガドーン」の舞台スタッフになりたかったのですが、舞台スタッフは照明やカーテンの調整のために梯子をのぼったり天井付近で作業したりするので、高所恐怖症を克服する必要がありました。演劇担当のクリシャク先生は、まさに私が言っているような曝露テクニックでこの恐怖を克服させてくれました。彼は私を劇場に連れて行き、舞台の真ん中の、近くに何もつかむものがないところに高い梯子を置きました。そして、「恐怖が消えるまで、梯子の上に立っていればいいんだよ」と言い、「そばに立って待っているから」と安心させてくれました。

私は梯子をのぼり始めましたが、一歩一歩、どんどん怖くなっていきました。最上段までのぼったとき、恐怖を感じました。梯子の高さは約3・6メートル、私の身長は180センチほどですから、私の目は床から5・4メートルほどの高さにありました。私はクリシャク先生にパニック状態であることを告げ、どうしたらいいかと尋ねました。何か不安を取り除くような言葉や行動、考えるべきことがあるのでしょうか？　彼は首を横に振り、「治るまでそこに立っていなさい」と言いました。

私は10分以上、恐怖を抱いたまま、そこに立ち続けました。クリシャク先生に「まだパニック状態です」と告げると、「順調にいっているから、不安が消えるまでもう少し立っていなさい」と言われました。数分後、私の不安は突然消え去りました。信じられませんでした！

私は、「クリシャク先生、治りました！」と伝えました。

彼は、「素晴らしい。もう降りてきていいよ。君はブリガドーンの舞台スタッフになれる！」と言いました。

舞台スタッフとして働くのはとても楽しいものでした。梯子をのぼり、天井近くの照明やカーテンを調整することがすっかり気に入って、高所恐怖症だった理由や経緯すら思い出せませんでした。

私はこれを「100％の治癒」と呼んでいます。100％の治癒は、不安が完全になくなることです。200％の治癒は、あんなにも恐れていたことを好きだと思えるようになることです。

私の例が示すように、不安の治療には曝露が極めて重要です。これは必須です。もしあなたが勇気をもって恐怖に立ち向かう決心をしたなら、成功する確率は非常に高くなります。しかし、恐怖に直面することを拒めば、回復の可能性はゼロに近いと言えます。恐怖と向き合い、不安に耐えるのはいやなものですが、恐怖に打ち勝つためには支払うべき代償なのです。

曝露法は非常に効果的であるにもかかわらず、精神保健の専門家のうち、不安症の治療にこれを用いているのは25～30％程度にすぎません。曝露は、世界で最も有効な心理療法のテクニックなのですから、これは驚くべきことです。

なぜ、患者さんだけでなくセラピストも曝露法に抵抗するのでしょうか？　それは私が「逆催眠」と呼んでいる現象によるものと思われます。精神保健の専門家の中には、催眠術を治療に用いる人がいることは誰もが知っていますが、患者が治療者に催眠術をかけることもできるというのは、あまり知られていないかもしれません。不安を抱えた患者さんは、自分は弱すぎて曝露には向いていない、恐怖に立ち向かえば何か恐ろしいことが起こるといって、セラピストを説得することがあります。多くのセラピストはそれを真に受けてしまい、曝露法を使わないのです。この間違いにより、セラピーが失敗に終わることもあります。

恐怖に直面することはできない、あるいは直面するべきではないと主張するとき、患者さんは非常に強気で創造的になることがあります。例えば、アルゼンチン出身の青年ペドロは、彼が抱えている問題について、メールで私にアドバイスを求めました。彼は幼い頃から抑うつや強迫症に悩まされていました。

14歳のとき、ある人から私の本『フィーリング・グッド』を手渡され、読んでみたところ、すぐに回復したそうです。

彼は感激し、もっと大きくなったら、アルゼンチンの人々に認知療法を教えるために博士号を取ろうと決心しました。彼はその計画を実行に移し、教育学の博士号を目指す大学院生になっていました。

ペドロは、認知療法のパイオニアの一人であり、さまざまな物議を醸した心理学者、アルバート・エリス博士の本を読んでいたときに、突然症状が再発したと説明しました。その本の中でエリス博士は、イエスのような偉大な精神的指導者のほとんどは、実際には「特別な」知識を持っていない詐欺師、ペテン師であると主張していました。エリス博士は無神論者であり、ショックを与える目的で、しばしば著書やワークショップで強い反宗教的なコメントを出していました。

エリス博士の主張は、敬虔なカトリック教徒であったペドロを啞然とさせました。彼は強い不安に襲われ、イエスが聖母マリアとカーマ・スートラのあらゆる体位でセックスをしているという妄想に取りつかれました。彼はパニックに陥り、自分が正気を失い、卑しい人間になってしまうのではないかと心配になりました。しかし、このエロティックな妄想を必死に抑えようとすればするほど、その激しさは増していったのです。

不安とはそういうものです。コントロールしようとしてもうまくいかず、かえって悪化してしまうのです。

ペドロは、どうしたらいいのかと尋ねました。彼を助けることができるでしょうか?

私がペドロに話したことをお伝えする前に、ちょっとしたクイズがあります。ペドロが恐怖に打ち勝ち、強迫症から立ち直るためには、（おそらくやりたくはないであろう）何を、彼はしなければならないでしょうか? 読み進める前に、あなたの考えをここに書いてください。突飛な考えであっても、気にせず書き込んでください。

私の答え

私はペドロに、認知的フラッディングと呼ばれる一種の曝露法を使って恐怖に立ち向かわなければならないと伝えました。自分の妄想をコントロールしようとするのではなく、イエスが聖母マリアとセックスしているところを、その妄想が不安を呼び起こさなくなるまで、意図的に妄想し続けるのです。このプロセスは数分程度のものかもしれませんし、一時間以上かかるかもしれません。しかし、遅かれ早かれ、その妄想は退屈で面白くなくなります。

これが治療法なのです。恐怖の対象そのものに直面すると、その対象は突然、あなたを支配する力を失ってしまうのです。

ペドロはこのような曝露を望んでいたと思いますか？　私がこの方法を提案したとき、彼は何と言ったと思いますか？　あなたの考えをここに書いてから、先を読み進めてください。

ペドロは何と言ったか？　彼は、認知的フラッディングは自分の宗教に反しているからできない、やれば地獄の炎で焼かれると言いました。

これは典型的な、不安による抵抗です。何らかの不安と闘っている人なら、ほとんど誰もがペドロと同じように強く抵抗することでしょう。曝露に抵抗する理由は患者さんによって異なりますが、ほぼ常に強烈なものです。

私はペドロに、この曝露法が彼のカトリックの信仰に反するかどうかはわからないが、神父さんに確認してみてはどうかと勧めました。そして自分でも調べてみると言いました。私が、あるカトリック教徒の友人に尋ねてみたところ、親切にも神学者数名に、イエスが聖母マリアとカーマ・スートラのあらゆる体位でセックスするところを妄想してもいいかどうか、尋ねてくれることになりました。彼らはこのテーマについて議論することに同意し、満場一致で次のような結論に至りました。認知的フラッディングは、癒やしを目的とし、快楽を目的としないのであれば、問題ないだろう、と。

これを知った私は、ペドロに、彼が私の患者であるならば、認知的フラッディングは必須であり、交渉の余地はないと告げました。そして、カトリックの神学者たちから学んだことを伝え、曝露の効果はほぼ確実であり、曝露以外の治療法は知らないのだと説明しました。

ペドロは、ほんの数分、認知的フラッディングを行っただけで禁断の妄想にすっかり飽きてしまい、それが完全に消えてしまったことに驚いていました。曝露はいつでもこんなにも早く効果が現れるわけではありませんが、成功の見込みは高いと言えます。ただし、曝露法は慎重に行う必要があり、不安をコントロールしようとするのではなく、不安を強めるつもりで行う必要があります。

人間関係の問題での行き詰まり

今度は、うつや不安ではなく、人間関係での葛藤に焦点を当てます。ほとんどすべての人が人間関係の問題を抱えているので、この話題には共感していただけるはずです。誰にでも、自分にとって迷惑な人、あまり好きではない人、愛しているけれどもどうしても口論や喧嘩がやめられない人がいるものです。

ほとんどのセラピストは、人間関係に問題がある人はもっと愛情と喜びに満ちた関係を望んでいると思い込んでいるので、当然のようにそこに飛び込んで「助け」ようとします。しかし、セラピストは患者からの抵抗と「はい、でも……」の大きな壁にぶつかります。患者はセラピストが提案したことはもうすでに試したと訴えたり、それでは助けにならないと主張したりします。

この抵抗はいったい何なのでしょうか？　ほとんどの人は、人間というものは愛と実りの多い他者との関係を望んでいると思い込んでいますが、本当にそうなのでしょうか？　確かめてみましょう。

あなたにとっての、今も昔も本当に嫌いな人、仲が悪い人を思い浮かべてください。恨んでいる人のことを思い浮かべてみてください。思い当たる人はいますか？　いいですね。私にもいます！　では、その人がするどんなことが本当に嫌なのか、それを思い描いてください。たぶん、その人は、

- 心を開くことも、気持ちを共有することも嫌がる。

・あなたと話そうとさえしない。
・怒っていないと言いながら、不機嫌になってドアを乱暴に閉める。
・守りに入り、話を聞こうとしない。
・口論になると、常に自分が正しいと主張する。
・文句や愚痴を言いながら、いつも必ずあなたのアドバイスを無視する。
・頑固で支配的。
・常に自分の思い通りにしたがる。
・自己中心的で、あなたのニーズを考慮しない。
・常に自慢し、自画自賛し、優越感に浸っている。
・あなたのことを執拗に批判する。
・あなたを利用し、つけ込もうとする。
・要求はするが、お礼やお返しはめったにしない。
・敵対的で意地悪。
・思いやりや温かみに欠ける。

その人を思い浮かべたうえで、再び魔法のボタンが目の前にあるものと想像してみてください。それを押せば、あなたの大嫌いな人が、何の努力もしていないのに、突然、世界で一番の親友になるの

です。あなたはそのボタンを押しますか？

いいえ？　今回はボタンを押したくないのですか？　だとしても、私は驚きません。95％以上の人がそう言うのです！　私がワークショップでこの質問をすると、苦笑が広がり、ボタンを押したいと手を挙げる人はほとんどいません。ほぼゼロのようです。

私は参加者にこう言います。「私は今皆さんに、敵対的で問題のある虐待的な関係と、愛情に満ちた楽しい関係のどちらを選ぶかと尋ねました。皆さんはどちらを選びましたか？」。またもや笑いが起こり、参加者は敵対的で問題のある虐待的な関係を選んだことを認めるのです。

このように、私たちには人間関係の問題を解決することへの抵抗があります。通常、私たちは仲の悪い相手と親しくなることに対して複雑な、あるいは強くネガティブな感情を抱いているからです。

私は、人間関係におけるこのような抵抗が必ずしも間違いだとは言いません。特定の人と距離を置くことが賢明な場合もありますし、誰とでも仲よくしなければならないというルールもありません。私が言いたいのは、人間は必ずしも、愛情に満ちた、穏やかで楽しい人間関係を望んでいるわけではない、ということです。

問題のある人間関係を改善することへの抵抗が激しい場合もあります。それは、お互いに腹を立てている個人同士の対立にも、宗教や民族間の対立にも言えることです。中東における宗教関連の権力闘争は何百年、何千年と続いていますが、これらの紛争を解決しようという意欲はあまり見受けられません。

このような紛争や敵対行為への依存については、海外に目を向けるまでもありません。米国内でも、保守派とリベラル派との政治的争いがますます険悪で不穏なものとなりつつあることが見て取れます。

さて、あなたが仲の悪い相手ともっと良い関係を築きたいと本当に考えているとしましょう。その相手は家族であったり、友人であったり、同僚であったりするかもしれません。では、その人と親しくなるために、あなたがしなければならない（おそらくやりたくない）ことは何でしょうか？

この質問に答えるための手助けとして、もうひとつ質問をします。これも私がワークショップでしている質問です。あなたと仲がよくない人のことをもう一度考えて、次の質問に正直に答えてみてください。この対立は、あなたの考えでは、どちらに責任があると思いますか？　あなたですか？　それとも相手ですか？　そして、あなたの意見では、どちらがより嫌な奴でしょうか？　あなたですか？　それとも相手ですか？

あなたの本当の気持ちを教えてください。私は、政治的に「正しい」答えには興味がありません。私のワークショップでは、大多数が「相手」と答えます。自分が悪いという人はごくわずかです。驚くことではありません。非難には強烈な中毒性があります。自分のほうが道徳的に優れているという気分になれますし、相手のことを「負け犬」「気持ち悪い」と友人に話しても当然だと思わせてくれるのです。たいてい、彼らはあなたに同意し、あなたがいかに正しいかを教えてくれるでしょう。そして、あなたは変わるために何もする必要がないのです。

しかし、人間関係の問題を他人のせいにしていると、回復の見込みはなくなります。人間関係の問題を他人のせいにする人たちを助けられるほど強力なテクニックを、私は持ち合わせていません。したがって、喧嘩している相手と親しくなりたいなら、次の3つのことをする必要があります。

1. その問題について、相手を非難するのをやめる。
2. その問題における自分の役割を明確にする。
3. 相手を変えようとするのではなく、自分を変えることに全力を注ぐ。

この3つのステップは大きな痛みを伴うこともあるので、ほとんどの人が抵抗するとしても不思議ではありません。自分自身を見つめ直し、自分がやっていることの何が対立を引き起こし、煽っているのかを突き止めなければならないというのは、ショックであり、屈辱的でさえあります。相手が悪いという信念を手放すのは実に難しいことです。しかし、その問題における自分の役割を見極めることは、親密さと信頼への扉を開くことになるので、解放的で、信じられないほどやりがいがあります。ただしそのためには、プライドを捨て、エゴを手放す必要があります。

私自身も、人間関係の葛藤を解決するために、エゴに打ち勝たなければならないことがしょっちゅうあります。例えば、かつて私はアリシアという女性を治療したことがありました。彼女は長年、重度のうつ病と闘っていました。成長期にニュージーランドで暮らしていたとき、彼女は、兄たちからは近親相姦を、叔父からは性的虐待を受けていました。

アリシアは両親に事情を話しましたが、信じてもらえませんでした。数カ月後、叔父はシドニーに引っ越しましたが、兄たちからの虐待は続きました。アリシアは落ち込み、屈辱を感じ、怒りに燃えていました。

アリシアは当初、セラピーでの進歩があまりみられませんでした。彼女は人生の問題を、私を含め、他の人たちのせいにしているようでした。私は、そのとき以上に患者のために必死になり、自分の力を出しきったことはなかったと思います。しかし、何を言っても、何をしても、不十分でした。

ある日、アリシアはセッション中に私の目を見て言いました。「あのね、先生、このセラピーは、私が子どもの頃に耐えた近親相姦や虐待よりひどいものよ」と。私は耳を疑い、憤慨しました。彼女の発言は信じられないくらい恩知らずで意地悪なものに聞こえたからです。幸い、私は口をつぐみ、多くを語らずにセッションを終えることができました。

その週末、私はジョギングをしながら、アリシアにどう対応したらいいかを考えていました。批判の中に真実を見出すことの重要性を強く信じてはいますが、そのときの私は困惑し、苛立ち、彼女の言葉にどんな真実が含まれているのかわかりませんでした。私が必死で助けようとしているのに、なぜ彼女はあんなにも意地悪なことを言ったのだろう？　私は何を言えばよいのだろう？

しかし突然、稲妻のようにある考えがひらめき、アリシアが私に何を伝えようとしていたのかがはっきりとわかりました。

アリシアは、私が彼女の不信感や傷、怒りに耳を傾けるのではなく、彼女を利用し、自己満足のために私のテクニックを彼女に使わせようとしていると感じたのかもしれない。そう思ったのです。つまり私は、彼女が切実に必要としているサポート、温かさ、安全を提供できていませんでした。ある意味、幼少期に受けた近親相姦や虐待のように、彼女は再び利用され、今回はしかし、敵は私だったのです。私はセラピストとして彼女の心の声に耳を傾け、真実を見出すことができていませんでした。私には、彼女の言葉は「間違った」「不公平」なものにしか聞こえませんでした。彼女の言う通りでした。私は彼女の話を聞いていなかったし、信頼につながるような深いレベルで彼女と関わっていなかったのです。

次のセッションで、私はアリシアに自分が気づいたことを伝えました。私は、彼女が主張するように、実際に彼女を裏切っていたことがわかって恥ずかしく思っているし、特に彼女のことをとても尊敬しているので、彼女を失望させてしまってどれだけ申し訳なく思っているかを伝えたかったのだと言いました。私は、彼女が感じている絶望、孤独、失望、怒り、そして憤慨さえ、表現するように勧めました。私は、自分のエゴは捨てたので、聞く準備はできていると言ったのです。

アリシアは泣き出し、長年溜め込んでいた毒がこぼれ落ちてきました。私たちの関係は突如として変わり、チームとして共に取り組むようになりました。２、３カ月、懸命に取り組んだ結果、彼女はうつ病から回復しました。

アリシアは後に、彼女の人生を変えた瞬間は、私が彼女を失望させたことを認めたときだったと教えてくれました。彼女は、誰かがやっと自分の言い分に耳を傾け、信じてくれたことが大きな助けに

対立の法則

あなたが間違った批判、不当な批判、虚偽の批判から自分を守るとき、あなたはその批判が絶対に正しいことを証明することになり、批判者はその批判が妥当で正当なものであるとさらに確信することになる。

☹

これはパラドックスである。

対照的に、あなたが、全く不当で、大げさで、間違っていると思われる批判に真実を見出すと、ただちにその批判の嘘が照明され、批判者はもはやその批判を信じることができなくなる！

☺

これもまたパラドックスである。

なったと言いました。私が彼女の批判に真実を見出したことで、ようやくセラピーが可能になったのです。

他人の批判に真実を見出すことは、効果的なコミュニケーションのための5つの秘訣のうちのひとつです。その5つのテクニックについてはあとで詳しく説明しますが、その中でも特に重要なのが、アリシアとの取り組みで用いた「武装解除法」です。これは、たとえそれが不公平であったり、真実とは思えないような批判であっても、その中に紛れもない真実を見出すというものです。上手に使えば、武装解除法は非常に役に立ちますし、ときには衝撃的なものともなります。

武装解除法は、「対立の法則」に基づいています。うまく使えば非常に効果的であるとはいえ、武装解除法は、その批判はただ単に真実ではないと確信している場合には、痛みを伴うものとなるかもしれません。相手のせいにするのをやめて、その問題における自分の役割に焦点を当てるのは容易なことではないのです。

しかし、もしあなたにエゴを捨てる気があるならば、その見返りはとてつもなく大きなものとなるでしょう。

やめられない習慣や依存症での行き詰まり

これは、私がお伝えしたい抵抗の最後のものです。きっとあなたにも共感していただけると思います。

あなたには、悩みの種となっている習慣や依存症がありますか？　たいてい、何かあるものです。食べすぎ、喫煙、飲みすぎ、クスリの使いすぎかもしれません。あるいは、先延ばし、インターネットの見すぎ、携帯電話の使いすぎかもしれません。

なぜ、このような習慣は断ち切ることが難しいのでしょう？　この場合、変化への抵抗は実にわかりやすいものです。例えば、あなたが毎晩ワインを飲むことにはまっているとしましょう。あなた自身、飲みすぎのような気がしているので、私が魔法のボタンを差し出します。魔法のボタンを押すだけで、もう二度とワインを口にすることはないのです。これは本当に速くて簡単な治療法です。

あなたはボタンを押しますか？

毎晩ワインを1、2杯飲むのが好きな人なら、押さないと思います。あなたが魔法のボタンを押したがらないとしたら、それは、夜の数杯のワインはあなたにとって、世界で一番好きなことかもしれないのですから。ワインは、長くていらいらする一日が終わった後の唯一の慰めなのかもしれません。そして、うつ、社交不安、怒り、孤独感など、あらゆるネガティブな感情に対する治療法としてワインを利用することもあるでしょう。

これは、好きなものを食べすぎてしまうような、どんな依存症にも言えることです。

例えば、魔法のボタンを押すと、あなたは瞬時に、そして永久に、素晴らしい砂糖がけのドーナツや温かいシナモンロールなど、あなたを誘惑するお菓子や食品を食べたいという衝動に打ち勝つことができるとしましょう。もう二度とその食べ物の誘惑に負けることはありません。その代わり、ニンジンやセロリのような、本当に健康的なものを少量食べるようになるのです。あなたはボタンを押しますか？

いいえ！　誰がニンジンやセロリを食べたいと思うのでしょう？　食べたいときに食べたい場所で、おいしいドーナツを食べたいはずです。私の読みは当たっていますか？

つまりそのようなわけで、私たちはお気に入りの習慣や依存症を手放そうとはしないのです。私たちは良い気分になりたいし、高揚感を得たいのです。

私はワークショップで、「体重を減らして、素晴らしい体型になりたい人はどれくらいいますか？」とよく尋ねます。通常、3分の2ほどの参加者が手を挙げます。これは、アメリカにおける食べすぎの度合いを反映しています。そこで私はこう言います。

ええと、皆さんは今ちょっと間違いを犯しました。実は、皆さんは体重を減らして素晴らしい体型になりたいなどとは思っていないのです。なぜだかわかりますか？　それは、減量して素敵な体型になるためにできることといえば、ダイエットと運動のふたつしかなく、どちらも最悪だからです。

痩せたいなら、たとえ体調が悪くても、雨が降っていて寒くても、おいしいものを諦めて、ジョギングに出かけなければなりません。

これは、誰も逆らえない物理学の基本法則を表しています。摂取カロリーを減らすか、運動量を増やすか、あるいはその両方によってのみ体重を減らすことができるのです。結局、それ以外に方法はないのです。

皆さんは本当にそうしたいのでしょうか？　私にはそうは思えません。私だってそうです！

私たちは皆、スリムで魅力的でありたい、引き締まった体型になりたいと願っています。しかし、ほとんどの人は、ダイエットや運動をしたいとは思っていません。それよりも、本当に好きなものを食べるほうがずっと楽しいのです。運動した後は素晴らしい気分になれると主張する人もいますし、「ランナーズ・ハイ」を売りにする人もいますが、それが何なのか、あなたはご存じですか？　ランナーズ・ハイなんてものはありません！　それは詐欺であり、迷信であり、まやかしです——少なくとも私たちの多くにとっては。

私はランナーズ・ハイを得ようと懸命に努力したことがあります。一度、坂道を20キロメートルほど走りました。そして、ようやく頂上にたどり着いたとき、どんな気分になったかわかりますか？すごく疲れました。もちろん、ランナーズ・ハイになれる人もいます。私の娘がそうです。もしあなたがそうなら、健闘を祈ります。あなたはラッキーです。

しかし、私たちのほとんどにとって、結論はこうです。私たちが習慣や依存している何かをやめようとしないのは、それが喜びや満足の大いなる源泉を手放すことを意味するからです。そして、習慣を変えたいと思ったら、規律を守り、節制をして、場合によっては禁断症状にも耐えなければなりません。

これでは、あまり良い交換条件とは言えません。それこそが、やめられない習慣や依存症の治療が失敗しやすい原因です。研究によると、短期間であれば体重を減らしたり習慣を断ち切ったりできる人もいますが、長期的な効果は、一般的にそれほど高くはないのです。

行き詰まりを克服する

ここまでお読みになって、私の夢に出てきた4種類の抵抗についての理解が深まっているとよいのですが、いかがでしょう。これまで学んだことをここで確認しておきましょう。

次の表で、あなたや他の誰のことでもよいので、変化に抵抗し、うつや不安、人間関係の問題、あ

対　象	なぜ変化に抵抗するのか？	変化したいなら（おそらくあなたがしたがらない）どんなことをしなければならないか？
うつ		
不　安		
人間関係の問題		
やめられない習慣や依存症		

るいは習慣や依存症にしがみつく理由を簡単に説明してみてください。そして、もしあなたが変わりたいと思ったら、（やりたくないかもしれない）何をしなければならないかも簡単に説明してください。それが終わったら、本章で紹介した抵抗の表（51頁）を見直して、自分の答えと比べてみてください。

さて、抵抗とその激しさについて落胆する前に、良い知らせがあります。私は、治療への抵抗を急速に低減または除去し、回復を早めることができる、数多くの新しいツールを手にしています。実際、本書で紹介するツールは、心理療法と行動変容における新たな革命を象徴するものです。これらのテクニックは強力で、ほとんどの場合、たとえセラピーを受けていなくても、自分で使えるようになるでしょう。

次の章では、12歳の娘をめぐるトラウマ的な出来事の後、うつ、不安、罪悪感、絶望、怒りといった激しい感情に悩まされていたカレンという女性を、私がどう支援したかについてお伝えしたいと思います。

読んでいただければわかるように、カレンには変われない理由がたくさんありました。しかし、全く驚くべきことが起こったのです。

第10章では、このテクニックをあなた自身に応用する方法について紹介します。では、さっそく続きを始めましょう！

呪術思考のクイズの答え

不安のタイプ	呪術思考：このタイプの不安はどのようにあなたを助けたり守ったりするのだろうか？
パフォーマンス不安：テストを受けたり、就職の面接を受けたり、人前でパフォーマンスをしたりするときに、失敗するのではないかと常に恐れている。	不安は自分を動機づけるものであり、全力を尽くすために支払わなければならない代償だと考えているのかもしれない。
恐怖症：猫、犬、クモ、ヘビ、閉鎖空間、運転、嵐、飛行、高所、エレベーターなどを恐れている。	おそらく、恐怖症が本当に危険なものから自分を守ってくれると思っているのだろう。
強迫症：何度も手を洗ったり、強迫的に物を数えたり、鍵や火元を何度もチェックしたり、特定の方法で物を並べたりすることがある。	強迫的な儀式、例えば何度も手を洗うことで、汚染物質などの恐ろしいものから自分を守ることができ、洗うのをやめるとがんになるなど、何かひどいことが起こると信じているのかもしれない。
PTSD：トラウマとなるような出来事に関して、恐ろしいフラッシュバックや動揺するような記憶がある。	常に警戒していれば、レイプされたり、強盗に襲われたり、もっとひどい目に遭ったりするような別のトラウマ的な体験から身を守れると信じているのかもしれない。
内気：人が周りにいると強い不安を感じる。例えば、誰かをデートに誘うのが怖かったり、大勢の前で話をするのが怖かったりする。	内気さが消えると、人と接したり、人前で話したりするときにバカにされるのではないかと怖くなるかもしれない。内気さが、拒絶や恥ずかしさから自分を守ってくれている。
心気症：些細な痛みやめまい、その他の症状で医者に行くのだが、医者からは異常はないと言われる。	痛みを感じるたびに医者に行くのをやめてしまうと、脳腫瘍のような本当の病気になったときに、医者に行きそびれてしまうかもしれない。

4 カレンの物語：「私はダメな母親です」

この章では、**日常気分記録表**と呼ばれる強力なツールの使い方を紹介します。このツールは、あなたの人生がどのような状況にあるとしても、あなたの感じ方を変えるのに役立ちます。

日常気分記録表は、外的な出来事ではなく、あなたの思考が、あなたのあらゆる感情を作り出しているという古くからの考えに基づいています。つまり、考え方を変えれば感じ方を変えることができるということです！　この記録表がどのように機能するかを説明するために、サンフランシスコで行われた私の夏季研修にボランティアとしてセラピーのデモンストレーションに参加してくれた患者さんの例を紹介します。

患者の名前はカレンで、彼女は9年前のトラウマ的な出来事の後、うつ、罪悪感、不安、怒りの感情に悩まされていました。私はジル・レヴィット博士を共同セラピストとして招きました。TEAM-CBTは通常、セラピスト一人で行いますが、デモンストレーションの場合、指導のために共同セラピストがいるとその体験に深みと豊かさが加わるので、私は共同セラピストがいるほうが好きなのです。レヴィット博士と私は、カレンが勇気を出して個人的なつらい体験を大勢の聴衆の前で話してくれたことに、また、その話を本書において共有するのを許してくれたことにも大変感謝しています。

何が起きたかというと、こうです。9年前、カレンの12歳の娘アシュリーが夕食後に、外で遊んできていいかと尋ねました。もう遅い時間なので複雑な気持ちでしたが、アシュリーはその頃よく外に遊びに出ていたので、カレンはいいよと言いました。

ところが運悪く、高性能のペレットライフルを持った近所の少年たちがアシュリーに忍び寄り、彼女の顔面を撃ち抜いてしまったのです。彼らは銃に弾が入っているとは思わなかったと言いました。幸い、弾丸は彼女の命を奪いはしませんでしたが、前歯が根元から吹き飛んでしまいました。アシュリーは泣き叫び、大量の血を流しながら家の中に逃げ込みました。

その後9年間、アシュリーは口の損傷を修復するために幾度もの歯科手術に耐え、PTSDのための広範な精神科治療も受けました。この悲劇的な出来事はカレンにとっても大きなトラウマとなり、このことで自分を責めるようになりました。その夜以来、カレンは幸せを感じたり、ほっとする瞬間を経験することがなくなってしまったのです。

私たちは、カレンがどのように考え、感じているかを正確に把握するために、日常気分記録表に記入してもらうことにしました。日常気分記録表の最初のステップは、助けが必要な、動揺した出来事を簡単に説明することです。カレンが書いた内容は次の通りです。

このワークショップの席に座っている私は、アシュリーのことでとても動揺している。

次にカレンは、自分が経験しているネガティブな感情をすべて丸で囲み、それぞれの感情の強さを0（全くない）から100（最悪）までの尺度で評価しました。日常気分記録表の感情欄を見てわかるように、カレンは悲しみ、不安、罪悪感、不甲斐なさ、絶望、そして憤りを感じていて、そのすべての度合いが強烈でした。

私が日常気分記録表を気に入っているのは、患者さんがどのように感じているかが正確にわかるからです。このような評価尺度は、しばしば驚きをもって迎えられます。もしあなたがカレンに会ったとしたら、彼女が内面では絶望的な気分になっているとは夢にも思わなかったでしょう。彼女は人当たりがよく、ほがらかで、親しみやすく、快活な人でした。人はときに、世間に見せるポジティブな表情の裏に、とてつもない苦しみを隠していることがあるのです。

私たちはカレンに、セッションの最後にもう一度、彼女自身の気持ちを評価してもらい、改善されたかどうかを見ることにしましょうと伝えました。これは非常に重要なステップです。なぜなら、患者さんとセラピストは、未来のいつかではなく、今日このセッションで、有意義で測定可能な変化を生み出すことへの責任を負うことになるからです。

さて、あなたに質問があります。カレンはなぜそんなに気分が優れなかったのでしょうか？　何が彼女のネガティブな感情を引き起こしていたのでしょうか？　トラウマ的な出来事のせいでしょうか？　脳内化学物質のアンバランスのせいでしょうか？　それとも、彼女の生い立ちや遺伝子によるもの？

カレンの日常気分記録表：ネガティブな感情*

感　情	今の%	目標の%	終了時%
悲しい、つらい、憂うつ、落ち込み、不幸	90		
不安、心配、パニック、緊張、怯え	100		
罪悪感、後悔、いやな、恥ずかしい	100		
無価値感、不甲斐ない、出来損ない、無能	80		
孤独、愛されない、必要とされない、拒絶される、ひとりぼっち			
きまり悪さ、愚か、屈辱、自意識過剰			
絶望、落胆、悲観、失意	75		
不満、行き詰まり、挫折、敗北	100		
怒り、腹立たしさ、憤り、いらいら、歯がゆさ、動揺、激怒	90		
その他：			

読み進める前によく考えて、あなたの推測をここに書いてください。

私の答え

カレンはなぜそんなに気分が悪かったのかって？　バカげた質問に聞こえたかもしれません。「答えは決まっている。娘が顔を撃たれたからだ！」と言う人がほとんどでしょう。

しかし、それが理由ではありません。カレンの強烈で、長期にわたるネガティブな感情の原因は、ギリシャのストア派哲学者エピクテトスの時代から、少なくとも二千年以上は続いている考え方の核心に触れるものです。エピクテトスは、名著『エンキリディオン』の中で、「人の心が乱れるのは、物事によってではなく、その物事をどう見るかによる」と述べています。

つまり、この世の出来事が私たちの苦しみの原因になっているわけではないのです。そうではなく、起こっていることについての私たちの思考が、ネガティブおよびポジティブな感情のすべてを作り出しているのです。これは、あなたの人生に変化をもたらすことができるパワフルでシンプルな考え方ですが、あまりにも基本的なことなので、最初は理解するのが――信じることも――難しいかもしれません。

カレンの場合、トラウマとなった出来事は実に恐ろしいものでしたが、それが彼女の苦しみの原因ではありませんでした。そうではなく、彼女のネガティブな感情は、その出来事をめぐる**思考**から生じていたのです。次の頁にある、カレンが日常気分記録表に記入したネガティブな思考を見れば、私が言いたいことがおわかりになると思います。

ご覧のように、カレンは、自分はダメな母親だ、アシュリーを外に遊びに行かせるべきではなかった、もっときちんとしつけをするべきだった、娘の子ども時代を台無しにしてしまった、と自分に言い聞かせていました。こうしたネガティブな思考が、カレンの精神的苦痛の原因だったのです。

事件の悲惨さを軽視するつもりはありません。純粋で美しい自分の娘が顔面を撃たれてしまう、それを目の当たりにするなどというのは本当に恐ろしいことです。しかし、その出来事をめぐるカレンの思考が、彼女の強烈でネガティブな感情の本当の原因だったのです。そして9年後も同じように、

カレンの日常気分記録表：ネガティブな思考

ネガティブな思考	今の%	終了時%	歪み	ポジティブな思考	何%信じるか
1. 私は娘を決して外に遊びに行かせるべきではなかった。そうすれば娘が重度のPTSDとうつに苦しむことはなかったのに。	100				
2. 私がもっときちんとしつけをして、家にいさせていれば、娘が撃たれることはなかったのに。	100				
3. 私はダメな母親だ。	75				
4. 娘にあらゆる精神科の薬を飲ませた医師たちを信じるべきではなかった。余計に悪くなっただけだった。	100				
5. 娘の子ども時代が台無しになったのは、私のせい。	100				
6. 残りの人生をかけて、彼女に埋め合わせをしなければならない。	100				
7. 娘が落ち着いてきているかどうかわからないから、私は心から幸せになれない。	90				
8. 会場にいるセラピストたちが私を批判するかもしれない。	100				
9. 私は嫌われるだろう。	100				
10. ダメな母親だと思われるだろう。	80				

ネガティブな思考が頭の中に氾濫したまま、彼女は苦しんでいました。

さて、カレンのネガティブな思考の右側の欄を見ると、それぞれの思考をどの程度信じているかが0（全く信じていない）から100（完全に信じている）の尺度で示されていることがわかります。どの数値も高くなっていますが、これは、動揺しているときには常に自分のネガティブな思考が真実であると確信しやすいため、当然の結果と言えます。

ではここから、感情的苦痛の**必要条件**と**十分条件**の話に移ります。動揺を感じるには、ふたつのことが必要です。

1. **必要条件**：ネガティブな思考を持っていなければならない。
2. **十分条件**：そのネガティブな思考を信じていなければならない。

論理学や哲学を学んだことがない方のために、この内容をわかりやすく説明します。感情的な苦痛を抱くためには、心の中にネガティブな思考がなければなりません。これが**必要条件**です。さらに、そのネガティブな思考は真実であると信じること、これが**十分条件**です。

ネガティブな思考があっても、それを信じていないとしたら、その思考があなたを動揺させることはありません。例えば、次のことを考えてみてください。「世界が5秒後に終わる」。この考えはあなたを動揺させますか？　そんなことはないはずです！　あなたはおそらくこれを信じず、だからこれはあなたを不安にさせないのです。

どういうことかわかりますか？　ネガティブな思考があなたを動揺させるには、あなたがそれを信じていなければならないということです。信じなければ、何の影響もありません。そして、自分のネガティブな思考に立ち向かい、反証できるようになることが、本書が目指す最も大切なことのひとつです。これは重要な概念ですので、この章の後半でちょっとしたクイズを出し、感情的な苦痛のふたつの要件を覚えているかどうかを確認します。

カレンの話に戻りましょう。今の彼女はおそらく、自分の感情的な苦痛がネガティブな思考から生じていることを理解してはいないでしょう。たとえ彼女が非常に知的な人であったとしても、です。彼女は、ほとんどすべての人と同じように、自分の苦しみは実際の出来事、つまり、娘が受けた恐ろしいトラウマに起因すると信じています。このような考え方は全く理解できるものですし、実際には普遍的なものでもありますが、これでは、人は自分にはコントロールの及ばない力の犠牲者のままになってしまうでしょう。

というのは、カレンには、起こったことを変えることも、元に戻すこともできないからです。彼女の娘は実際に顔面を撃たれました。しかし、トラウマとなった出来事についての考え方を変えることができれば、自分の感じ方を変えることができるのです。

話を続ける前に、これまで学んだことを簡単に振り返っておきましょう。うつや不安などのネガティブな気分は、何が原因でしょうか？　次頁の表のクイズに挑戦してみてください。解答し終わっ

何がネガティブな気分の原因？	(✓)
1. 脳内化学物質のアンバランス	
2. ひどい子ども時代	
3. 抑圧された感情や葛藤	
4. 金銭面や教育面での不遇、愛する人から拒絶されるなどといった人生の状況	
5. トラウマ的な出来事	
6. ネガティブな思考	

たら読み進めて、答えを確認してください。ただし、クイズに挑戦してからにしてください！

私の答え

正解は、「6．ネガティブな思考」です。

あなたの感情はすべて、「今、ここ」でのあなたの思考から生じます。**私たちの誰もが、毎日、一瞬一瞬、自分の感情の現実を作り出しているのです。**

この文章を読んでいる今この瞬間にも、あなたはそれをしています。あなたはこの本について考え、おそらく私やクイズについて考え、その考えが今、あなたの感情を作り出しています。例えば、もしあなたが、「こんなの嘘っぱちだ」「自分の問題は深刻だから、うまくいくはずがない」と自分に言い聞かせているとしたら、おそらくあなたは懐疑的になっていて、絶望さえ感じていることでしょう。

あるいは、「デビッドは詐欺師だ、ペテン師だ、ニセモノだ」と考えているなら、おそらく、怒りやいらだちを感じているでしょう。

あるいは、もしあなたが、これはちょっとわくわくする期待がもてそうなことで、あなたを助け、人生さえ変えてくれるかもしれない何かだと思っているなら、おそらくあなたは興奮と希望を感じていることでしょう。

私の言っていることがおわかりでしょうか？　同じものを読んでいても、その人が抱いている考え、つまり認知によって感じ方は変わってくるのです。私の言葉があなたに影響を与えることはできません――あなたの思考だけが、あなたが感じるように感じさせることができるのです。

思考が気分を作り出すというのは素晴らしい考え方ですし、力を与えてくれそうです。そして、これとは別に、私が40年以上前に知ったときにはうまく理解できなかった、素晴らしい考え方がもうひとつあります。すなわち、私たちの苦痛の引き金となるネガティブな思考というものは、たいてい歪んでいて、非論理的で、非現実的だということです。それゆえ、認知の歪みと呼ばれています。

認知の歪みについては第2章で少し学びました。基本的に、認知の歪みとは、自分自身や世界についての大きな誤解を生みがちな考え方のことであり、自分を騙すための方法と言えます。次頁の表は、私の最初の著書『フィーリング・グッド』に掲載されている10個の「認知の歪み」のリストです。このリストは、どの日常気分記録表にも記載されており、あなたのネガティブな思考にある歪みを簡単に特定できるようになっています。

では、カレンの思考が歪んでいるかどうかを確認してみましょう。カレンの3番目のネガティブな思考（「私はダメな母親だ」）について考えてみてください。そして、97頁の認知の歪みのクイズを行って、該当していそうな歪みのすべてにチェックを入れてください。

認知の歪みのチェックリスト*

1. 全か無か思考：物事を絶対的な、白か黒かで区分する。	6. 拡大解釈と過小評価：物事を大げさに捉えたり、重要性を低く見たりする。
2. 一般化のしすぎ：ネガティブな出来事を、「いつもこんなことが起こる！」という終わりのない敗北のパターンとして捉える。	7. 感情的決めつけ：自分の気分によって推論する。「私はバカみたいだから、本当にバカに違いない」
3. 心のフィルター：ネガティブな要素にとらわれ、ポジティブな要素を無視する。	8. すべき思考：「すべき／すべきでない」「する必要がある」「しなければならない」などの言葉を使う。
4. マイナス化思考：自分のポジティブな資質は取るに足らないと主張する。	9. レッテル貼り：「私はミスをした」と言う代わりに、「私はいやな奴だ」私は負け犬だ」などと言う。
5. 結論への飛躍：事実の裏付けがない結論に飛びつく。 • 心の読みすぎ：人が自分に否定的な反応をしていると思い込む。 • 先読みの誤り：物事が悪い結果になると予言する。	10. 非難：問題を解決するのではなく、欠点を見つける。 • 自己非難：自分だけの責任ではないことで自分を責める。 • 他者非難：他者を非難し、自分がその問題に寄与していた点を見落とす。

*Copyright © 1984 by David D. Burns, MD. Revised 2003, 2016.

この作業は頭の中ではなく、紙の上で行ってください。ただし、運転中にこれをオーディオブックで聴いている場合は除きます。その場合は運転に注意してください！　クイズは後で紙の上で行いましょう。

終わったら、以下で答えを確認することができます。ただし、クイズが終わるまでは見ないでください。クイズはとても簡単ですし、「完璧」を追求する必要はありません。

私の答え

あなたも認知の歪みの多くを、おそらく10個すべて、論証するこ

認知の歪みのクイズ	(✓)
1. 全か無か思考：自分自身や世界を、白か黒か、全か無かで分けて考える。灰色の領域は存在しない。	
2. 一般化のしすぎ：ネガティブな出来事を、「いつも」や「決して」などの言葉を使いながら、終わりのない敗北のパターンとして捉える。	
3. 心のフィルター：ポジティブなことをフィルターにかけたり無視したりして、ネガティブなことにばかり目を向ける。まるで一滴のインクがビーカー全体の水を変色させるようなものである。	
4. マイナス化思考：これはさらに大きな精神的エラーである。自分のポジティブな資質は取るに足りないと自分に言い聞かせ、こうして自分自身に対する全般的な見方がネガティブなものとなり続ける。	
5. 結論への飛躍：事実の裏付けがない結論に飛びつく。 • 心の読みすぎ：他人が何を考えたり感じたりしているか、自分にはわかっていると思い込む。 • 先読みの誤り：未来について、ネガティブな結果を予想する。	
6. 拡大解釈と過小評価：物事を大げさに捉えたり、重要性を不適切に低く見たりする。私はこれを「双眼鏡トリック」と呼んでいる。双眼鏡のどちらから覗くかによって、物事が大きく見えたり小さく見えたりするからである。	
7. 感情的決めつけ：気分によって推論する。例えば、自分のことを負け犬のように感じるから、自分は本当に負け犬だと思い込む。あるいは、絶望的な気分なので、自分は本当に絶望的なのだと結論づける。	
8. すべき思考：「すべき」「する必要がある」「しなければならない」などの言葉で自分（あるいは他人）を惨めにする。自己に向けられた「すべき」は罪悪感、羞恥心、抑うつ、無価値感を、他者に向けられた「すべき」は怒りや人間関係の問題を、世界に向けられた「すべき」は不満や権利意識を引き起こす。	
9. レッテル貼り：具体的な問題に焦点を当てる代わりに、自分自身や他人にレッテルを貼る。これは一般化のしすぎの極端な形態であり、自分や他人を完全な欠陥品、ダメ人間とみなすことになる。	
10. 非難：自分（自己非難）や他人（他者非難）の欠点を見つける。	

とができたことでしょう。カレンが陥っているのは、

1. **全か無か思考**：カレンは、自分は100％（「良い母親」）か0％（「ダメな母親」）のどちらかだと思い込んでいます。しかし、どんな母親であれ父親であれ、どちらか一方に偏っていることはありません。誰もがその間のどこかにいるのです。

2. **一般化のしすぎ**：カレンは、ひとつのネガティブな出来事（娘が顔面を撃たれたこと）を、自分全体に当てはめています。

3. **心のフィルター**：彼女はほとんどの時間をトラウマについて考えることに費やし、そのトラウマが発生する前と後の両方で娘にしてきた愛情深い事柄を見過ごしています。

4. **マイナス化思考**：トラウマのせいで、自分の愛情あふれる活動は「取るに足りない」と思い込んでいる場合は、これに当てはまるでしょう。

5. **結論への飛躍（心の読みすぎ、先読みの誤り）**：自分を「ダメな母親だ」と思うことは、他人からの批判として考えてはいないので、心の読みすぎには該当しません。しかし、セラピストの参加者たちが自分を評価しているだろうと思い込んでいるなら、カレンは心の読みすぎに陥っています。そして、「私は残りの人生をかけて、娘に埋め合わせをしなければならない」と思い込んでいるなら、彼女は先読みの誤りに陥っています。

6. **拡大解釈と過小評価**：カレンは、娘に与えてきた大きな愛情とサポートの価値を過小評価してい

るように見えます。

7. レッテル貼り：これは典型的な例です。カレンは、それが自分の本質やアイデンティティであるかのように、自分に「ダメな母親」というレッテルを貼っています。

8. 感情的決めつけ：カレンは罪悪感を抱いているので、自分はダメな母親で、銃撃事件の責任は自分にあるはずだと決めつけています。

9. すべき思考：これは明確な「すべき思考」とは言えませんが、「娘を外に遊びに行かせるべきではなかった」や「娘が苦しんでいるなら私も苦しむべき！」といったネガティブな思考の中には、多くの「すべき」が潜んでいます。

10. 自己非難：カレンは明らかにトラウマのことで自分を責めており、すべて自分の責任だと思い込んでいます。

クイズの採点

クイズの成績を確認するには、右側の欄につけたチェックの数を数え、次の採点表を見てください。自分自身のネガティブな思考の中にも歪みがあることが確認できたら、日常気分記録表の歪みの欄に記録しておきましょう。ここではカレンがどのようにしたかを見ることができます。

なぜ、私はカレンに日常気分記録表にネガティブな思考を書き留めてほしかったのでしょうか？そして、なぜあなたにも同じことをしてほしいのでしょうか？

得　点	この点数が意味すること
0	もしどれにもチェックを入れなかったのであれば、それはおそらく、クイズをやろうとしなかったか、あるいはチェックを入れたくなかったということでしょう！
1～3	なかなかです！　少なくともひとつ、あるいはいくつかの歪みを見つけられましたね。幸先の良いスタートです！　ネガティブな思考の歪みがひとつ見つかると、他にもいくつか見つけられるものです。
4～7	あなたは素晴らしい仕事をしました！　よくやった！
8～10	すごい！　あなたはすごい仕事をしましたよ！　あなたは認知療法の天才かもしれません！　この調子で頑張ってください！

ネガティブな思考	今の%	終了時%	歪　み	ポジティブな思考	何%信じるか
1. 私はダメな母親だ。	75		全か無か思考 一般化のしすぎ 心のフィルター マイナス化思考 結論への飛躍 拡大解釈と過小評価 感情的決めつけ レッテル貼り すべき思考 自己非難		

ネガティブな思考を紙に書き出すと、自分が思い込んでいることがかなりわかりやすくなるのです。さらに、ネガティブな思考のそれぞれに含まれている歪みを特定することも、とても簡単になります。紙に書かずに頭の中で考えるだけでは、ひとつのネガティブな思考から次の思考へと重たい自転車をこぎ続けるだけで、どこにもたどり着かないかもしれません。けれども、書き出すことで自分の思考に立ち向かい、より現実的でポジティブな思考に置き換えるプロセスを始めることができます。そして、そこから感情の変化が

感情的苦痛の必要条件	感情的苦痛の十分条件

起こるのです。

感情の変化の必要条件と十分条件

感情の変化のための必要条件と十分条件について話す前に、感情的苦痛の必要条件と十分条件についておさらいしておきましょう。何だったか、覚えていますか？　上に書き出してみてください。

この章の前半で、感情的苦痛を経験するには、ネガティブな思考を持ち（必要条件）、かつ、そのネガティブな思考が真実であると信じていなければならない（十分条件）ということを学びました。もしあなたがネガティブな思考を信じていなければ、その思考があなたを動揺させることはありません。

では、コインの裏側を調べるために、感情の変化に必要な条件を見てみましょう。まず、感情の変化のための必要条件から見ていきましょう。それは、真実であるポジティブな思考で、ネガティブな思考に立ち向かうということです。

もし、そのポジティブな思考を完全な真実とは思えないなら、それはあなたの役には立ちません。あなたが動揺しているとき、誰かがあなたを元気づけようとして、ポジティブで安心させるような言葉をかけてくることがあります。「あなたはいい人だよ」とか「明るい面を見ようよ」とか、そんな感じの見え透いた内容です。しかし、ほとんどの場合、このような言葉は何の役にも立ちませんし、むしろあなたを苛立たせるかもしれません！　なぜなら、理屈っぽい言葉や中途半端な真実は、誰の役にも立たないからです。ほとんどの人は、陳腐な言葉を鵜呑みにはしません。

では次に、感情を変化させるための十分条件を見てみましょう。それは、ポジティブな思考がネガティブな思考を打ち砕かなければならないということです。言い換えれば、ポジティブな思考は、ネガティブな思考に対するあなたの信念を劇的に低減させなければなりません。

そして、あなたが突然、自分のネガティブな思考が妥当ではないことに気づき、それを信じるのをやめたとき、あなたの感情的苦痛は減少するか、完全に消失します。

つまり、考え方を変えれば、感じ方も変えられるということです。しかし、これは直感的なレベルのものでなければなりません。知的なおふざけや、ピンとこないポジティブ・シンキングではなく、本物でなければならないのです。

例えば、カレンが「私は良い母親だ」と自分に言い聞かせても、「私はダメな母親だ」という思考に立ち向かい、それを打ち負かすことはできないでしょう。彼女はこのポジティブな思考を信じようとはしないからです。しかし、「自分はダメな母親だ」というネガティブな思考がどのように歪んでいるかがわかれば、それに立ち向かい、打ち破るのはずっと簡単になります。

肝心なのはここからです。カレンが、過去9年間、彼女に多大な苦しみをもたらした、歪んだ、ネ

学習のポイント

1. **感情の変化のための必要条件**：もしあなたが自分の感情を変えたいのであれば、100%真実であるポジティブな思考でネガティブな思考に立ち向かう必要があります。そのポジティブな思考を日常気分記録表に記録し、0（全くそうは思わない）から100（完全にそう思う）までの尺度で、自分がどれだけそれを信じているかを示すとよいでしょう。
2. **感情の変化のための十分条件**：ポジティブな思考がネガティブな思考に打ち勝つ必要があります。言い換えれば、ポジティブな思考は、ネガティブな思考に対するあなたの信念を劇的に低減させなければなりません。理想は、ネガティブな思考に対する信念がゼロになることですが、必ずしもそうなる必要はありません。ネガティブな思考を信じなくなったまさにその瞬間、あなたは突然気分がよくなるのです！

ガティブな思考を信じるのをやめた瞬間、彼女のネガティブな感情は瞬時に改善し、完全に消え去るかもしれません。これはあなたにも当てはまることです。

しかし、カレンの考えを変えるのは簡単ではなさそうでした。なぜなら、彼女は9年間、うつと闘ってきた賢い女性であり、自分のネガティブな思考は絶対に正しいとまだ信じていたからです。皆さんも自分のネガティブな思考について、同じように感じていたことがあるのではないでしょうか。

その日、レヴィット博士と私は強力なツールを用いて、カレンの苦しみに終止符を打とうとしました。幸い、私は驚くほど早く効果が出る素晴らしいツールをたくさん開発してきました。しかし、カレンを「治そう」と意気込んで飛び込む前に、私たちはふたつの重要なことをしました。

まず、私たちはカレンへの共感を示し、いくらかの温かさと思いやり、サポートを提供しました。カレンは涙ながらに、そしてつらそうに自分のことを語り、レヴィット博士と私はそれに耳を傾けてサポートを提供し、彼女に起こった出来事についての悲しみを共有しました。私たちは温かさと受容の精神で、彼女のネガティブな思考や感情を言い換える一方で、動揺している人と接するときにセラピストや親しい人たちが犯しがちなミスを避けるために、以下のガイドラインにも従いました。

1. 私たちはカレンを助けようとも、アドバイスしようともしなかった。
2. 彼女を救おうとはしなかった。
3. 彼女を元気づけようとはしなかった。
4. 彼女の歪んだ思考に異議を唱えたり、修正したりしようとはしなかった。
5. 彼女を励まそうとはしなかった。
6. 彼女の問題を解決する手助けをしようとはしなかった。
7. 彼女を安心させようとしたり、彼女が良い母親であると主張したりはしなかった。

落ち込んでいる人の友人や恋人が、こうした間違いを避けるのは意外と難しいものです。多くの人は、助けてあげたい、アドバイスしてあげたいという強迫観念を持っています。しかし残念なことに、それでは落ち込んでいる人を苛立たせるだけです。また、偉そうだ、とも受け取られかねません。ある人がかつて、「もしあなたがいつも世の中をただそうとしているなら、それはあなたが、世の中は壊れている、とみなしていることを意味する」と言いました。共感とは、相手の話に耳を傾けて、その人に自分の物語を語ってもらえるようにするということです。

レヴィット博士と私は、敬意を払いながらカレンの話に耳を傾け、自分を表現する場を彼女に提供しました。約30分間、カレンの苦悩はあふれ出てきました。私たちはカレンに、「どうでしたか？私たちは、あなたの気持ちを正確に理解できたでしょうか？　あなたを温かく受け入れ、サポートできたでしょうか？」と尋ねました。カレンは、私たちはよくやってくれたし、理解してもらえたと思うと言ってくれました。カレンは私たちの共感にＡ評価をくれました。

次に、私たちはカレンに、このセッションで何か手助けが必要か、それとも、ただ話に耳を傾けてもらう時間がもっと必要かと尋ねました。カレンが、助けがほしいし準備はできていると言ったので、私は彼女に「奇跡の治療」の質問をしました。

カレン、今日ここで奇跡が起きて、素晴らしい気分でセッションを終えられるとしましょう。あなたが求めているのはどんな奇跡ですか？

カレンは、「９年もの間、悲惨な状況だったので、もう一度、幸せと安らぎを感じたい」と言いました。そこで私は、皆さんにはすでにおなじみの「魔法のボタン」の質問をしました。

カレン、あなたの目の前に魔法のボタンがあって、それを押すと、何の努力もなしに、ネガティブな感情や思考がすべて突然消え去って、喜びと自尊心で満たされると想像してみてください。あなたはそのボタンを押しますか？

私がこれまで関わってきたほぼすべての人と同じように、カレンもボタンを押すと答えました。

さて、これからカレン自身も驚くような方向に話は進むのですが、それには皆さんも驚かれるかもしれません。レヴィット博士と私は、カレンを苦しめているネガティブな思考や感情を彼女が打ち負かせるよう手助けするのではなく、その逆の方向へと進みました。私たちは、カレンを助けようとする前に、カレンの抵抗、つまり行き詰まりを軽減することに努めたのです。そうすれば、その日のうちに奇跡を起こせる可能性が高くなるからです。私はこう言いました。

カレン、すでにおわかりの通り、魔法のボタンは存在しません。でも、あなたの考え方や感じ方を変えるのに役立つ素晴らしいツールがあります。そして、保証はできませんが、今日ここで小さな奇跡が起こる可能性は十分にあります。実際、私は奇跡がおそらく起こるだろうと予測しています。でもまず、ちょっと立ち止まって、本当にそうしたいのかを問う必要があると思います。それで本当によいのかどうか、私には確信が持てないからです。

カレンは混乱した様子で、なぜ確信が持てないのかと尋ねました。

レヴィット博士と私は、それは、彼女のネガティブな思考や感情が、彼女についての実にポジティブで素晴らしい資質を反映しているのかもしれないし、ネガティブな思考や感情には何か重要な利点や恩恵があるかもしれないからだと説明しました。私たちは、何かを変えようとする前に、彼女のネガティブな思考や感情の利点と、そのネガティブな思考や感情が示唆する彼女についてのたくさんのポジティブで素晴らしい点をリストアップしてみてはどうだろうかと伝えました。

第2章を思い出していただきたいのですが、このテクニックは「ポジティブ・リフレーミング」と呼ばれています。これはＴＥＡＭ‐ＣＢＴの特徴のひとつであり、うつや不安の治療に革命をもたらしているものです。私たちが考えた、ポジティブなことのリストをお見せする前に、あなたにも試していただきたいと思います。その気があるなら、もう一度、「楽しく失敗」してください。

まず、カレンの罪悪感について考えてみましょう。カレンが「私はダメな母親だ」「彼女の子ども時代が台無しになったのは私のせいだ」と自分に言い聞かせていたことを思い出してください。これらの考えが、カレンの罪悪感を引き起こしたのです。では、次のふたつの質問をあなた自身に投げかけてみてください。

1. カレンの罪悪感には、何らかの利点があるでしょうか。
2. カレンの罪悪感は、彼女自身や彼女の核となる価値観について、美しく、ポジティブで、素晴らしいとさえ言える、どのようなことを示しているでしょうか。

よく考えて、あなたの考えを「カレンのポジティブ・リフレーミング・チャート」に書き込んでみてください。この課題は「完璧に」やり遂げる必要はありません。実際、ポジティブ・リフレーミングはとても新しい概念なので、苦戦するかもしれません。経験豊富な精神保健の専門家でも、最初はたいてい、このエクササイズには苦戦するものです。

もし、この課題は難しい、戸惑ってしまう、いらいらする、と感じたとしても、それは実は良いことです。なぜなら、答えを見たとき、あなたは突然、自分に役立つ本当に重要なことを理解するでしょうし、それが本書の主な目的のひとつでもあるからです。試行錯誤することは、この強力な技法がどのように機能するかを学ぶための最善の、おそらくは唯一の方法です。

ポジティブ・リフレーミングを行う際には、いくつか注意すべき点があります。

1. リストに載せるものはすべて、ポジティブでその人の長所を際立たせるものでなければなりません。「カレンはおそらく被害者のように感じたいのだろう」というようなネガティブなコメントは役に立ちません。その人を傷つけますし、正確でないことがほとんどです。

2. リストに挙げる内容は、すべて現実の、真実のものでなければなりません。理屈っぽいものや中途半端な真実は誰の役にも立たないということを忘れないでください。

カレンのポジティブ・リフレーミング・チャート

思考や感情	利　点 カレンの罪悪感に利点や恩恵があるとしたら、それはどんなことか	核となる価値観 カレンの罪悪感は、彼女自身や彼女の核となる価値観について、美しく、ポジティブで、素晴らしい、どんなことを示しているか
罪悪感		

3. リストに挙げる内容はすべて、カレンの罪悪感について直接、明確に表現したものでなければなりません。「カレンはサバイバーだ」というような、一般的で曖昧な褒め言葉は的外れで、役に立たないでしょう。

いくつかリストアップしたら、読み進めて、私たちが思いついたことを確認していただいて構いません。ただし、まずはあなた自身で、カレンの罪悪感について、少なくともひとつのポジティブな点を挙げてからにしてください。

何を書きましたか？　もし何か書いたのであれば、良いスタートが切れました！　しかし、全く何も書けなかったとしても心配しないでください。ほとんどの人は、精神科の症状をポジティブに捉えることに慣れていないので、このエクササイズは難しいのです。

次の頁のカレンのポジティブ・リフレーミング・チャートの罪悪感の行を見てみると、彼女の罪悪感には明確な利点がある

カレンのポジティブ・リフレーミング・チャート

思考や感情 あなたが分析したネガティブな思考や感情のリスト	利　点 カレンの罪悪感に利点や恩恵があるとしたら、それはどんなことか	核となる価値観 カレンの罪悪感は、彼女自身や彼女の核となる価値観について、美しく、ポジティブで、素晴らしい、どんなことを示しているか
罪悪感	• 私の罪悪感は、この9年間、娘を肉体的にも精神的にも助けるためにあらゆる手を尽くすうえでの原動力となった。 • 私の罪悪感は、私が将来同じような過ちを犯すのを防いでくれるかもしれない。	• 私の罪悪感は、娘に対する深い愛情の表れである。 • 私の罪悪感は、親としての責任感の表れである。 • 私の罪悪感は、母親としての役割を真剣に考えていることを示している。 • 私の罪悪感は、私の道徳心と意識の高さを示している。
悲しみ	• 私の苦しみは、苦しんでいる他の人々との交流において、私をより思いやりのある存在にしてくれる。 • 私の悲しみは、娘と、娘が経験せざるを得なかったことをより身近に感じさせてくれる。	• 娘がとても苦しんでいるのだから、私の悲しみは全く適切なものだ。 • もし私が悲しみを感じなかったら、娘の苦しみなど気にも留めていないと言っているようなものだ！
不　安	• 不安は、私が娘を守れるよう警戒させてくれる。	• 私の不安は、娘と私自身に対する私の愛情を示している。私たちは保護されるに値するのだから。
不甲斐なさ	• 不甲斐なさを感じるからこそ、私は母親として、また仕事を持つ女性として、懸命に働き、全力を尽くすことができる。	• 自分には欠点も多いので、不甲斐ないという思いは、私が正直で現実的であることを示している。
落胆と絶望	• 私の無力感は、期待を膨らませてまた失望することから私を守ってくれる。結局のところ、私は自分のうつと娘のPTSDを克服するのに9年間も費やしてきたのだ。	• 私の絶望は、私が現実的で、問題を否定し、すべてがうまくいくと主張する楽天的な世界に生きるのではなく、事実と向き合おうとしていることを示している。 • 私の落胆は、娘がPTSDのために受けた治療（薬づけ）が効果的ではなかったという真実に私が向き合っていることを示している。

思考や感情	利　点	核となる価値観
苛立ち	• 娘が受けてきたひどい仕打ちに対する苛立ちが、私が諦めない原動力になっている！	• 私の苛立ちは、私の感じ方や娘の感じ方に対して不満があることを示し、私が不屈の闘士であることを示している。
怒りと憤り	• 私の怒りは、娘を撃った少年たちの親たちに対して行動を起こす際の力となっている。	• 私の憤りと粘り強さは、私が闘士であることを示している。 • 私の怒りは正当なものである。少年たちの親は、装填されたライフルで子どもたちを遊ばせるべきではなかったのだ。
「私はダメな母親」	• 私の自己批判的思考は、私が高い意識を持っていることを示している。 • その高い意識が、私のキャリアを大きく前進させ、家族のために最善を尽くす原動力となっている。	• 「私はダメな母親だ」と言うとき、それは私が本当に気遣いができるということだから、実際には良い母親であることを示しているのかもしれない！ • 私の自己批判は、私が謙虚であり、傲慢ではないことを示している。 • 謙虚さはスピリチュアルな資質であり、私はスピリチュアルな人間でありたいと願っている。私の宗教的信仰は、私の人生の中心にあるものだ。 • 私の自己批判は、私が責任を持とうとする人間であり、他人のせいにするのではなく、自分の過ちを検証する意思があることを示している。
セラピストの参加者が私を批判するかもしれない	• 批判されることへの恐れは、仲間の前で愚かなことや不適切なことを言わないように私を守ってくれるかもしれない。	• セラピストの参加者たちから批判されることを恐れるのは、私が仲間との有意義な関係を望んでいることを示している。

ことがわかります。また、彼女の罪悪感は、母親として、そして人間としての、彼女の核となる価値観の表れであることもわかるでしょう。例えば、彼女の罪悪感は、彼女がいかに愛情深く、責任感の強い母親であるかを示しています。これは娘に対する強い愛情の表れであり、娘を助けるためにできるかぎりのことをしようとする原動力になるのです。

　このようなポジティブな要素は、皆さんにとっては当たり前のことかもしれませんが、カレンにとっては大きな驚きでした。それまで彼女はあまりにひどい思いをしてきたので、罪悪感にポジティブな要素があるなどとは思いもしなかったのです。

もし私たちが、罪悪感に付随する実にたくさんのポジティブな側面を考慮せずに、カレンの罪悪感を減らそう、なくそうとしていたら、彼女はほぼ間違いなく、私たちの努力に抵抗したことでしょう。もしもカレンが魔法のボタンを押して、突然、罪悪感が消えてしまったとしたら、それは「もうどうでもいい」と言っているようなものなのです。

おわかりになったでしょうか?

ポジティブ・リフレーミングは、どんなネガティブな思考や感情に対しても行うことができます。私たちがさらにポジティブな点を挙げたところ、カレンもすぐに調子が出てきて、3人で合わせて25個ものポジティブな点を挙げることができました。カレンは唖然としていたと言っていいと思います。彼女は、自分にはどこか問題があるという考えにすっかり慣れきっていましたが、彼女の苦しみは、実際には彼女の中にあるちゃんとした正しい部分を表していたのです!

最初は、ポジティブ・リフレーミングをするのは難しいかもしれません。なぜなら、私たちはネガティブな感情をあれやこれやの「精神障害」の症状として捉えるようにプログラムされているからです。例えば、もしあなたがカレンのように2週間以上落ち込んでいるとしたら、精神科医はDSM-5に記載されている基準を用いて、あなたを大うつ病性障害と診断するかもしれません。突然、あなたの感情は「精神障害」に変換されるのです。

これはいろいろな点において、奇妙なものの見方と言えます。まず、なぜ2週間もうつ状態が続かないと精神障害とは診断されないのでしょうか？　なぜ1週間ではないのでしょう？　もしくは3週間ではなく？　これでは全く恣意的です。ただ単に、その人が落ち込んでいて、それがどれだけ深刻で、どれほどの期間であったかを説明すればよいのではないでしょうか？

第二に、「精神障害」と言われると、あなたは当然、自分にはどこか「悪い」ところがあるのだろうと結論づけます。修正しなければならない欠陥があるのだと。これでは、患者さんは低い地位に追いやられ、医師のほうは特別な診断能力を持っているかのように感じさせてしまいます。私はそんなことはないと思います！

ポジティブ・リフレーミングを行うと、このような考え方がひっくり返されます。実際、私たちはカレンに、自分のネガティブな思考や感情を恥じることなく、誇りに思ってほしいのです！

そもそも、なぜ悲しみを病気と捉える必要があるのでしょうか？　カレンの苦しみは、娘に対する素晴らしい愛情の表れでした。実際、カレンのネガティブな思考や感情はすべて、彼女の美しいところ、母親として、人間としての核となる価値観の表れだったのです。

ですから、魔法のボタンを押すというのは、あまり良い考えではないかもしれません。ネガティブな感情が一瞬で消えるとしても、それと同時にポジティブな感情も消えてしまうのです。

カレンはそんなことを望んでいるでしょうか？　もしあなたが彼女の立場だったらどうでしょう？

カレンがこの9年間、うつや不安と闘ってきたのは、愚痴や不満を言うのが好きだからでも、変化を恐れているからでも、何か別のネガティブな動機があったからでもありません。彼女のうつや不安は、遺伝的な異常でも、脳の「化学物質のアンバランス」によるものでもありません。彼女のネガティブな思考や感情は、彼女の素晴らしいところ、美しいところを表現していたのです。

第10章でも見ていくように、これはあなたにもきっと当てはまることです。

さて、ここで私たちは面白いジレンマに陥りました。カレンはこれからの9年間を再び惨めな気持ちで過ごしたくはないのですが、魔法のボタンを押してしまえば、彼女のせっかくの美しい部分も水の泡になってしまうのです。

このジレンマをどう解決したらよいのでしょう？　何か解決策が思い浮かびますか？

読み進める前に、ここにあなたのアイデアを書き留めてください。繰り返しますが、目的は「正しい」答えを得ることではありません。単に新しい、これまでとは異なったやり方で脳の回路を作動させることが目的なのです。私はしょっちゅうミスをしますが、それが新しいことを学ぶための第一歩になることも多いのです。

私の答え

第2章に登場した魔法のダイヤルを覚えていますか？　レヴィット博士と私はカレンに、魔法のボタンではなく魔法のダイヤルを想像してみてほしいと言いました。ダイヤルであれば、ネガティブな感情を完全に消し去るのではなく、それぞれの感情を最適なところまで減らすことができます。そうすれば、ネガティブな思考や感情にまつわるポジティブな部分を失うことなく、気分を大きく改善することができるかもしれません。

例えば、カレンの悲しみの感情は全く適切なものです。もし彼女が魔法のボタンを押して、突然ハッピーな気分になれるとしたら、それがどれだけおかしなことか、想像できるでしょうか？　それは、「娘は口を撃たれてこの9年間、とても苦しんできたけれど、私は今、最高に幸せよ！」と言うようなものです。それがどれほど奇妙に聞こえるか、おわかりいただけるでしょうか。

娘のトラウマをめぐるカレンの悲しみや落ち込みは完全に適切なものであり、好ましいとさえ言えます。しかし、90％もの悲しみや落ち込みを感じる必要があるでしょうか？　もし魔法のダイヤルがあるとしたら、彼女は悲しみを何％まで減らしたいと思うでしょうか？

カレンは10％で十分だと判断し、次頁の表のように、日常気分記録表の「目標の％」の欄に10と記入しました。また、不安は100から20に、絶望と落胆は75から10に、その他のネガティブな感情はすべて0にしたいと考えました。

魔法のダイヤルを使うことで、私たちは本質的にはカレンの潜在意識と取引をして

感　情	今の%	目標の%	終了時%
悲しい、つらい、憂うつ、落ち込み、不幸	90	10	
不安、心配、パニック、緊張、怯え	100	20	
罪悪感、後悔、いやな、恥ずかしい	100	0	
無価値感、不甲斐ない、出来損ない、無能	80	0	
孤独、愛されない、必要とされない、拒絶される、ひとりぼっち	0	0	
きまり悪さ、愚か、屈辱、自意識過剰	0	0	
絶望、落胆、悲観、失意	75	10	
不満、行き詰まり、挫折、敗北	100	0	
怒り、腹立たしさ、憤り、いらいら、歯がゆさ、動揺、激怒	90	0	

いることになります。私たちは彼女に、どの程度のネガティブさなら平気かと尋ねているのです。こうすることで、カレンは主導権を握り、船の舵取りができるようになりました。私たちが何かを売り込む必要はなく、彼女も抵抗する必要がなくなったのです！

魔法のダイヤルによって、カレンの潜在意識にある抵抗は面目を保つことができました。なぜなら、私たちは、彼女のネガティブな思考や感情は「精神障害」によるものだと言ってレッテルを貼るのではなく、何か良いものの表現として尊重したのですから。

これが、ポジティブ・リフレーミングの素晴らしいところです。自分自身への共感を深めることができるのです。自分を憎んだり、「傷ついた」「出来損ないだ」といって恥じたりするのではなく、自分の美しいところをたくさん発見することで、ネガティブな感情をどれも誇りに思うことができます。そして、このような内的受容、つまり自分自身への共感こそが、回復への最も重要な鍵となります。これは他者から与えてもらうものではなく、自分自身で与えることができるものなのです。

魔法のボタン、ポジティブ・リフレーミング、魔法のダイヤルのようなツールを使うとき、私は通常とは全く異なる治療的役割を担っています。私たちは普段、セラピストとは変化を促す人だと考えています。セラピストというものは、典型的に、あれやこれやの治療法を使って、患者さんにネガティブな思考や感情を克服しましょうと売り込みをかけるものです。

実際、あなたがこの本を読んでいるのも、そのような理由からかもしれません。より大きな喜び、自尊心、生産性を感じたり、誰かと愛情深い関係を築いたりするために、不安や自信喪失を克服する方法を学びたいと願っているのかもしれません。

しかし、これらの新しいツールについては、私はもはや「売り込み」をせず、患者さんを変えようと説得するつもりもありません。変化しようとしない正当な理由があるなら、それを尊重します。これはまさに役割の逆転です。なぜなら、今や患者さんは変化を主張しなければならず、私は患者さんの潜在的な抵抗の代弁者となるからです。これは、多くの――おそらくはほとんどの――セラピストが追求する「助ける」「救う」アプローチとは正反対のものです。

しかし、もし患者さんが「先生の言う通りです。私は変わりたくありません！」と言ったらどうするのでしょう。もしそうなったら？

不思議なことに、外部からの強制で私のところに来た患者さんでないかぎり、そのようなことはまずありません。でも、もし患者さんが本当に変わりたくないと思うなら、どんな理由であれ、私はそれを尊重します。そして、もし心変わりすることがあったら、ぜひまた一緒に取り組みましょう、と伝えます。私はこのテクニックを、「両手を広げて待つ」と呼んでいます。

幸いなことにカレンは、ポジティブ・リフレーミング・チャートを完成させ、魔法のダイヤルを使ってみたところ、信じられないほど取り組みを進めたくなったと言いました。

ここまでで、「TEAM」の「TEA」が完成したことになります。

Tはテスト（Testing）です。私たちはセッションの最初に、カレンのネガティブな感情について調べました。その結果、彼女はひどく落ち込んだり不安になったりしていることがわかり、また彼女の日常気分記録表に目を通すと、たくさんのネガティブな感情を抱えていることがわかりました。

Eは共感（Empathy）です。カレンが自分の話をし、涙を流している間、レヴィット博士と私は、「助けよう」とするのではなく、彼女の話に耳を傾けました。そして時折、彼女自身の言葉を使い、彼女が感じていることを要約して返すことで、私たちがしっかりと話を聞いていることを示しました。また、温かさや思いやり、彼女を受け入れていることが伝わるようにも心がけました。

Aの抵抗の評価（Assessment of Resistance）では、カレンが何について助けを求めているのかを明らかにし、彼女の抵抗を意識化して、魔法のボタン、ポジティブ・リフレーミング、魔法のダイヤルを用いて、その抵抗を溶かしていきました。

さて、残るMのメソッド（Methods）はどのように進めていけばよいのでしょうか。

私は、落ち込んだり不安になったりしている人たちと取り組むときはいつも、日常気分記録表の中から、取り組んでみたいと思うネガティブな思考をひとつ選んでもらっています。これは非常に重要なことです。おおざっぱなやり方では、あなたや誰かを助けることはできません。実に狭く、具体的なことに取り組まなければならないのです！　しかし、これから見ていくように、その影響力や意義はとてつもなく大きいのです。

カレンは、日常気分記録表に記していた最初のネガティブな思考を選びました。「私は娘を決して外に遊びに行かせるべきではなかった。そうすれば娘が重度のＰＴＳＤとうつに苦しむことはなかったのに」

先ほどあなたは「私はダメな母親だ」という思考の中の歪みを見事に特定しました。今度は、「私は娘を決して外に遊びに行かせるべきではなかった」という思考にみられる歪みについても次頁のクイズでチェックしてみてください。

終わったら、私の答えに目を通してください。でも、クイズを終えるまで見てはいけませんよ！

私の答え

歪みの特定は純粋な科学とは言えませんが、私がカレンの「私は娘を決して外に遊びに行かせるべきではなかった。そうすれば娘が重度のＰＴＳＤとうつ病に苦しむことはなかったのに」という思考に見出した歪みをいくつか挙げてみます。

認知の歪みのクイズ	(✓)
1. 全か無か思考：自分自身や世界を、白か黒か、全か無かで分けて考える。灰色の領域は存在しない。	
2. 一般化のしすぎ：ネガティブな出来事を、「いつも」や「決して」などの言葉を使いながら、終わりのない敗北のパターンとして捉える。	
3. 心のフィルター：ポジティブなことをフィルターにかけたり無視したりして、ネガティブなことにばかり目を向ける。まるで一滴のインクがビーカー全体の水を変色させるようなものである。	
4. マイナス化思考：これはさらに大きな精神的エラーである。自分のポジティブな資質は取るに足りないと自分に言い聞かせ、こうして自分自身に対する全般的な見方がネガティブなものとなり続ける。	
5. 結論への飛躍：事実の裏付けがない結論に飛びつく。 • 心の読みすぎ：他人が何を考えたり感じたりしているか、自分にはわかっていると思い込む。 • 先読みの誤り：未来について、ネガティブな結果を予想する。	
6. 拡大解釈と過小評価：物事を大げさに捉えたり、重要性を不適切に低く見たりする。私はこれを「双眼鏡トリック」と呼んでいる。双眼鏡のどちらから覗くかによって、物事が大きく見えたり小さく見えたりするからである。	
7. 感情的決めつけ：気分によって推論する。例えば、自分のことを負け犬のように感じるから、自分は本当に負け犬だと思い込む。あるいは、絶望的な気分なので、自分は本当に絶望的なのだと結論づける。	
8. すべき思考：「すべき」「する必要がある」「しなければならない」などの言葉で自分（あるいは他人）を惨めにする。自己に向けられた「すべき」は罪悪感、羞恥心、抑うつ、無価値感を、他者に向けられた「すべき」は怒りや人間関係の問題を、世界に向けられた「すべき」は不満や権利意識を引き起こす。	
9. レッテル貼り：具体的な問題に焦点を当てる代わりに、自分自身や他人にレッテルを貼る。これは一般化のしすぎの極端な形態であり、自分や他人を完全な欠陥品、ダメ人間とみなすことになる。	
10. 非難：自分（自己非難）や他人（他者非難）の欠点を見つける。	

1. **心のフィルター**：カレンは娘のトラウマのことばかり考え、このひとつの出来事だけで自分のことをダメな母親と断定しています。

2. **マイナス化思考**：カレンは、トラウマとなる出来事以前とそれ以降の今までに、自分が娘にしてきた愛情に満ちたことについては何も考慮していません。自分の決断がトラウマにつながったのだから、それらのポジティブなことは「取るに足りない」とさえ言いたくなっているのかもしれません。

3. **結論への飛躍（心の読みすぎや先読みの誤り）**：カレンは、私が「先読み」と呼んでいることをしていて、悪いことが起こらないよう未来を予測できればいいのにと願っています。私がそれを指摘すると、彼女はハッとして、人間には未来を予測することはできないのだと理解しました。

4. **拡大解釈と過小評価**：私は当初、カレンの娘は９年間も精神的苦痛に耐えてきたし、事件は本当にトラウマになるようなひどいものだったので、この歪みはないと思っていました。しかし、同僚の一人から、彼女は事件での自分の役割を拡大解釈し、加害者やその親の役割を過小評価していると指摘されました。このような（あるいはどんな）歪みも、ひとたび「見る」ことができると、とてもクリアになります！

5. **感情的決めつけ**：カレンの本心はカレンに聞いてみないとわかりませんが、彼女は罪悪感を感じているので、娘の苦しみは本当に自分のせいだと結論づけているようでした。

6. **すべき思考**：これは明確で古典的な「すべき思考」です。カレンは、娘が撃たれるおそれがあると知るべきだった、と自分に言い聞かせていましたが、それは不可能なことです。

7. 自己非難：これも典型的な自己非難の例です。カレンは、娘が撃たれたことについて、明らかに自分を責めていました。

以下は、カレンのこのネガティブな思考には見出せなかった歪みです。

8. 全か無か思考：この歪みにチェックを入れなかったのは、カレンがこの思考において、自分を白か黒かの観点から見ていなかったからです。彼女は、恐ろしい結果をもたらした、ある特定のミスを犯したと言っただけでした。しかし、他のネガティブな考え（「私はダメな母親だ」）については、全か無かの思考がみられました。

9. 一般化のしすぎ：カレンは「決して」という言葉を使っているので、もしこれにチェックを入れたのでしたら、私はあなたを称えたいと思います。しかし、このネガティブな思考は、一般化のしすぎにはそれほど当てはまらないと思います。なぜなら、カレンが本当に言いたかったのは、その特定の日の夜に娘を外で遊ばせるべきでなかった、ということだからです。彼女は、自分が「いつも」このように失敗しているとか、自分は「決して」正しいことをしないとか、そういうことを言いたかったわけではありません。

10. レッテル貼り：この思考には、レッテル貼りは見当たりません。しかし先ほど述べたように、彼女が自分のことを「ダメな母親」と呼ぶとき、彼女は確かに自分にレッテルを貼っていました。

いかがでしたか？　ほとんどの歪みはわかりやすいものです。例えば、カレンのネガティブな思考は「決して～べきではなかった」と言っているので、明らかに「すべき思考」です。また、トラウマになった出来事について自分を責めているのは、自己非難の典型的な例です。しかし、最も重要な歪みはわかりにくいもので、あなたはそれを見逃してしまったかもしれません。私も最初、見逃していました。

レヴィット博士と私がカレンに、この思考の中にある歪みについて尋ねたとき、カレンは次頁の表にあるように、歪みの欄に「先読みの誤り」を入れていました。

カレンのネガティブな思考が、なぜ先読みの誤りの例になるのかわかりますか？　読み進める前に、あなたにとっての最善の推測をここに書き込んでください。

あなたにはわかりましたか？　レヴィット博士も私も、すぐにはわかりませんでした！

というのも、私たちは通常、先読みとは、将来起こる悪いことについてのネガティブな予測と考え

ネガティブな思考	今の%	終了時%	歪み	ポジティブな思考	何%信じるか
1. 私は娘を決して外に遊びに行かせるべきではなかった。そうすれば娘が重度の PTSD とうつに苦しむことはなかったのに。	100		心のフィルター マイナス化思考 先読みの誤り 感情的決めつけ すべき思考 自己非難		

ているからです。例えば、うつの人は、「事態は決して変わらないだろう」と自分に言い聞かせ、絶望的な気持ちになることがあります。また、不安を抱える人は、「何か悪いことが起ころうとしている」と自分に言い聞かせ、恐怖を感じます。しかし、カレンはネガティブな予測をしていたわけではありません。

突然、私の頭の中の電球がともりました。カレンのネガティブな思考は、ちょっと変わった先読みだと気がついたのです。カレンは、「あのひどい事件が起こるのを防ぐために、私は未来を予測できていなければならなかった」と自分に言い聞かせていたのです。

しかし、未来を予測できる人などいません。

私がそう言うと、カレンはハッとして、不可能なことを自分に期待していたのだと認識したようでした。そしてその瞬間、カレンの顔からは苦痛の影が消え去り、ずっとリラックスしたように見えました。このセッションをビデオに撮っておいて本当によかったと思います。それくらい、目を見張る驚異的な瞬間でした。

私がカレンに、この歪みを自分の言葉で説明してくれるように頼んだところ、彼女はこう言いました。

私に未来を予測することはできません。あの夜、娘が家を出てから撃たれるなんて、私には知る由もありませんでした。

あなたはカレンではありませんから、これは当然のことで、ハッとするほどのことではないと思うかもしれません。しかし、あなたが自己批判や自己不信に苦しんでいるとき、あなたのネガティブな思考はカレンのそれと同じくらい、リアルで説得力のあるものに感じられるはずです。

それが、うつや不安の本当にすごいところです。私たちは自分で、極端に歪んだ、不公平でネガティブな思考が、絶対的で妥当なものであると納得してしまうのです。うつや不安に悩んだことがある人なら、私の言っていることがよくおわかりでしょう。あなたも、カレンのネガティブな思考がいかに歪んでいるかはわかっても、自分のネガティブな思考は完全に正しいと、いまだに確信しているのではありませんか？

レヴィット博士と私はカレンに、彼女のこの発見をポジティブな思考の欄に記入し、そのポジティブな思考をどれだけ信じているか教えてほしいと伝えました。彼女は、「100%信じている」と答えました。次に、ネガティブな思考については今どれだけ信じているかと尋ねると、彼女はもう信じていないと答え、「終了時%」の欄に0と記入しました。

次の表が、その時点での彼女の日常気分記録表です。

ネガティブな思考	今の%	終了時%	歪み	ポジティブな思考	何%信じるか
1. 私は娘を決して外に遊びに行かせるべきではなかった。そうすれば娘が重度のPTSDとうつ病に苦しむことはなかったのに。	100	0	心のフィルター マイナス化思考 先読みの誤り 感情的決めつけ すべき思考 自己非難	毎晩、外に出て遊ぶのが彼女の日課だった。あの夜もそうだった。愛情深い母親なら子どもを遊びに行かせる。何年もそうしてきたし、彼女が撃たれることになるなんて知る由もなかった。	100

認知療法を始めたばかりの頃は、このような驚くほど急激な変化を目にすることはほとんどありませんでしたが、今ではしょっちゅうこのような光景を目にします。私は、これはポジティブ・リフレーミングの強力な効果によるものだと確信しています。ネガティブな思考や感情のポジティブな側面を見出すことができれば、それに立ち向かい、打ち勝つことはずっと容易になるのです。

カレンが最初のネガティブな思考を打ち消したあと、私たちは彼女の日常気分記録表にある、それ以外のネガティブな思考についても取り組みを進めました。次頁からの表にあるように、彼女はそのほとんどを簡単に打ち負かすことができました。次の第5章では、私がリカバリー・サークルと呼ぶものを使って、ネガティブな思考を打ち砕く方法を詳しく説明します。ただし、カレンの場合、考え方や感じ方を変えるのに必要だったのは、ハッと気づくことだけでした。

ご覧のように、カレンは、日常気分記録表に記入した最後の3つのネガティブな思考については、少し手助けが必要でした。彼女はまだ「心の読みすぎ」をしていて、セラピストの参加者たち

ネガティブな思考	今の%	終了時%	歪み	ポジティブな思考	何%信じるか
1. 私は娘を決して外に遊びに行かせるべきではなかった。そうすれば娘が重度のPTSDとうつ病に苦しむことはなかったのに。	100	0	心のフィルター マイナス化思考 先読みの誤り 感情的決めつけ すべき思考 自己非難	毎晩、外に出て遊ぶのが彼女の日課だった。あの夜もそうだった。愛情深い母親なら子どもを遊びに行かせる。何年もそうしてきたし、彼女が撃たれることになるなんて知る由もなかった。	100
2. 私がもっときちんとしつけをして家にいさせていれば、娘が撃たれることはなかったのに。	100	0	すべき思考 全か無か思考 心のフィルター 先読みの誤り 自己非難	起きたことは私の責任ではないし、しつけが悪かったということでもない。私は何年も、毎晩のように彼女を外出させ、遊ばせてきた。	100
3. 私はダメな母親だ。	75	0	全か無か思考 レッテル貼り すべき思考 自己非難 マイナス化思考 感情的決めつけ	良い母親だからといって、何から何まで子どもを守ることはできない。私は愛情深く思いやりもあり、協力的だ。何から何まで守ってあげられないのは事実だが、だからといって私がダメな母親ということではない。	100
4. 娘にあらゆる精神科の薬を飲ませた医師たちを信じるべきではなかった。余計に悪くなっただけだった。	100	0	すべき思考 自己非難 心のフィルター 全か無か思考	資格を持った専門家に助けを求めることで私はできるかぎりのことをした。事態を悪化させるような人もいるということを知らなかったからといって、自分を責めることはできない。	100

ネガティブな思考	今の%	終了時%	歪み	ポジティブな思考	何%信じるか
5. あの子の子ども時代が台無しになったのは、私のせい。	100	0	心のフィルター マイナス化思考 全か無か思考 自己非難 感情的決めつけ	彼女がうつやPTSDを患ったのも、医師のもとで長い時間を過ごさなければならなかったのも、私のせいではない。彼女がひどい見た目にならないよう、最善の歯科治療を受けられたのは幸運だった。実際、この間、私は彼女を支え、愛情を注いできたし、最善の支援を得られるようにしてきた。	100
6. 残りの人生をかけて、彼女に埋め合わせをしなければならない。	100	0	すべき思考 自己非難 マイナス化思考 先読みの誤り 拡大解釈 全か無か思考	罪悪感を抱くよりも、残りの人生を娘と楽しみ、彼女が生きていることを喜ぶことに費やしたい。	100
7. 娘が落ち着いてきているかどうかわからないから、私は心から幸せになれない。	90	0	すべき思考 自己非難 全か無か思考 心のフィルター 感情的決めつけ 一般化のしすぎ	長年抱えてきた罪悪感をようやく手放し、幸せを取り戻すことができる。代償はもう十分払った！	100
8. 会場にいるセラピストたちが私を批判するかもしれない。	100		心の読みすぎ		
9. 私は嫌われるだろう。	100		心の読みすぎ		
10. ダメな母親だと思われるだろう。	80		心の読みすぎ		

が自分のことをダメな母親だと批判し、嫌いになるだろうと確信していたのです。

当初、彼女は次のようなポジティブな思考でこれに対抗しようとしました。「もし彼らが私を批判するなら、それは彼らの問題だ！」。この考えは素晴らしく響いたため、会場からは歓声と拍手の波が起こりました！

しかし、これには問題があったのです。何だかわかりますか？ **この考えでは、観客が実際に彼女を批判しているという考えを受け入れることになるのです。** でも、観客が彼女を批判していなかったとしたら？

そこで、レヴィット博士と私がカレンに、「観客が自分を評価している」という信念を検証する方法がないだろうかと尋ねたところ、彼女は「観客に聞いてみればいい」と答えました。

このアイデアがカレンを不安にさせないかどうか尋ねたところ、カレンは、「ものすごく不安」と答えました。実際、カレンは恐怖で気を失いそうでした。

あなたはこれを良いアイデアだと思いますか？ それとも良くないアイデアだと思いますか？ 私たちはカレンを励まして、恐怖に立ち向かい、それが彼女を不安にさせるのだから、会場にいる人々に彼女を批判しているのかどうかと尋ねてもらうべきでしょうか？

次頁の表であなたの答えをチェックしてから、私の答えを読んでみてください。

	(✓)
1. カレンが会場にいるセラピストたちに、自分を批判しているのかと尋ねるのは良いアイデアだと思う。	
2. 良いアイデアだとは思わない。会場にいるセラピストたちが本当に彼女を批判していることがわかるかもしれないから。	
3. 会場にいる人たちは正直に話さないだろうから、時間の無駄になる。ただ彼女を褒めるだけだ！	
4. よくわからない。	

私の答え

これは素晴らしいアイデアです！　恐怖を克服するためには「曝露」が重要だということを覚えていますか？　モンスターには歯がないことを発見したとき、あなたは悟りという喜びに満ちた衝撃の体験をすることになるのです。

カレンは最初、このアイデアに抵抗しました。彼女は、そんなことをするのは怖いし、会場にいる人たちはおそらく正直に話してはくれないだろうと言いました。

私はカレンに、反対尋問をして、会場にいる人々が正直なのか、それともただの「良い人」を演じているだけなのか、さらに追及することもできると言いました。そして、彼女の強い不安は、まさにそれをすべきだということを示しているのだと伝えました。

カレンは勇気を出して、自分のことをどう思うか聞きたいので、会場にいる何人かにマイクの前に出てきてもらえませんかと頼みました。多くの人が会場の前の方へ詰めかけ、その一人ひとりがカレンに、彼女の勇気に感動した、そして今夜、彼女が自分のヒーローになったと語ってくれました。ほとんどの人が涙を流していました。彼らのコメントは衝

感　情	今の%	目標の%	終了時%
悲しい、つらい、憂うつ、落ち込み、不幸	90	10	0
不安、心配、パニック、緊張、怯え	100	20	0
罪悪感、後悔、いやな、恥ずかしい	100	0	−1,000
無価値感、不甲斐ない、出来損ない、無能	80	0	0
孤独、愛されない、必要とされない、拒絶される、ひとりぼっち	0	0	—
きまり悪さ、愚か、屈辱、自意識過剰	0	0	—
絶望、落胆、悲観、失意	75	10	0
不満、行き詰まり、挫折、敗北	100	0	−100万
怒り、腹立たしさ、憤り、いらいら、歯がゆさ、動揺、激怒	90	0	0

撃的なものでした。

カレンには、自分が耳にしていることがとても信じられませんでした。しかしこうして、最後の3つのネガティブな思考に対する彼女の信念もゼロへと下がりました。彼女は唖然としていて、放心状態にあるようでした。

このセッションが役に立ったかどうかを調べるために、レヴィット博士と私はカレンに、セッションの最初に行ったのと同じように、日常気分記録表に記入したネガティブな感情について再度、評価を行ってもらいました。テストのT（Testing）が、TEAM‐CBTの重要な特徴のひとつであることを思い出してください。私はこのテストを、例外なく、すべての患者さんに対して、すべてのセッションで行っています。

「終了時%」の欄にあるように、結果は驚くべきもので、カレンのネガティブな感情はすべて完全に消え去っていました。実のところ、そのうちのふたつはそれ以上の結果でした。罪悪感や羞恥心はマイナス1000、行き詰まりの感覚はマイナス100万となったのです！

この変化は本物なのか、それともデモンストレーションのために「良い人」を演じているだけなのか、私たちはカレンに尋ねてみました。そして、もしこの変化が本物だとしたら、このセッションの何が癒やしをもたらしたのでしょう？　つまるところ、彼女は9年間、悲しみ、罪悪感、不安、怒りなどの激しい感情と闘ってきたのに、たった一回のセラピーで完全に回復したように見えたのです。そんなことが可能なのでしょうか？　もしそうなら、どのようにして、なぜ、このようなことが起こったのでしょう？

カレンは言いました。「いったい何が起こったのかわかりません！　本当にすごい！　驚きです！奇跡です！」

この本を読む間に、あなたにも小さな奇跡が起こせるかどうか、試してみましょう！

5 メラニーの物語：「彼女から話を聞いた人々は私を批判するだろう！」

前章では、TEAM-CBTがいかに迅速に、しかもしばしば一回の長時間のセッションだけで効果を発揮するかを見てきました。TEAM-CBTで起こる劇的な変化に、私は驚きとやりがいを感じています。涙と絶望から喜びと笑顔へと変わっていく人を目の当たりにしたときの感動は、いつまでたっても忘れられません。カレンの言葉を借りるなら、まさに「奇跡」なのです。

カレンの物語からは、魔法のボタン、ポジティブ・リフレーミング、魔法のダイヤルなどの新たなテクニックが抵抗や行き詰まりを解消してくれることが伝わってきます。ただし、これらのテクニックも非常に重要ではありますが、それだけでは十分ではありません。ネガティブな思考に立ち向かい、打ち砕くための強力なテクニックも必要なのです。

私は過去数十年にわたり、うつや不安、人間関係の問題、やめられない習慣や依存症の原因となるネガティブな思考を打ち砕くための50以上の方法を開発してきました。本書の第33章には説明つきのリストを載せていますので、参考にしてください。

では、どのような方法を使えばよいのでしょうか。また、どのようにすれば、自分に最も役立ちそうなものを選ぶことができるのでしょうか。

この章では、メラニーという名の女性との取り組みを描写することで、これらの疑問に答えるつもりです。

メラニーは、彼女自身の道徳的な基準に沿って生きていないと思い込んでいて、十年近く、自分は出来損ないだし恥ずかしいと思っていました。また、自分の失敗を他人に知られて批判されることを恐れてもいました。

あなたもそのように感じたことがありますか？　批判されることや、不十分な人間であることを気にしたことがありますか？　私はあります！　あなたの人生の詳細は、メラニーの人生とも、私の人生とも大きく異なるでしょうが、このような気がかりは普遍的とも言えるのです。

メラニーは、ＴＥＡＭ‐ＣＢＴがどのように機能するかを示す教材作りのために、私がセラピーセッションを撮影することを許可してくれました。アンジェラ・クルム博士が、そのセッションでの私の共同セラピストでした。セッションが進むにつれ、メラニーは涙ながらに、数日前に教会のメンバーから電話をもらって動揺したのだと言いました。電話をかけてきた女性は、メラニーの義理の母が亡くなったことに哀悼の意を表したのです。

メラニーは、涙は義母の死が原因ではないと説明しました。メラニーが動揺したのは、電話をかけてきた女性に、亡くなったのは義母ではなく、元義母だと言わなければならなかったからです。

涙ながらにメラニーは、実は三度結婚していて、二人の元義母がいることを打ち明けました。彼女はそれをとても恥ずかしく感じていて、電話をかけてきた女性が、彼女のうまくいかなかった結婚のことを他の人に話してしまい、自分の評判が落ちてしまうのではないかと恐れていました。

メラニーは、9年間連れ添った現在の夫とはとても愛し合っていて、順調な結婚生活を送っているけれど、失敗した二度の結婚についてはほとんど誰にも話したことがないと言いました。彼女が言うには、夫と一緒に出かけて友人たちと遊んでいれば、うまくいかなかった結婚のことを「忘れて」しまうので、2時間くらいは良い気分になるそうです。しかし、ふとした瞬間に思い出すと、人に知られ、批判されるのではないかと心配になり、気が沈んでしまいます。このような不安に日々悩まされ、彼女は自由、平和、自尊心、喜びの感情を奪われているとのことでした。

次頁のメラニーの日常気分記録表を見ると、彼女は電話がかかってきたことを動揺する出来事として認識し、それに関して多くの強烈でネガティブな思考や感情を持っていることがわかります。

メラニーは、自分は敗者だ、結婚に失敗してきたことを知ったら人々は自分を批判するだろう、自分は出来損ないだ、と思い込んでいました。また、「人とうまくやっていけない」と思われることを恐れてもいました。これらのネガティブな思考に対する彼女の信念は強いものでした。

メラニーの5番目のネガティブな思考は特に興味深く、彼女は自分の葬儀で子どもたちが恥をかくのではないかと恐れています。彼女は今、病気があるわけでもないのに、自分が死んで埋葬されるとき、人々がくすくす笑いながら自分のことを噂するのではないか、という妄想を抱いていたのです！

メラニーの日常気分記録表*

動揺した出来事：元義母が亡くなった後、教会のメンバーからお悔やみの電話があった。

感　情	今の%	目標の%	終了時%
悲しい、つらい、憂うつ、落ち込み、不幸	50		
不安、心配、パニック、緊張、怯え	100		
罪悪感、後悔、いやな、恥ずかしい	100		
劣等感、無価値感、不甲斐ない、出来損ない、無能	95		
孤独、愛されない、必要とされない、拒絶される、ひとりぼっち、見捨てられた			
きまり悪さ、愚か、屈辱、自意識過剰	100		
絶望、落胆、悲観、失意	25		
不満、行き詰まり、挫折、敗北	80		
怒り、腹立たしさ、憤り、いらいら、歯がゆさ、動揺、激怒	75		
その他：			

ネガティブな思考	今の%	終了時%	歪み	ポジティブな思考	何%信じるか
1. 私は敗者だ。	100				
2. 彼女から話を聞いた人々は私を批判するだろう。	100				
3. 私は出来損ないだ。	85				
4. 私は人とうまくやっていけないと思われるだろう。	95				
5. 私の葬儀で子どもたちは恥をかくだろう。	90				
6. 私は罰せられて当然と思われるだろう。	95				
7. 私は見捨てられるかもしれない。	100				
8. 結婚に失敗した人としか、私の失敗を分かち合うことはできない。	100				

クルム博士と私にとって実に悲しかったのは、地域の恵まれない人たちに対する活動で、メラニーが数々の市民賞を受賞していたことに関してです。ときには、彼女は何百人も集まったイベントで表彰されたこともあったそうです。

その賞の数々の記念品を彼女はどうしたと思いますか？　オフィスのクローゼットに隠してしまったのです！

なぜだかわかりますか？　あなたはどう思いますか？　あなたにとっての最善の推測をここに書いてください。

私の答え

あなたは、メラニーが賞をもらったことを隠すのは、自分にはその資格がないと思ったからだと推測したかもしれません。ほとんどの人がそう思ったはずです。

しかし、メラニーが賞の記念品を隠したのは、それが理由ではありません。メラニーが隠したのは、記念品には３つの異なる名前が記されていたからです。同僚や学生が賞の盾を見て、「メラニー、こんなにたくさんの賞をもらったなんてすごいわ。でも、この名前が違う人たちは誰なの？　どうして違う名前が3つあるの？」と聞かれることを恐れたのです。そんなことになれば、彼女は三度結婚したという「恐ろしい」事実を明かさなければなりません。

それって、悲しいことだと思いませんか？

メラニーはまた、教会の結婚担当の部署で、問題を抱えたカップルを助ける活動をしていると話してくれました。しかしその活動を続けることで、彼女は自分が詐欺師であるかのような気持ちになるため、不安と恥ずかしさが増すばかりでした。メラニーは美しく、謙虚で、優しい、惜しみなく分け与える人だったので、私は胸が痛みました。

メラニーの考え方や感じ方を変えるにはどうしたらよいのでしょう？　途中、いくつかのエクササイズを交えながら、順を追って説明していくことにします。それらのエクササイズをこなすことができれば、あなたも、第10章から取り組む自分のネガティブな思考つぶしが、より簡単にできるようになるでしょう。

クルム博士と私が最初にしたのは、セッション冒頭の約30分間、メラニーがネガティブな思考や感情について話している間、ただ耳を傾け、温かく見守ることでした。もう一度言いますが、私たちは彼女に介入したり、「助け」たりしようとはしませんでした。ただ、彼女の言葉を言い換え、彼女が抱えている苦しみを受け止めただけでした。

それから私たちは、彼女を苦しめている不安、恥ずかしさ、自分を出来損ないだと感じることについて、何か助けを得る気があるか、あるいは、話をしてサポートしてもらう時間がもっと必要かと尋

ねました。メラニーは、間違いなく助けを求めていて、準備はできていると思う、と答えました。

私はメラニーに、どんな助けが必要かを尋ねました。今日のセッションで奇跡が起こるとしたら、彼女はどんな奇跡を望んでいるのでしょう?

メラニーは9年間、自分を苦しめてきた不安や恥ずかしさから解放され、二度の結婚に失敗したことを人に知られて批判されるのを心配しなくてもすむようになりたいと言いました。そして、もしバレて裁かれたとしても、もうそれほど気にしたり悩んだりしないようになりたいとも。

私はメラニーに、それを押せば彼女のネガティブな思考や感情が何の努力もなしに一瞬で消えてしまう、魔法のボタンがあると想像してみてほしいと言いました。彼女は上機嫌で、喜びと自由を感じながらセッションを終えて出ていくことになるかもしれません。

メラニーは、「何の苦労もないなら」魔法のボタンを押すと言いました。ほとんどの人が「ボタンを押したい」と言うのですが、すでに見てきたように、人はしばしば意識的かつ潜在意識的な理由があって、行き詰まり、身動きがとれなくなってしまいます。だからこそ、意味のある変化を望むのであれば、その行き詰まりを解消することが重要なのです。

メラニーの日常気分記録表をもう一度見てみると、彼女には多くのネガティブな思考や感情があることがわかります。ここで、彼女のネガティブな思考や感情にひとつずつ注目し、次のふたつの質問をあなた自身に投げかけてみてください。

1. そのネガティブな思考や感情は、メラニー自身と彼女の核となる価値観について、どんなポジティブで素晴らしいことを示しているだろうか？
2. そのネガティブな思考や感情の恩恵や利点にはどんなものがあるだろうか？

次頁の「メラニーのポジティブ・リフレーミング・チャート」に、思いつくかぎりのポジティブな要素を列挙してください。このエクササイズでは、彼女のネガティブな思考や感情のどれを使っても構いません。ただし、ひとつずつ焦点を当てるようにしてください。

「完璧に」こなす必要はないということを覚えておいてください。いくつかのことを書き留めるだけでよいのです。終わったら頁をめくって、メラニーと私が思いついたものを確認することができます。もし、あなたが違うことを書いていたとしても、それでよいのです。私たちが見落とした気づきがあるかもしれません。そして、もしあなたの答えの中に冴えないと思うものがあったとしたら、それはさらによいことです。このエクササイズを含め、本書のエクササイズを行う際には、恥ずかしがらずに、楽しく失敗してほしいのです！

もし、あなたがさらにたくさんのポジティブなことを思いついたのなら、それは素晴らしいことです。これは主観的なものです。純粋科学ではありません。

私たちがリストを完成させたところ、メラニーは、自分のネガティブな思考や感情にはよいところもたくさんあるとわかったので、魔法のボタンは押さないことにしました。その代わりに、ネガティ

メラニーのポジティブ・リフレーミング・チャート

メラニーの日常気分記録表からわかるネガティブな思考や感情	利点や核となる価値観

メラニーのポジティブ・リフレーミング・チャート

メラニーの日常気分記録表からわかるネガティブな思考や感情	利点や核となる価値観
悲しみ	・元義母のひとりが亡くなったばかりなので、メラニーの悲しみの感情は適切である。彼女は離婚後も二人の元義母と親密な関係を維持してきた。だからその悲しみは正常なものだ。 ・二度の結婚の失敗に対する彼女の悲しみの感情もまた適切であり、彼女が喪失感を抱いていることを示している。
罪悪感と恥ずかしさ	・これらの感情は、メラニーには道徳心があり、愛と結婚を大切にしていることを示している。
不　安	・メラニーの不安は、うまくいかなかった結婚について人に話さないようにしようと思わせる。これはメラニーだけでなく、彼女を尊敬している友人や家族、生徒、教会のメンバーをも守ることになり、それによって、彼らは彼女に対して失望や恥ずかしさを感じる必要がなくなる。もちろん、今日のセッションの後、メラニーはこの考えを変えるかもしれないが、今までのところ、彼女のポリシーは失敗した結婚を秘密にすることであり、不安は彼女が警戒し続けるのを助けている。
不甲斐なさ、自分は出来損ないだ、無能だ	・メラニーには私たちと同じように多くの欠点や欠陥があるのだから、彼女が自分のことを出来損ないだと言うのは、彼女が現実的であることを示している。 ・これらの感情は彼女の謙虚さを示してもいて、これはスピリチュアルな資質である。メラニーの温かさと謙虚さは本物であり、彼女を好感の持てる人物にしている要因でもある。 ・これらの感情は彼女が高い意識の持ち主であることを示していて、それがたくさんのことを成し遂げる原動力にもなっている。
怒　り	・敬虔な信心深さを求める一部の教会信者を含め、多くの人々が批判的であることから、彼女の怒りは正当なものであり、彼女が自分自身のために最善を尽くそうとしていることを示している。
絶　望	・メラニーの絶望感はわずかで、それは良いことだ。彼女の無力感は、期待を膨らませて失望することから彼女を守ってくれる。
「私は敗者」	・この思考はメラニーの意識の高さを示している。彼女の自己批判は、多くの人がするように何かを他人のせいにするのではなく、自分の欠点に責任を持ち、見直す気持ちがあることを示している。
「人々は私が罰せられて当然と思うだろう」	・メラニーの批判への恐れは、彼女が友人や生徒、教会の人々との有意義で愛情に満ちた関係を大切にしていることを物語っている。彼女は人々を身近に感じたいし、人々に自分を大切に思ってもらいたいのだ。そして、それはよいことだ！

感　情	今の％	目標の％	終了時％
悲しい、つらい、憂うつ、落ち込み、不幸	50	0	
不安、心配、パニック、緊張、怯え	100	40	
罪悪感、後悔、いやな、恥ずかしい	100	30	
劣等感、無価値感、不甲斐ない、出来損ない、無能	95	10	
孤独、愛されない、必要とされない、拒絶される、ひとりぼっち、見捨てられた			
きまり悪さ、愚か、屈辱、自意識過剰	100	30	
絶望、落胆、悲観、失意	25	0	
不満、行き詰まり、挫折、敗北	80	0	
怒り、腹立たしさ、憤り、いらいら、歯がゆさ、動揺、激怒	75	0	
その他：			

ブな感情の目盛りを、より低い、より扱いやすいレベルにまで下げたいと言いました。

例えば、不安は警戒心を保ち、自分を守ることに役立っているので、健全な40％に保ちたいけれど、落ち込みは０％にしたいし、また、それ以外のネガティブな感情についても減らしていきたいとのことでした。

とはいえ、これらの「目標値」は固定したものではありません。メラニーにネガティブな思考に立ち向かい、打ち砕く方法を示したら、彼女の脳内で何かが突然変化し、ネガティブな感情の値をさらに減らそうとするかもしれません。

さて、次に進む前に、あなたがまだこれに慣れていないかもしれないので、メラニーに起こったことをはっきりと理解してもらいたいと思います。先ほどのテクニック（魔法のボタン、ポジティブ・リフレーミング、魔法のダイヤル）を使うことで、クルム博士と私は、彼女の考え方や感じ方を変えるために飛び込んで行って「手助け」しようとはしませんでした。そんなことをすれば、おそらく彼女の抵抗はさらに強まったことでしょう——いくつかのもっともな理由によって！

その理由がわかりますか？　なぜメラニーを助けようとすると、彼女の抵抗が高まる可能性があるのでしょうか？　読み進める前に、あなたの考えをここに書いてください。

私の答え

第一に、メラニーは、自分のネガティブな思考のすべてを固く信じていました。そして、ほとんどの人は、全くの真実と思えるような考えやアイデアを手放したりはしません。真実というものは、人間の心を動かす大きな原動力であり、指針なのです。

第二に、私たちの多くは押し売りが好きではありません。誰かが私たちをこっちの方向やあっちの方向へ押しやろうとするとき、私たちは自動的に押し返そうとするものです。

第三に——これが非常に重要なのですが——メラニーのネガティブな思考や感情は、彼女の核となる価値観の表れであり、誰であれ、自分の価値観を手放したり、それに背いたりはしたくないのです。

そして最後に、メラニーのネガティブな思考や感情の多くは、彼女を助け、守ってくれました。誰であれ、支援や保護を喜んで手放したりはしません。

このようなわけで、クルム博士と私はメラニーを助けようとする代わりに、逆の方向へと進みました。私たちは、セラピスト、専門家、ヘルパーとしての声を捨て、メラニーの無意識的な抵抗の声の肩代わりをして、実に素晴らしい、変化したくない理由をすべて指摘したのです。

ほとんどすべての患者がそうであるように、メラニーもまた、私たちが挙げた多くのポジティブな要素や利点があるにもかかわらず、それでも変わりたいと言いました――ただし、日常気分記録表の目標値に記したレベルまでですが。

リカバリー・サークル

さて、メラニーの無意識的な抵抗と取引し、彼女の行き詰まりをかなり溶かしたところで、彼女の考え方や感じ方を変えるにはどうしたらよいのでしょう？　そしてまた、あなたの考え方や感じ方を変えるためには、どうすればよいのでしょうか？

前章で学んだように、最初にすることは、取り組みたいネガティブな思考をひとつ選ぶことです。メラニーは、日常気分記録表に記したネガティブな思考の中から2番目のものを選びました。「彼女から話を聞いた人々は私を批判するだろう」というものです。

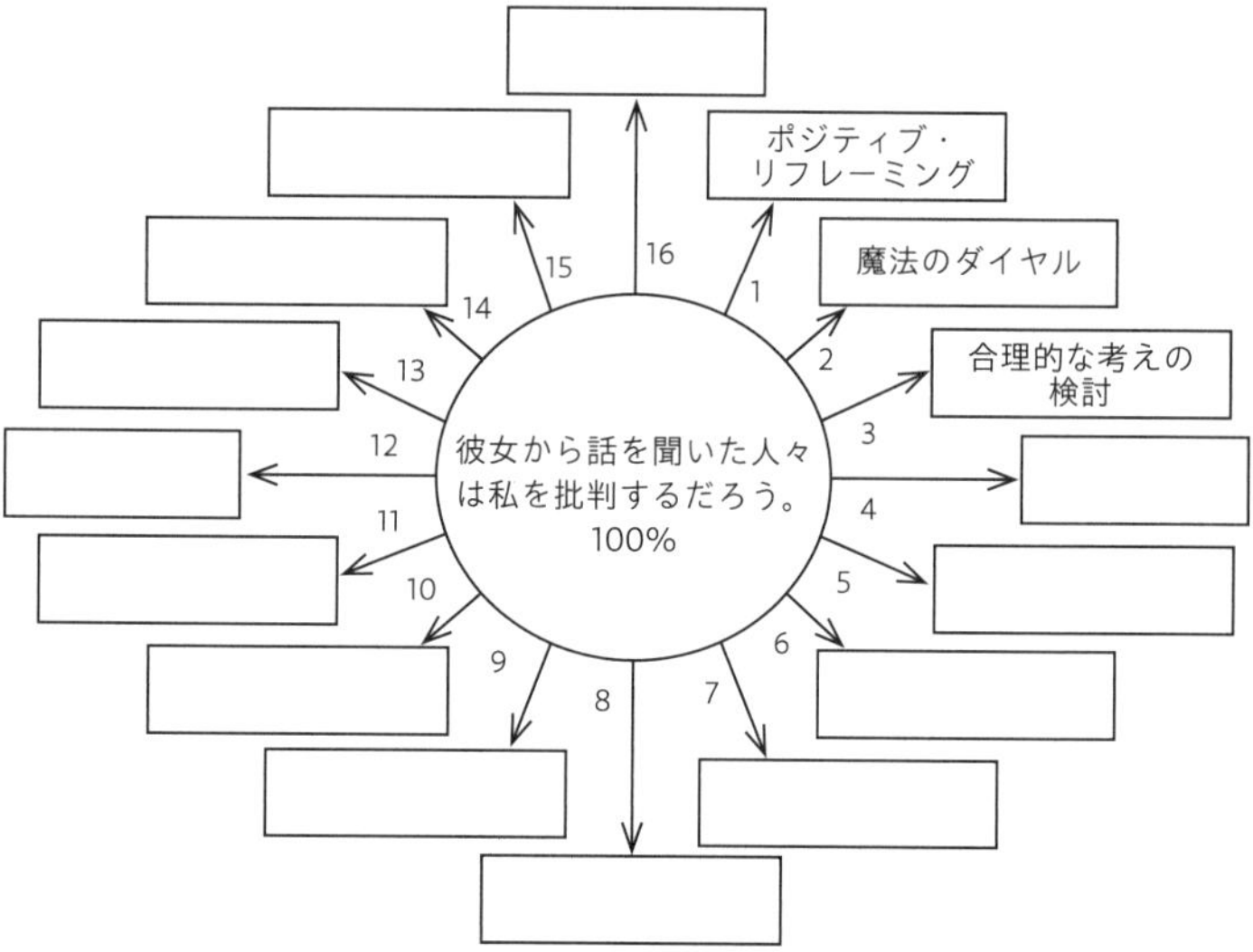

次のステップでは、この思考を上の図のような「リカバリー・サークル」と呼ばれるものの真ん中に配置します。

リカバリー・サークルは、気分が落ち込んでいるときに陥る罠や牢獄のようなものを表していて、矢印はこの罠からの脱出を表しています。脱出する方法はたくさんあります。矢印の先にある16個の枠はそれぞれ、円の真ん中に置いた思考を打ち砕くために使える方法を示し、それらの方法は第33章で「思考のねじれをほどく50の方法」として確認することができます。

最初の3つの枠は、最初に用いる3つのテクニックが常に同じであるため、すでに埋まっています。

- **ポジティブ・リフレーミング**：このテクニックはすでにおなじみですね。そのネガティブな思考が、自分について、どれほどポジティブで素晴らしい点を伝えているのかを自問するのです。そして、その思考がどのように自分を助けてくれていそうかについても自問します。このメッセージを自分に伝えることにはどのような利点がありそうでしょうか？

- **魔法のダイヤル**：自分は魔法のダイヤルを持っている、と想像します。そのダイヤルを使えば、ネガティブな感情をある程度低く抑えることができ、その感情に関連するポジティブな資質をすべて維持することができます。
- **合理的な考えの検討**：これはシンプルなテクニックです。リカバリー・サークルの真ん中にある歪んだネガティブな思考に疑問を投げかけるような、あるいはそれに反するような、現実的で歪みのない、ポジティブな思考を思いつけるかどうか、自分に問いかけます。

ときにはこの3つのテクニックで、ネガティブな思考を信じる気持ちが（第4章のカレンのケースのように）激減することもありますが、常にそうなるとは限りません。それで問題ありません！　私たちには素晴らしいテクニックが山ほどあります。あなたの仕事は役に立つテクニックをたくさん選んで追加し、リカバリー・サークルの枠の中にひとつずつ入れていくことです。

なぜ、リカバリー・サークルを埋めていくのでしょうか？　リカバリー・サークルは、ひとつまたは複数のポジティブな思考でネガティブな思考に立ち向かい、それを打ち砕くためのものです。しかし、思い出してほしいのですが、これを役立たせるためには、それぞれのポジティブな思考は、感情

	(✓)
はい、そのポジティブな思考は役に立つと思います。	
いいえ、そのポジティブな思考は役に立たないと思います。	
どうでしょう。わかりません。	

的な変化のための次のふたつの基本的な要件を満たしていなければなりません。

1. 100％真実であること（必要条件）。
2. ネガティブな思考に対するあなたの信念を劇的に減少させるか、除去するものでなければならない（十分条件）。

メラニーが合理的な考えの検討を行ったときに、次のようなポジティブな考えを思いついたとしましょう。「二度の結婚がうまくいかなかったからといって、人々は私を批判したりしないだろう」

この思考はメラニーの役に立つでしょうか？　あなたはどう思いますか？　上の該当する欄にチェックを入れて、あなたの考えを示してください。正解はひとつですが、あなたの推測が終わるまで見ないようにしましょう！

私の答え

私は、このポジティブな思考は100％真実ではないので、おそらくメラニーの役には立たないと思います。二度の結婚がダメになったことで、彼女を批判する人もいるはずです。ですから、人々から批判されたりしないだろうと自分に言い聞かせよ

	(✓)
はい、そのポジティブな思考は役に立つと思います。	
いいえ、そのポジティブな思考は役に立たないと思います。	
どうでしょう。わかりません。	

うとしても、うまくはいかないでしょう。ブッダがかつて言ったように、「まやかしで助かった人はいない」のです。

しかし、100％真実のポジティブな思考であっても、役には立たないかもしれません。真実であることが変化には必要なのですが、それで十分ではありません。そのポジティブな思考が、ネガティブな思考に対するあなたの信念を弱める必要があるのです。これが変化のための十分条件です。これは実に基本的かつ重要な要素です！

では、メラニーが次のようなポジティブな考えを思いついたとしましょう。「多くの人が結婚に失敗している」。この思考は100％真実です。

このポジティブな思考は彼女の助けになるでしょうか？　あなたはどう思いますか？

私の答え

この思考も、メラニーは人々からの批判を気にしたままでしょうから、おそらく役には立たないでしょう。つまり、ポジティブな思考が100％真実であっても、ネガティブな思考に対する信念を弱めるものでなければ効果はないのです。

	(✓)
証拠を探す技法：メラニーは自問することができる──この考えが真実である証拠は何か？　この考えが真実でないという証拠は何か？	
実験技法／調査技法：他の人々がどう考えるかについて、結論を急ぐ代わりに、メラニーは彼らに尋ねることができる。もし彼らが彼女を批判していないと言ったら、彼女は彼らが正直であるか、単に親切でそう言っているのかを尋ねることもできる。	
責任再分配技法：メラニーは結婚に失敗したことをすべて自分のせいにしているように見える。彼女は、「これは完全に公平で現実的なのか？」と自問することができる。	
メリット・デメリット分析：メラニーはこの思考を信じることの利点と欠点を挙げることができる。どのように彼女を助けるのか、どのように彼女を傷つけるのか、メリットとデメリットのどちらが大きいのか。	

メラニーの逃避

さて、ここであなた用の重要なエクササイズがあります。初めて行うことなので難しく感じて、ちょっといらいらするかもしれませんが、やってみてもらえるでしょうか。

私は、簡単に理解できることを教えることもあれば、最初は少し難しく感じられるエクササイズを行ってもらうこともあります。このエクササイズについても辛抱強く行ってもらいたいのですが、完璧を目指す必要はありません。最初は少し苦労したり、つまずいたりするとしても、多くのことを学べると約束します。どうか恥ずかしがらずにもがき、つまずいてください！

まずは上の4つのテクニックの中で、メラニーが「彼女から話を聞いた人々は私を批判するだろう」というネガティブな思考に立ち向かうのに役立ちそうなものはどれか、考えてみてください。彼女のリカバリー・サークルに加えるとよさそうなテクニックすべてにチェックを入れてください。

何にチェックを入れましたか？　これらの方法はすべて役立つ可能性があるので、どこにチェックを入れたとしても正しい選択です。理由は次の通りです。

- **証拠を探す技法**：これは素晴らしい選択です。メラニーは、少なくとも一度は結婚に失敗した知り合いがいるか、そして、それでもその人のことが好きで尊敬しているか、あるいは、その人のことを好きで受け入れている別の知り合いがいるか、自問することができます。

また、メラニーは別の方法で証拠を探すこともできます。セッションの始めにメラニーは、二度の結婚に失敗したことを何人かの友人に話したと述べています。ですから、「彼らの反応はどうだったか？　批判的に見えただろうか？　私が打ち明けたことで、私たちの友情が損なわれたように思えただろうか？」と自問することもできます。実際には、彼女が打ち明けたとき、彼らは皆、受け入れてくれて、支持的で、愛情を示してくれました。これは、彼女がネガティブな思考に立ち向かうために使える証拠になりそうです。

このテクニックを選択したあなたは、このエクササイズでAを獲得しましたよ。上出来です！

- **実験技法／調査技法**：このテクニックは非常に大胆なもので、信じられないくらい役に立つ可能性があります。メラニーは、多くの友人、同僚、教会のメンバー、あるいは生徒に、自分は三度目の（そしてとても幸せな）結婚をしているが、二度の結婚がうまくいかなかったことを恥ずかしく思っていて、このことを秘密にしてきたと話すことができます。

また、「恥ずかしく思うことに疲れてきたので、話すことにしました。だからこうしてあなたに話しています。私はあなたのことが好きなので、友達のままでいられたら嬉しいのですが、まずはあなたがどのように考え、感じるかを知りたいと思っています。私に失望しましたか？」と尋ねることもできます。

リカバリー・サークルで実験技法／調査技法を選択された方、あなたの考え方が気に入りました！　素晴らしいスタートを切りましたね。上出来です！

この例では、実験技法と調査技法は全く同じものです。しかし、違う場合もあります。調査はネガティブな思考を検証する実験の一種ですが、調査ではない、別の種類の実験もあります。

• **責任再分配技法**：このテクニックは自己非難に対してとても役に立ちます。メラニーは少なくともふたつの点で間違いなく自分を責めています。まず、彼女は人々が自分を批判し噂話をするならそれは自分のせいであり、自分に何か問題があるということだと考えています。私なら、自分を批判している人たちのほうを責めるかもしれませんが！

第二に、彼女は二度の離婚はすべて自分に非があると考えているようです。彼女が責任感を持ち、離婚における自分の役割に目を向けようとしていることは間違いなく称賛に値しますが、彼女の元夫たちも結婚生活の問題に一役買っていたのかどうか、私たちは問わなければなりません。あなたはどう思いますか？

責任再分配技法はとても高度な手法なので、リカバリー・サークルの中でこれを選ぶ人は多くありません。しかし、あなたが責任再分配技法を選択したとすれば、それは全く正しいことです。考え抜かれた選択ですし、賞賛に値します！

- **メリット・デメリット分析**：これは素晴らしいテクニックです。メラニーは、ネガティブな思考を信じることのメリットとデメリットをすべて列挙することができます。例えば、メラニーのネガティブな思考は、いろいろな意味で彼女を助けてくれるでしょう。一つ挙げるなら、うまくいかなかった結婚のことを秘密にしておくことで、彼女を潜在的な批判から守ってくれるでしょう。その他にも潜在的な利点があるはずです。しかし同時に、過去を隠すことで長年惨めな思いをし、「バレる」ことをずっと気にしてきたため、ネガティブな思考は彼女を苦しめてもきました。メリットとデメリットを列挙したら、合わせて100点になるようにして、それぞれがどれくらいの割合を占めるかを決め、メリットとデメリットのどちらが大きいかを確認することができます。

このように、リカバリー・サークルの手法を選ぶことはそれほど難しくはありません。そして、ここに挙げた4つの手法はどれもメラニーの状況に適しているので、次頁の彼女のリカバリー・サークルに追加することができます。ぜひ、今すぐそうしてください。

追加しましたか？

追加したら、あなたはすでにメラニーが「彼女から話を聞いた人々は私を批判するだろう」という

メラニーのリカバリー・サークル

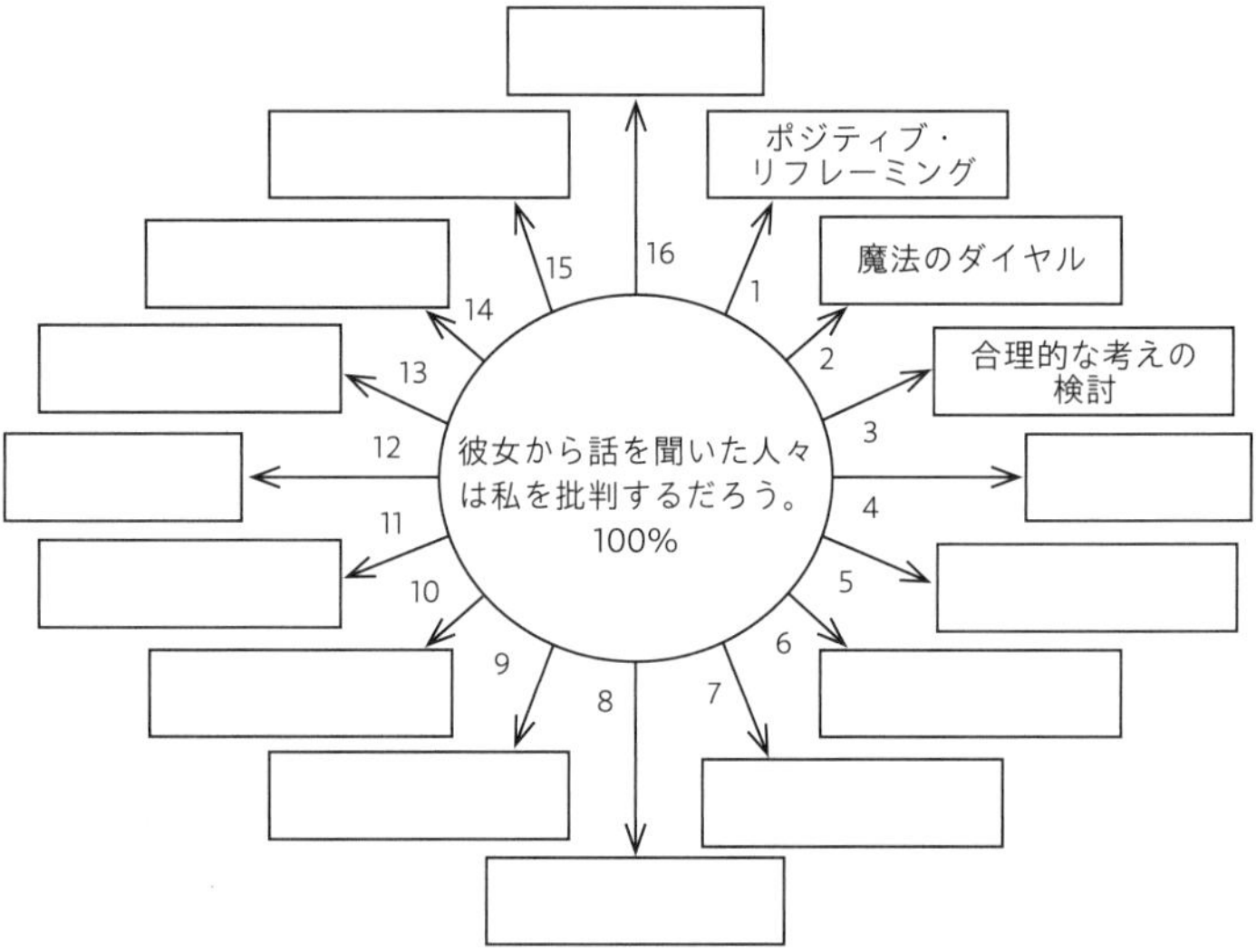

ネガティブな思考に立ち向かうために使える7つのテクニックを手に入れたことになります。

では、第33章の「思考のねじれをほどく50の方法」を使って、メラニーのリカバリー・サークルにさらにテクニックを追加できそうかどうか、やってみてください。それぞれのテクニックがどのように作用するのか、まだはっきりとは理解できていないかもしれませんが、心配ご無用です。本書の第Ⅱ部で、これらのテクニックについて、「何を」「どのように」「なぜ」行うか、お伝えします。今のところは当て推量で構いません。もし、ある方法がよさそうだと思ったら、メラニーのリカバリー・サークルにそれを書き込んでください。

追加したテクニックが後で最善の選択では

ないとわかったとしても、あなたは何かを学んだことになりますので、それはそれでよいことです。リカバリー・サークル警察に逮捕されることはありませんので、ご安心ください！

もしあなたがこのエクササイズに対してまだ少し弱腰ならば、私があなたの仕事をもっと簡単にしましょう。エクササイズを始める前に、次頁に用意したカンニング表を見てみてください。ご覧のように、歪みの種類ごとに反応しやすいテクニックというものがあります。表は10種類の歪みを記した行と、50種類の手法を並べた列から成り立っています。欄の中には、ただのチェックマークと、灰色で塗りつぶした中にチェックマークが入っているものがあります。前者は「このテクニックは期待できる」、後者の灰色の中のチェックマークは「このテクニックはかなり期待できる」という意味です。あるネガティブな思考の中の歪みをひとつ以上突き止めたら、カンニング表を使って、リカバリー・サークルに載せるとよさそうな手法を簡単に探すことができます。

例えば、メラニーの最初のネガティブな思考（「私は敗者だ」）は、典型的な一般化のしすぎです。ここでは、灰色枠内のチェックマークがついた手法の中から、かなり期待できるものを取り上げます。

- ポジティブ・リフレーミング
- 二重の基準技法
- 証拠を探す技法
- 具体的に考える技法

			発見				動機づけ							曝露											対人関係			
視覚的イメージ			発見				動機づけ							古典的			認知的			対人的					対人関係			
タイムトリップ	ユーモラスな想像	認知の催眠	個人的な下向き矢印法	対人的な下向き矢印法	そうしたらどうなるか技法	隠された感情技法	メリット・デメリット分析	悪魔のささやきテクニック（悪魔の代弁者技法）	引き金を遠ざける	意思決定ツール	活動スケジュール	満足度予想技法	ぐずぐず主義克服シート	段階的曝露とフラッディング	曝露反応妨害法	ディストラクション（気そらし）	認知的フラッディング	イメージの置き換え	記憶の書き換え	スマイル・アンド・ハローの練習	デビッド・レターマン技法	自己開示	口説きの練習	拒絶の練習	非難／対人関係のメリット・デメリット分析	対人関係記録表	効果的なコミュニケーションのための5つの秘訣	1分間ドリル
			✓	✓			**✓**																					
			✓	✓			**✓**																					
		✓	**✓**				✓																					
		✓	**✓**				**✓**																					
	✓	**✓**	✓	**✓**	**✓**	**✓**	**✓**	✓			✓	✓	✓	✓	✓	✓	**✓**	✓		✓	✓	**✓**	✓	✓				
✓	✓	**✓**	✓	✓	**✓**	**✓**	**✓**	**✓**			✓	**✓**	**✓**	**✓**	✓	✓	**✓**	✓		✓	✓	✓	✓	✓				
	✓		✓		**✓**		✓	**✓**				✓	✓	**✓**	✓		**✓**	**✓**	**✓**									
✓		✓	**✓**				✓	**✓**	✓	✓	✓	**✓**	**✓**	**✓**	✓							✓						
✓		✓	**✓**	**✓**			✓			✓																		
✓	✓	✓	**✓**	✓			✓																					
		✓	**✓**	✓			**✓**																		✓	✓	✓	✓
✓	✓	✓		**✓**			**✓**																		**✓**	**✓**	**✓**	✓
			すべて				習慣や依存症							不安症											人間関係の問題			

カンニング表

基本的（ポジティブ・リフレーミング〜合理的な考えの検討）／認知的（二重の基準技法〜受け入れの逆説技法）

	基本的			思いやり	真実に基づく				論理に基づく		意味論的				定量的		ユーモアに基づく		ロールプレイ		哲学的／スピリチュアル
	ポジティブ・リフレーミング（肯定的捉え直し）	魔法のダイヤル	合理的な考えの検討	二重の基準技法	証拠を探す技法	実験技法	調査技法	責任再分配技法	ソクラテス的質問法	灰色の部分があると考える技法	意味論的技法	言葉を定義する技法	具体的に考える技法	最悪、最高、平均	自己モニタリング	心配する時間を作る技法	逆説的拡大視技法	恥への挑戦	声の外在化技法	恐れている幻想の技法	受け入れの逆説技法
全か無か思考	✓	✓	✓	✓	✓					✓	✓		✓	✓					✓		✓
一般化のしすぎ	✓	✓	✓	✓	✓		✓					✓	✓	✓					✓		✓
心のフィルター	✓	✓	✓	✓	✓			✓		✓	✓		✓	✓	✓				✓		✓
マイナス化思考	✓	✓	✓	✓	✓					✓			✓	✓	✓				✓		✓
結論への飛躍																					
・心の読みすぎ	✓	✓	✓	✓	✓	✓	✓		✓			✓	✓		✓	✓	✓	✓	✓	✓	✓
・先読みの誤り	✓	✓	✓	✓	✓	✓	✓		✓			✓	✓		✓	✓	✓	✓	✓	✓	✓
拡大解釈と過小評価	✓	✓	✓	✓	✓					✓	✓				✓		✓		✓		✓
感情的決めつけ	✓	✓	✓	✓	✓	✓	✓		✓		✓	✓	✓	✓					✓		✓
すべき思考	✓	✓	✓	✓	✓			✓	✓		✓			✓					✓		✓
レッテル貼り	✓	✓	✓	✓	✓			✓	✓		✓	✓	✓	✓	✓	✓	✓		✓		✓
非難																					
・自己非難	✓	✓	✓	✓	✓			✓	✓	✓	✓	✓	✓	✓	✓	✓	✓		✓		✓
・他者非難	✓	✓						✓											✓		✓

すべて（基本的）　　うつ病や不安症（認知的）

- 言葉を定義する技法
- 声の外在化技法
- 受け入れの逆説技法
- 個人的な下向き矢印法
- メリット・デメリット分析
- 最悪、最高、平均

また、以下の、ただのチェックマークがついたテクニックも、いくらか期待できそうなものです。

- 合理的な考えの検討
- 調査技法

これで、リカバリー・サークルの中央に置いたネガティブな思考が一般化のしすぎである場合に加えることができる手法がたくさん揃いました。

さて、メラニーの「彼女から話を聞いた人々は私を批判するだろう」という思考は一般化のしすぎでしょうか？　あなたはどう思いますか？　教えてください！

	(✓)
はい、そのネガティブな思考は一般化のしすぎだと思います。	
いいえ、そのネガティブな思考は一般化のしすぎではないと思います。	
どうでしょう。わかりません。	

私の答え

これは、どちらか簡単に決められるような問題ではありません。それでも私は、この思考は一般化のしすぎだと言えると思います。というのも、メラニーは二度の結婚に失敗したことで、誰もが自分を批判すると思っているようですが、それは明らかに真実ではありません。また、彼女は二度の結婚に失敗したせいで、人々が彼女の「自己」をまるごとダメなものと判断すると考えていることから、彼女の行動によって「彼女自身」を一般化しすぎているように思われます。

ある特定の失敗を「自己」に対して一般化しすぎることは、自分を出来損ないで不十分だと感じることにつながるため、大きな精神的苦痛の原因となります。落ち込んだり不安になったりしている人たちと一緒に取り組んでいると、このような思考の誤りをよく目にします。

あなたもこの罠にはまったことがありますか？　私たちのほとんどがこの罠にはまります。私の生徒や同僚たちも、ほとんど全員がこのような気分になることがあります。私だってそうです！

一般化のしすぎが見受けられる思考は、さらに多くの歪みを含んでいる可能性が高いので、カンニング表を使うことで、リカバリー・サークルに加えられるテクニックをさらに特定することができます。メラニーのネガティブな思考「彼女から話を聞いた人々は私を批判するだろう」の中にある歪みをさらに特定できるかどうか、やってみましょう。この思考に含まれていそうな歪みのすべてにチェックを入れてみてください。チェックを終えるまでは読み進めないでください！

私の答え

おそらくあなたも、10個の歪みのすべてが当てはまると論証できたのではないでしょうか。

1. 全か無か思考：メラニーは、二度の結婚がうまくいかなかったせいで、誰もが彼女のことを否定的に捉えると思い込んでいるので、これは間違いなく当てはまります。

2. 一般化のしすぎ：すでに指摘したように、メラニーは、誰か一人が自分を批判するならば、誰もが自分を批判すると考えています。実際には、人はそれぞれ異なっていて、誰もが同じように考えるわけではありません。彼女の苦悩を知れば、彼女のことをもっと好きになり、親しみを感じる人もいるかもしれません。セッション中のクルム博士と私がまさにそうでした！

3. 心のフィルター：メラニーは自分の欠点ばかりに目を向け、自分の良いところや素晴らしいところをすべてフィルターで除去しています。たくさんのポジティブな要素を彼女は取り除いてしまっているのです！

4. マイナス化思考：メラニーは、現在の素晴らしい結婚生活、地域でのボランティア活動、市民賞、

認知の歪みのクイズ	(✓)
1. 全か無か思考：自分自身や世界を、白か黒か、全か無かで分けて考える。灰色の領域は存在しない。	
2. 一般化のしすぎ：ネガティブな出来事を、「いつも」や「決して」などの言葉を使いながら、終わりのない敗北のパターンとして捉える。	
3. 心のフィルター：ポジティブなことをフィルターにかけたり無視したりして、ネガティブなことにばかり目を向ける。まるで一滴のインクがビーカー全体の水を変色させるようなものである。	
4. マイナス化思考：これはさらに大きな精神的エラーである。自分のポジティブな資質は取るに足りないと自分に言い聞かせ、こうして自分自身に対する全般的な見方がネガティブなものとなり続ける。	
5. 結論への飛躍：事実の裏付けがない結論に飛びつく。 • 心の読みすぎ：他人が何を考えたり感じたりしているか、自分にはわかっていると思い込む。 • 先読みの誤り：未来について、ネガティブな結果を予想する。	
6. 拡大解釈と過小評価：物事を大げさに捉えたり、重要性を不適切に低く見たりする。私はこれを「双眼鏡トリック」と呼んでいる。双眼鏡のどちらから覗くかによって、物事が大きく見えたり小さく見えたりするからである。	
7. 感情的決めつけ：気分によって推論する。例えば、自分のことを負け犬のように感じるから、自分は本当に負け犬だと思い込む。あるいは、絶望的な気分なので、自分は本当に絶望的なのだと結論づける。	
8. すべき思考：「すべき」「する必要がある」「しなければならない」などの言葉で自分（あるいは他人）を惨めにする。自己に向けられた「すべき」は罪悪感、羞恥心、抑うつ、無価値感を、他者に向けられた「すべき」は怒りや人間関係の問題を、世界に向けられた「すべき」は不満や権利意識を引き起こす。	
9. レッテル貼り：具体的な問題に焦点を当てる代わりに、自分自身や他人にレッテルを貼る。これは一般化のしすぎの極端な形態であり、自分や他人を完全な欠陥品、ダメ人間とみなすことになる。	
10. 非難：自分（自己非難）や他人（他者非難）の欠点を見つける。	

そして彼女自身の温厚で寛大な性格などは、全く取るに足りないと思い込んでいます。

5. 結論への飛躍：彼女は、他人が自分を評価すると思い込み（心の読みすぎ）、未来についてもネガティブな予測をしています（先読みの誤り）。

6. 拡大解釈と過小評価：ほとんどの人は二度も結婚に失敗したくないと思うでしょうが、メラニーはそれをさらに大事《おおごと》と捉え、まるで自分がひどく卑しい人間であるかのように感じています。彼女はまた、内面の美しさや、多くの人が彼女に対して抱いている愛情を過小評価しています。

7. 感情的決めつけ：メラニーは、罪悪感と恥ずかしさを感じているのだから、自分は本当にダメな人間に違いないと結論づけています。また、不安と恐さを感じているので、自分は皆から非難され、批判され、拒絶されるという重大な危険にさらされていると思い込んでいます。

8. すべき思考：メラニーは、結婚に失敗する「べきではなかった」、自分は今よりもっと良い人間になる「べき」だと思い込んでいるので、隠れた「すべき思考」でいっぱいです。

9. レッテル貼り：「私は批判される」と言うとき、彼女はまるで連続殺人の罪で起訴されているかのように、感情的な言葉を使っています。

10. 自己非難：メラニーは自分を大いに責めています。

これでたくさんの材料が手に入りました！　先ほどのカンニング表を使えば、メラニーのリカバリー・サークルに入れるとよさそうなテクニックがたくさん見つかるはずです。例えば、このネガティブな思考には全か無か思考が見て取れるので、「灰色の部分があると考える技法」を使うとよいかもしれません。また、隠れたすべき思考もみられるので、受け入れの逆説技法や意味論的テクニックを取り入れてもよいかもしれません。

本書を読み進めていくうちに、これらのテクニックがどのように機能するのか、そして、それらを使って自分のネガティブな思考をどのように打ち負かせばよいのかがもっとよく理解できるようになるでしょう。忘れないでください、まだ始まったばかりです。今すぐすべてを理解しよう、などというプレッシャーを自分に課さないようにしましょう。あなたは今、船に乗っていて、その船は新しい目的地に向かって波止場を離れたばかりなのです。

最後にもうひとつ、このエクササイズをするときにはカンニング表を使わなくても構いません。第33章にある「思考のねじれをほどく50の方法」のリストに目を通し、気になるテクニックをリカバリー・サークルに加えればよいのです。私はそのやり方が好きですが、もちろんカンニング表を見て行っても構いません。

では、今すぐ挑戦してみてください。まだやっていないなら、メラニーが「彼女から話を聞いた人々は私を批判するだろう」というネガティブな思考を打ち負かすために使えるテクニックをすべて洗い出してください。このエクササイズは15分か20分で終わるはずですが、もう少し時間がかかっても心配しないでください。時間をかける価値は十分にあります。もしあなたが一時間をかけて、さまざまなテクニックがどのように機能するかを考えるなら、それは素晴らしいことです！

次頁でメラニーとクルム博士と私が完成させたリカバリー・サークルを確認できますが、あなたが考えたものを記入し終わるまでは見ないでおいてください。私たちはふたつのリカバリー・サークルを使いましたが、あなたには負担をかけたくなかったので、ひとつのサークルへの記入をお願いしました。

メラニーが「彼女から話を聞いた人々は私を批判するだろう」という考えに立ち向かうことができるように、私たちがたくさんの方法を考えついたことがわかると思います。

私がなぜこんなにもたくさんの方法を作ったのかって？

それは、人はみな違っていて、どの方法が回復につながるかわからないからです。自分のネガティブな思考のひとつについてリカバリー・サークルを完成させたら、私たちが「できるだけ早く失敗する」と呼んでいる哲学に従うことで、自分を成功へと導くことができます。

なぜ、できるだけ早く失敗するとよいのかって？　例えば、リカバリー・サークル内のテクニックのひとつを使ってみたものの役に立たず、依然として不安や落ち込みを感じているとします。

それで問題ありません！　次のテクニックに移ればよいのです。早く失敗すればするほど、より早く、効果的なテクニックにたどり着けるということです。

いいと思いませんか？　どんな患者さんに対しても、使える方法はたくさんあるのだから、何度も同じ方法ばかり試す必要はないのだとわかると、私はいつも大いに安堵します。それに、この哲学はあなたにとっても役に立つのではないでしょうか。もし何かひとつの、あるいはいくつかの方法がう

メラニーのリカバリー・サークル

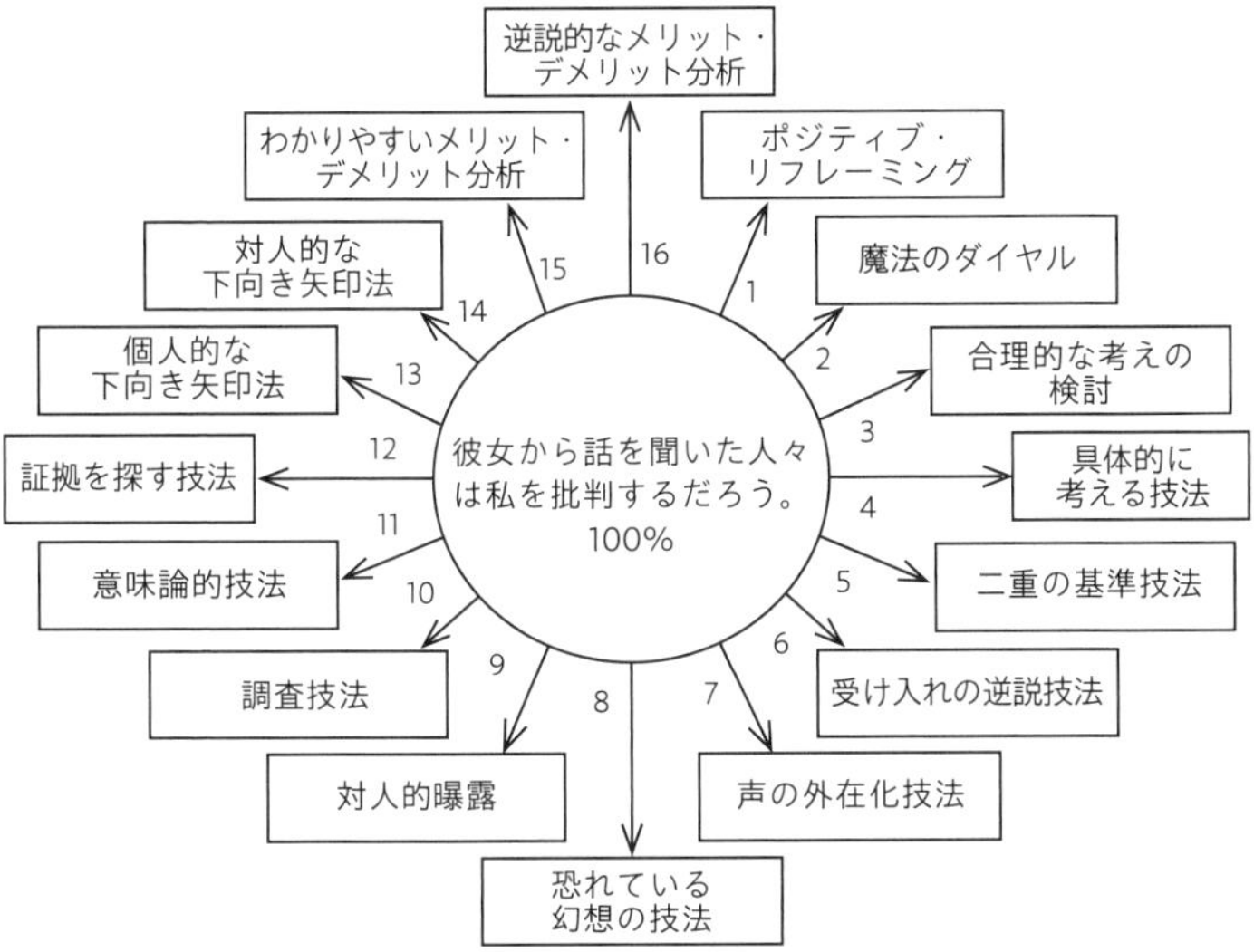

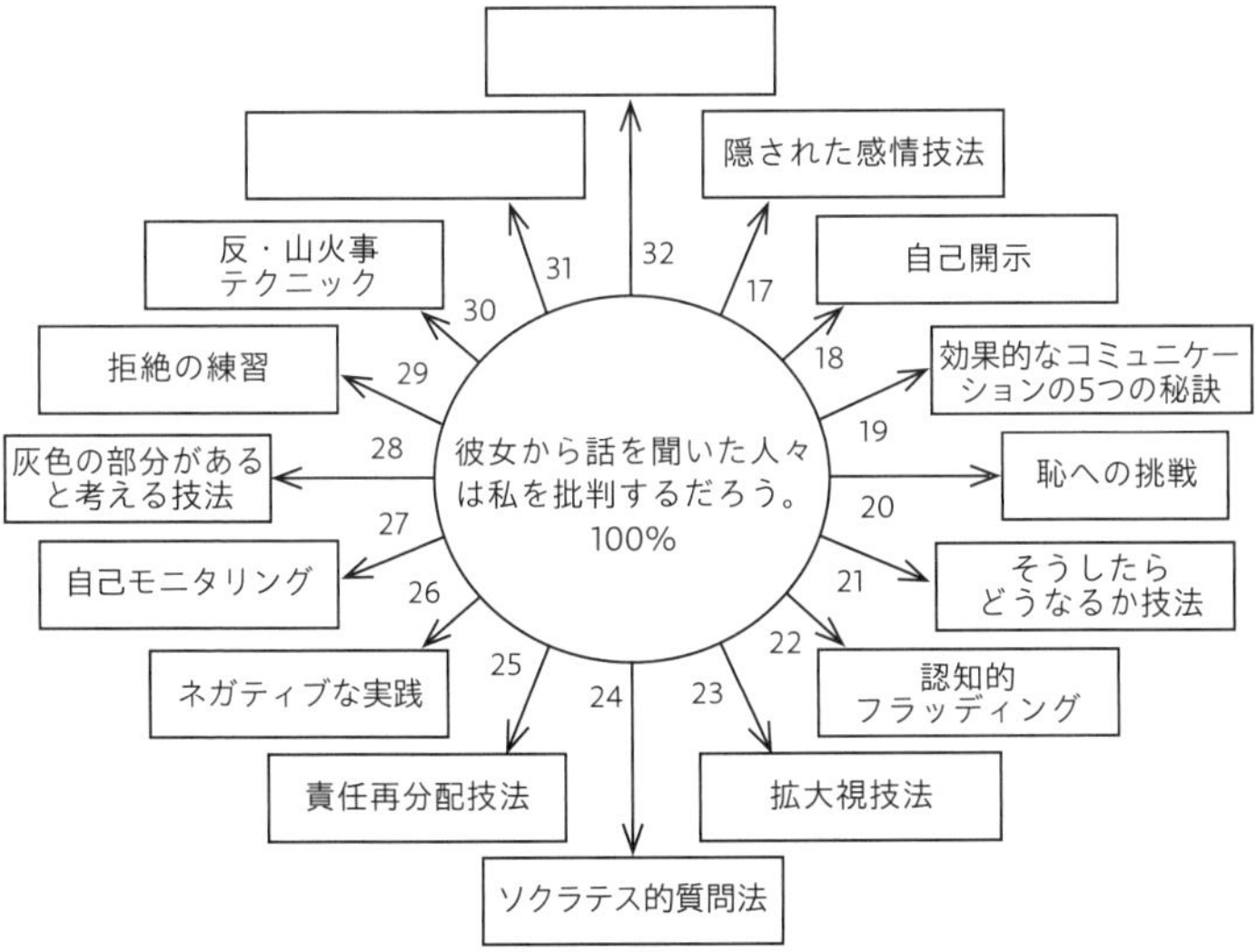

まくいかなかったとしても、まだ他にたくさんの選択肢があるのだとわかるからです。目標としているのは、迅速かつ実質的で持続的な変化であり、ほとんどの場合、私はどのようなテクニックがその結果をもたらすかはあまり気にしないのです。

どの手法もそれぞれ異なっていますが、どれも直感的なレベルで感じ方を変えるように設計されています。そして、その変化は二通りの方法で証明されなければなりません。まず、あなたが突然、「あれ？　気分がよくなってきた。それどころか、最高の気分だ！」と報告することです。第二に、あなたの改善が、日常気分記録表のネガティブな感情の大幅な減少として示されることです。

リカバリー・サークルが完成したら、リストアップしたテクニックをひとつずつ試していきます。それぞれのテクニックの後には、感情を変化させるためのふたつの条件を満たす、ポジティブな思考を思い浮かべます。

1. そのポジティブな思考は100％真実でなければなりません。
2. それは、感情的苦痛の原因となっているネガティブな思考に対するあなたの信念を劇的に低減させるものでなければなりません。

セッション中、私たち三人はグループとして15分ほど一緒に取り組み、メラニーのリカバリー・サークルの枠を埋め、多くのテクニックを選択肢に挙げました。メラニーは、まずは優しいテクニックを試したいと言ったので、二重の基準技法から始めることにしました。以前の章でも述べたように、このテクニックは、自分そっくりの親しい友人に話すときと全く同じように、自分に話しかけられるかどうかを自問するものです。

クルム博士と私はライブで一緒に取り組んでいたので、この二重の基準技法のロールプレイ版を使い、その場をもう少しドラマチックで生き生きとした感じにすることにしました。方法はこうです。クルム博士はメラニーの親しい友人として、まるで生き別れになっていた双子のような、アンジェラという役を演じてくれることになりました。私たちは、アンジェラはメラニーと同じ年で、見た目もそっくりで、メラニーの長所と短所もすべて備えていると説明しました。しかし、このアンジェラはメラニーの大切な友人であり、別人です。メラニーはこのエクササイズで自分自身を演じることに同意してくれました。

クルム博士はまず、自分がメラニーと驚くほどよく似ている問題を抱えていると説明しました。彼女はこう言いました。

メラニー、あなたが気づいているかどうかわからないけれど、私は結婚して９年が経つのだけど、実はこれが三度目なの。この三度目の結婚は素晴らしいもので、ようやく運命の人に出会えたのだけれど、二度の結婚に失敗した事実を隠してきたし、そのことが本当に恥ずかしくて、ずっと気にしているの。みんなに知られたら批判されるのではないかと考えてしまって。あなたはどう思う？

メラニーはすぐに生き生きと反応し、こう言いました。

なかにはあなたを批判する人もいるかもしれないけれど、ほとんどの人はあなたの良いところを知っているし、あなたのことを批判する人は、単に自分の評判を落とすだけだと思うわ。

このときのメラニーはとても自信に満ちた表情をしていました。彼女の感情と態度の急激な変化は実に驚くべきものでした。

クルム博士はロールプレイを続け、メラニーに、彼女が言ったことは励みになると言いましたが、それは本当のことを言っているのか、それとも単に同情して言っているのか、と尋ねました。この反対尋問は非常に重要です。なぜなら、私たちはメラニーに説得力をもって、そのネガティブな思考が誤りであることを証明してほしかったからです。

メラニーは、自分が言っているのは本当のことで、アンジェラを批判する人もいるかもしれないが、ほとんどの人はそうではないと主張しました。

アンジェラは、やはり友人の立場でメラニーへの反対尋問を続けました。

でも、もし実際に私を批判する人がいたらどうするの？　それで構わないし、それを喜ぶべきだとでも言うの？

メラニーはここでも力強い答えを導き出し、こう言いました。

私は、誰かがあなたを批判しても、それで構わないとか、喜ぶべきだと言っているのではないわ。でも要するに、あなたは愛する人を見つけて、今現在、素晴らしい結婚生活を送っているわけで、それは本当に幸せなことよ。それにもし、誰かがあなたを批判したいのであれば、批判させておけばいいのよ。その人たちは家に帰って、ポップコーンを食べて太ればいいんだから！

メラニーは見事にやってのけました！　アンジェラが疑問を投げかけるたびに、メラニーはそれを打ち砕いたのです。

メラニーはもはや別人でした。その変化は、ロールプレイを始めたのとほとんど同時に起こりました。メラニーの表情や身のこなしに変化が現れました。彼女は突然、自分の中に強く、愛にあふれた声を見つけ、大きな自信に満ち、自己肯定しているように見えました。それは涙を流していた、ほんの数分前までの彼女の姿や感じ方とは全く異なるものでした。

私はメラニーに、自分とそっくりの女性であるアンジェラに言っていることをどれだけ強く信じて

ネガティブな思考	今の%	終了時%	歪み	ポジティブな思考	何%信じるか
2. 彼女から話を聞いた人々は私を批判するだろう。	100		全か無か思考 一般化のしすぎ 心のフィルター マイナス化思考 心の読みすぎ 先読みの誤り 拡大解釈 感情的決めつけ すべき思考 自己非難	一部の人は私を批判するかもしれないが、ほとんどの人は私個人の素晴らしいところをわかってくれるだろう。私を批判する人は、単に自分を悪く見せるだけだと思う。	100

いるかと尋ねました。彼女は「100%」と答えました。私は、「それがアンジェラにとって真実なら、アンジェラはあなたのクローンみたいなものだから、あなたにも当てはまるはずですよね」と言いました。

メラニーが同意したので、私は、彼女が言ったことを日常気分記録表のポジティブな思考の欄に記入してもらい、それは上記のようになりました。

思い出してほしいのですが、感情が変化するための必要条件は、その思考が100%真実であることでした。十分条件は何だったか、覚えていますか？　十分条件は、ポジティブな思考が、ネガティブな思考に対するあなたの信念を著しく減少させるものであることです。

私はメラニーに、今はこのネガティブな思考をどれくらい信じているかと尋ねてみました。彼女は、このネガティブな思考はもうあまり信用できず、この思考に対する信念は35%まで下がったと答えました。そこで彼女は、次頁の表のように、日常気分記録表の「終了時%」の欄にそれを記録しました。

ネガティブな思考	今の％	終了時％	歪　み	ポジティブな思考	何％信じるか
2. 彼女から話を聞いた人々は私を批判するだろう。	100	35	全か無か思考 一般化のしすぎ 心のフィルター マイナス化思考 心の読みすぎ 先読みの誤り 拡大解釈 感情的決めつけ すべき思考 自己非難	一部の人は私を批判するかもしれないが、ほとんどの人は私個人の素晴らしいところをわかってくれるだろう。私を批判する人は、単に自分を悪く見せるだけだと思う。	100

メラニーは、このネガティブな思考はもはや彼女を支配する力を失っていると言いました。彼女は、ほとんどの人は彼女を批判しないだろうと強く確信していましたし、たとえ数人が自分を批判したとしても、それをもはや脅威とは捉えなくなっていました。

たいていは、ひとつのネガティブな思考が打ち砕かれると、ほとんど瞬時に、自分の考え方や感じ方に変化が起こり、残りのネガティブな思考も簡単に打ち砕くことができるようになります。

メラニーの場合もそうでした。次頁の日常気分記録表にあるように、彼女はすべてのネガティブな思考を打ち砕くことができ、ネガティブな感情についても劇的に変化しました。

メラニーの回復は劇的で、しかもそれが一回のセッションで起こったのです。前章のカレンがそうだったように。

今、あなたが何を考えているのか、私にはわかります。

・こんなことが現実に起こるはずがない。あまりにも展開が速すぎる。メラニーはバーンズ博士とクルム博士を喜ばせようとしただけだ。彼女の気分は、本当の感覚レベルではたいし

メラニーの日常気分記録表*

動揺した出来事：元義母が亡くなった後、教会のメンバーからお悔やみの電話があった。

感　情	今の%	目標の%	終了時%
悲しい、つらい、憂うつ、落ち込み、不幸	50	0	0
不安、心配、パニック、緊張、怯え	100	40	5
罪悪感、後悔、いやな、恥ずかしい	100	30	10
劣等感、無価値感、不甲斐ない、出来損ない、無能	95	10	5
孤独、愛されない、必要とされない、拒絶される、ひとりぼっち、見捨てられた			
きまり悪さ、愚か、屈辱、自意識過剰	100	30	10
絶望、落胆、悲観、失意	25	0	0
不満、行き詰まり、挫折、敗北	80	0	0
怒り、腹立たしさ、憤り、いらいら、歯がゆさ、動揺、激怒	75	0	0
その他：			

ネガティブな思考	今の%	終了時%	歪　み	ポジティブな思考	何%信じるか
1. 私は敗者だ。	100	0	全か無か思考 一般化のしすぎ 心のフィルター マイナス化思考 拡大解釈 レッテル貼り すべき思考 自己非難	私は過去の過ちや賢明でない選択から立ち直ることができた。今の幸せな9年間の結婚生活を邪魔するような事態を避けることもできた。それに、三度の結婚のせいで私が敗者だとは誰も言っていない。	100
2. 彼女から話を聞いた人々は私を批判するだろう。	100	35	全か無か思考 一般化のしすぎ 心のフィルター マイナス化思考 心の読みすぎ 先読みの誤り 拡大解釈 感情的決めつけ すべき思考 自己非難	一部の人は私を批判するかもしれないが、ほとんどの人は私個人の素晴らしいところをわかってくれるだろう。私を批判する人は、単に自分を悪く見せるだけだと思う。	100

ネガティブな思考	今の%	終了時%	歪み	ポジティブな思考	何%信じるか
3. 私は出来損ないだ。	85	10	全か無か思考 一般化のしすぎ 心のフィルター マイナス化思考 拡大解釈 感情的決めつけ レッテル貼り 自己非難	人間はみな不完全なもので、私もこの不完全さという点において正常なのだ。私は人間という種に生まれたのだから。	95
4. 私は人とうまくやっていけないと思われるだろう。	95	0	全か無か思考 一般化のしすぎ 心のフィルター マイナス化思考 拡大解釈 自己非難	私は最初のふたつの選択で間違いを犯した。でも悪い関係にとどまるのは不健康。三番目の夫とは結婚して9年になるが、お互いにとても幸せで相思相愛だ。私は元夫の親たちと素晴らしい関係を維持しているし、そうやって人間関係を維持できている。	100
5. 私の葬儀で子どもたちは恥をかくだろう。	90	5	全か無か思考 心のフィルター マイナス化思考 心の読みすぎ 先読みの誤り 感情的決めつけ	子どもたちも年を取れば人間関係の複雑さを理解するだろう。彼らがほんの少し恥ずかしく感じたとしても、悲しみがそれに取って代わるだろう。彼らは私を愛し、私がしてきた多くのことを誇りに思ってくれている。私の三番目の夫とも仲がよく、夫にいろいろな面で助けてもらっている。子どもたちは、「母さんにはその力があったんだ」とさえ言うかもしれない。	100

ネガティブな思考	今の%	終了時%	歪み	ポジティブな思考	何%信じるか
6. 私は罰せられて当然と思われるだろう。	95	0	全か無か思考 一般化のしすぎ 心の読みすぎ 先読みの誤り マイナス化思考 感情的決めつけ	不幸な結婚の最中に、私はすでに罰を受けた。私は前もって代償を支払ったのだ。背負ってきた恥ずかしさによっても、私は罰を受けてきた。離婚した女性に対して、人々は残酷というよりも思いやりがあるものだ。	100
7. 私は見捨てられるかもしれない。	100	0	全か無か思考 心のフィルター 心の読みすぎ 先読みの誤り 拡大解釈 自己非難 感情的決めつけ	三度の結婚のせいで私と距離を置いた人はいない。実際、私は二度の離婚後も多くの友情を維持してきたし、三番目の夫の多くの友人たちとも仲よくなった。連絡を取っていない一握りの人たちは、別の理由で姿を消したのかもしれない。	100
8. 結婚に失敗した人としか、私の失敗を分かち合うことはできない。	100	0	全か無か思考 心のフィルター 心の読みすぎ 先読みの誤り 感情的決めつけ 拡大解釈	結婚したことがない友人たちは私のことを幸運だとか恵まれていると言う。彼らは私が恥ずかしく思っていたのに私を非難しなかった。実際、一度しか結婚したことのない人で、私を非難した人はいない。	100

て変わらなかったのだ。
・あまりにもできすぎている。長年にわたる、うつ、不安、不全感、恥ずかしさからの回復が、こんなにも早く起こるはずがない。
・たとえメラニーが一時的に「健康への逃避」（突然の回復に対するフロイトの表現）をしたのだとしても、そのポジティブな気分は長くは続かないだろう。

これらはどれも重要な懸念です。もし、あなたがこのような疑念を抱いているのであれば、私はあなたが懐疑的であることを嬉しく思います。私自身、精神科の研修医時代に教わったことの多くに懐疑的で、その懐疑心が新しい発見につながりました。もしあなたが少しも懐疑的でないとしたら、おそらくあなたは騙されやすいのでしょう！

以下は、あなたの懸念に対する私の答えです。

・メラニーの突然の変化は本物でした。セラピーではしょっちゅう同じように劇的で急激な変化を目の当たりにします。これは主に、ポジティブ・リフレーミングのような、私が開発した新しいツールの成果だと私は信じています。これらのツールは、うつ病や不安症の治療における重要な突破口となりつつあるようです。抵抗が薄れたり、なくなったりすると、本物の奇跡が可能になるのです。

・長年のうつ、不安、自信喪失からの回復は急速に起こることがあります。実際、ネガティブな思考が嘘であることを証明し、それを信じるのをやめた途端、あなたの気分はほとんど瞬時に変化します。私の経験では、回復はほとんど常に一瞬で起こるのです。

しかし、そのためには、ネガティブな感情を引き起こすネガティブな思考を打ち負かす必要があり、これは簡単なことではありません。合理化、知性化、中途半端な真実だけでは十分ではありません。歪んだネガティブな思考で自分を騙していたことを本当に理解する必要があるのです。本書にたくさんの手法を盛り込んだのはそのためです。やり遂げるための十分な火力があることをわかっていただけると思います。

・急速な回復はとても望ましいことですが、ネガティブな思考や感情はいつかは戻ってきます。常に幸せでいる権利は誰にもありません。メラニーも、あなたも、私も、そしてほとんどすべての人がそうなのです。ネガティブな思考や感情は人間であることの一部です。

私たちは誰もが時折、ブラックホールに落ち込みます。それが問題となるのは、何週間も何カ月も何年も、ブラックホールから抜け出せないときだけです。ですが、再発防止トレーニング（第Ⅳ部で説明します）を行うことで、そうした再発にも前もって備えることができます。そうすれば、小さな梯子を手に入れて、ブラックホールから再び抜け出し、もう一度良い気分に、あるいは最高の気分になることができるのです。

最初に回復したときに有効だったテクニックは、その後もずっと有効であることに気づくことでしょう。それがこのアプローチの興味深い点であり、私たちのマインドはそのようにできているのです。

もしあなたが、メラニーが体験したような驚くほど急速な変化について、まだ疑いや不信感を抱いているなら、朗報があります。メラニーとのセッションは、二人のテレビ撮影の専門家によって録画されており、もしあなたがそれを見て、何が起こったかを確かめたい場合には利用できるようになっています。このセッションは、これまで記録された中で最も劇的なもののひとつであり、そこからは多くのことを学べるでしょう。ご興味があれば、私のフィーリング・グッド・ウェブサイトのストアでこのビデオの詳細を見ることができます。

そしてもしあなたが、今も、このような急速な回復は自分には無理だと考えているのであれば、それも当然です――特に、あなたがしばらくの間苦しんできたのであれば。しかし、この後のいくつかの章では、治療が高速で、ときには一回のセッションで起こりうるという証拠をお見せします！　どんなふうにそれが起こるのかを説明するために、「ワンセッション治療」と私が呼んでいるものを経験した素晴らしい人たちの事例をさらにいくつかご紹介します。これらのセッションについてはそのリンクも載せていますので、ご自分の目でその人たちの回復ぶりを確認してください。

その後は腕まくりをして、あなたのために何ができるかを見ていきましょう！

6 高速治療？――そんなことが可能か？　望ましいのか？　それとも単なる愚者の戯言か？

うつや不安からの回復は、何年もかけてじっくりと起こるものでなければならないと考えている人は多いでしょう。実際、私も精神科研修ではそのように教えられました。そして私の体験は、それが真実であることを裏づけているようでした。どれだけ話を聞いても、どれだけ薬を処方しても、患者さんの大半はゆっくりと回復するようでした。いくらかでも回復する場合は。

しかし今、私の体験は大きく変わり、超高速の回復が日常的にみられるようになりました。この奥深い変化は、本書で紹介されているテクニックを使った、わずか数回のセッションでよく起こります。多くの場合、私の患者さんたちは一回の長時間のセッションでネガティブな感情が大幅に減少したり、完全になくなったりするという経験をするのです！　このような急速な回復の例を、すでにカレンとメラニーでお見せししてきました。

しかし、人々がうつや不安から素早く回復できるという考えは議論の的であり、一部のセラピストにとっては脅威となり得ます。その場に居合わせたとしても、急速な回復が可能だとは思わないセラピストもいます！　私が毎年行っている4日間のワークショップでは、重度のトラウマの既往歴がある若い女性を治療したところ、一時間あまりで驚くほどの歓喜に満ちた回復を経験したことがありました。実際、彼女の回復があまりにも速すぎたため、セッションを何とかして引き延ばさなければならなかったほどです。

その日の参加者アンケートには、「彼女は女優なのではないか」といったコメントが多く寄せられました。彼らはワークショップのデモンストレーションはやらせだと考えたのです。

ワークショップの2日目の朝、私はこれらの批判を読み上げ、患者さん本人にどう思うかと尋ねました。彼女は、自分のうつとトラウマはまさに現実のものであり、その苦しみはひどくて長かったと説明しました。しかし、彼女は今、信じられないほどの喜びを感じており、この新しい感情も同様に強烈で現実のものだと言いました。

観客は立ち上がり、まさに彼女にふさわしい喝采を贈りました。もし、あなたも懐疑的で、これが実際に起こったことだと納得する必要があるなら、数カ月後に撮影された彼女の短いフォローアップビデオ（「Was it Real? Or a Hoax?」）を私のウェブサイトで確認してみてください。

それでも疑う人がいるかもしれないので、私はデータを調べ、ワークショップで治療を行った最新の40人ほどについて、そのほとんど全員のセッション前と終了時の気分評価を分析してみることにしました。次頁の図が示すように、セッション中の抑うつ、不安、怒りの減少は劇的なものでした。

もちろん、ネガティブな感情が減ったからといって、必ずしもポジティブな感情に改善がみられるわけではありません。それほど落ち込んでいなくても、人生に不満を感じることはあるからです。し

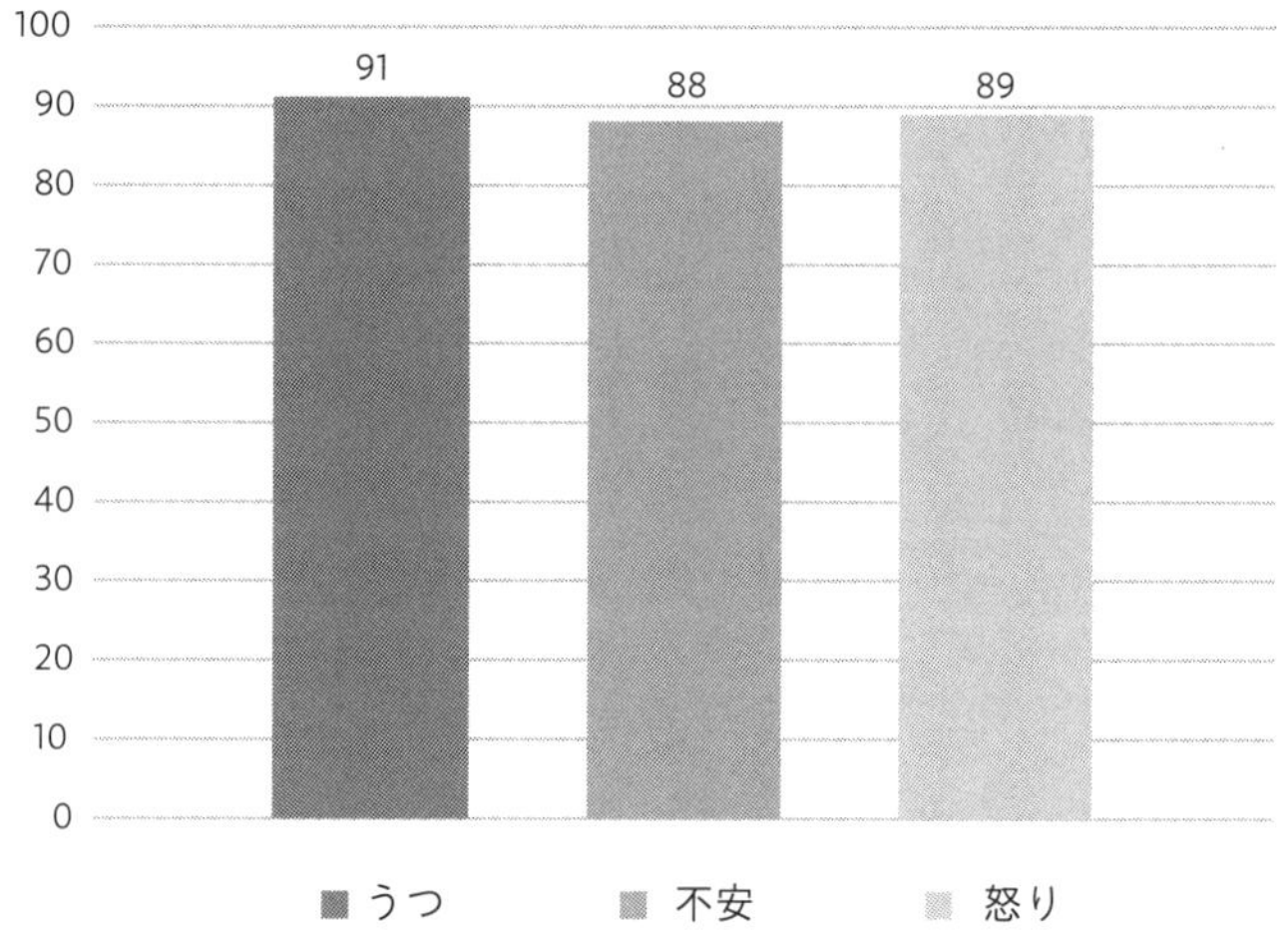

セッション中にネガティブな感情が減少した割合（%）

かし、次頁の図にあるように、セッション開始から終了までの間に、ポジティブな感情についても同じように劇的な増加がみられました。

一回のセッションでのこのような変化は、次のふたつの事実を考慮するなら、実に感動的です。

1. 彼らのほぼ全員が、私とセッションを行うまで、何年も、場合によっては何十年も、うつと不安を抱えていた。

2. うつに対する抗うつ薬や個人的な心理療法の有効性を検討したあらゆる研究論文では、一般に、重症度がよくて50％ほど減ったのは、患者たちの50％に満たなかったことがわかっている。

なぜ、私が過去数年間に治療した患者さんたちはこれほど急速に回復したのでしょうか？　これについては多くの意見があり、確固たる結論を出すには

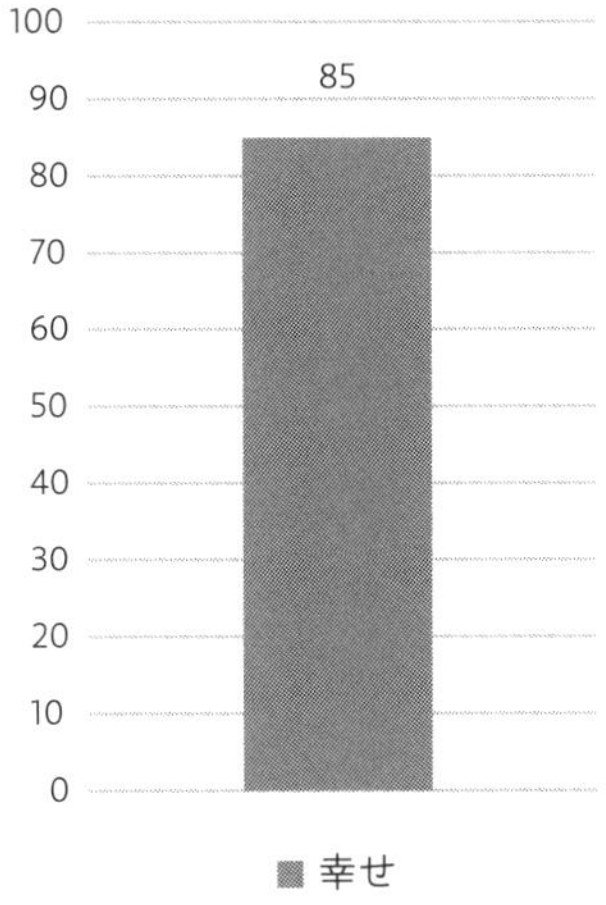

セッション中にポジティブな感情が増加した割合（%）

ＴＥＡＭ‐ＣＢＴに関するさらなる研究が待たれますが、私が見てきた驚くほど急速な変化に寄与していると思われることをいくつか挙げることにします。

1. 私がワークショップのような場で一緒にセッションを行う患者さんたちはとても意欲的です。なんといっても、見知らぬ人たちが大勢いるなかで個人的な感情や問題を打ち明けなければならないのですから、大変な勇気と覚悟が必要です。

2. 私がある程度有名なので、患者さんたちは私との取り組みに興奮し、奇跡を期待するのかもしれません。この場合、奇跡は単なる超・プラセボ効果によるものなのかもしれません。

3. 私がワークショップで取り組む患者さんたちはかなり高機能で、ワークショップに来る前に私のやり方を知っている人もいました。

4. 私は過去40年間に治療したすべての患者さんのデータを持っています。彼らからのフィードバックはときには痛みを伴うこともありましたが、私の治療のやり方を根本から形作ってくれました。そして、私は自分の技術を磨くために努力してきました。

5. TEAM - CBTは本当に優れた治療法なのかもしれません。特に私が開発した、治療に対する抵抗を軽減または除去するための手法は、私が見てきた信じられないほど急速な変化の主な理由となっている可能性があります。

6. 私は無料で人々を治療しているので、治療を長引かせることには何の興味もありません！　私の唯一の報酬は、患者さんが回復する姿を見ることです。また、各地で開催されるワークショップで彼らと会っているため、ほとんどの人が一度しか治療を受けられないとわかっています。

これは強力な要素になりうると思います。私は彼らに、一度しか会えないこと、そしてもちろん保証はできないが、完全な回復を期待していることを伝えます。それが回復のための自己成就的な予言として機能するのかもしれません。これは、より長期の治療によってセラピストが金銭的な報酬を得る個人診療とは対照的です。セラピストは、治療には数週間、数カ月、あるいはそれ以上かかると患者に伝えることがあり、そのメッセージも自己成就的な予言として機能することがあるのです。

7. 私のセラピーのやり方には、とりわけ人々の役に立つ何かがあるのかもしれません。自分のセラピーの録画を見て、ユーモアがどれだけの役割を果たしているかに驚き、ショックを受けることもあります。ひどい虐待やトラウマを経験した人たちとのセッションでも、その25％には笑いや笑い声が含まれているようです。プロらしくないように見えるかもしれませんが、笑いには信じられないほどの癒やしの効果があり、本当のぬくもりや愛情を伝えられると考えています。

8. 私は従来の50分という時間内でセッションを行ってはいません。私はより長い、通常は2時間程度のセッションを行っています。TEAMの4つのステップをすべてやり遂げるには、これくらいの時間が必要なのです。

9. 私がステージでセッションを行う人の多くは、何年も、何十年も隠し続け、恥じていた、信じられないほど個人的な事情を打ち明けてくれます。そして、ほとんどの人は、話を聞いている人たちが自分を批判的に見ているだろうと強く確信しています。

私たちはしばしば、セッションの終盤にアンケート手法を使ってこれを調べています。私は患者さんに、参加している人たちがその患者さんを批判しているかどうか尋ねてもらいます。患者さんが、拒絶ではなく、驚くほどの温かさと賞賛を発見したとき、それは当人にはもちろん、たいていは観客である参加者たちに対しても、圧倒的な効果をもたらします。

私の考えでは、3番を除くこれらすべての要素が、おそらく何らかの役割を果たしているようです。経済的に苦しく、教育水準も高くない人たちとセッションを行ったときでも、彼らは例外なく取り組みやすかったですし、高機能の人たちは治療しやすいという説を私は信じません。そんなことはないのです！　また、私のやり方を知らない人たちとセッションを行ったときも、彼らは私の本を読んでいる人たちと同じようにすぐに反応してくれました。

私が思うに、他よりも抜きん出ているのは5番目の要素です。私が開発したポジティブ・リフレーミングは、うつや不安に苦しむほぼすべての人の中にある、信じられないほど急速な変化の可能性を解き放つようです。

もちろん、私がトレーニングしたセラピストたちによるＴＥＡＭの効果については、さらなる研究が必要です。私がこのアプローチで優れた結果を得ているからといって、他のセラピストもそうなるとは限りません。セラピーは技術であり、科学でもあります。私は長い間この仕事に携わっていますし、その間に私のスキルは飛躍的に向上したのだと思います。

この後のいくつかの章では、ＴＥＡＭで急速に回復した患者さんたちの短くも感動的な例を数多く紹介します。さらにそれぞれの章では、あなた自身がポジティブ・リフレーミングのスキルを身につけ、上達させるのに役立つエクササイズを紹介するつもりです。これらのエクササイズは難しくはなく、時間もかかりません。読みながら紙面上で行うことで、あなたにも良いことが起こると思います！

百聞は一見にしかずです。いくつかのセッションについては、インターネットへのリンクも貼っておきますので、実際に起こったことをご自分の目で見て、その結果を判断してください。時間をかけてリンクをたどれば、有意義な時間を過ごせると思います。目の前で誰かが回復し、涙が笑いに変わるのを目の当たりにすれば、インスピレーションとともに、さまざまな情報を得ることもできるでしょう。

よく言われる通り、一枚の絵は千の言葉に値します！　実際に見てみてください。

7 マークの物語：「私は父親失格だ」

二〇一七年四月、私は、自分のことを父親失格だと思っている医師、マークとのセラピーセッションライブをポッドキャストで公開しました。セッションでの共同セラピストはジル・レヴィット博士でした。ただ一度きりのセッションでしたが、私たちはそれを分割し、各セグメントに教えや解説を入れたので、7回連続のポッドキャストとなりました。これらのポッドキャストは何万回もダウンロードされています。この章は、その驚くべきセッションに基づくものです。

マークとのセッションで彼は、一度も打ち解けたことのない長男との関係に何十年もの間、悩まされてきたと話しました。マークが抱えている問題はおそらくあなた自身の問題とは大きく異なるかもしれませんが、自分が敗者であると感じたり、お前は出来損ないの単なる不良品だと自分に言い聞かせたりすることがどんな感じなのかについては理解できるのではないでしょうか。

マークは若い頃、人生におけるふたつの目標を持っていたそうです。それは、愛にあふれた大家族をつくること、そして、腕がよくて思いやりのある医師になることです。彼は、ふたつ目の目標については達成できたと感じていましたが、前の結婚でできた長男とは愛情あふれる関係を築くことができず、悲しみと罪悪感を抱いていました。そのことを数十年間、ずっと悔やんできたといいます。次頁にあるマークの日常気分記録表を見ると、彼はさまざまなネガティブな思考にとらわれていることがわかります。例えば彼は、自分は敗者で、自分の脳には欠陥がある、と思っていました。また、レヴィット博士や私のために十分な仕事ができていないのではないかと心配してもいました——おそらく、私たちにはもっと深刻でドラマチックな問題を抱えている人が必要だと考えていたのでしょう。マークの日常気分記録表からは、彼が息子との問題を元妻のせいにしていることもわかります。これは珍しいことではありません。誰かとうまくいっていないとき、その問題はすべて自分のせいだと考えることもあれば、誰かのせいにすることもあるのです。

この仕事を始めた頃なら、私はきっと、マークは助けを求めていると思ったでしょう——つまるところ、彼は長年苦しんでいて、助けを求めてセッションに来たのですから。そして私は、彼がネガティブな思考に立ち向かえるよう手助けするために、さまざまなテクニックを携えてセッションに取りかかったことでしょう。

そのやり方でも効果はあったのかもしれませんが、うまくいかなかった可能性も十分にあります。マークは「ええ、でも……」を繰り返し、自分は本当に敗者なのだと主張したかもしれません。

なぜだかわかりますか？　読み進める前に、ここにあなたの考えを書いてください。「正解」にこだわる必要はありません。

マークの日常気分記録表*

動揺した出来事：長男に対する父親としての役割

感　情	今の%	目標の%	終了時%
悲しい、つらい、憂うつ、落ち込み、不幸	60		
不安、心配、パニック、緊張、怯え	30		
罪悪感、後悔、いやな、恥ずかしい	60		
無価値感、不甲斐ない、出来損ない、無能	50		
孤独、愛されない、必要とされない、拒絶される、ひとりぼっち	40		
きまり悪さ、愚か、屈辱、自意識過剰	60		
絶望、落胆、悲観、失意	80		
不満、行き詰まり、挫折、敗北	80		
怒り、腹立たしさ、憤り、いらいら、歯がゆさ、動揺、激怒	30		
その他：			

ネガティブな思考	今の%	終了時%	歪み	ポジティブな思考	何%信じるか
1. 私は敗者だ。	70				
2. 私の脳には何かしらの欠陥があって、それが息子との愛情ある関係の妨げとなっている。	90				
3. 他の人ならジルとデビッドともっといいセラピーができたかもしれない。	70				
4. 私はケアをする立場の人間なのだから、こんなことがあってはならない。	75				
5. 他の家族（元妻）がこの対立を助長してきた。	80				

私の答え

ここまで、変化に対するアンビバレントな気持ちに対処しないまま変化させようとすることが、ほとんどすべての治療上の失敗の原因であることを学んできました。マークもまた、実際に苦しんでいて助けを求めていますが、自分のネガティブな思考や感情を手放すことについては複雑な思いを持っているのかもしれません。

それはマークが、自分のネガティブな考えは妥当であると確信しているからです。あなたも自分のネガティブな考えについて、そのように感じているかもしれません！　私たちの多くは、絶対に正しいと思われる考えや信念を手放したがらないのです。

そこで、マークを助けようと飛び込む前に、彼の抵抗を緩めることができるか試してみることにしましょう。私はマークに、おなじみの魔法のボタンの質問をしてみました。もしも魔法のボタンを押すだけで、あらゆるネガティブな感情が突然消えて、何の努力もなしに絶対的な喜びを得られるとしたら、彼はそのボタンを押すでしょうか？

多くの人と同じように、彼は「絶対に押す」と言いました！

そこで、レヴィット博士と私は、魔法のボタンは実際にはないけれど、彼のその日のネガティブな感情を軽減し、ひょっとすると完全に消し去ることさえ可能な強力なテクニックはたくさんあると伝えました。

しかし、それをする前にマークには、彼のネガティブな思考や感情が示しているポジティブで素晴らしい点や、ネガティブな思考や感情がもたらすメリットについて考えてみるべきだと言いました。このようなポジティブ・リフレーミングを行うことは、マークの潜在的な抵抗を取り除き、急速な変化への扉を開くためには重要なことだったのです。

マークが思いついたポジティブな点のリストをお見せする前に、あなたにもリストを作っていただきたいと思います。これは、本書で最も重要なスキルのひとつであるポジティブ・リフレーミングを練習して上達する絶好の機会です。

マークの日常気分記録表をもう一度見て、それぞれのネガティブな思考や感情について、次のふたつの質問の答えを考えてみてください。

1. このネガティブな思考や感情は、マーク自身や彼の核となる価値観について、どのような美しくポジティブで素晴らしい点を示しているだろうか？
2. このネガティブな思考や感情がもたらす恩恵や利点にはどのようなものがあるだろうか？

マークのポジティブ・リフレーミングのリスト

1. ______________________________

2. ______________________________

3. ______________________________

4. ______________________________

5. ______________________________

6. ______________________________

7. ______________________________

8. ______________________________

9. ______________________________

10. ______________________________

11. ______________________________

12. ______________________________

13. ______________________________

14. ______________________________

15. ______________________________

思いついたことを、ポジティブ・リフレーミングのリストに書いてみましょう。はじめは、ポジティブな点を思いつくのは難しいかもしれないということを覚えておいてください。ただ、できるだけのことをして、「うまく」やろうとか、素晴らしい成果をあげようとか、そんなことは気にしないことです。思いついたことは何でも書き留めてください。

ポジティブ・リフレーミングは、何度か練習しているうちに簡単になってきます！　そして、あなたがセラピストであろうと、自分自身のうつや不安、不甲斐なさと闘っていようと、あなたを助けてくれるこの素晴らしいツールについての理解を新たに深めることができるはずです。

書き終わったら読み進めて、マークと私が思いついた内容を確認してください。

マークは最初、リストの項目をひとつ考えつくのにも苦労していました。多くの人がそうであるように、彼もまた、自分の問題を恥ずべき「欠陥」として考えることに慣れていたのです。しかし、いくらかの助けを借りて、彼はとても素晴らしいリストを作り上げることができました。あなたも感動するはずです！

マークのポジティブ・リフレーミングのリスト

1. 私のネガティブな思考や感情は、私が長男と愛情に満ちた関係を築きたいと強く願っていることを示している。
2. ネガティブな思考や感情が原動力となって、私は諦めずにいられる。それによって私は、何十年も失敗を繰り返してきたにもかかわらず、挑戦し続けることができる。
3. 私のネガティブな思考や感情は、例えば元妻のような他人をただ責めるのではなく、私自身が責任を負い、この問題における自分自身の役割について考える意思があることを示している。
4. 私の自己批判は、私が自分の欠点を素直に認めていることを示している。
5. 私が自分を不甲斐ないと感じるのは、私の核となっている価値観のひとつである「謙虚さ」の表れかもしれない。
6. 謙虚さはスピリチュアルな資質である。
7. 私の自己批判は、私の意識が高いことを表している。
8. 私の意識の高さは、私の人生と医師としてのキャリアにおいて生産的であろう、多くのことを成し遂げようとする原動力となっている。
9. 私の苦しみや悲しみは、長男を幸せにしたいという私の強い願望の反映である。私の悲しみや抑うつは、実は息子への愛情の表れなのだ。
10. 私の苛立ちは、長男ともっと愛情深い関係を築きたいという目標を私がまだ諦めていないことを示している。不満を感じていないとしたら、それは、本当はどうでもよいと思っていることと同じだろう。
11. ３つ目のネガティブな考えは、私がジルやデビッドを含め、他者を敬っていることを示している。
12. 私のネガティブな思考や感情は、私には何かを学ぼうとする気があること、学ぶことに前向きであることを示している。

13. 私の無力感は、私を失望から守ってくれる。私は何度も何度も失敗して、期待を持つことにすっかり疲れてしまっているのだ。

14. 私の怒りは、私には公正さと正義感があること、そして他者もこの問題の一因であると認識していることを示している。

マークは驚いていましたが、私たちが挙げたポジティブな要素はすべてその通りであり、非常に重要なものだということに同意しました。ここでレヴィット博士と私は、魔法のボタンを押せば、これらのポジティブな性質がネガティブな性質と共に消えてしまうとしても、それでも魔法のボタンを押したいですかとマークに尋ねました。しかも、現実の問題は消えないまま、自分の思考や感情だけが消えてしまうのです。マークは幸せな気分になるでしょうが、長男との間で愛情ある関係を築けないまま、幸せを感じたいのでしょうか？

逆説的ですが、この問いかけによって、必ずと言っていいほど「変わろう」という強い意志が湧いてくるようで、マークもそうなりました。彼は、「落ち込んだり、恥ずかしく思ったりするのはもう嫌だ」「このままでは息子と仲よくなれない」と言いました。

そこで私たちはマークに、魔法のボタンではなく、魔法のダイヤルをイメージして

感　情	今の%	目標の%	終了時%
悲しい、つらい、憂うつ、落ち込み、不幸	60	10	
不安、心配、パニック、緊張、怯え	30	0～5	
罪悪感、後悔、いやな、恥ずかしい	60	5	
無価値感、不甲斐ない、出来損ない、無能	50	5	
孤独、愛されない、必要とされない、拒絶される、ひとりぼっち	40	10	
きまり悪さ、愚か、屈辱、自意識過剰	60	5	
絶望、落胆、悲観、失意	80	5～10	
不満、行き詰まり、挫折、敗北	80	10	
怒り、腹立たしさ、憤り、いらいら、歯がゆさ、動揺、激怒	30	5～10	
その他：			

もらうことにしました。これを使えば、それぞれのネガティブな感情を、ポジティブな感情を維持できるような低いレベルにまで下げることができるのです。うつ、恥、怒りのレベルをいくらか下げればよさそうでしょうか？

ご覧のように、マークはそれぞれのネガティブな感情について、10％以下で十分だと判断しました。

こうしてマークの行き詰まりを解消したところで、今度はマークの考え方や感じ方を変えていくことになりました。マークはまず、次のネガティブな思考に取り組むことにしました。「私の脳には何かしらの欠陥があって、それが息子との愛情ある関係の妨げとなっているに違いない」

思い返せば、マークはこの考えを90％信じていました。ではどうすれば、この信念に対抗できるのでしょうか。彼が何十年も、このネガティブな思考にはまりこんでいることを忘れないでください。ですから、「元気を出して」「もっとポジティブに考えてみて」「頭は大丈夫だから安心して」などと言うだけではだめなのです。そのような単純なアプローチはうまくいかないばかりか、恩着せがましく聞こえて、彼を苛立たせるかもしれません。これはまた、「こんなバカげたことを信じているなんて、この人はバカだ」というメッセージにもなりかねません。

それよりもまず、ネガティブな考えの中にある歪みを特定することから始めるとよいでしょう。そうすれば、その思考に立ち向かうことはずっと容易になります。

マークのネガティブな思考、「私の脳には何かしらの欠陥があって、それが息子との愛情ある関係の妨げとなっているに違いない」に歪みがいくつ含まれているかを見ていきましょう。クイズのチェックを終えたら、先を読み進めて、私の答えを見てみてください。

私の答え

このマークのネガティブな思考には、あらゆる歪みが含まれていると言えるでしょう。

1. 全か無か思考：マークは、自分の脳や息子との関係を白か黒かで考えていて、まるであらゆることは完璧か完全な失敗かのどちらかのようです。

2. 一般化のしすぎ：マークは長男との長年の確執を「自分」や「脳」に一般化し、自分にはある種の普遍的で不可逆的な欠陥があると考えているようです。

認知の歪みのクイズ	(✓)
1. 全か無か思考：自分自身や世界を、白か黒か、全か無かで分けて考える。灰色の領域は存在しない。	
2. 一般化のしすぎ：ネガティブな出来事を、「いつも」や「決して」などの言葉を使いながら、終わりのない敗北のパターンとして捉える。	
3. 心のフィルター：ポジティブなことをフィルターにかけたり無視したりして、ネガティブなことにばかり目を向ける。まるで一滴のインクがビーカー全体の水を変色させるようなものである。	
4. マイナス化思考：これはさらに大きな精神的エラーである。自分のポジティブな資質は取るに足りないと自分に言い聞かせ、こうして自分自身に対する全般的な見方がネガティブなものとなり続ける。	
5. 結論への飛躍：事実の裏付けがない結論に飛びつく。 • 心の読みすぎ：他人が何を考えたり感じたりしているか、自分にはわかっていると思い込む。 • 先読みの誤り：未来について、ネガティブな結果を予想する。	
6. 拡大解釈と過小評価：物事を大げさに捉えたり、重要性を不適切に低く見たりする。私はこれを「双眼鏡トリック」と呼んでいる。双眼鏡のどちらから覗くかによって、物事が大きく見えたり小さく見えたりするからである。	
7. 感情的決めつけ：気分によって推論する。例えば、自分のことを負け犬のように感じるから、自分は本当に負け犬だと思い込む。あるいは、絶望的な気分なので、自分は本当に絶望的なのだと結論づける。	
8. すべき思考：「すべき」「する必要がある」「しなければならない」などの言葉で自分（あるいは他人）を惨めにする。自己に向けられた「すべき」は罪悪感、羞恥心、抑うつ、無価値感を、他者に向けられた「すべき」は怒りや人間関係の問題を、世界に向けられた「すべき」は不満や権利意識を引き起こす。	
9. レッテル貼り：具体的な問題に焦点を当てる代わりに、自分自身や他人にレッテルを貼る。これは一般化のしすぎの極端な形態であり、自分や他人を完全な欠陥品、ダメ人間とみなすことになる。	
10. 非難：自分（自己非難）や他人（他者非難）の欠点を見つける。	

3. **心のフィルター**：マークは長男との関係修復に失敗したことを引きずっていて、自分の脳に欠陥がないことを示す他の情報はすべて無視しています。
4. **マイナス化思考**：マークは自らの非常に優れたコミュニケーション能力を無視したり見過ごしたりしています。実際、彼は同僚から、チームの中で唯一、怒ったり打ちひしがれていたりする患者と心を通わせることができる医師とみなされているのです。
5. **結論への飛躍**：マークは、息子にはマークに対する愛情が全くないと決めつけていて（心の読みすぎ）、事態は改善しない、あるいは改善できないと予測しています（先読みの誤り）。
6. **拡大解釈と過小評価**：息子との葛藤は確かに重大で痛みを伴うものですが、マークはおそらく、この関係における自分の役割を過大視し、息子と親密になろうとする彼の試みを息子が何度も拒絶していることを過小評価しているようです。
7. **感情的決めつけ**：マークは間違いなく、自分が感じていることから推測を行っています。彼は自分には欠陥があると感じているので、本当に欠陥があると思い込んでいるのです。
8. **すべき思考**：彼は、息子とはもっと良い関係であるべきだとか、もっと前に問題は解決しているべきなのにと思い込んでいます。
9. **レッテル貼り**：彼は自分自身だけでなく、彼の脳にも欠陥があるとのレッテルを貼っています。
10. **非難**：彼は間違いなく自分を責めています！

マークのネガティブな思考には10個の歪みがすべて含まれていますが、私には次の4つの歪みが際立っているように思われました。

- 一般化のしすぎ
- 心のフィルター
- マイナス化思考
- 感情的決めつけ

息子さんとの葛藤は現実のものですが、それを脳に問題があるせいだと考えるのは、かなりの一般化のしすぎと言えます。さらに彼は、明らかに息子との葛藤ばかりに焦点を当て（心のフィルター）、彼の脳が非常によく機能していることを示す豊富なデータを無視しています。そしてまた明らかに、自分が感じていることから推論しています。欠陥があると感じたから、本当に欠陥があると考えたのです。

思考の中の歪みを特定したら、第5章のカンニング表を使って、このような思考に立ち向かうための方法をいくつか選ぶことはそれほど難しくありません。マークのリカバリー・サークルとして私たちが選んだ手法の一部は、次頁の図で確認できます。

私たちはマークのネガティブな思考に対抗するためのさまざまな戦略を考え出しましたが、結局、

マークのリカバリー・サークル*

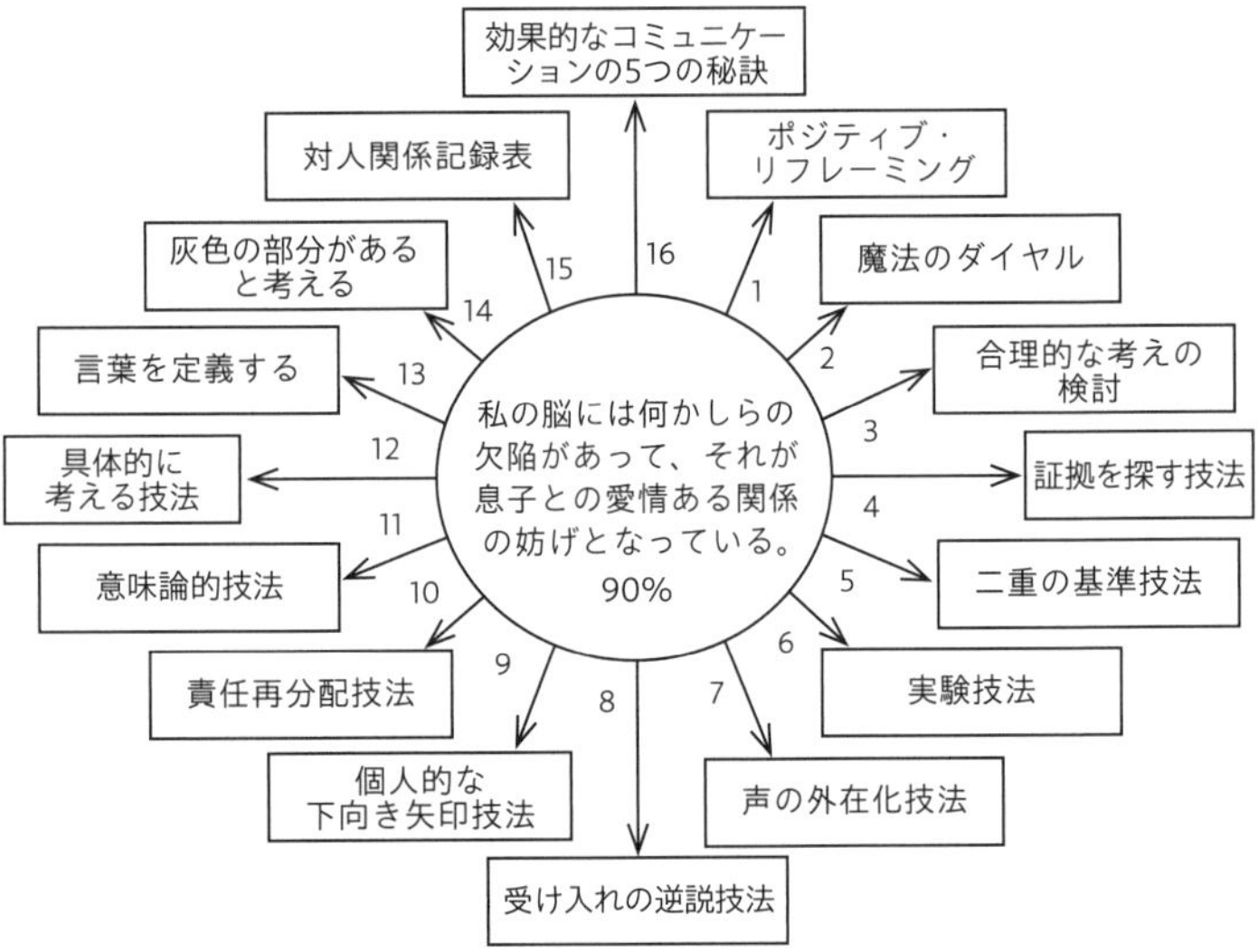

この中で使う必要があったのは、「証拠を探す技法」と「二重の基準技法」のふたつだけでした。こんなことが最近ではよく起こるのですが、それはほぼ間違いなく、ポジティブ・リフレーミングが原因です。これが早期回復の鍵なのです！

私たちはまず、証拠を探す技法から始めました。このテクニックが心のフィルターやマイナス化思考にとても有効だからです。マークには、「脳に欠陥がある」証拠と、「そうではない」証拠を挙げてもらいました。

彼にとって、これはちょっとした衝撃でした。なぜなら、彼が思いついた証拠は、長男との愛情ある関係を築くのに苦労してきたという事実と、欠陥があると「感じていた」という事実だけだったからです。しかし、子どもと衝突する母親や父親というのはかなり多いものですし、欠陥があると感じることは、脳に障害があることの証拠ではありません。それは、うつの症状なのです。

脳腫瘍の診断をするとき、神経科医は「自分には欠陥があると感じていたり、家族とうまくいってなかったりしますか？」とは尋ねません。加えて、実はマークはこのことについて何度か専門家に相談したことがあり、誰も彼の脳に欠陥があるとは言わなかったと打ち明けました。実際、彼の同僚たちは、怒りっぽい厄介な患者やその家族に対処する彼のスキルをしばしば賞賛していたのです。

このテクニックによって、彼はネガティブな考えを信じることがかなり減ってきました。そのような考えを裏づける説得力のある証拠はないと認めざるを得なかったからです。

もちろん、脳に欠陥がある人もいます。私の火曜日の会の生徒の一人は最近、脳腫瘍の手術を受け、さらにもう一人は外傷性脳損傷の後に脳出血を起こしました。それでも彼らは元気にやっています！そして、私の母が言うには、私は出産時に鉗子で引っ張り出されたために頭蓋骨の右側がつぶれてしまったそうで、だから私は人の顔を認識したり、名前を覚えたりするのが苦手なのかもしれません。しかし、このことが私にとって大きな障壁になったことはないのです。

証拠を調べ終えた私たちは、二重の基準技法を試しました。同じような境遇にある親しい友人がいるとしたら、マークはその人に何と言うだろうかと尋ねてみたのです。マークは、その友人の脳には欠陥があると言うのでしょうか？

マークは、絶対にそんなことは言わないと言いました！　その代わりに、こう言うのだそうです。

僕は君の脳に欠陥があるとは思わないよ。君はたくさんの専門家に相談してきたけれど、どの専門家も君の脳に欠陥があるとは言っていないんだ。それに、わが子との確執は珍しいことではないし、そのすべてが君のせいというわけでもなさそうだね。間違いなく君も何らかの役割を果たしているだろうが、すべてを脳のせいにするのは不公平というものだよ！

マークは、この新しい考えを完全に信じると言ったので、日常気分記録表のポジティブな思考欄にこれを書き込んでもらいました。そして再度、このネガティブな思考をどれだけ信じているかを評価したところ、この思考を信じる気持ちはゼロになっていました。

その後、いくつかのテクニックを用いて、マークに残りのネガティブな思考を打ち砕いてもらったのですが、それほど時間はかかりませんでした。これまで見てきたように、ひとつのネガティブな思考を打ち負かすと、脳の回路が突如変化して、残りのネガティブな思考に立ち向かうことが容易になるのです。マークが完成させた日常気分記録表はこの章の最後に掲載されていますので、確認してみてください。

ひとたびマークがネガティブな思考を打ち砕くことに成功すると、彼のネガティブな感情はどれもが劇的に減少し、そのうちのほとんどが完全に消え去りました。

この時点で私たちは、問題によっては、内的な解決だけでなく外的な解決が必要であることを話し合いました。内的な解決は、マークの考え方や感じ方を変えることで完了しました。しかし、外的な解決としては、息子とのコミュニケーションのあり方を変える必要があるのです。

私たちはマークに、第17章で詳しく説明する「効果的なコミュニケーションのための５つの秘訣」を使って、息子さんとのつながりを取り戻すという宿題をやってもらうことにしました。セッション中にこのテクニックを練習し、もしもっと手助けが必要なら、さらにセッションの予定を組むこともできると伝えました。

マークは次のセッションの予約を入れませんでした。彼の気持ちの変化は急速で、驚異的なものでした。セッションの終わりに、私はマークに、この評価は本物か、それとも、一部の人が疑っているように、レヴィット博士と私を喜ばせようとするための偽りなのかと尋ねました。驚いたことに、マークは涙を流しながら、「これは人生を一変させる体験だった！」と言いました。

しかし、ここに大きな問題があります。この変化は持続するのでしょうか？　そして、彼が息子さんとのつながりを取り戻そうとしたときには何が起こるのでしょうか？

私は、セラピーを受けてから２年が経った日に、マークと対談する素晴らしい機会を得ました。彼へのインタビューは心が揺さぶられる、実に感動的なものでした。彼は、長年の苦しみがたった一回のセッションによって回復するのか、自分でも半信半疑だったと打ち明けてくれました。そして、長男と心を通わせることができないまま、長い間、挫折感を味わっていたことを思い出し、涙を流しました。私はマークに、効果的なコミュニケーションのための５つの秘訣を使って、つながりを取り戻そうとしたのかと尋ねました。もしそうなら、それでどうなったのでしょうか？

マークは、セッションが終わってすぐに息子との関係に驚くべき変化があり、それはほとんど一瞬で起こったと言いました。彼が効果的なコミュニケーションのための5つの秘訣を使ったところ、長男が初めて心を開いてくれたのです。彼は非常に幸せで、実際には大喜びしているほどで、子どもたちや孫たち全員との関係も驚くほど素晴らしいものになったとのことでした。

このような変容と啓示に満ちた体験を共有してくれたマークに、私たちはどれほど感謝していることでしょう！　おそらく、すべての批評家を黙らせることはできないでしょうが、彼の物語が皆さんへの刺激となって役立つことを期待しています。

それでもまだTEAM-CBTに批判的で懐疑的な人たちへのメッセージです。TEAMやその他のアプローチを評価する際には、批判的思考と懐疑主義を持ち続けてください。研修医時代や臨床の場で学んだことに対して私自身が懐疑的だったことが、TEAMが生まれるきっかけとなりました。私は批評家を黙らせたいわけではなく、皆さん全員を称えたいのです！

マークとのセッションの様子を知りたい方は、以下のリンクからどうぞ（※英語です）。

ポッドキャスト#	タイトル	リンク
29	Introduction/ Testing	https://feelinggood.com/2017/03/27/029-live-session-mark-introduction-testing-phase-part-1/
30	Empathy	https://feelinggood.com/2017/04/03/030-live-session-mark-empathy-phase-part-2/
31	Assessment of Resistance	https://feelinggood.com/2017/04/10/031-live-session-mark-agenda-setting-phase-part-3/
32	Assessment of Resistance (cont'd)	https://feelinggood.com/2017/04/11/032-live-session-mark-agenda-setting-phase-part-4/
33	Methods	https://feelinggood.com/2017/04/17/033-live-session-mark-methods-phase-part-5/
34	Methods (cont'd)	https://feelinggood.com/2017/04/24/034-live-session-mark-methods-phase-contd-part-6/
35	Conclusion/Testing	https://feelinggood.com/2017/05/01/035-live-session-mark-final-testing-wrap-up-part-7/
141	Two-Year Follow-Up	https://feelinggood.com/2019/05/20/145-two-year follow-up-with-mark-ive-been-a-failure-as-afather/

セッション終了時におけるマークの日常気分記録表*

動揺した出来事：長男に対する父親としての役割

感　情	今の%	目標の%	終了時%
悲しい、つらい、憂うつ、落ち込み、不幸	60	10	0
不安、心配、パニック、緊張、怯え	30	0～5	0
罪悪感、後悔、いやな、恥ずかしい	60	5	5
無価値感、不甲斐ない、出来損ない、無能	50	5	20
孤独、愛されない、必要とされない、拒絶される、ひとりぼっち	40	10	0
きまり悪さ、愚か、屈辱、自意識過剰	60	5	0
絶望、落胆、悲観、失意	80	5～10	10
不満、行き詰まり、挫折、敗北	80	10	10
怒り、腹立たしさ、憤り、いらいら、歯がゆさ、動揺、激怒	30	5～10	0
その他：			

ネガティブな思考	今の%	終了時%	歪み	ポジティブな思考	何%信じるか
1. 私は敗者だ。	70	0	全か無か思考 他者非難 心のフィルター マイナス化思考 心の読みすぎ 拡大解釈と過小評価 すべき思考 感情的決めつけ レッテル貼り 自己非難	私の人生は失敗ではなかった。どんな人間関係にも二人の人間が関わっている。	100
2. 私の脳には何かしらの欠陥があって、それが息子との愛情ある関係の妨げとなっている。	90	0	一般化のしすぎ 心のフィルター マイナス化思考 結論への飛躍 先読みの誤り 拡大解釈と過小評価 すべき思考 感情的決めつけ レッテル貼り 自己非難、他者非難	私の脳に欠陥があるという証拠は全くないし、その通りだという専門家もいない。もちろん、私は息子と望んでいるほど親しいわけではないが、すべてを私の脳のせいにするのは公平さに欠ける！	100
3. 他の人ならジルとデビッドともっといいセラピーができたかもしれない。	70	0〜5	マイナス化思考 心の読みすぎ 先読みの誤り 感情的決めつけ すべき思考 自己非難	他にもいいセッションはたくさんあるだろうが、このセッションも悪くない！	100
4. 私はケアをする立場の人間なのだから、こんなことがあってはならない。	75	0	感情的決めつけ すべき思考 非難	良いことや悪いことは誰にでも起こりうるし、実際に起こっている。	100
5. 他の家族（元妻）がこの対立を助長してきた。	80	5〜10	一般化のしすぎ 心のフィルター 拡大解釈と過小評価 感情的決めつけ 非難	これはある程度真実だ。しかし元妻は数年前に他界しており、息子との関係はすべて私に委ねられている。今、彼の親は私だけなのだ。	100

8 マリリンの物語：「ステージ4の肺がんになってしまった」

二〇一七年、私はステージ4の肺がんと診断されたばかりの同僚、マリリンとのライブセッションを4回連続のフィーリング・グッド・ポッドキャストに公開しました。共同セラピストは慈愛に満ちた、卓越した技術をもつ精神科医であり、親愛なる友人でもあるマシュー・メイ博士でした。また、マリリンが肋骨の一本に痛みを伴う転移を経験していた8週間後のフォローアップ・セッションも公開しました。この章のテーマは非常に重苦しく心が乱されるものですが、マリリンの物語は、あなた自身の人生において喪失やトラウマ、さまざまな問題に直面したときに、あなたを鼓舞し、勇気を与えてくれるものと信じています。解説付きのセッションを聴きたい方は、本章最後のリンクを参照してください。

マリリンはタバコを吸ったことがなく、思いがけず肺がんであることがわかったときにはショックで打ちのめされました。このきわめてプライベートで強烈な体験を私たち全員に公開してくれたマリリンの勇気と寛容さに、私は心から感謝しています。

ここまで皆さんは、認知療法の背景にあるのは、外的な出来事ではなく私たちの思考が、すべての感情を作り出しているという理論であることを学んできました。しかし、多くの人はこの考え方を受け入れることができません。末期がんであることを知るというような、実に恐ろしいことが起こったときにはなおさらです。この場合、多くの人は、ネガティブな感情を引き起こすのは自分の考えではなく、その出来事だと主張します。彼らは、恐ろしいことが起これば、うつや不安は避けられないと主張するのです。マリリンの物語を読むことで、あなた自身の結論を出す機会が得られることでしょう。

ご想像の通り、セッションの冒頭、マリリンはショックを受けていました。次頁の気分調査表の得点を見れば、彼女のネガティブな感情は思った以上に深刻で、ポジティブなものはほとんどないことがわかるでしょう。

これらの感情は、彼女の日常気分記録表にも反映されています。彼女は、8つの異なるカテゴリーでネガティブな感情を100％と評価しました。これほどまでにひどいとは……。

マリリンの日常気分記録表を見ると、彼女のネガティブな思考は次のようないくつかのテーマに集中していることがわかります。

- がん、痛み、死に対する恐怖
- 信仰的な欠落感
- 神や死後の世界が存在することへの疑念

マリリンのセッション前の簡単な気分調査表*

あなたが今どんな気分なのか、当てはまるところにチェック（✓）を入れてください。すべての項目に答えましょう。

今、どれくらい落ち込んでいますか？	セッション前					セッション後				
	0＝全く当てはまらない	1＝少し当てはまる	2＝まあまあ当てはまる	3＝かなり当てはまる	4＝とてもよく当てはまる	0＝全く当てはまらない	1＝少し当てはまる	2＝まあまあ当てはまる	3＝かなり当てはまる	4＝とてもよく当てはまる
1. 悲しい、または落ち込んでいる					✓					
2. 落胆している、絶望している					✓					
3. 自尊心が低い、自分は劣っている、価値がない				✓						
4. やる気が出ない				✓						
5. 人生の喜びや満足感が減少している				✓						
合計→	17					合計→				

今、自殺願望はありますか？	セッション前					セッション後				
1. 自殺を考えることがありますか？	✓									
2. 人生を終わらせたいですか？	✓									
合計→	0					合計→				

今、どれくらい不安ですか？	セッション前					セッション後				
1. 不安だ					✓					
2. 怯えている					✓					
3. 心配事がある					✓					
4. 苛立っている					✓					
5. 緊張している					✓					
合計→	20					合計→				

今、どれくらい怒っていますか？	セッション前					セッション後				
1. 不満がある				✓						
2. むかついている					✓					
3. 憤慨している				✓						
4. 怒っている					✓					
5. 苛立っている					✓					
合計→	18					合計→				

ポジティブな気分調査*

あなたが今どんな気分なのか、当てはまるところにチェック（✓）を入れてください。
すべての項目に答えましょう。

今、どのような気分ですか？	セッション前 0＝全く当てはまらない	セッション前 1＝少し当てはまる	セッション前 2＝まあまあ当てはまる	セッション前 3＝かなり当てはまる	セッション前 4＝とてもよく当てはまる	セッション後 0＝全く当てはまらない	セッション後 1＝少し当てはまる	セッション後 2＝まあまあ当てはまる	セッション後 3＝かなり当てはまる	セッション後 4＝とてもよく当てはまる
1. 自分には価値があると感じる	✓									
2. 自分をよく思っている		✓								
3. 人々を身近に感じる		✓								
4. 何かを成し遂げていると感じる		✓								
5. 何かをする意欲がある		✓								
6. 落ち着いてリラックスできる	✓									
7. 他者との精神的なつながりを感じる		✓								
8. 希望を感じる		✓								
9. 心強く、楽観的である		✓								
10. 人生に満足している		✓								
		合計→	8				合計→			

マリリンの日常気分記録表*

動揺した出来事：最近、不治の、ステージ４の肺がん（非喫煙者）と診断された。

感　情	今の%	目標の%	終了時%
悲しい、つらい、憂うつ、落ち込み、不幸	100		
不安、心配、パニック、緊張、怯え	100		
罪悪感、後悔、いやな、恥ずかしい	100		
劣等感、無価値感、不甲斐ない、出来損ない、無能	100		
孤独、愛されない、必要とされない、拒絶される、ひとりぼっち、見捨てられた	100		
きまり悪さ、愚か、屈辱、自意識過剰			
絶望、落胆、悲観、失意	100		
不満、行き詰まり、挫折、敗北	100		
怒り、腹立たしさ、憤り、いらいら、歯がゆさ、動揺、激怒	100		
その他：			

ネガティブな思考	今の%	終了時%	歪み	ポジティブな思考	何%信じるか
1. そんなはずはない。私はタバコを吸ったことがないのだから。	100				
2. 私は死んでしまう（遅かれ早かれ）。	100				
3. 死ぬのが怖い。	100				
4. 死後の人生はあるのか？　死後の人生などない。	100				
5. 自分ががんだなんて信じられない。	100				
6. アルコールに依存したせいで、ずいぶんと人生を無駄にした。	100				
7. 宗教に騙されてきた。	100				
8. がんになりたくない。	100				
9. 私はだめな人間だ。人生の伴侶がいなかったし、これからもできないだろう。	100				
10. 私は他の人ほど信仰的ではない。	100				
11. 私は他の人たちの重荷になっているかもしれない。	100				
12. 私は肉体的苦痛に悩まされるかもしれない。	100				
13. 死後の人生はないのかもしれない。	100				
14. 私には信仰心が足りない。	100				

認知の歪みのチェックリスト*

1. 全か無か思考：物事を絶対的な、白か黒かで区分する。	6. 拡大解釈と過小評価：物事を大げさに捉えたり、重要性を低く見たりする。
2. 一般化のしすぎ：ネガティブな出来事を、「いつもこんなことが起こる！」という終わりのない敗北のパターンとして捉える。	7. 感情的決めつけ：自分の気分によって推論する。「私はバカみたいだから、本当にバカに違いない」
3. 心のフィルター：ネガティブな要素にとらわれ、ポジティブな要素を無視する。	8. すべき思考：「すべき／すべきでない」「する必要がある」「しなければならない」などの言葉を使う。
4. マイナス化思考：自分のポジティブな資質は取るに足らないと主張する。	9. レッテル貼り：「私はミスをした」と言う代わりに、「私はいやな奴だ」私は負け犬だ」などと言う。
5. 結論への飛躍：事実の裏付けがない結論に飛びつく。 • 心の読みすぎ：人が自分に否定的な反応をしていると思い込む。 • 先読みの誤り：物事が悪い結果になると予言する。	10. 非難：問題を解決するのではなく、欠点を見つける。 • 自己非難：自分だけの責任ではないことで自分を責める。 • 他者非難：他者を非難し、自分がその問題に寄与していた点を見落とす。

- 宗教に騙されてきたという怒り
- 人生の伴侶を得られなかったことへの不全感と挫折感
- 生涯にわたる過度な飲酒に対する自責の念

メイ博士と私は、マリリンを助けようとする前に、変化に対する彼女のアンビバレントな感情に対処する必要がありました。マリリンのネガティブな思考や感情は耐え難いもので、彼女の苦しみを深刻なものにしていましたが、彼女自身や彼女の核となる価値観について、実にポジティブな点を反映してもいたのです。

メイ博士と私はマリリンに、一緒に日常気分記録表を見直して、彼女のネガティブな感情の中にポジティブな点を探してみてはどうだろうかと提案しました。私たちが思いついたポジティブな点のリストを見る前に、あなたもやってみてください。少しばかり手ごわいかもしれませんが、このエクササイズは本書の最も重要なメッセージのひとつでもあるので、ぜひやっていただきたいのです。根底にある考えを思い出しましょう。

もし、私たちの苦しみが、私たちのダメなところではなく、私たちのちゃんとしたところの結果だとしたら、それは素晴らしいことではないだろうか？

この考えはあなたの人生を変えうるものですが、最初から簡単に腑に落ちるものではありません。そこで本書では多くのエクササイズを用意しました。繰り返し練習することで、あなたの脳の中に新しい癒やしのネットワークが生まれるはずです！

では、腕まくりをして、マリリンのネガティブな感情のそれぞれについて、おなじみのふたつの質問を自分に投げかけてみましょう。

1. この感情はマリリンと彼女の核となる価値観について、どんなポジティブで素晴らしいことを示しているだろうか？

マリリンのポジティブ・リフレーミングのリスト

悲しい、つらい、憂うつ、落ち込み、不幸	
不安、心配、パニック、緊張、怯え	
罪悪感、後悔、いやな、恥ずかしい	
劣等感、無価値感、不甲斐ない、出来損ない、無能	
孤独、愛されない、必要とされない、拒絶される、ひとりぼっち、見捨てられた	
絶望、落胆、悲観、失意	
不満、行き詰まり、挫折、敗北	
怒り、腹立たしさ、憤り、いらいら、歯がゆさ、動揺、激怒	

2. この感情はどのようにマリリンの役に立っているか？ このように感じることに、どのような利点があるのだろうか？

上のポジティブ・リフレーミングのリストにあなたの答えを書き込んでください。書き終わったら、次頁のマリリン、メイ博士、そして私が考えたリストを確認してみてください。

マリリンは、私たちが彼女のネガティブな感情の中に見つけ出したすべてのポジティブな要素に驚いていました。やろうと思えば、彼女のネガティブな思考に対してもポジティブ・リフレーミングを行うことができたのですが、それではやりすぎだったでしょう。

マリリンのポジティブ・リフレーミングのリスト

悲しい、つらい、 憂うつ、 落ち込み、不幸	これらの感情は： ・私がとても繊細であることを示している。 ・生命に対する畏敬の念、深い感謝の念、その美しさと尊さに気づいていることを示している。 ・起こったことを考えれば、当然のことだ。 ・生きていることを実感させてくれる。
不安、心配、 パニック、緊張、 怯え	これらの感情は： ・私を守ってくれる。 ・一種の自己愛である。 ・自分への思いやりを示している。 ・現実を直視する知恵と勇気を示している。 ・私が現実に向き合っていて、毎晩、家で酔っ払っているわけではないことを示している。
罪悪感、後悔、 いやな、 恥ずかしい	これらの感情は： ・私が自分のしたことを気にしていて、それを認めるつもりであることを示している。 ・自分がちゃんとした価値観を持っていることを示している。 ・社会正義に関わる原動力となっている。 ・私には責任感があることを示している。
劣等感、 無価値感、 不甲斐ない、 出来損ない、 無能	これらの感情は： ・私の意識が高いことを示している。またそれは、私が多くのことを成し遂げるうえでの原動力となっている。私は博士号と4つの修士号を持っているのだ！ ・苦しんでいる人たちに共感し、思いやりを持てるようにしてくれる。 ・謙虚さを表しているし、謙虚さはスピリチュアルな資質だ。 ・学び、成長する必要があることを思い出させてくれる。 ・コントロールできているという感覚を与えてくれる。 ・私には多くの欠点があるので、私は正直であることを示している。 ・自ら責任を負い、人のせいにしないことを示している。
孤独、愛されない、 必要とされない、 拒絶される、 ひとりぼっち、 見捨てられた	私の孤独は： ・私が人の役に立ちたい、そして何かをもたらしたいと願っていることを示している。 ・人々と共にいられることへの感謝を示している。 ・他者との愛に満ちた関係への憧れを示している。
絶望、落胆、 悲観、失意	私の絶望は： ・やる気を与えてくれる。 ・救いでもある。 ・失望から私を守ってくれる。 ・今、かなりひどいことが起きているので、私が正直であることを示している。

不満、 行き詰まり、 挫折、敗北	私の不満は： ・祈ろうという気持ちにさせてくれる。 ・私がまだ諦めていないことを示している。
怒り、 腹立たしさ、 憤り、いらいら、 歯がゆさ、動揺、 激怒	私の怒りは： ・私が本当に心配になっていて、事態が変わることを望んでいることを示している。 ・パワーの源だ。私はそれを感じることができる。 ・私に闘う勇気を与えてくれる。 ・私がちゃんとした価値観と道徳心を持っていることを示している。 ・不謹慎な精神的指導者に騙されたり利用されたりしている人たちへの愛を表している。

いわゆる「症状」というものが、実際には自分の最も美しくポジティブな部分から生じていることに気づけば、変化に対する抵抗は劇的に減少するものです。マリリンがまさにそうでした。

私たちはマリリンに、もしも魔法のダイヤルがあるとしたら、自分のネガティブな感情をどの程度まで抑えたいかと尋ねました。次頁の表を見るとわかるように、彼女はうつを45%とかなり高めに、不安や罪悪感、怒りを少し高めの20%に維持したいが、それ以外のネガティブな感情は5%から15%とかなり低めにしてもいいと思ったようです。

これらの「目標」は、固定されたものではないということを覚えておいてください。あなたが変わり始めれば、目標も変わるかもしれません。私たちはただ、マリリンに舵取りを任せ、彼女の潜在意識と契約して、ネガティブな感情を自由に減らしてもらうことにしました。

これは実に重要なことであり、常識的なことでもあります。ステージ4の肺がんと診断されたばかりの人に、「本当に幸せな気分にさせてあげる」と言っても、「変人」「思いやりがない」として一蹴

感　情	今の％	目標の％	終了時％
悲しい、つらい、憂うつ、落ち込み、不幸	100	45	
不安、心配、パニック、緊張、怯え	100	20	
罪悪感、後悔、いやな、恥ずかしい	100	20	
劣等感、無価値感、不甲斐ない、出来損ない、無能	100	15	
孤独、愛されない、必要とされない、拒絶される、ひとりぼっち、見捨てられた	100	10	
きまり悪さ、愚か、屈辱、自意識過剰			
絶望、落胆、悲観、失意	100	5	
不満、行き詰まり、挫折、敗北	100	5	
怒り、腹立たしさ、憤り、いらいら、歯がゆさ、動揺、激怒	100	20	
その他：			

されるだけでしょう。日常気分記録表の「目標の％」欄は、ＴＥＡＭ－ＣＢＴの中の数ある工夫のひとつであり、非常に役に立つのです！

マリリンの抵抗を減らしたところで、今度は、いくつかの方法を用いて、彼女をひどく苦しめているネガティブな思考に立ち向かい、それを打ち砕く番です。通常は、このような思考の中にある歪みを特定することが最良の出発点です。

マリリンはまず、「私は他の人ほど信仰深くない」というネガティブな思考に取り組みたいと言いました。あなたも次頁にある認知の歪みのクイズを使って、この思考にいくつ歪みを見つけられるか、やってみてください。終わったら読み進めて、私たちが思いついた歪みを確認してください。ただし、クイズを終えるまでは見ないように。それほど難しくありませんので、楽しみながらできますし、勉強になると思いますよ。

認知の歪みのクイズ	(✓)
1. 全か無か思考：自分自身や世界を、白か黒か、全か無かで分けて考える。灰色の領域は存在しない。	
2. 一般化のしすぎ：ネガティブな出来事を、「いつも」や「決して」などの言葉を使いながら、終わりのない敗北のパターンとして捉える。	
3. 心のフィルター：ポジティブなことをフィルターにかけたり無視したりして、ネガティブなことにばかり目を向ける。まるで一滴のインクがビーカー全体の水を変色させるようなものである。	
4. マイナス化思考：これはさらに大きな精神的エラーである。自分のポジティブな資質は取るに足りないと自分に言い聞かせ、こうして自分自身に対する全般的な見方がネガティブなものとなり続ける。	
5. 結論への飛躍：事実の裏付けがない結論に飛びつく。 • 心の読みすぎ：他人が何を考えたり感じたりしているか、自分にはわかっていると思い込む。 • 先読みの誤り：未来について、ネガティブな結果を予想する。	
6. 拡大解釈と過小評価：物事を大げさに捉えたり、重要性を不適切に低く見たりする。私はこれを「双眼鏡トリック」と呼んでいる。双眼鏡のどちらから覗くかによって、物事が大きく見えたり小さく見えたりするからである。	
7. 感情的決めつけ：気分によって推論する。例えば、自分のことを負け犬のように感じるから、自分は本当に負け犬だと思い込む。あるいは、絶望的な気分なので、自分は本当に絶望的なのだと結論づける。	
8. すべき思考：「すべき」「する必要がある」「しなければならない」などの言葉で自分（あるいは他人）を惨めにする。自己に向けられた「すべき」は罪悪感、羞恥心、抑うつ、無価値感を、他者に向けられた「すべき」は怒りや人間関係の問題を、世界に向けられた「すべき」は不満や権利意識を引き起こす。	
9. レッテル貼り：具体的な問題に焦点を当てる代わりに、自分自身や他人にレッテルを貼る。これは一般化のしすぎの極端な形態であり、自分や他人を完全な欠陥品、ダメ人間とみなすことになる。	
10. 非難：自分（自己非難）や他人（他者非難）の欠点を見つける。	

私の答え

以下のように、マリリンは10個の歪みのすべてに該当していました。

1. **全か無か思考**：マリリンは信仰心というものを、白か黒かで分けて考えているようです。スピリチュアルな感覚は他の感覚と同じように、行ったり来たりし、時間の経過とともに大きく変化する傾向にあります。著名な信仰家を含め、人間というものはたいてい、神や死後の生命に疑問を抱く瞬間が何度か、あるいは何度もあるはずなのです。

2. **一般化のしすぎ**：当初、私はこの項目にはチェックを入れなかったのですが、よく考えてみると、一般化のしすぎも含まれているように思われます。マリリンは現在の信仰上の危機が、永久に続くもの、決定したものと考えているようです。また、自分の中には信仰心の足りない「自己」がいると考えているようです。

3. **心のフィルター**：マリリンは今現在を含め、自分の宗教上の信念や神への信仰を疑った瞬間についてばかり考えています。

4. **マイナス化思考**：マリリンは、瞑想をしているときなど、深い信仰心を感じたことが何度もあることを見過ごしたり割り引いて考えたりしています。また、神学の修士号を持ち、カトリック教会の信者として毎日のように朝の礼拝に出席していることも割り引いて考えています。

さらにマリリンは、彼女自身の批判的考察の重要性と価値、そして突然の「迷い」を覚えることの信仰上の重要性を割り引いてもいます。多くの宗教的神秘主義者は、この「魂の闇夜」が実は、悟りへの重要なステップであると説いているのです。

5. **結論への飛躍**：マリリンは、他の宗教家には、信仰を疑ったり失ったりする瞬間などないと思い込んでいます。

6. **拡大解釈と過小評価**：彼女の考えがこの歪みの典型例だとは思いませんが、マリリンは間違いなく、一時的に信仰心を失った「おそろしさ」を拡大解釈し、幼い頃からずっと続けてきた教会への多大な献身を過小評価していると言えるかもしれません。

7. **感情的決めつけ**：マリリンは間違いなく、自分がどう感じているか、ということから推論しています。彼女は迷える罪人のように感じているので、自分を本当にそのような存在だと思い込んでいるのです。

8. **すべき思考**：マリリンは明らかに、自分は神をもっと強く信じるべきで、死後の世界についてもその存在を疑うべきではないと思い込んでいます。

9. **レッテル貼り**：マリリンはこの思考の中では、自分にレッテルを貼っていません。しかし、もし彼女が自分を「罪人」「悪人」と呼ぶとしたら、それは自分自身にレッテルを貼っていることになります。

10. **非難**：彼女は、疑いを抱いている自分を責めています。

このように、この思考には多くの歪みがあることがわかりました。これは朗報でした。なぜなら、この思考に立ち向かい、マリリンに安心してもらうために使うことができる、たくさんのテクニックがあるからです。

私たちはまず、二重の基準技法を用いて、マリリンに、自分と同じようにがんと診断されたばかりで、神や死後の世界を信じることに疑いを持ち始めた親友がいるとしたら、その人に何と言うだろうかと尋ねました。「もっと信仰深くなるべきだ」「あなたには信仰心が足りない」とでも言うのでしょうか？

マリリンは、大切な友人に対してそのような厳しいことは絶対に言わない、と言いました。その代わり、マリリンは友人にこう言うのだそうです。

スピリチュアルな畏怖の念を抱くという経験をあなたは何度もしてきました。それに、自分の信仰を疑うということは、批判的な思考ができる誠実な人間であることを示すものです。疑うことは、宗教的な体験の一部なのです。

メイ博士と私はマリリンに、「今言ったことは本当の気持ちですか、それとも、ただの理屈を言っているのですか」と尋ねました。彼女は、「絶対に本当です」と答えました。私たちはマリリンに、自分自身に対しても同じように優しく語りかけ、厳しい自己批判や断定を行うのではなく、思いやりと寛容さをもって接することができるかと尋ねました。非常に思いやりのあるマリリンは、これに「ピンときた」ようで、すぐにネガティブな思考を打ち砕くことができました。

次に、マリリンが喜びそうなエピソードを紹介しました。私がフィラデルフィアの駅から自宅までジョギングしているときに、神様に出会ったという話です。場所もはっきりと覚えています。家から半マイルほど離れた急な坂道でした。私は神様に告げられたのです。「デビッド、もし君が私を信じるなら、私は深く失望することになる」と。

私は、「心配するな、大物よ、私がついている！」と答えました。

マリリンはこの話が気に入ったようで、思わず笑い出しました。末期がんのような厳しい状況であっても、セラピー中に笑えるのはとても素晴らしいことです。

このとき、ほとんど即座に、マリリンの気持ちに変化が生じたようでした。彼女は回復へと向かうための強力なパートナーとなり、セッションの開始時には現実的で壊滅的で圧倒的だったネガティブな思考をも簡単に打ち砕くことができたのです。

次の表で、彼女がどのようにこれらのネガティブな思考に立ち向かったかを示したいと思います。

これはとてつもないセッションになったと思われましたが、すでに述べたように、セラピストの認識は往々にして的外れなこともあります。かなり劇的にマリリンが変化したように見えたとしても、私たちは、セッションの終わりにマリリンの日常気分記録表を見て、彼女の気分がどのように変化し

ネガティブな思考	今の%	終了時%	歪み	ポジティブな思考	何%信じるか
11. 私は他の人たちの重荷になっているかもしれない。	100	5	心の読みすぎ 先読みの誤り 拡大解釈 感情的決めつけ すべき思考 レッテル貼り 自己非難	私が何度も悩み苦しんでいる人々を助けられたことが名誉なことであったように、他の人に私を助けてもらうのも名誉なことだ。ほとんどの人は、私のことを「重荷」だとは思わないだろう。私たちはお互いに人生のどこかで重荷になるのだ。	100
12. 私は肉体的苦痛に悩まされるかもしれない。	100	15	全か無か思考 心のフィルター マイナス化思考 先読みの誤り 拡大解釈と過小評価	私は過去にも肉体的な痛みとうまくつきあってきた。素晴らしい医療にも恵まれている。	100
13. 死後の人生はないのかもしれない。	100	10	先読みの誤り	もし死後の生命がないなら、文字通り恐れることは何もない。もし死後の生命があるとしたら、それはかなり畏怖すべきことだ！　素晴らしい驚きだ！	100

たかを確認するまでは確信が持てませんでした。

次頁の表にあるように、彼女は目標をやすやすと超え、そしてすべてのネガティブな感情は信じられないほど、あり得ないほど低いレベルにまで下がりました。

このセッションは、マリリンが「度肝を抜かれた」と表現したように、強力な心理体験と見ることができます。また、深遠な、信仰的な体験と見ることもできます。マリリンは、神秘主義者が「魂の闇夜」と呼ぶものから一気に抜け出し、突然、奥深い信仰的な再生を体験したの

感　情	今の%	目標の%	終了時%
悲しい、つらい、憂うつ、落ち込み、不幸	100	45	5
不安、心配、パニック、緊張、怯え	100	20	2
罪悪感、後悔、いやな、恥ずかしい	100	20	0
劣等感、無価値感、不甲斐ない、出来損ない、無能	100	15	0
孤独、愛されない、必要とされない、 拒絶される、ひとりぼっち、見捨てられた	100	10	0
きまり悪さ、愚か、屈辱、自意識過剰			
絶望、落胆、悲観、失意	100	5	1
不満、行き詰まり、挫折、敗北	100	5	1
怒り、腹立たしさ、憤り、いらいら、歯がゆさ、動揺、激怒	100	20	1
その他：			

です。

厳密には、彼女が体験した変化の鍵となったのは自己受容でした。彼女の回復には「自己」の死が関わっていました。マリリンは、「自分はもっと良い人間であるべきだ」と思い込んでおり、それが――がんではなく――苦しみの主な原因でした。そんな欠点だらけの自己を受け入れた瞬間に、一種の奇跡が起きたのです。

最初のセッションから8週間後、マリリンは初めて肋骨に痛みを伴う転移を経験してパニックに陥り、うつ、怒り、不安の症状が再燃しました。ネガティブな感情は、弱ったときや自信喪失の瞬間に再び忍び寄るもので、だからこそ、回復後の再発防止トレーニングが非常に重要なのです。前もってそうした事態に備えておけば、再発からもかなり早く抜け出せるようになります。マリリンにもそれが起こりました。調整のためのセッションを受けに来たマリリンは、再び前回と同じくらい度肝を抜かれるような、思考や感情の変化を経験したのです。

マリリンの話を終えたところで、この章の冒頭で述べた、「感情的な痛みは私たちの思考に起因するのであって、人生の状況に起因するのではない」という、議論の的となっている理論に戻ることにしましょう。今回ご紹介したドラマチックなセッションによって、このテーマに対するあなたの考えも明確になったことでしょう。つまり私たちは、毎日、一瞬一瞬、自分の心の現実を作り出しています。そして、考え方を変えれば、感じ方を変えることができるのです！

マリリンとのセッションの録音を聴きたい方は、以下のリンクをご参照ください。感銘を受けると思います。このセッションはこれまで2万回近くダウンロードされていますが、「幸せ」や「生きる意味を見つける」といったポジティブなタイトルのポッドキャストに比べると、あまり人気がないようです。末期がんとの付き合い方などという重苦しいテーマに、人々は恐れをなすのでしょう。

しかし、聴いた人たちからは、マリリンへの深い感謝と賞賛のメールがたくさん寄せられています。不思議なことに、多くの人が、彼女の誠実さ、弱さ、純粋さゆえに、マリリンが彼らの信仰上のヒーローになったことを彼女に知ってもらいたいと願っていました！　マリリンの物語があなたの心を動かし、インスピレーションを与えられたなら嬉しいです。

ポッドキャスト#	タイトル	リンク
49	Live Session with Marilyn (Part 1) — Testing, Empathy	https://feelinggood.com/2017/08/07/049-livesession-marilyn-testing-empathy-part-1/
50	Live Session with Marilyn (Part 2) — Assessment of Resistance	https://feelinggood.com/2017/08/14/050-livesession-marilyn-agenda-setting-part-2/
51	Live Session with Marilyn (Part 3) — Methods, Relapse Prevention	https://feelinggood.com/2017/08/22/051-livesession-marilyn-methods-relapseprevention-part-3-2/
52	Your Responses to Marilyn Part 4) — Were the Changes Real? Will they Last?	https://feelinggood.com/2017/09/11/052-yourresponses-to-the-live-work-with-marilyn-arepeople-honest-in-their-ratings-and-do-theimprovements-stick/
59	Live Session with Marilyn (Part 5) — The 8-Week Tune-Up	https://feelinggood.com/2017/10/26/059-livesession-marilyn-the-tune-up/
159	Live Therapy with Marilyn 2-Year Follow-Up—“What if I die without having lived a meaningful life?	https://feelinggood.com/2019/09/23/159-livetherapy-with-marilyn-what-if-i-die-withouthaving-lived-a-meaningful-life/

9 サラの物語：「細菌が怖い」

超・重度の障害を持つ人にも、TEAM-CBTは役に立つのでしょうか？　それとも、この新しいアプローチは、問題がそれほど深刻ではない人だけのものなのでしょうか？

強迫症（OCD）は一般的に、最も重症で治療が困難な精神疾患のひとつに数えられています。精神科医は薬物療法や心理療法を推奨しますが、その効果は限定的であることが多く、患者さんの多くは何年も、あるいは何十年も、強迫観念や強迫的儀式と闘い続けることになります。

OCDは、強迫観念と強迫的儀式を特徴とする重度の不安症です。強迫観念とは、何かひどいことが起こるかもしれないという恐ろしい考えのことです。例えば、ベッドに横たわったものの、台所のコンロの火を消したかどうかが気になり、家が燃えてしまうのではないかと恐れたりします。これが強迫観念です。そうしてベッドから起き上がり、火を消し忘れていないかどうかを確認します。それが強迫行為です。

こうすると、一時的には安心します。しかしその考えはすぐによみがえり、またベッドを出てコンロを確認することになります。何度も何度も！　これが典型的なOCDであり、その人の暮らしや心の健康を妨げることになります。

重症になると、OCDによって生活が不自由になることもあります。強迫観念や強迫行為がひどくなり、一日の大半を何かを心配したり調べたりして過ごすことになります。サラもそうでした。彼女は火曜日の夕方、スタンフォードのトレーニング・グループを訪れ、学生や同僚たちのためのTEAM-CBTのライブ・デモンストレーションに参加することを快諾してくれました。

サラは、20年以上にわたる不潔恐怖との神経をすり減らすような闘いについて語ってくれました。億万長者だった故・ハワード・ヒューズ氏を悩ませたのもこれと同じ問題であったことをご存じの方もいるでしょう。彼も不潔恐怖を抱えていて、一時期はラスベガスのホテルのスイートルームで、実質的にあらゆる人との接触を断ち、細菌から身を守るための手の込んだ儀式を行いながら暮らしていました。

サラは、毎日一時間かけてシャワーを浴び、入念で儀式的な掃除を行い、一日中何度も手を洗っていると説明しました。

手の皮膚は荒れて痛かったのですが、それでもやめませんでした。缶詰を開けるときはいつもペーパータオルを使わなければならないほどでした。

強迫症ゆえに、サラは家族にも要求を突きつけていました。例えば、娘には「嫌なもの」に触れたらすぐに手を洗うよう求め、家でも学校でもパーティーでも、娘を床には座らせませんでした。

230頁で、サラの日常気分記録表を見ることができます。彼女は、動揺した出来事として、精神科の建物に入ってドアを開けたときに強烈なパニックと気持ち悪さに襲われたことを挙げました。彼女は、ドアの取っ手は不潔で汚染されていると思い込み、ナプキンでそれを覆いました。しかし、彼女は恥ずかしさと屈辱感から、誰も見ていないところでこっそりそれを行おうとしたのです。

このような恥の感覚は不安を抱える人によくみられるものです。自分にはどこかとてもおかしなところがあると感じ、この症状を人に知られたら批判されると思い込んでいます。そのため、サラが20年間続けてきたように、恥ずかしさのあまり自分の症状を隠そうとするのです。

サラが20年間も苦しんできたことを目の当たりにして、私は胸が張り裂けそうになりました。

サラの話を聞いた後、私は「助けが必要ですか」と尋ねました。これは決して単純な質問ではありません。というのも、ＯＣＤを持つほぼすべての人が、変化を求めることに対して強烈な、アンビバレントな気持ちを抱えているからです。なぜなら、彼らは、自分が回避している危険はとても現実的だと信じているからです。

私は、サラがはっきりと助けを求めていることを知って嬉しく思い、セッションではどのような助けを望んでいるのかと尋ねました。もちろん、奇跡を約束することはできませんが、もしもセッションが終わるまでに奇跡が起こるとしたら、彼女は何を望むのでしょうか？

彼女は、ＯＣＤを治し、長い間自分を苦しめてきた不安や恥ずかしさから解放されたいと言いました。私はサラに、ここに魔法のボタンがあって、それを押せば不潔恐

サラの日常気分記録表*

動揺した出来事：精神科の建物に入るとき、玄関のドアに触れたくなかった。

感　情	今の%	目標の%	終了時%
悲しい、つらい、憂うつ、落ち込み、不幸			
不安、心配、パニック、緊張、怯え	100		
罪悪感、後悔、いやな、恥ずかしい	100		
劣等感、無価値感、不甲斐ない、出来損ない、無能	40		
孤独、愛されない、必要とされない、拒絶される、ひとりぼっち、見捨てられた			
きまり悪さ、愚か、屈辱、自意識過剰	100		
絶望、落胆、悲観、失意	50		
不満、行き詰まり、挫折、敗北	30		
怒り、腹立たしさ、憤り、いらいら、歯がゆさ、動揺、激怒	30		
その他：気持ち悪い	100		

ネガティブな思考	今の%	終了時%	歪み	ポジティブな思考	何%信じるか
1. 玄関の取っ手に何がついているかは神様にしかわからない！	100				
2. 誰が触ったかわからないし、その手は汚染されていたかもしれない！	100				
3. ナプキンなしで触ったら、病気になるだろう。	100				
4. そこに何がついているか、わかったものではない。	100				
5. トイレで手を洗わなかった人がそこを触ったかもしれない。	100				
6. 気持ち悪い！	100				
7. 触ったら汚れそう。本当に汚く見える！	100				

怖も掃除の儀式もすべて瞬時に、何の努力もなしに消えて、完全に治った状態で、喜びのうちに今日のセッションを終えられると想像してみてほしいと伝えました。

私はサラに、その魔法のボタンを押したいですかと尋ねました。彼女は何と答えたと思いますか？ほとんど誰もが「イエス」と答えるものです。サラも例外ではありませんでした。

私は、魔法のボタンは実際にはないけれど、ＯＣＤから自由になるための強力なテクニックがあると説明しました。しかし、張り切って治そうとする前に、不潔恐怖の利点や、サラのネガティブな思考や感情が教えてくれている、彼女自身や彼女の人間としての核となる価値観についてのポジティブで素晴らしい点をいくつか調べてみるべきかもしれないと伝えました。

サラは、自分の恐怖症にポジティブなところや利点があるなどとは考えたこともないと言いました。

そこで私は、サラの念入りな掃除の儀式には、少なくともひとつの大きなメリット、つまり、病気にならないように守ってくれているという利点があると指摘しました。彼女はすぐにそれに同意したので、私たちはサラのポジティブな点のリストにそれを真っ先に書き込みました。

読み進める前に、あなたのほうでもいくつかポジティブな点が思いつくかどうか、やってみてください。サラの立場になって、次のふたつの質問を自分に投げかけてみてください。

1. サラのネガティブな思考や感情、強迫的な掃除の儀式には、どんな利点があるのだろう？
2. それはサラについての、どのようなポジティブで素晴らしい点を伝えているのだろう？

サラのポジティブ・リフレーミングのリスト

1. 私の不潔恐怖と儀式は、病気にならないように私を守ってくれる——それはとても良いことだ！
2. ＿＿＿＿＿＿＿＿
3. ＿＿＿＿＿＿＿＿
4. ＿＿＿＿＿＿＿＿
5. ＿＿＿＿＿＿＿＿
6. ＿＿＿＿＿＿＿＿
7. ＿＿＿＿＿＿＿＿
8. ＿＿＿＿＿＿＿＿
9. ＿＿＿＿＿＿＿＿
10. ＿＿＿＿＿＿＿＿
11. ＿＿＿＿＿＿＿＿
12. ＿＿＿＿＿＿＿＿

読み進める前に、サラのポジティブ・リフレーミングのリストを完成させることを強くお勧めします。そうすることで、自分自身の考えや感情に対してこの強力なツールを使うことが、ずっと簡単になるからです。

終わったら読み進めて、サラと私が考えた以下のリストを見てみてください。このように、ポジティブな点がたくさんありました！

サラのポジティブ・リフレーミングのリスト

1. 私の不潔恐怖と儀式は、病気にならないように私を守ってくれる！
2. 私の掃除の儀式は、私を安心させ、落ち着かせてくれる。
3. それらは健康維持に対する私のコミットメントを示している。
4. 病気になって人に迷惑をかけることがない。
5. 健康に働くことができるため、人々との約束を守ることができる。
6. 今はインフルエンザの季節で、危険な菌は実際にたくさん存在する。
7. 何度も手を洗い、一時間かけて丁寧にシャワーを浴びる儀式は、私が規律を守る人間であることを示している。
8. 私の不潔恐怖は、家族や友人を病気にさせたくないという愛情の表れである。
9. 私の毎日の儀式は、私が良心的であることを示している。

10. 私の不潔恐怖と儀式は、私の意識が高いことを示している。
11. 私の意識の高さは、私が懸命に働き、多くのことを成し遂げる原動力となっている。
12. 私の羞恥心は、私が謙虚であることを示している。
13. 私の羞恥心は、私が正直で、自分の欠点について調べる意思があることを示している。
14. 私は20年近くこの問題と闘っているが、私の無力感や落胆は私を失望から守り、私に過度な期待を抱かせないようにしてくれている。
15. ほとんどの専門家は、ＯＣＤは治療が難しい脳の病気だと言っているので、私の絶望感は、私が現実的であることを示している。

このリストを完成させた後、私はサラに、いったいなぜ魔法のボタンを押したいと思うのか聞いてみました。もし今夜治ってしまったら、サラは汚染されたあらゆるものを触るようになるでしょうし、何が起こるかもわからないというのに！

この「ピボット・クエスチョン（要《かなめ》となる質問）」はＴＥＡＭ‐ＣＢＴの特徴の一つです。私は、変わるようにと患者さんを説得することはありません。なぜなら、それは通常、患者さんの抵抗を煽ることになるからです。その代わり、私は患者さんの潜在的な抵抗（サラの場合は、変化することへの恐れ）の役になりきって、私が患者さんに説得されて、患者さんと共に行動するようにしています。

セラピストの中には、患者さんが「実は変わりたくないんです！」と言うのを恐れて、このアプローチに抵抗する人もいます。そんなことが起こるとしたら、それはほとんどのセラピストを恐怖に陥れるでしょう。セラピストというのはたいてい、「助けたい」という強い思いを抱いてこの世界に飛び込んだ人たちです。実際、援助することが私たちの職業的アイデンティティとなっていて、患者さんが援助を望んでいないかもしれないという考えは、このアイデンティティを脅かすのです。

　そのようなことが起こらないとは限りませんが、通常は起こりません。むしろピボット・クエスチョンには、患者さんの変化への決意を突如活性化するという逆の効果があるようです。

　サラがまさにそうでした。彼女は、もし私が彼女と共に取り組み、その夜にＯＣＤを治してくれるなら、何でもすると言いました。彼女は、不安や孤独、羞恥心を背負うことは、これまで必死で避けてきた細菌や汚染の現実的または想像上の危険性よりもはるかに大きいと言いました。

　そこで私は、「今夜、治ることの代償を払う気はありますか」と尋ねました。

　サラがその代償とは何かと尋ねたので、私は、彼女が最も恐れている怪物に立ち向かう必要があるのだと答えました。つまり、セミナールームを出て、トイレの便座や建物内のドアの取っ手など——とてつもなく恐ろしい玄関のドアを含め——汚染されたあらゆるものに触れてみるということです。

　第3章を思い出していただきたいのですが、これは曝露と呼ばれるもので、不安の治療においては極めて重要な要素です。恐怖に立ち向かえば、成功する確率はほぼ100％です。しかし、拒否すれば、ほぼ確実に回復には至りません。

　思いつきで、私は数十年前のテレビ番組「トワイライトゾーン」のお気に入りのエピソードを紹介しました。そのエピソードにはワンダという老婦人が登場します。彼女は「死神」が潜んでいるのではないかと恐れて、老朽化したアパートから外に出ようとしません。死神は他の人には見えないのですが、彼女は幼い頃から何度も目撃していて、今にも襲われるのではないかと思っています。死神に触れられると即死することになっているのですが、ワンダにはまだ準備ができていないのです。

外が騒がしいことに気づいたワンダは、信じられないほどハンサムな警察官ハロルドが雪の中で倒れているのを目撃します。彼は銃で撃たれたと言っていて、助けを求めています。ワンダは不審に思いながらも、しぶしぶ彼を家の中に入れ、ベッドに横たわらせます。彼に触れても死ななかったので、彼女は驚きを隠せません。

ワンダはハロルドに、数カ月前から死神が自分を狙っていて恐ろしいのだと打ち明けます。死神はさまざまな姿でやってきて、順番が来て触れられると死んでしまうのです。しかし、ワンダは死神には騙されまいと決意しています。

彼女はその日、ハロルドと出会う前に、ビルの管理人を名乗る男性がやってきて、彼女の住んでいるアパートが取り壊されることになったので、出て行くように言われたと説明します。彼女はそれこそ死神だと確信していたので、男性を部屋には入れなかったのです。

そのとき突然ドアがノックされ、ワンダは相手にしたくなかったのですが、ハロルドの説得によって応じることにします。鎖でつがれたままのドアを開けると、ビルの管理人が戻ってきていました。彼は「申し訳ありませんが、命令が出ています」と言いながら無理やり入ろうとして鎖を壊し、誤ってワンダを床に倒してしまいます。

管理人は謝りますが、このビルは一時間後に取り壊されることになっており、ワンダは退去しなければならないと説明します。ワンダは抗議し、ベッドに横たわっている負傷した警察官ハロルドを助けなければならないのだと言います。管理人は、ベッドには誰もいないと言い、ワンダにもう一度、すぐに立ち退くように言って去っていくのです。

ワンダは不審に思い、ハロルドに、なぜ管理人が入ってきたときに助けてくれなかったのかと尋ねます。ハロルドは彼女に鏡を見てみろと言うのですが、鏡を見てもハロルドの姿は見えません。そのとき、稲妻のようなひらめきによって、ハロルドこそが死神であることがわかり、彼女は怒って「私を騙したな！」と叫びます。

ハロルドは、死は恐れるほどのことではないし、ワンダは単に未知のものを恐れているだけだと説明します。そして彼女の手をそっと取り、「ほらね。なんてことはないだろう？」と言うのです。

ワンダが「私はもう死ぬのか？」と尋ねると、ハロルドはベッドを見るように言います。そこには彼女自身の死体がありました。ハロルドは優しく言います。「ほら、ワンダ、僕らの旅はもう始まっているよ」と。そして二人は、一緒に大冒険をするために、喜びと安らぎと愛に満ちた姿で建物の外へと出て行くのです。

この話をした後、私はサラに私の手を取ってもらいました。私たちは、サラが自分なりの死神に立ち向かうという、信じられないほど勇気のいる冒険へとグループを連れ出したのです。

20人以上のセラピストが詰めかけるなか、私たちは女性用トイレから始めました。サラと私が便座に手をこすりつけるのをセラピストたちは見守ります。サラは、自分の不安を0から100までの尺度で125と見積もりました。

信じられない！

それから、サラは便座を持ち上げて、その下の部分にも手をこすりつけました。私は彼女をとても誇りに思いました！

次に、私たちはおそるおそる玄関まで歩いていって、その間、すべてのドアの取っ手に触れました。彼女はまだ恐怖のどん底にいるかのようでした。

玄関に着くと、サラは人々の指紋がついているガラスに手をこすりつけました。それが特に怖かったようです。

そして外に出ました。そこには空になったばかりの大きなゴミ箱があり、とても汚れていて、底にはまだベトベトのゴミが残っていました。私は彼女に、中に手を入れて、そのベトベトのゴミに手をこすりつけてみるように言いました。

彼女が難色を示したので、私が先に腕を入れて手をこすりつけました。私の様子を見て、彼女はようやくゴミ箱の内側にそっと触れましたが、すぐに「やりすぎだわ」と後ずさりしました。

私はサラに、ゴミ箱の奥まで手を入れるんだよと言って、もう一度お手本を見せました。彼女は吐きそうだと言いながら、無理やりに、しかしやり遂げました！

そして、二人して自分の顔に手をこすりつけました！

学生たちの中には、本当に不安になって、ドアの横に置いてあるウェットティッシュがいらないかと尋ねる人もいました！　興味深いのは、恐怖心がいかに伝染しやすいかということです。しかし私たちは、彼らを無視してセミナールームに戻りました。

私はサラに今の気持ちを聞いてみました。サラは涙を流しながら、すごくほっとしているし、感謝していると語ってくれました。そして、不安は0から100のうちの1か2くらいになったというのです。

これは私にとってもグループの学生たちにとっても、実に驚くべきことでした。会場にはたくさんの涙があふれていました。

さて、サラの急速な回復はその後も持続したのでしょうか。なかには、このように急速に結果が出ることを信じがたく思う人もいます。セラピストたちの多くは、ＯＣＤの治療には時間がかかり、予後はよくないと教えられてきたのですから、なおさらです。

帰る前に、私はサラに宿題として曝露の課題を与え、グループ終了後も回復を続けていけるようにしました。そして、翌日か翌々日に、私たちのトレーニング・グループにメールで様子を知らせてくれるようにとお願いしました。

以下が二日後に届いたメールです。


まずはじめに、火曜日の夜は、なんと奇跡的で素晴らしい変容の夜だったことでしょう。そして、イエスです！　私は一日中、手を汚れたままにすることができ、トイレに行った後だけ手を洗いました。食事の前にも洗いませんでした。さらにすごいのは、「グロい」「やばい」ものに触れるたびに、ゲラゲラ笑ったことです。なんて楽しいの！

でも、すごいのはそれだけではありません。火曜夜のセッションが私の生活にもたらした奥深い変化をお伝えしたいと思います。

今日は、早朝からとても充実した一日を過ごすことができました。30分早く起き、1時間かかっていたシャワーを20分で済ませることができました。（そう、悲しいことに、私はとんでもなく「バカ」な儀式のおかげで、1時間もシャワーを浴びていたのです）

何より、いつもの強迫症の儀式を行わなかったため、35分で家を出ることができました。今までは2時間以上かかることもあったのに。この苦しみと自滅をもたらす怪物のために、いったいどれだけの時間を割いていたのかと思うと、信じられないくらいです。

そして、もうひとつすてきなことが起こりました。介護付き有料老人ホームに入居している義母を訪ねたところ、これまでよりも人間らしい温かみを感じながら、義母の仲間たちと交流することができました。握手したり、歩行器の介助をしたり、お茶を飲んだりしても、不安や手洗いの必要を感じませんでした。先週だったら、こんなことはできなかったでしょう。不安を感じて、洗面所に駆け込んで、手を洗わなければならなかったはずです、そして、さらにすてきで楽しかったのは、まるで4歳児のように、廊下の端から端まで、手すりに両手をかけて大喜びで走り回ったことです。

もしそれが、たった一回のTEAMセッションの強力な癒やしの力を証明するのに不十分だとしたら、これはどうでしょう。私は、汚れた床に手をこすりつけた後、その手を一度ではなく二度も舐め、そしてそれを笑いながら行いました。娘や夫に、私が嬉しそうにしていて「菌が治ったみたいだね」と言われたとき、私はそうやって「治った」ことを証明したのです。

夫と娘が私の変化に気づいたことを知り、私はとても幸せな気持ちで、自分を認めてもらえたような気がしました。エリックが撮った素晴らしいビデオと写真を見せたところ、彼らはびっくりしていました。娘は、私がゴミ箱の中に手を入れたことがとても信じられないようでした。エリック、私の人生のこんなにも貴重な瞬間を記録してくれて、心から感謝します。とても感動しました。

まとめると、今日の私の、公共施設のドアの取っ手、トイレ、床、ゴミ箱、廊下の手すり、車椅子、歩行器に触れることへの不安は0で、手はトイレを使った後にしか洗っていません。それに手を洗うときも、これまでの3～4分かけた激しい洗い方ではなく、10秒という短時間で済んでいます。これぞ洗面台からの解放と言えるでしょう！

私の汚染不安は90年代半ばに始まり、徐々に悪化していきました。ご存じのように、それは私の人生と家族をひどく苦しめてきました。興味深いことに、私の汚れた手のイメージと、頭の中で流れる素晴らしい映像が、とても大きな安心感、心地よさ、喜びを与えてくれるのです。これこそ私にとっての驚きです！

無条件のサポートと、人生を変える贈り物をありがとうございました！　まるで宝くじに当たったかのような気分です！

ありがとう、サラ！　あなたはとても勇気がある、素晴らしい方でした！　あなたはなんて素晴らしい贈り物を私たち皆に与えてくれたことでしょう！

私たちは最近、回復から何カ月も経ったサラのことをフィーリング・グッド・ポッドキャスト162で取り上げ、効果が持続しているかどうかを確認しました。その回は、これまでで最も人気のあるポッドキャストのひとつとなっています。

10 感じ方を変える方法　パート1：日常気分記録表

さて、これまで紹介した患者さんたちと同じように、あなたにも、自分の考え方や感じ方を変える方法をお伝えしますので、これから私と一緒に取り組んでいただきたいと思います。難しくならないように、あなたの日常気分記録表を用いて、一歩ずつ進めていくつもりです。

この章では、書くエクササイズをいくつかやっていただきます。本当の意味での変化を望むのであれば、書くことに取り組む必要があります。たとえあなたが深刻なうつ病や不安症に苦しんでいなくても、書くことで、それが実際どのように機能するかがわかるでしょう。

ステップ1　動揺した出来事や瞬間を選ぶ

あなたが落ち込んでいた具体的な瞬間を思い出して、それに注意を向けてください。私たちは誰もが、ときには路上のでこぼこにぶつかることがあるものです。あなたが動揺した、どの瞬間に焦点を当てても構いません。246頁の日常気分記録表の一番上に、そのときの状況を簡単に書いてください。

なぜ毎回、動揺した特定の瞬間から始めるのでしょうか？　ふたつの理由があります。

1. ある特定の瞬間に、あなたの問題のすべてが凝縮されています。ですから、その瞬間に動揺した理由がわかれば、他のどの瞬間であれ、動揺する理由がわかるようになります。状況は異なっても、動揺する理由はたいてい同じなのです。
2. ある特定の瞬間の考え方や感じ方を変える方法が身につくと、どんなときであれ、考え方や感じ方を変える方法がわかるようになります。それは、ある特定の瞬間に役立つテクニックは、ほとんどいつでも、あなたの助けになるからです。

動揺した出来事は、現在または過去のある時点であなたを落ち込ませたり不安にさせたりした、どんなことでも構いません。失敗や喪失、大切に思っている人からけなされた、などがそれにあたります。あるいは、職場で話をしなければならないとか、とても内気なのに知らない人と話さなければならないといった、怯えてしまうような出来事かもしれません。

罪悪感を抱いているなら、動揺した出来事は、大切な人を傷つけてしまった自分の言動になるかもしれません。恥ずかしさを感じているのであれば、愚かでバカらしいと思われるような自分の言動になるかもしれません。今この本を読みながら、落ち込んだり、不安になったり、挫けそうになったりしているといった単純なことさえ、動揺させる出来事に該当するでしょう。

例えば昨日、ベンという25歳のコンピューター・プログラマーが私に、バーで知り合ったリチャードという魅力的な男性とセックスをしたと話してくれました。ベンはリチャードにとても関心があり、ロマンチックな関係を妄想していたのですが、リチャードにはすでに真剣な交際相手がいて、自分はただの浮気相手であることがわかり、急に気分が落ち込んだそうです。

ベンは、日常気分記録表の一番上の動揺した出来事に、「リチャードに振られた」と書きました。このような短い記述が理想的です。

動揺した出来事は何でもよいのですが、現実的で具体的なことでなければなりません。例えば、「最悪の人生だ」というのは一般的で漠然としているので、うまくいきません。最悪の人生だと感じることは悪いことではありませんし、ときに人生は最悪です！　しかし、最悪の人生だと感じた具体的な瞬間がここでは必要なのです。

あなたが落ち込んで、改善を望んでいる瞬間を選びましょう。なぜかというと、人は時折、動揺を感じてはいても、実際には助けを求めていないこともあるからです。それで問題ありません。私自身、そんなときがあります。正直なところ、単に自分を憐れみたかっただけ、ということもありました！　しかし、日常気分記録表では、あなたが助けを求めていた瞬間や動揺した出来事を選んでください。

また、助けが必要な問題は、人間関係の葛藤のような相手のある問題ではなく、個人的な気分のような、あなたの考え方に関する問題にしてください。個人的な気分の問題には、うつや不安が含まれますし、あなたのネガティブな思考は、ほとんどの場合、他の誰か（「彼女は負け犬だ」）ではなく、

日常気分記録表*

動揺した出来事：

感　情	今の%	目標の%	終了時%
悲しい、つらい、憂うつ、落ち込み、不幸			
不安、心配、パニック、緊張、怯え			
罪悪感、後悔、いやな、恥ずかしい			
劣等感、無価値感、不甲斐ない、出来損ない、無能			
孤独、愛されない、必要とされない、 拒絶される、ひとりぼっち			
きまり悪さ、愚か、屈辱、自意識過剰			
絶望、落胆、悲観、失意			
不満、行き詰まり、挫折、敗北			
怒り、腹立たしさ、憤り、いらいら、歯がゆさ、 動揺、激怒			
その他：			

ネガティブな思考	今の%	終了時%	歪み	ポジティブな思考	何%信じるか
1.					
2.					
3.					
4.					
5.					

6.					
7.					
8.					
9.					

認知の歪みのチェックリスト

1. 全か無か思考：物事を絶対的な、白か黒かで区分する。	6. 拡大解釈と過小評価：物事を大げさに捉えたり、重要性を低く見たりする。
2. 一般化のしすぎ：ネガティブな出来事を、「いつもこんなことが起こる！」という終わりのない敗北のパターンとして捉える。	7. 感情的決めつけ：自分の気分によって推論する。「私はバカみたいだから、本当にバカに違いない」
3. 心のフィルター：ネガティブな要素にとらわれ、ポジティブな要素を無視する。	8. すべき思考：「すべき／すべきでない」「する必要がある」「しなければならない」などの言葉を使う。
4. マイナス化思考：自分のポジティブな資質は取るに足らないと主張する。	9. レッテル貼り：「私はミスをした」と言う代わりに、「私はいやな奴だ」私は負け犬だ」などと言う。
5. 結論への飛躍：事実の裏付けがない結論に飛びつく。 • 心の読みすぎ：人が自分に否定的な反応をしていると思い込む。 • 先読みの誤り：物事が悪い結果になると予言する。	10. 非難：問題を解決するのではなく、欠点を見つける。 • 自己非難：自分だけの責任ではないことで自分を責める。 • 他者非難：他者を非難し、自分がその問題に寄与していた点を見落とす。

自分自身（「私は負け犬だ」）に向けられているものだからです。

人間関係の葛藤を解決するためのツールは、うつや不安といった気分を克服するためのツールとは全く異なります。人間関係の問題を解決する方法は本書の後半で紹介しますが、本章で取り上げるのはそれではありません。

これまでに紹介した人たちのうち、ベンとメラニーは共に人間関係で悩んでいたので、あなたは少し戸惑うかもしれません。メラニーは二度の離婚を恥ずかしく思い、他人からの評価をひどく気にしていましたし、ベンは振られて落ち込んでいました。これらは確かに人間関係の問題ですが、彼らのネガティブな思考は、ほとんどが自分自身に向けられたものでした。二人とも（他人ではなく）自分を責めていて、主にうつ、羞恥心、劣等感、不安と闘っていたのです。つまり、人間関係の問題は、ネガティブな思考や感情が主に自分自身に向けられている場合には、動揺した出来事となりうるのです。

この時点で、あなたも日常気分記録表の一番上に、動揺した瞬間や出来事の簡単な説明を書いているはずです。書けましたか？　それとも、そのステップを飛ばして、先を読み進めてしまったのでしょうか？

ええ？　飛ばしてしまった？　そうなるのではないかと危惧していたのですが！

さて、あなたにこの本を手に取っていただき、新しいアイデアや手法を分かち合える機会ができたことを私は嬉しく思っています。しかし私は、あなたの感じ方を変える手助けをしたいのです。ですから今すぐ、あるいは後ででも、エクササイズをするようあなたを説得できたらと思っています。そうなれば、私たち双方にとって大きな喜びとなることでしょう！

もしあなたが、書くエクササイズはせずに読むだけにしたいなら、それはそれで素晴らしい最初のステップです。その場合は、本書を二回読むことにして、二回目には書くエクササイズを行ってください。

たとえあなたがセラピストで、本書を読む第一の目的が、患者を助けるための新たな方法を学ぶことだとしても、私は次のふたつの理由から、書くエクササイズを行うことをお勧めします。

1. 書くエクササイズは、あなたの理解を深め、スキルを大きく向上させます。
2. あなたが単なる技術者ではなく治療者になりたいのであれば、自分自身の個人的な取り組みを行うことが非常に重要です。聖書にある「医師よ、汝自身を癒やせ」という言葉は、二千年前と同じく、今日においても真実なのです。

もちろん、運転中にオーディオブックとしてこの本の内容を聴くこともあるかもしれません。その場合は、書き込みは後で家に帰ってから行ってください。運転中に書いてほしくありません！

感　情	今の％
悲しい、つらい、憂うつ、落ち込み、不幸	

ステップ2　自分の感情を丸で囲んで評価する

動揺した出来事や瞬間を書き込んだら、次は簡単です。日常気分記録表には、ネガティブな感情のリストがカテゴリー別に記載されています。それぞれのカテゴリーの感情の中で、あなたの気分と一致するものに丸をつけてください。

例えばベンは、リチャードが関係を続けることに乗り気ではないと知ったときの気持ちに当てはまるものとして、「憂うつ」と「落ち込み」に丸をつけました。

ネガティブな感情を丸で囲んだら、その感情の強さを０（全くない）から100（最悪）の間の数値で表し、それを「今の％」の欄に記入します。これにより、動揺した出来事が起こったときにどう感じていたか、あるいは今どう感じているかを評価することができます。その出来事が生じたときに感じていたことを評価できればベストなのですが、まだそのことが気になっているのであれば、今の気分で評価を行っても構いません。

ベンは、自分の気持ちを100と評価しました。

ひとつ目の感情のカテゴリーを評価し終えたら、残りのカテゴリーについても、当てはまる感情を丸で囲んで評価します。例えば、不安、罪悪感、無価値感、孤独、絶望、などです。

ところで、「その他」の欄があることにお気づきでしょうか。これはリストにない感情

感　情	今の%
悲しい、つらい、憂うつ、落ち込み、不幸	100

を記入するための欄です。例えば、追い詰められている、圧倒されている、裏切られた、強いストレスを感じている、などです。その場合は感情の言葉を追加して、その強さを評価してみてください。

記録表の感情の部分を見れば、患者さんがセッション開始時に、9つのカテゴリーの中のどのような感情を抱いているかが正確にわかります。自分がどう感じているのかわからない患者をたくさん抱えている、と多くのセラピストが言っています。これを表す「アレキシサイミア」という専門用語がありますが、これは大げさな言葉ながら意味は簡単です！

アレキシサイミアとは、自分の感情を識別して表現することができないということです。専門家の中には、人口の約10%がこの問題を抱えていると報告している人もいます。ほとんどのセラピストが、アレキシサイミアの患者をたくさん抱えているというのです。

私は、自分がどう感じているのかを正確に把握していない患者さんを見たことがないので、これには困惑したものです。それは、私がいつも「日常気分記録表」を使っているからだと思います。動揺した特定の瞬間に焦点を当てれば、その出来事をめぐるあらゆるネガティブな感情を丸で囲み、それぞれの感情がどの程度の強さかを示すのは簡単なことなのです。

また、感情の表からはビフォー・アフターがわかるので、患者さんがどれだけ改善したか、あるいは改善しなかったかを正確に知ることもできます。患者さんの感情を調べることで（T：テスト）、セラピストは初めて責任を負うことになります。それはセラピストが、セッション開始時と終了時において患者さんがどのように感じているかを実際に「見る」ことができ、セッションの効果の有無を知ることができる、感情のX線装置を持っているようなものだからです。

私にとって、それは実に素晴らしいことです。セラピストはもはや、密室でおしゃべりをするような、具体性のない、何カ月も何年も続く、終わりの見えないセッションでごまかすことができなくなるからです。迅速かつ深遠で、測定可能な変化が目標となるのです。

これは、米国だけでなく世界における、心理療法の実践方法の大転換を意味しています。私は、すべてのセラピストがテストを取り入れることを望んでいます。そして、医学では科学的調査が必要とされるように、保険会社やライセンス認証機関によってテストが要求される日も近いと考えています。体温計や血液検査、X線装置を使わずに医療を実施しようとすれば、すぐに免許を失うでしょう。精神保健の専門家も、同じ基準で判断されるべきだと思うのです。

ステップ3　ネガティブな思考を記録する

次に、自分のネガティブな感情に関連するネガティブな思考を書き出します。「悲しいときや恥ずかしく感じているとき、あるいは希望を失っているとき、私は自分に何と言っているだろう？」と自分自身に尋ねてみてください。これは、日常気分記録表で丸をつけたネガティブな感情のすべてに対して行うことができます。

あなたのネガティブな思考を短くまとまった文章で記録し、それに番号を付けます。そして、それぞれのネガティブな思考を、0（全くない）から100（完全にある）までの尺度で、どの程度強く信じているか、「今の％」の欄に記入してください。

アーロン・ベック博士の「認知内容特異性理論」によれば、ネガティブな感情は、それぞれ特定のネガティブな思考によって引き起こされます。例えば、自分は悪いことをした、愛する人を傷つけた、などと思い込むと、それは罪悪感の引き金になります。危険にさらされていると思えば、不安が生まれます。自分は敗者だ、負け犬だと考えると、それは気分を落ち込ませるのです。

ベック博士の認知内容特異性理論によれば、自分のネガティブな気分とネガティブな思考がどのように結びついているかは、実に簡単に見極めることができます。次頁からの表を使い、自分のネガティブな気分について、自分自身に問いかけるだけでよいのです。「このように感じているとき、私は何を考えているのだろう。自分に何と言い聞かせているのだろう？　どんな考えが頭をよぎっているのだろう？」

ネガティブな思考を書き出すときのヒントをいくつか追加でご紹介します。

1. ネガティブな思考の欄には、出来事の説明を書かないでください。動揺した出来事は、日常気分

思考と感情：認知内容特異性理論

感情のタイプ	思　考	例
う　つ	自尊心を保つうえで大切なものを失ってしまったから、自分はダメな人間だ、愛されない人間だと思い込んでいる。	マークは、長男と愛情深い関係を築けなかったので父親失格だと自分に言い聞かせていたことを思い出してください。
不　安	危険を予知し、何か恐ろしいことが起ころうとしていると思い込んでいる。	• 飛行機に乗るのが怖い：「飛行機が乱気流に巻き込まれて墜落したらどうしよう」 • 高所恐怖症：「この展望台で崖の端に近づきすぎたら落ちてしまう！」 • 人前で話すことが不安：「講演をするために立ち上がったら、頭が真っ白になって、大バカ者のように見えるだろう」 • 強迫症：「もう一度手を洗わないと、汚れたままになって何かひどいことが起こる！」 • 全般的な不安：「子どもたちが行く高校のパーティーにお酒が出たらどうしよう。パーティーの後で交通事故に遭ったらどうしよう」「上司が私の報告を気に入らなかったらどうしよう」 • 内気さ／社交不安：「この人が私の緊張に気づいたらどうしよう。彼は私の話に何の興味も示さないだろうし、おそらく私のことを負け犬と思うだろう！」 • パニック症：「死んでしまいそう！　気が狂いそう！　恐ろしい！」
罪悪感や恥ずかしさ	自分はダメな人間だ、自分の価値観に反している、愛する人を傷つけてしまったと思い込んでいる。 他人があなたをダメな人間、不良品、欠陥だらけの人間とみなすだろうと思い込んでいる。	メラニーが恥じていたのは、二度の結婚に失敗したことを知ったら、人々から批判されると確信していたからだということを思い出してください。

感情のタイプ	思　考	例
不甲斐なさ、無価値感、劣等感	自分の欠点や短所に目を向けたり、他人と比べたりして、「自分はダメな人間だ」と自分に言い聞かせている。	家庭内暴力に何年も耐えてきたある女性は、「私は欠陥品に違いない」と自分に言い聞かせていました。 ある臨床ソーシャルワーカーが私にこう言いました。「私には特別なところは何もないんです。私は平凡そのものです」
孤　独	自分には誰かが必要だとか、自分は孤独だから不幸になる運命なのだと思い込んでいる。	マリアという女性は、夫が秘書と浮気をしていて自分とは別れようとしていることを知ったとき、こう自分に言い聞かせました。「ジムの愛がなければ、私は決して幸せになれない」
希望のなさ	物事は決して変わらないと思い込んでいる。	「私は永遠にうつ状態のまま。私の問題は決して解決しない」
きまり悪さ、惨めさ	欠点や短所のせいで、人から批判されると思い込んでいる。	プレゼンで座っていたとき、椅子を後ろに動かしたら、私はステージから落ちてしまいました！　私は自分に言い聞かせました。「彼らは私のことをバカだと思っているに違いない！」と。幸い、聴衆は信じられないほど親切で、私を応援してくれました。
不　満	ある状況が必要以上に困難だと思い込んでいる。	「乗り継ぎをしないといけないのに、なぜこの便はこんなにも遅れているんだ？　もっとスピードを上げて離陸すべきだ！」 あるいは、「なんてこった！　この新しいソフトウェアはクラッシュしっぱなしだ！　宣伝通りに動いていない！」
怒　り	誰かがあなたを不当に扱っているとか、利用しようとしていると思い込んでいる。	「彼は自分のことしか考えていない！」 「彼女はあんな態度をとるべきじゃない！」 「あいつは自己中心的な嫌なやつだ！」

記録表の一番上で説明します。それは、出来事に立ち向かったり、出来事を変えたりすることはできないからです。できるのは、その出来事に対する考え方や感じ方を変えることだけです。ネガティブな思考の欄には、その出来事に対するあなたの考えを書きます。ほとんどの場合、その思考は歪んでいるはずです。

2. ネガティブな思考の欄には、感情や気分を書き込まないでください。その代わり、記録表の感情欄の中の感情を丸で囲んで評価しましょう。というのも、感情に立ち向かうことはできないからです。その感情を誘発する、歪んだ思考にしか立ち向かうことはできません。

3. 短い文章を使い、それぞれのネガティブな思考については一文か二文程度にとどめます。問題点を長々と説明するのはやめましょう。

4. 完全な文章にしましょう。「無価値」や「最悪」などの単文節にはしません。誰が、何が無価値なのか、何が最悪なのかが明確ではありません。完全な文章でネガティブな思考を表すとしたら、「私には価値がない」や「私のプレゼンは最悪だった」となります。

5. 「なぜ私はこんなにも混乱しているのか?」のような修辞的な質問は含めないでください。代わりに、「私は本当に混乱している」や「私はこんなにも混乱すべきではない」のように、質問を断定文やすべき思考に変換してください。

説明のために、ベンに話を戻しましょう。ベンが振られたとき、彼は日常気分記録表に次のような

	(✓)
1. これはネガティブな出来事の描写である。	
2. これはネガティブな感情の描写である。	
3. これはフロイト流の言い逃れである。	
4. ここには修辞的な問いが含まれている。	

ネガティブな思考を記録しました。

1. 私には、人から愛されないような、何か根深くてつまらないところがある。
2. 肉体的にも性的にも劣っているから、私には価値がない。
3. リチャードに振られたから、自分のことを価値がないと感じるし、傷ついた。

最初のふたつのネガティブな思考には、多くの歪みがみられます。しかし、3番目の思考は、ネガティブな思考としては適切ではありません。なぜだかわかりますか？　この思考のどこに問題があるのか、上の表を使って考えてみてください。答えはひとつかもしれませんし、たくさん、あるいは、ひとつもないかもしれません。終わったら、私の答えを見るために読み進めてください。

私の答え

答えは、1.これはネガティブな出来事（「リチャードに拒絶された」）の描写であり、2.ネガティブな感情（「価値がないと感じる、傷ついた」）の描写だからです。リチャードがベンを振ったというのは実際に起こった出来事であり、それがつらいことだとしても、ベンには起こったことを変えることはできません。

「リチャードに振られた」という表現では、ベンはその出来事に対する自分の考えではなく、ただその出来事を述べているにすぎません。さらに、ベンの無価値感や傷心は非常に現実的なものですが、それは出来事をめぐる彼の感情を表しており、それについての彼の考えではありません。

最後に、自分のネガティブな思考を特定するためのヒントをひとつご紹介しましょう。もしあなたが動揺しているにもかかわらず、自分のネガティブな思考を特定できないなら、ネガティブな思考を作り出すこともできます。そうすれば、たいていうまくいきますよ。

例えば、ラメッシュという男性が最近、私にメールをくれました。私の著書である *When Panic Attacks*（邦題『不安もパニックもさようなら』）がとても気に入っているという彼は、職場で行わなければならない講演のことで本当に不安になっているものの、不安を引き起こすネガティブな思考を特定できないでいるとのことでした。どうしたらいいのか、彼は知りたがっていたのです。

私はラメッシュに、彼と同じような状況にいる人が抱いているかもしれないネガティブな思考を書き出してみるように伝えました。すると、彼はこんなメールを返してくれました。

こんにちは、バーンズ博士！　お返事ありがとうございます！　私のような状況にある人は、こう考えるかもしれません。

・私はひどくどもってしまうだろう。

- 英語が母国語ではないから、私の英語はあまりうまくない。間違った言葉を使ったら、低い評価を下されるかもしれない。
- 私の研究について、どう答えたらいいかわからない質問をされて、まぬけな顔を見せることになるかもしれない。
- 私の方法論は根拠が乏しく、私が考えているような直接の因果関係は見出せないと言われるかもしれない。そうなると、私の言うことはすべて無意味になり、セミナーの間中、気まずい思いをすることになる。
- 30分ですべてを発表することはできないから、最後には慌ててしまい、重要な部分を忘れてしまうだろう。

何を理解すべきか、わかったような気がします。思考をはっきりとは意識していなくても、そこにあるんですね？　これを無言の思考と呼んでもいいでしょうか？

ラメッシュの言う通りです！　これはまさに「無言の思考」と言えるでしょう。そして、それを書き出してみれば、自分が何を考えているのかをピンポイントで特定することはずっと簡単になります。そしてそれが、「素晴らしい気分」になるための第一歩となるのです。

ラメッシュからのメールがとても嬉しかったので、フィーリング・グッド・ポッドキャストで彼のネガティブな思考を取り上げました。お聴きになりたい方は、フィーリング・グッドのウェブサイトをご覧ください（ポッドキャスト150）。

さて次は、あなたのネガティブな考えを日常気分記録表に書き込む番です。読み進める前に、この作業を行ってください。

ステップ4　自分の認知の歪みを確認する

ネガティブな思考を記入したら、その思考をひとつずつ見て、それぞれの思考の中に含まれている歪みを歪みの欄にリストアップしてください。

ひとつの思考にたくさんの歪みが見つかっても気にしないでください。よくあることです。歪みの中には重複しているものもたくさんあります。ときには、ひとつのネガティブな思考の中に10個の歪みがすべて見つかることもあります！

もし、思考の中の歪みを特定できないのであれば、それは思考ではなく、出来事や感情の描写になっている可能性があります。その出来事についてどう考えるか、どう解釈するか、それがあなたを動揺させるのだということを忘れないでください。

歪みを特定するときには、次のような質問を自分に投げかけるととても役に立つでしょう。

1. なぜ、このネガティブな思考がこの認知の歪みの例なのか？
2. なぜ、これが非現実的で誤解を招くような考え方なのか？
3. なぜ、この歪みが私を苦しめたり動揺させたりするのだろうか？

ステップ5　奇跡を起こす質問

あなた自身のネガティブな思考に含まれる認知の歪みを特定できましたか？　それはよかった！　では、バカバカしいと思われるかもしれませんが、質問します。あなたは自分のネガティブな思考や感情について、何らかの助けが必要ですか？　もっと良い気分になりたいですか？

もし答えがノーでも、私はそれを理解します。

しかし、もし答えがイエスで、ネガティブな思考や感情を改善するための手助けを求めているのであれば、それは素晴らしいことです！　その場合には、ふたつ目の質問があります。あなたはどんな助けを求めていますか？　つまり、もし今日、奇跡が起きて、日常気分記録表を書き終えた後、素晴らしい気分になれるとしたら、それはどんなことが起こるということなのでしょう？

私の患者さんたちの多くは、不安、うつ、劣等感、絶望、無価値感、怒り、恥ずかしさではなく、幸せや喜びを感じたいと言います。ネガティブな思考や感情が消えてなくなることを望んでいるというのです。

これはあなたにも当てはまりますか？　あなたも自分のネガティブな思考や感情を消したいと思っていますか？

ステップ6　魔法のボタン

もし答えがイエスなら、あなたにもうひとつ質問があるのですが、それが何なのか、すでにおわかりですね？　目の前に魔法のボタンがあると思ってください。それを押せば、あなたのネガティブな思考や感情が、何の努力もなしに一瞬で消え去り、突然、幸せで楽しい気分になるのです。あなたはボタンを押しますか？

もちろん、魔法のボタンが実際には存在しないことはあなたも私もわかっています。しかし、あなたの考え方や感じ方を変えるのに役立つ、とてつもないツールは存在します。ある特定の結果を約束することはできませんが、私たちが一緒に取り組めば、あなたのネガティブな気分が改善し、完全に

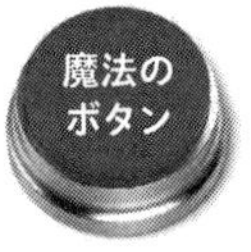

消え去ってしまう可能性さえ十分にあるのです。でも、そのツールを使うのがよいことなのか、私には確信がもてません。

なぜだったか、覚えていますか？

それは、あなたのネガティブな思考や感情にも、魔法のボタンを押すと一緒に消えてしまうような長所があるかもしれないからです。そうです。あなたのネガティブな

思考や感情には、ほぼ間違いなく、魔法のボタンを押すと消えてしまうような、あなたのポジティブで素晴らしい部分が表れているのです。

ステップ7　ポジティブ・リフレーミング

そこで、急いで物事を変えようとする前に、280頁の「ポジティブ・リフレーミング・ツール」を使って、根本的に違う視点から、あなたのネガティブな思考や感情を探ってみましょう。やり方は以下の通りです。

まず、あなたのネガティブな思考や感情を、左側の欄にひとつずつリストアップし、次のふたつの質問を自分に投げかけてみてください。

- このネガティブな思考や感情には、何か利点や恩恵があるだろうか？　それはどんなふうに私の役に立っているだろうか？
- このネガティブな思考や感情は、私や私の核となる価値観について、何か美しくポジティブで、素晴らしいことを示しているだろうか？

それから右側の欄に、思いつくかぎりの利点と核となる価値観を列挙してください。

ネガティブな思考や感情	利点や核となる価値観
悲しい、つらい、憂うつ	

ただ漠然と、これを行わないでください。ひとつずつ、ネガティブな思考や感情に焦点を当てるのです。なぜなら、それぞれのネガティブな思考や感情には、異なる種類の長所や価値観が含まれているからです。どれも同じではありません。

簡単にするなら、日常気分記録表で丸をつけたネガティブな感情の、ひとつのカテゴリーから始めます。例えば、「悲しい」「つらい」「憂うつ」の項目に丸をつけていたら、その感情を「ポジティブ・リフレーミング・ツール」の左側の欄に、上記のように記録します。

では、次のふたつの質問を自分に投げかけてみてください。

1. 悲しい、つらい、憂うつと感じることには、どのような利点があるだろうか？
2. これらの気分は、私や私の核となる価値観について、ポジティブで、素晴らしくさえある、どのようなことを示しているだろうか？

何か思い当たることはありますか？　あるなら、それを右側の欄に書いてください。

例えば、うつや不安の治療が何年もうまくいかず、悲しい気持ちになっているとします。私の患者さんたちの多くも、私の治療を始めた当初はこのように感じています。実際、薬物療法、心理療法、さらには電気けいれん療法も含め、何十年もの間、効果

ネガティブな思考や感情	利点や核となる価値観
悲しい、つらい、憂うつ	このように感じるのは適切であり、当然のことだ。私のうつや不安に対する治療はどれもうまくいかなかったのだから。

のなかった治療に耐え続けてきた人もいます。ヨーロッパから来た女性で、うつと不安のために200回ほどの電気けいれん療法と2回のロボトミー手術を経験して結局うまくいかなかった人を治療したこともあるくらいです！

そのような状況では、落ち込んだり失望したりするのは、まったくもって適切です。あなたもそう思いませんか？

もしそうなら、あなたのポジティブ・リフレーミング・ツールは上記のようになるかもしれません。

もちろん、他の理由で気分が落ち込んだり、憂うつになったりすることもあるでしょう。例えば、愛する人を亡くした場合、その悲しみは、亡くなった人に対する愛情の表現かもしれません。また、仕事を辞めさせられたり、仕事で挫折したりした場合、その悲しみは、自分のキャリアに対する情熱や、生産性を高めて家族が十分に暮らせるだけの収入を得ようとする姿勢を反映しているのかもしれません。

罪悪感に悩まされることもあるでしょう。幸運なことに、罪悪感はポジティブ・リフレーミングで最も扱いやすいもののひとつです。次のことを自分に問いかけてみてください。

1. 罪悪感を抱くことには、何か利点があるだろうか？　罪悪感はどのような点で私

ネガティブな思考や感情	利点や核となる価値観
罪悪感	1.
	2.
	3.
	4.
	5.

を助けてくれているだろうか？

2. 罪悪感は、私や私の核となる価値観について、何かポジティブで素晴らしいことを示しているだろうか？

読み進める前に、思い浮かんだことを上に書き留めてください。

私の答え

罪悪感は、以下のことを示しています。

1. あなたは道徳的な指針をもっています。
2. あなたは他の人々のことを気にかけています。
3. 罪悪感があることで、人々の気持ちにより敏感になれます。
4. あなたは謝罪して、自分の行動を改めようと思うことができます。誰かを傷つけても罪悪感を抱かないとしたら、それは冷淡で無慈悲とも言えます。例えば、ほとんどのサイコパスは罪悪感をあまり強くは、あるいは全く抱きません。
5. あなたは自分の欠点に対して現実的であり、責任を果たそうとする意思があります。

6. あなたは謙虚です。
7. あなたは他人を傷つけたり、利用したりしたくないと思っています。
8. あなたは意識が高い人です。

このように罪悪感は苦しみをもたらしますが、肉体的な痛みと少し似ていて、それにより急遽方向転換をして、それ以上の怪我から身を守ることができます。痛みがなければ、熱いストーブの上に手を置いたまま、ひどい火傷を負うことになるからです。

絶望はどうでしょう？　絶望は、ポジティブ・リフレーミングを行いにくいもののひとつです。私も一時期は、絶望にポジティブな要素があるとは思えませんでした。実際、絶望感は人間が持ちうる最もつらい感情のひとつと言えます。

アーロン・ベック博士は、「どんな苦しみも、必ず終わりが来るとわかっていれば耐えられる」と指摘しました。しかし、絶望を感じると、この苦しみに終わりはないと思い込んでしまい、それが苦しみから逃れる唯一の方法だと考えて、自殺衝動に駆られることがあるのです。

それなのに、どうして絶望がポジティブなものになりうるのでしょうか？　まるで意味不明です！　読み進める前に少し考えて、自分に問いかけてみてください。

ネガティブな思考や感情	利点や核となる価値観
絶　望	1.
	2.
	3.
	4.
	5.

1. 絶望を感じることには何か利点があるのだろうか？　それがどのように私を助け、守ってくれるのだろう？
2. 絶望は、私や私の核となる価値観について、何かポジティブで素晴らしいことを示しているのだろうか？

何か思いついたら、それを上に書き留め、その後で、私の答えを見てください。すぐに先へ進むのではなく、何か思いつくかどうか、少し時間をかけて考えてみましょう！

私の答え

絶望的な気分は、以下のことを示しています。

1. 期待に胸を膨らませたものの、また失敗したときにショックを受けるのを防ぐことができます。例えば、この本で私は、うつや不安と闘うための新しい強力なツールを開発し、多くの人がすばやく回復していると伝えてきました。それは良いことに思われますが、もしあなたが期待して、でもこの本があなたの役に立たなかったら、それはひどくつらいことかもしれません。それに対して、この本は役に立たない、あるいは役に立つはずがないと思い込んでいれば、失望するおそれもなくなるのです。

2. あなたは多くの失望、拒絶、失敗、挫折を経験している可能性があるので、絶望感はあなたが正直で、事実を直視していることを示しています。絶望的な気分は、一種の誠実さを表している場合が多いのです。

3. あなたが、ある種の知性や批判的精神の持ち主であることを示しています。新しい治療法に対して懐疑的になるのは当然のことです――結局のところ、私も最新の強壮剤を売りつけようとするほら吹きかもしれないのですから！

4. 壁に頭を打ちつけるのをやめる、正当な理由を与えてくれます。何度やってもうまくいかないことをやめさせることもできます。絶望を味わうことで、挑戦し続けて失敗するプレッシャーから解放されるのです。

5. 他の人に手を伸ばして、自分がどれだけ傷ついているかを伝えようという気にさせてくれます。

私が言っている意味がわかりますか？　絶望は信じられないほどにやる気を奪い、苦しみを与えるものですが、有益なこともあるのです。それはあなたの誠実さや知性を表しているのかもしれませんし、自分自身に対する一種の思いやりを表しているのかもしれません。

ネガティブな気分にどのような利点があり、どのようにあなたの素晴らしい部分を映し出しているのかをもっと簡単に見極めるために、私は271～273頁にある「ネガティブな感情のためのポジティブ・リフレーミングのマップ」を作成しました。このマップを使えば、ありとあらゆるネガティブな感情の中にあるポジティブな部分を見つけ出すことがずっと容易になります。どのネガティブな気分に対しても、ポジティブな点と言えそうなものがたくさん見つかりますので、それをあなたのポジティブ・リフレーミング・ツールの右側の欄に追加するとよいでしょう。

ここまでは、ネガティブな感情を肯定的に捉え直す方法を説明してきました。しかし、ネガティブな思考に対しても、ポジティブ・リフレーミングを行うことができます。例えば、日常気分記録表に自己批判的な思考を記録したとします。何か失敗や欠点があったとして自分を批判し、「自分は敗者だ」「負け犬だ」と思い込んでいるかもしれません。また、「自分は今よりもっとよくなるはずだ」「こんな失敗をするはずがない」と自分に言い聞かせているかもしれません。

ポジティブ・リフレーミング・ツールの左側の欄に、自分のネガティブな思考をひとつずつ記録していくこともできます。そして、おなじみの次のふたつの質問を自分に投げかけてみてください。

1. このネガティブな思考には、何か利点があるだろうか？
2. このネガティブな思考は、私や私の核となる価値観について、どのような素晴らしくポジティブな点を示しているだろうか？

ネガティブな感情のためのポジティブ・リフレーミングのマップ

メリット このように感じることの利点は何だろう？／このように感じることがどのように役立つのだろう？	核となる価値観 このように感じることが示している、あなたの素晴らしいところ、美しいところは何だろう？
悲しい、落ち込んでいる、憂うつ、不幸	
悲しみや憂うつだと感じることは： ・何かがおかしいことを知らせてくれる。 ・自分にとってつらく苦しい問題や喪失感を現実的に見つめているということ。 ・苦しんでいる他者を思いやり、理解できるようにしてくれる。 ・人生を謳歌しているということ。愛する人を失ったり、とても大切なものを失くしたりして悲しむことができるなら、それは、私たちが生きていて、思いやる力があるということ。	このように感じることは： ・喪失や拒絶、トラウマ、失敗を経験した人や、物事があまりうまくいっていない人にっては当然のこと。 ・人生や、失った人や物に対する情熱を反映している。 ・痛みから逃げたり、否認して生きるのではなく、痛みと闘う意思があることを示している。 ・高い意識を持っているということ。
不安、緊張、心配、パニック、恐れ	
不安は： ・警戒させてくれる。 ・危険から守ってくれる。 ・満足して油断するのを防いでくれる。 ・準備を整え、本当に素晴らしい仕事をするうえでの原動力になる。 ・不意打ちを食らわないよう、失敗や失望に備えることができる。	不安を感じるあなたは： ・物事の先頭に立つことを大切に思っている。 ・自分や他者を危険から守りたいと思っている。 ・責任感があり、無謀ではない。 ・他者や、他者からどう思われているかを大いに気にかけている。 ・高い意識を持っていて、最善を尽くしたいと思っている。
罪悪感、自分はダメだ、恥ずかしい	
罪悪感は： ・自分の核となる価値観に沿って生きてこなかったかもしれないと気づかせてくれる。例えば、苛立っているときや不満がたまっているときに、大切な人を傷つけるような言動をしていたかもしれない。 ・自分の行動を見直し、次は違うやり方をすると決意するうえでの動機づけとなる。	罪悪感や恥ずかしさを感じるあなたは： ・高い意識と強い道徳心を持っている。 ・自分の問題を人のせいにするのではなく、自分の責任と捉えている。 ・自分の欠点を否定するのではなく、それを直視しようという意思がある。 ・自分の行動が人々に与える影響を気にかけている。 ・相手や自分をがっかりさせたくない。 ・強い道徳的価値観を持っている。 ・人に好かれ尊敬されたいと思っている。

劣等感、出来損ない、無価値感、不甲斐なさ	
このように感じることによってあなたは： ・自分の欠点や短所を否定したり、二番手に甘んじたりするのではなく、欠点や短所を見直す気になる。 ・行動を改善したり変えたりしようという気になる。	このように感じるあなたは： ・実際、あなたには多くの欠点や短所があるのだから、勇敢なまでに正直で現実的である。 ・謙虚であり、傲慢ではなく、自分を過大評価していない。 ・自分に足りないものを認める誠実さがある。
孤独、ひとりぼっち、拒絶された、見捨てられた感じ	
このように感じることによってあなたは： ・人を見限ったり、孤立や恨み、皮肉に流されたりするのではなく、人に手を差し伸べようという気持ちになる。 ・もっとアピールできるような個人的な変化を起こす気になる。例えば、減量したり、口説きやコミュニケーションのスキルを向上させたりする。	このように感じるあなたは： ・人を思いやり、自分にとって大切な人々との愛情深い関係を大事にしている。 ・表面的なつながりではなく、意味のある深い関係を望んでいる。
屈辱、自意識過剰、きまり悪さ	
このように感じることによってあなたは： ・不評や非難を受ける危険を冒さずにすむかもしれない。 ・自分の行動を見直し、修正する気になる。	このように感じるあなたは： ・他人の意見を尊重し、相手から尊重されることも求めている。 ・自分の欠点を認め、見直すことを厭わない。
絶望、落胆、悲観、意気消沈、敗北	
このように感じることによってあなたは： ・期待に胸を膨らませて失望する危険から自分を守っている。 ・降伏して潔く負けを認めるときがきたことがわかる。そして何か、あるいはもっと有望なことのためにエネルギーを蓄えることができる。	このように感じるあなたは： ・多くの失敗や失望があったかもしれないので、正直で現実的である。 ・知的で、懐疑心があり、物事に対して疑問を抱き、挑戦する気持ちがある。

怒り、憤り、いらいら、歯がゆさ	
自分自身や他人に対する怒りは： ・健全で適切である。 ・何かがおかしいとか、自分が利用されていると警告してくれる。 ・敵対的で不公平で搾取的な相手に屈するのではなく、自分のために行動し、立ち向かう意欲を高めてくれる。 ・他人がルールを破ったり、あなたやあなたの愛する人を傷つけようとしているときに、あなたを力づけてくれる。 ・冷静さよりも効果的な場合がある。例えば、子どもがボールを追いかけて道路に飛び出した場合、車の危険性について理性的に話し合うよりも、怒って叱責するほうが効果的かもしれない。 ・あなたが本気であると示してくれる。	このように感じるあなたは： ・人間の暗黒面を知っている。 ・他人の意地悪な考えや行動を否定しない。 ・他人の、あなたやあなたの大切な人に対する接し方を、とても気にかけているということ。そのような意識の高さは誇りに思っていい！ ・公正さ、優しさ、正直さ、誠実さを大切にしている。 ・他人の振る舞いや自分への接し方に無関心ではなく、広く気を配っている。 ・他人に利用されたり、振り回されたりしない！

自己批判的でネガティブな思考は、非常に有益なものともなり得ますし、ほとんどの場合、あなたの核となる価値観の多くを反映しているものです。例えば、次のようなことです。

- あなたのネガティブな思考は、あなたの意識が高く、平凡ではいたくないということを示しているかもしれません。これは良いことでしょう！
- さらに、あなたの意識の高さは、懸命に働き、全力を尽くそうとする原動力になっているかもしれません。その高い意識と努力のおかげで、あなたはこれまで多くのことを成し遂げてきたのかもしれません。
- 自己批判をするということは、自分の欠点に正直であることを意味しているかもしれません。そのような正直さは、ある種の強さとも言えます。
- あなたの自己批判は、あなたには責任感があり、自分の問題に関しては、他人や宇宙のせいにするのではなく、答えを求めて内側を見つめる気持ちがあることを示しているのかもしれません。

• 自己批判は、傲慢さや自己愛ではなく、謙虚さの表れかもしれません。謙虚さはスピリチュアルな資質です。

このように、あなたの苦しみはとてつもなく大きいかもしれませんが、あなたのネガティブな思考には常に多くの利点や恩恵があるものです。そして、あなたのネガティブな思考はほぼ常に、あなたについてのポジティブで素晴らしい点を明らかにしてくれるのです。

ネガティブな思考のリフレーミングのために、私は276〜278頁にある「ネガティブな思考のためのポジティブ・リフレーミングのマップ」という、もうひとつの便利なツールを開発しました。このツールでは、ネガティブな思考を3つのカテゴリーに分類しています。

1. **「私はダメな人間だ」**：このような考えは、うつや劣等感、罪悪感、絶望感などの引き金となります。
2. **「私は危険にさらされている」**：これは不安や恐怖の引き金となります。
3. **「あなたはダメな人間だ」**：これは怒りや衝突の引き金となります。

このマップは、「ポジティブ・リフレーミング・ツール」に挙げたネガティブな思考の長所と、核となる価値観を確認するのに役立ちます。

ネガティブな思考のためのポジティブ・リフレーミングのマップ

<table>
<tr><th colspan="2">憂うつな思考：「私はダメな人間だ」</th></tr>
<tr><td colspan="2">このような思考は、抑うつ、不幸、罪悪感、劣等感、無価値感、絶望を引き起こす。
・全か無か思考：「私は完全な敗者だ」
・一般化のしすぎ：「自分は愛されない人間だ」
・心のフィルター：「また失敗した！私は失敗してばかりだ！」
・マイナス化思考：「私は平凡だ。特別なところは何もない」
・先読みの誤り：「絶望的な事態だ。問題解決はできないだろう」
・拡大解釈と過小評価：「こんな気分には耐えられない！」
・レッテル貼り：「私はダメな母親／父親だ」
・感情的決めつけ：「自分は敗者だと感じているのだから、敗者に違いない」
・自分に対するすべき思考：「私はこんなヘマをするべきではない」
・自己非難：「すべて私のせいだ」</td></tr>
<tr><th>利　点</th><th>核となる価値観</th></tr>
<tr><td>このような思考は：
・自分の欠点を突き止め、克服する意欲を高める。
・自分が大切な人を傷つけたり、個人的な価値観に反したりしたかもしれないと気づかせてくれる。
・許しを請い、自分の行動を改める気にさせてくれる。
・自分の問題や欠点を否定したり見過ごしたりしないよう、常に注意を払うようにしてくれる。
・悪い結果を招きかねないと認識させてくれる。
・失望しないよう守ってくれる。
・自分にとって重要であるものの、うまくいっていないことを強調してくれる。
・目標を達成できていないときに、それを思い出させてくれる。
・愛する人や何かを失った経験があることを示している。</td><td>このように考えるあなたは：
・自分にとっての価値とやりがいのある目標を持っている。
・自分のパフォーマンスに対して高い意識を持っている。
・平凡な仕事をしたり、二番煎じに甘んじたりしたくない。
・とても誠実で、自分の欠点を見直すことを厭わない。
・謙虚で、自分の欠点を自覚している。
・人からどう思われるかを気にかけていて、尊敬される人間になりたいと思っている。
・愛情をこめて、公正に人と接したいと思っている。
・正直で、自分の欠点や失敗を直視しようという気持ちがある。
・他人や世の中のせいにしてばかりいるのではなく、自分の失敗を検証しようという意思と責任感を持っている。
・多くのことを試してうまくいかなかったことがあるなら、現実的で事実を直視しているということである。</td></tr>
</table>

<table>
<tr><th colspan="2">恐ろしい思考：「私は危険にさらされている」</th></tr>
<tr><td colspan="2">このような思考は、不安、恐れ、心配、緊張、危惧、パニックを引き起こす。
・全か無か思考：「上司と話しても絶対にヘマをするだろう」
・一般化のしすぎ：「いつもこうだ！　みんなに見下されて、負け犬と思われるだろう」
・心のフィルター：「空の旅はとても危険だ！」
・マイナス化思考：「どんなに一生懸命勉強しても、テストで失敗することは目に見えている」
・先読みの誤り：「頭が真っ白になって、講演中に気を失うかもしれない」
・心の読みすぎ：「皆に負け犬と思われるだろう」
・拡大解釈と過小評価：「パニック状態だ！　死んだら、気絶したら、正気を失ったらどうしよう？」
・レッテル貼り：「なぜこんなにも不安なのだろう？　私は精神病に違いない」
・感情的決めつけ：「本当に怖い。これは何か恐ろしいことが起こるということだ」
・自分に対するすべき思考：「こんなに不安になるべきではないのに」
・自己非難：「私は本当にダメな人間だ」</td></tr>
<tr><th>利　点</th><th>核となる価値観</th></tr>
<tr><td>このような思考は：
・危険や脅威を避けるよう注意を促し、あなたを守ってくれる。
・呑気に構えてテストで悪い点をとらないよう、準備して努力する気にさせてくれる。
・飛行機恐怖症のような恐怖症がある場合、ネガティブな予測が身を守ってくれたり、恐れていることを避けるよう思い出させてくれる。
・ひとりで夜間に危険な街にいるときに、用心することで強盗に遭わないようにしてくれる。
・実際はそうではないのに、誰もが自分を好きだと思い込まないようにしてくれる。
・人々がときに非常に批判的で断定的になりうることに注意を促してくれる。
・自分の問題が深刻あるいは緊急であることを他の人に知らせてくれる。
・人に助けを求めようという気にさせてくれる。</td>
<td>このように考えるあなたは：
・用心深く、無謀で軽率な行動はしたくないと思っている。
・危険な状況から自分と愛する人を守りたいと思っている。
・入念に準備し、質の高い仕事をしたいと思っている。
・他者との有意義な、本当の関係を望んでいる。
・人が自分のことをどう思っているかをとても気にしている。
・人々のことを額面通りに受け止めず、相手が隠しているかもしれない気持ちについて深く考えている。
・問題をどうでもいいこととして片づけるのではなく、真剣に受け止めている。
・繊細で、自分の気持ちに通じている。
・用心深く、思慮深く、世の中の危険性に気づいている。</td></tr>
</table>

怒りの思考：「あなたはダメな人間だ」	
このような思考は、怒り、いらいら、歯がゆさ、不満、憤りを引き起こす。 ・全か無か思考：「彼は自分のことしか考えていない」 ・一般化のしすぎ：「彼女は聞く耳を持たない！」 ・心のフィルター：「彼はいつも自分が正しいと思っている！」 ・マイナス化思考：「彼女は正しいことばかり言うが、本心ではない」 ・先読みの誤り：「何をやってもうまくいかない。彼女は決して変わらないんだ」 ・心の読みすぎ：「彼は自分が誰よりも優れていると思っている」	・拡大解釈と過小評価：「彼には我慢できない」 ・レッテル貼り：「彼女はいやな女だ」 ・感情的決めつけ：「彼にはいいところなどないような気がする」 ・他者に対するすべき思考：「彼女はそんなふうに感じるべきではないのに」 ・世界に対するすべき思考：「このコンピューターはクラッシュし続けるべきじゃない。まだ新品なのに」 ・他者非難：「全部、彼のせいだ」
利　点	核となる価値観
このような思考の利点は： ・他人のせいにすれば簡単である。 ・自分が変わる必要がない。変化には努力が伴う。 ・他人を非難することで道徳的優越感が得られる。 ・仲の悪い人を見下すのは、それだけで報われた気がする。 ・屈辱的となりかねない、問題における自分の役割を検証する必要がない。 ・人々に自分を支持してもらえるし、対立相手が本当にいやな奴だということに同意してもらえる。 ・怒りや不公平感は刺激的であり、人生に大きな意義や目的を与えてくれる。 ・他人を非難することで、諦めて敗北感を味わうのではなく、行動を起こす気になる。 ・諍いにおける自分の役割を否定したり最小化したりできる。 ・被害者の役を演じることができる。 ・相手や宇宙が悪いのだから、何もしない言い訳ができる。 ・世界や他者の欠点や欠陥について考えることができる。 ・自分を憐れむことができる（甘美で密かな楽しみになったりする！）。	このように考えるあなたは： ・道徳心がある。 ・自分のため、あるいは人のために喜んで行動する。 ・人間の暗黒面を認識しており、人はときにわざと人を傷つけ、利用しようとするということを理解している。 ・正義感が強い。 ・他人が自分を利用したり、のさばったりするのを許さない。 ・他人が自分の行動に責任を持つことをよしとする。 ・人々が意図的に不公平なことや意地悪なことをすることもあるということを理解している。 ・高い意識を持っており、人との関係において、最善でないものには妥協しない。 ・公正さと責任を重んじている。 ・人々は約束を守るべきであり、製品は宣伝通りに機能すべきであると思っている。

さて、ポジティブ・リフレーミングがどのように機能するかを確認したところで、次頁の「ポジティブ・リフレーミング・ツール」を使って、あなたのネガティブな思考や感情に焦点を当てることにしましょう。まずは、ネガティブな思考ではなく、ネガティブな感情から始めることをお勧めします。自分自身に、次のように問いかけてみてください。

1. このような感情（または思考）にはどのような利点があるだろう？
2. このような感情（または思考）は、私自身や、私の核となる価値観について、どのような美しく、ポジティブで、素晴らしい点を示しているのだろう？

ポジティブ・リフレーミングを行うときは、ネガティブな思考や感情にひとつずつ焦点を当てるようにしてください。

このエクササイズをすると、自分のネガティブな思考や感情が自分自身についての実に素晴らしい点を表していることに気づかされるでしょう。逆説的なことに、この気づきが、次の最も重要なステップである、考え方や感じ方を変えることをより簡単にしてくれるのです。

では、今すぐ「ポジティブ・リフレーミング・ツール」を完成させてください。このエクササイズは頭の中だけでなく、紙の上で行ってください。終えてから、この先を読み進めてください。

ポジティブ・リフレーミング・ツール*

使い方：日常気分記録表のネガティブな思考や感情を見直し、下の欄に記入します。左側の欄に書いたネガティブな思考や感情について、以下のふたつの問いを自分に投げかけてみてください。

1. このネガティブな思考や感情には、どのような利点や恩恵があるのだろう？
2. このネガティブな思考や感情は、私について、どのようなポジティブで素晴らしい点を示しているのだろう？

ネガティブな思考や感情には、利点しかないもの、中核的価値観しか示していないもの、その両方が含まれているものがあります。「ネガティブな感情のためのポジティブ・リフレーミングのマップ」と「ネガティブな思考のためのポジティブ・リフレーミングのマップ」には役立つヒントがたくさんあります。ネガティブな思考や感情には、ひとつずつ取り組むようにしてください。

ネガティブな思考や感情	利点や中核的価値観
1.	
2.	
3.	
4.	
5.	
6.	
7.	
8.	
9.	
10.	

ポジティブ・リフレーミング・ツールを完成させたことで、なぜ魔法のボタンに欠点があるのかがわかったのではないでしょうか。もしも魔法のボタンを押してネガティブな思考や感情をすべて消してしまったら、あなたに関するポジティブで素晴らしい点も同時に消えてしまうのです。それは大きな損失であり、あなた自身の核となる価値観や信念の多くを裏切ることにもなりかねません。

そしてそれは、百年以上前にフロイトが投げかけた問い——なぜ私たちは、ネガティブな気分に固執し、変化に抵抗するのか——への答えでもあります。

つまり、私たちのネガティブな思考や感情は——DSM-5が信じこませようとしているような——「精神障害」の症状ではなく、私たちの最も素晴らしいところ、美しいところの表れなのではないでしょうか。私たちのネガティブな思考や感情は、ときに私たちを助け、守ってくれるのではないでしょうか。もしそうなら、私たちを説き伏せて、違う考え方や感じ方をさせようとする誰かに対して反発するのは当然のことなのです！

このように、私たちのネガティブな気分、そして変化に対する「抵抗」は、私たちのダメなところではなく、ちゃんとしたところの結果なのです！

ステップ8　魔法のダイヤル

しかし、ここでジレンマに陥ります。あなたも、そうはいっても、つらいネガティブな思考や感情

感　情	今の％	目標の％	終了時％
悲しい、つらい、憂うつ、落ち込み、不幸	90		

に悩まされていて、なんとかしてよくなりたいと思っているのかもしれません。実際、それがこの本を読んでいる理由なのではないでしょうか。

しかし、もしもあなたが突然回復し、ネガティブな気分がすべて消えてしまったら、あなたはとても貴重なものを失ってしまうかもしれないのです。とはいえ、もしあなたが変化に対して、片足を水に、片足を地面につけているような複雑な気持ちでいるとしても、私にはその気持ちがとてもよくわかります。

では、このジレンマを解消するにはどうしたらよいのでしょう？

第4章で学んだことを思い返せば、その答えがわかるはずです。

魔法のボタンではなく、魔法のダイヤルがあって、それぞれのネガティブな気分のダイヤルを低いレベルまで下げることができると想像してみましょう。そうすれば、ネガティブな思考や感情にあるポジティブな点を犠牲にすることなく、自分の感じ方を改善することができるのです。

魔法のダイヤル

例えば、あなたが、悲しい、憂うつ、落ち込み、不幸を感じていたとして、その気分を90％で評価したとします。

ポジティブ・リフレーミングが完了したら、自分にこう問いかけてみてください。「これらのポジティブな要素に照らし合わせてみて、私はどの程度、悲しみと落ち込みを感じていたいのだろう？　この気分を0か

感　情	今の％	目標の％	終了時％
悲しい、つらい、憂うつ、落ち込み、不幸	90	20	

ら100までのどのレベルにでも下げることができるとして、私はどの程度、悲しく、落ち込んだ気分でいたいのだろう?」。つまり、どのレベルなら、ポジティブ・リフレーミング・ツールに挙げたすべてのポジティブな要素を維持したままで、あなたの気分はよくなるのでしょうか?

例えば、20％で十分だと判断したとしましょう。その場合は、「目標の％」の欄に20と書いてください。

おわかりですね? つまり、あなたが責任者であり、あなたがどう感じたいかを決めることができるのです。私はあなたのために、この取り組みを行っています。あなたがボスなのです!

では、日常気分記録表のそれぞれの感情について、残りの「目標の％」欄を埋めてみてください。そうすることで、ネガティブな感情の種類ごとに、あなたの目標がわかります。

これが完成すれば、ネガティブな思考を打ち砕き、感じ方を改善するための素晴らしいツールを使えるようになります。ただし、これから使うのはかなり強力なツールなので、場合によってはやりすぎになるかもしれません。例えば、あなたの悲しみや憂うつが10％、あるいは0％になるかもしれません。

でも、心配しないでください。もし、あなたのネガティブな感情が低くなりすぎたとしても、終了前に、もう少し高くなるようにサポートします。そうすれば、ハッピーになりすぎる心配はないでしょう。

さあ、腕をまくって、あなたを不幸にしているネガティブな思考に立ち向かうことにしましょう！

11 感じ方を変える方法 パート2：大脱走

前章では、日常気分記録表の最初のいくつかのステップを完了しました。あなたは、動揺した出来事について説明し、その出来事をめぐるネガティブな感情を評価しました。また、その出来事に関するネガティブな思考についても記録し、それぞれの思考をどの程度強く信じているかを評価し、そして、その思考に含まれる歪みも特定しました。

さらに、ネガティブな思考や感情は、必ずしも「精神障害」の「症状」とは限らないということを理解できるようにするために、ポジティブ・リフレーミングを行いました。それらはむしろ、人間としてのあなたの核となる価値観の表れであり、あなたにとって非常に有益なものとなりうるのです。最後に、魔法のダイヤルを使って、ポジティブで素晴らしい資質を失うことなく、ネガティブな気分を、どの程度低いレベルにまで下げたいかということにも取り組みました。

さて次は、最も重要なステップへと進み、あなたの考え方や感じ方を変える方法をお伝えします。感情的苦痛の必要条件と十分条件、そして感情を変化させるための必要条件と十分条件についてはすでに説明しました。それが何だったか、覚えていますか？

	必要条件	十分条件
感情的苦痛		
感情の変化		

復習も兼ねて、それらをしっかりと理解していただきたいので、先へと進む前に上の表の4つの空欄を埋めてみてください。

私の答え

私の答えは次頁の表の通りです。このプロセスがとてもクールなのは、気持ちの変化が急速に、ときには瞬く間に起こりうるということです。実際、あなたを動揺させているネガティブな考えを信じなくなった瞬間、あなたはほっとして、多幸感さえ覚えることでしょう。

では、どうすればよいのでしょう？　感情を変化させるための必要・十分条件を満たすポジティブな思考を生み出すには、いったいどうしたらよいのでしょうか？　これはつまらない質問ではありません。なぜなら、落ち込んだり不安になったりする人の多くは、何年もずっと、同じようなネガティブな思考を持ち続けているからです。

あなたもそうでしたか？

友人や家族、あるいはセラピストでさえ、あなたを励ましたり、考え方や感じ方を変えるようにと促したことがあるかもしれません。しかし、うまくいかなかったのではないでしょうか。なぜなら、落ち込んでいるときや不安

	必要条件	十分条件
感情的苦痛	ネガティブな思考がなくてはならない。例： •「私は負け犬だ」 •「しくじるんじゃなかった！」	そのネガティブな思考を信じていなければならない。
感情の変化	あなたが思いつく考えは100%真実でなければならない。 合理化や中途半端な真実を求めているのではないということを忘れずに。	そのポジティブな思考がネガティブな思考を打ち砕かなければならない。つまり、ネガティブな思考に対するあなたの信念が激減し、場合によってはゼロになる。

なときには、ネガティブな思考が全くの真実のように思えるからです。また、たとえネガティブな思考に含まれる認知の歪みを合理的に指摘できたとしても、それでもその思考は自分に関する究極の、恐るべき、不可避の真実のように思えてしまうかもしれないのです。

そこが、うつや不安の驚くべきところです。うつや不安は、完全な事実のように見える、残酷で、欺瞞に満ちた幻想です。回復した後で振り返ってみると、自分自身や世界について、どうしてこんなにも間違ったことを信じていたのだろうかと疑問に思うことでしょう。

幸いなことに、あなたがネガティブな思考に立ち向かい、それを打ち砕くのに役立つ強力なテクニックはたくさんあります。あなた（そして私が関わるすべての人）に対する私の目標は、今すぐあなたの考え方や感じ方に急速かつ大幅な変化が生じるだけでなく、持続的な変化によって、将来的にも、つらい気分の変動に対処できる力を身につけてもらうことなのです。

では、日常気分記録表を見て、最初に取り組みたいネガティブな思考をひとつ選んでください。そして、選んだネガティブな思考を、本章の最後にある、ふたつのリカバリー・サークルの真ん中に書き入れてください。リカバリー・サークルに記入する前に、その思考にはどのような歪みがあるかも確認しておきましょう。

リカバリー・サークルの各矢印は、あなたが閉じ込められている輪から脱出するためのさまざまな方法を表しています。第33章の「思考のねじれをほどく50の方法」を見直して、有望と思われるテクニックを矢印の先にあるそれぞれの枠に書き入れましょう。

ひとつ目のリカバリー・サークルの枠にひとつずつテクニックを入れていくと、真ん中のネガティブな思考に立ち向かって打ち負かすのに役立つ16のツールが揃うことになります。最初の3つのテクニックは常に同じなので、すでに記入済みです。ふたつ目のリカバリー・サークルは、さらに多くのテクニックが必要な場合に備えてのものです。これも使えば、ネガティブな思考に立ち向かうための32ものテクニックを選択することができます。あなたに必要なテクニックはひとつかふたつだけかもしれませんが、どんな方法が自分に合うかはわからないものなので、あなたのリカバリー・サークルにたくさんの方法を入れておくのはよいことです。

おそらく、そんなに多くのテクニックは必要ないでしょうが、バックアップがいくつもあると思えば安心するものです。もし、あなたが多くの人と同じように長い間、うつや不安、劣等感などと闘ってきたのなら、おそらく変化は容易ではないことを知っているでしょうし、あなたを不幸にしている歪んだ思考に挑戦するための強力なツールがたくさんあるなら、それは喜ばしいことではないでしょうか。

どのようなテクニックを挙げればよいのかわからず悩んでいる方もご安心ください！　思考の歪みを特定したら、第5章のカンニング表を使って、テクニックを選択することができます。あなたの思考に多くの歪みがあるなら、リストアップできるテクニックも大量にあるのです。次の章では、それぞれの歪みに対して特に役立つテクニックを、より詳しく解説していきます。

少なくとも10～15個のテクニックを選び、リカバリー・サークルの枠の中に書き入れたら、それをひとつずつ試してみて、感情の変化のための次のふたつの条件を満たすポジティブな考えが思いつくかどうか、やってみてください。

1. そのポジティブな思考は、100％真実でなければならない。
2. そのポジティブな思考は、あなたを動揺させているネガティブな思考に対するあなたの信念を大幅に減少させるものでなければならない。

100％真実であるポジティブな考えを思いついたら、日常気分記録表のポジティブな思考の欄にそれを書き入れてください。そして、ネガティブな思考をどれだけ信じているかをあらためて評価し直します。ポジティブな思考によって、ネガティブな思考を信じる度合いがゼロになることもありますし、ある程度低いレベルにまで下がれば十分な場合もあるでしょう。

もし、あなたのポジティブな思考が100％真実でなかったり、ネガティブな思考に対するあなたの

学習のポイント

① 日常気分記録表の最初のいくつかのステップを終えたら、最初に取り組みたいネガティブな思考をひとつ選び、リカバリー・サークルの真ん中に書き入れてください。
② 次に、「思考のねじれをほどく 50 の方法」のリストを見て、真ん中のネガティブな思考に立ち向かうために使える方法を、少なくとも 10 ～ 15 個選びます。その手法の名称をリカバリー・サークルの周りの枠に書き込んでください。
③ それぞれの手法は、ネガティブな思考に対抗するためのポジティブな考えを思いつくのに役立ちます。そのポジティブな思考をどの程度強く信じているかを、0%（全く信じていない）から 100%（完全に信じている）までの尺度で示してください。
④ 次に、ネガティブな思考をどの程度強く信じているかを示します。もし、そのポジティブな思考が 100%真実で、ネガティブな思考に対するあなたの信念を劇的に減少させるのであれば、あなたのネガティブな気分はおそらくすぐに改善されるでしょう。

もし、そのポジティブな思考が、ネガティブな思考に対するあなたの信念をそれほど減少させないのであれば、「できるかぎり早く失敗する」の哲学に従い、リカバリー・サークルの次のテクニックに移ることにしましょう！

信念を減らすことができないなら、それはあなたの役には立ちません。では、その場合はどうすればよいのでしょう？

リカバリー・サークルの次のテクニックに移って、もう一度やってみるのです。ポジティブな思考は、完全に真実でなければ効果がないということを忘れないでください。中途半端な真実や理屈づけでは、ほとんど、あるいは全く役に立ちません。ＴＥＡＭ‐ＣＢＴは、聖書の「真実はあなたを自由にする」という概念に基づいているのです。

ネガティブな思考を打ち砕くまで、何度でもポジティブな思考を生み出しましょう。たいてい、うまくいくテクニックが見つかったら、そのテクニックは日常気分記録表の残りのネガティブな思考を打ち砕くことにも役立ちます。この方法については、この先のいくつかの章で詳しく説明します。

では、さっそく始めて、あなたの大脱走を実行しましょう！

あなたのリカバリー・サークル*

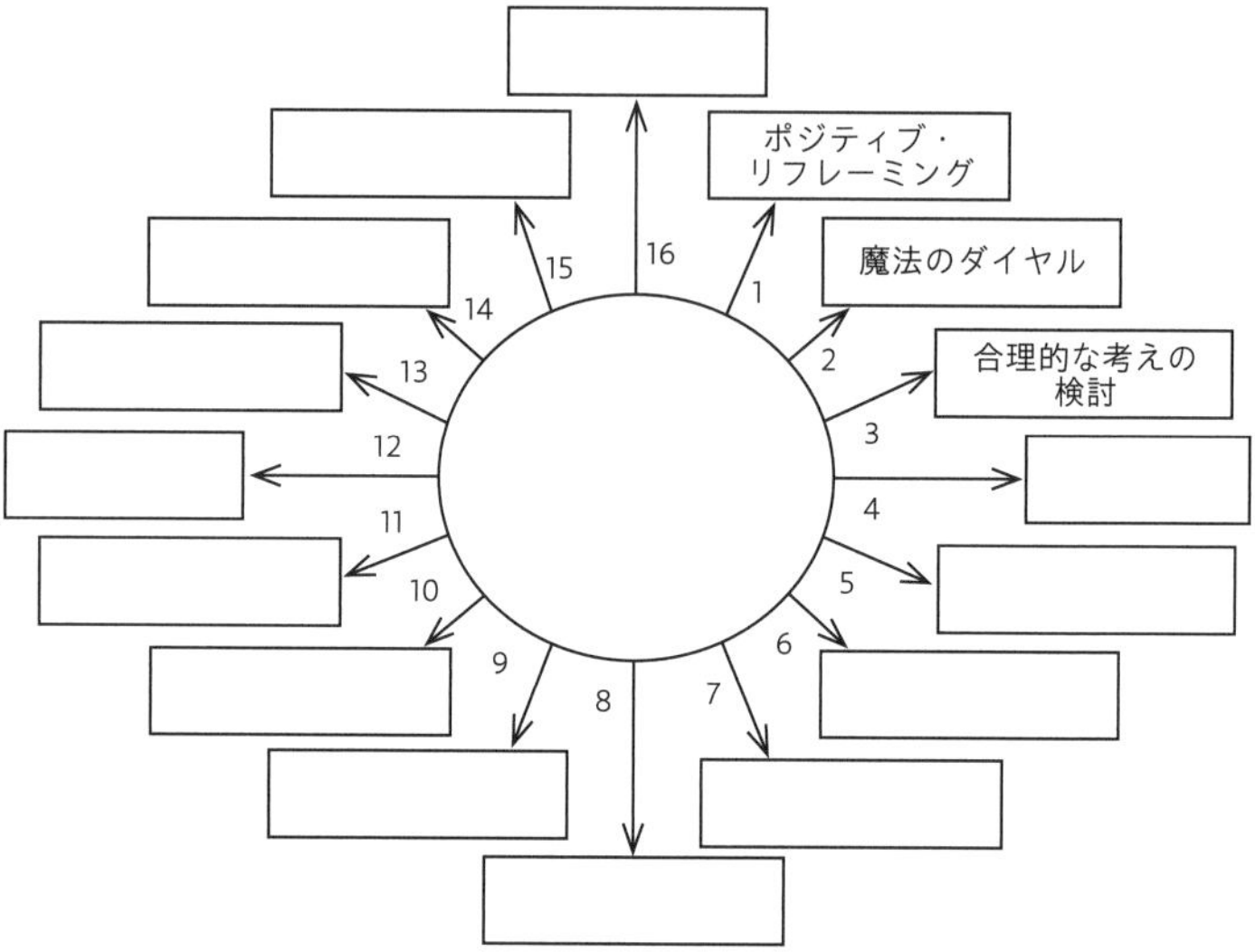

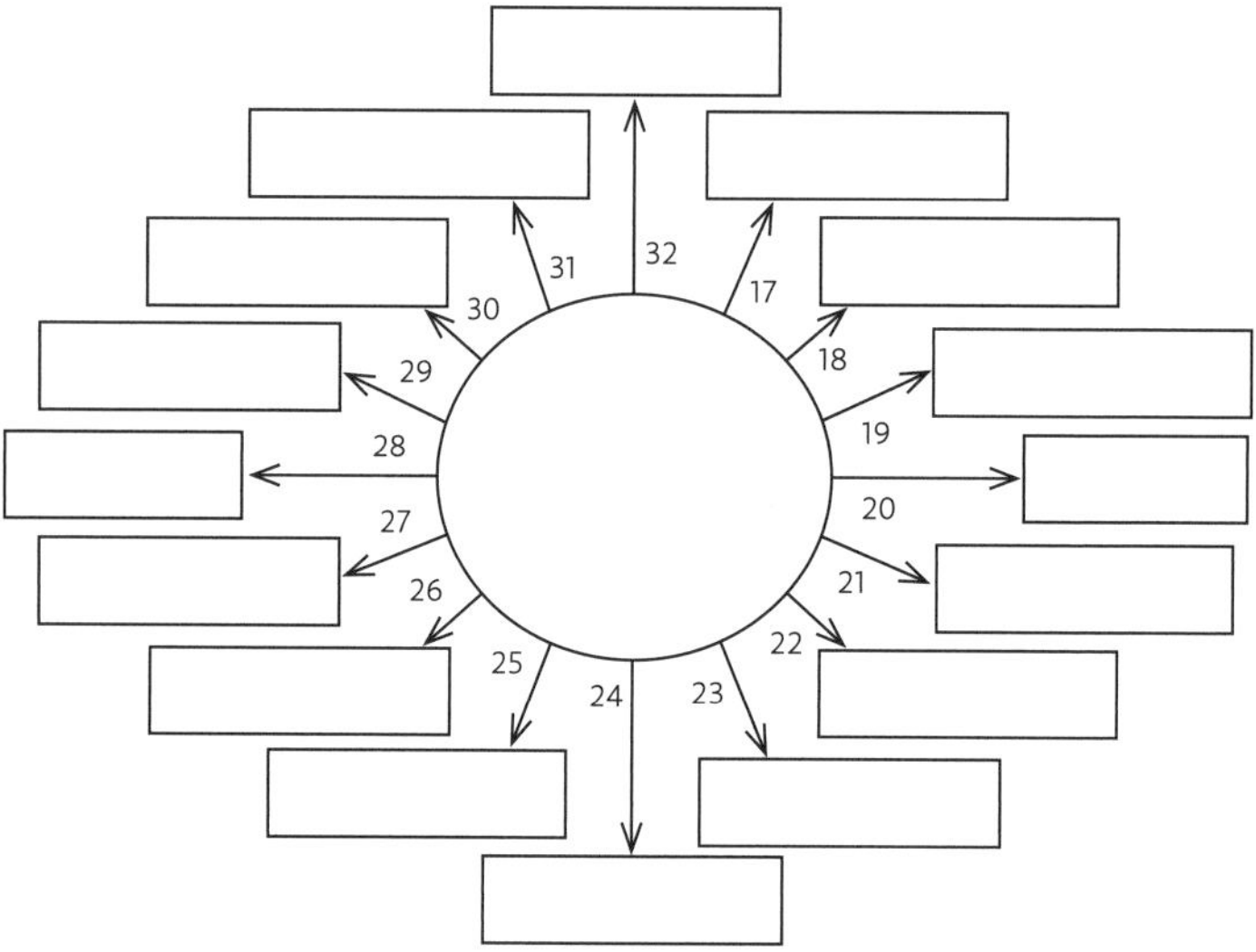

第II部

歪んだ思考を打ち砕く方法

12 全か無か思考

ソールという名の男性は、TEAM‐CBTのセッションを12回受けただけで、長年のうつ病から回復しました。彼は感激し、自分に向かってこう言いました。

これは素晴らしい。私はやっぱり負け犬じゃなかった！ 問題はついに解決した！ もううつ病と付き合う必要はないんだ！

3週間後、妻と口論になったソールは不機嫌になり、いらいらし、腹が立ち、意気消沈してベッドに入りました。翌朝、ひどいうつ状態で目が覚めたとき、彼は自分にこう言い聞かせました。

改善したなんて、単なる思い過ごしだった。セラピーは実際には効果がなかったんだ。結局、私には何の価値もない。この先もずっと惨めな人生が続くんだ！

おわかりのように、ソールの怒りは、最もよくある認知の歪みのひとつである「全か無か思考」によるものです。この種の歪みがあると、自分自身や世界を、絶対的な白か黒か、全か無かで考えてしまいます。

この歪みには（どの歪みもですが）、対極的なものとして、ふたつのタイプがあります。

- **ポジティブな全か無か思考**：この歪みは方程式の「全（すべて）」の側に偏っています。うまくやれれば勝ち組で、すべてが常に素晴らしくなると自分自身に言い聞かせます。

この種の思考は、ソールが自分自身に言った、「問題はついに解決した！　もううつ病と付き合う必要はないんだ！」にも見て取れます。

- **ネガティブな全か無か思考**：この歪みは、方程式の「無（何もない）」の側に偏っています。完璧な成功者でなければ自分は完全な敗者で、無に等しいと自分自身に言い聞かせます。

この種の思考は、ソールが自分自身に言った、「セラピーは実際には効果がなかったんだ。結局、私には何の価値もない」にも見て取れます。

回復したときのソールの思考が、なぜポジティブな全か無か思考の典型例であるのか、その理由を簡単に説明してください。

次に、数週間後にうつ病を再発させたソールの思考が、なぜネガティブな全か無か思考の一例であるのか、その理由を説明してください。

私の答え

これははっきりしすぎているかもしれませんね。ソールが突然回復したとき、彼は方程式の「すべて」の側に飛びつき、このまま永遠に幸せになれると考えました。常に幸せでいられる人などいないのですから、これは非現実的な期待です。

しかし、ソールが再び落ち込んで、翌朝目覚めたとき、彼は方程式の「無」の側に戻り、自分には価値がない、セラピーは効果がなかったと考えました。実のところ、ソールには私たちと同じように欠点も長所もたくさんあるのですから、この全か無か思考も非現実的でした。加えて、彼に対する治療は非常に効果的だったのですが、それは永遠の幸福を保証するものではないのです。おわかりのように、どちらのタイプの全か無か思考も問題となることがあります。ネガティブな全か無か思考は、次のような気分を生じさせます。

- 憂うつ、失意、絶望
- 不安やパニック
- 恥ずかしさや罪悪感
- 不甲斐なさ、劣等感、無価値感

ポジティブな全か無か思考は、次のものを生じさせます。

- 躁病
- ナルシシズム
- 人間関係での葛藤
- 怒りや暴力
- やめられない習慣や依存症

全か無か思考を回避するのは難しい場合もあります。気づかぬうちに、実に簡単に、この歪んだ思考に陥ってしまうことがあるのです。

第10章で記入した、あなたの日常気分記録表のネガティブな思考を見直してみてください。リカバリー・サークルのために選んだものも含め、あなたのネガティブな思考のいずれかに、全か無か思考を見つけることができますか？　そうであれば、そのネガティブな思考をここに書き留めてください。

次に、なぜその思考が非現実的なのか、その理由を簡単に書いてみてください。言い換えれば、なぜ全か無か思考は現実を反映していないのでしょうか？

なぜ、全か無か思考があなたのネガティブな気分を助長するのかわかりますか？　また、なぜ、あなたの全か無か思考が非現実的で、間違いなく不公平であるとさえ言えるのか、その理由がわかりますか？

ポジティブ・リフレーミング

全か無か思考に立ち向かう前に、まずは深呼吸をして、自分自身にこう問いかけてみてください。
「これは本当にやりたいことなのか？」と。

これまで学んできたように、全か無か思考には多くの利点がありそうですし、それはまた、あなたについての、かなりポジティブで素晴らしい点を反映してもいます。なぜだかわかりますか？

読み進める前に、少し考えてみてください。

まず、「全か無か思考」は人生を実にドラマチックにしてくれます。何かがうまくいけば自分を「勝者」だと思い、高揚感を覚えます。それはとても素晴らしいことです。

そして失敗すれば、自分を「完全な負け犬」だと思うかもしれません。もちろんそれはつらいことですが、強烈なネガティブな気分は、なぜ失敗したのかを解明し、次はどうすればもっとうまくやれるかを考える原動力ともなります。これも間違いなく良《いい》いことですし、実際そうです。

さらに、完全主義の根底にあるのは全か無か思考であり、完全主義には良い面もあります。それは、あなたの意識が高いこと、あなたが自分の仕事に強い関心を持っていること、そして平凡さや二番手に甘んじたりはしないということを示しています。アインシュタインやエジソン、その他多くの人々のように、諦めなかった人々が世界を変えてきたのです。

リストを追加することは簡単ですが、もうおわかりでしょう。私たちが認知の歪みにはまるのは、ネガティブな思考や感情にはまるのと同じ理由からなのです。それらは私たちの核となる価値観の表れでもあり、信じられないくらい役に立つことがあるのです。

ここで私が尋ねたいのは、なぜあなたは、全か無か思考がもたらすこれらの利点を手放したいのか、ということです。手放したくないとしても、それも私にはよく理解できます。私は若い頃、完全主義にどっぷりはまっていて、それを手放したいとは全く思いませんでした。

しかし、もしあなたが全か無か思考を減らしたいと思うのなら、次のテクニックから始めてみるとよいでしょう。

灰色の部分があると考える技法

第5章のカンニング表には、たくさんの役立つテクニックが載っています。その中でも本当に簡単な解決策を紹介するなら、それは**灰色の部分があると考える技法**です。極端な白か黒かの判断を避け、0％から100％の間のどこかで、より現実的に物事を見るようにするということです。全か無か思考の、「全」や「無」への偏りを簡単に解決することができます。

例えば、ソールがうつ病から回復したとき、彼はこう考えることができます。

あぁ、これは素晴らしい。すごく良い気分だし、結局のところ、私は価値のない負け犬ではなかったんだ！　私には欠点もたくさんあるけれど、長所もある。常に幸せでいられる人なんていないから、きっとまた自責の念のブラックホールに落ち込むだろうけど、ネガティブな考えや気分が戻ってきたときに役立つツールを私は手に入れたんだ。

そして、誰もがそうなるように、つまずいたときには、こう考えることができます。

ふぅ、またいやな気分になってしまった。医師はこうなると警告してくれてたっけ。でもなぜ、私はこんなに動揺しているのだろう？　えぇと、昨晩、妻と口論になったからだ。どんな夫婦であれ、ときには喧嘩をするものだけれど、話し合いで解決できれば、きっとまた愛情が深まるに違いない。

このようにして「灰色の部分」があると考えることが、ソールの全か無か思考から生じる極端な浮き沈みを防ぐのに役立つことがおわかりになったでしょうか。

世界というものは、ほとんどの場合、全か無かでは割り切れないので、全か無か思考はほとんど常に歪みをもたらします。例えば、この本は、これまでに書かれたものの中で最も素晴らしい本だと言えるでしょうか？　シェイクスピアや聖書よりも優れているでしょうか？　私はそうは思いません！

　では、この本が史上最も優れた本ではないとして、だからといって全くの無価値なのでしょうか？　腐ったウンコよりもひどいのでしょうか？　正直なところ、私自身が腐ったウンコのようだと感じたことはありますが、それでも自分の文章がそこまでひどいと思ったことはありません！

　この本について全か無かで考えることは非現実的であるだけでなく、私の創造性を阻害することにもなるでしょう。というのも、私は「完璧に」書き、驚異的なものを発表しなければならないという大きなプレッシャーを抱えることになるからです。しかし私は、「完璧」にも「驚異的」にも書く方法を知りません。ですから、全か無か思考に陥ってしまうと、結局は執筆意欲を失ってしまうかもしれないのです。

　過去に一度、私の処女作である『フィーリング・グッド』を改訂しようとしたときに、そういうことが起こりました。出版社から契約書と前金をもらったばかりのときに、編集者のマリアは私に――彼女が（正論ながら）「つまらない」と思っている――この本を書き直し、「ベストセラー」にする必要があると言いました。

　私は10日間机に向かいましたが、一文も書くことができませんでした！　そしてついに、私を苦しめていたネガティブな考えを書き留めました。「ベストセラーの書き方がわからない。マリアは私に失望するだろう」と。

そして、自分の中の全か無か思考に気づき、代わりにこう考えることにしました。「ベストセラーの書き方なんて知らないし、それは私の仕事でもない。本の宣伝やマーケティングは出版社がやってくれる。私の仕事は、私が患者さんに話すのと同じように読者に語りかけることだ。それが私にできることだし、本がベストセラーになるかどうかは別として、結局はそれが、うつを抱えている人たちにとって本当に役立つことになるかもしれない」

こうして、私はすぐに興奮と創造性の高まりを感じ、改訂作業は実に簡単で楽しいものになったのです！

世の中のあらゆるもの、あるいは人間の性質について考えてみれば、全か無かでそれほど正確には表現できないことがおわかりでしょう。例えば、ＩＱや体力について考えてみましょう。あなたはおそらく、アインシュタインほど賢くはないでしょうが、多くのことに関してはかなり賢いでしょう。また、重量挙げのオリンピック・チャンピオンほど強くはないでしょうが、体力はかなりあるでしょう。

そして、私の歌声はひどいもので、確かに平均以下ですが、テレビで見た犬よりはずっと上手に歌えます。その犬は、飼い主がピアノを弾いている間、とても真剣に、熱狂的に吠え続けていました。私は新入りの子猫のミスティに歌を作って歌ってあげるのですが、ミスティはとても気に入っているようです！

かなりひどい私の声で歌われる典型的な歌は、このようなものです。

ミス・ミスティ！　あぁ、ミス・ミスティ！
きみはロスアルトスの中で
ロスアルトスの中で
断然、断然、一番かわいい！
絹のような黒い毛並み
黄緑色の瞳
今まで見た子猫の中で
星空よりもすてき
一番かわいい
そんなきみが大好きだ！

ミスティはこれを大いに気に入っています！

私たちは皆、あらゆる事柄において、0％と100％の間のどこかにいます。誰もゼロではないし、誰も完璧ではないのです。

それは世界も同じです。医学の飛躍的進歩、宇宙の起源に関する新たな発見、偉大なる思いやりの行為など、世の中にはポジティブで、驚異的なことさえ存在します。そして、世の中にはネガティブで恐ろしいものも数多くあります。しかし、ほとんどの物事は、この両極端のどこか中間にあるのです。

ですから、自分自身や世界について、もっと現実的に考えたければ、灰色の部分があると考えてみてください。全か無か思考のドラマに比べると少し退屈に思われるかもしれませんが、灰色の部分があると考えることを身につければ、世界はずっと色彩豊かになるのです。

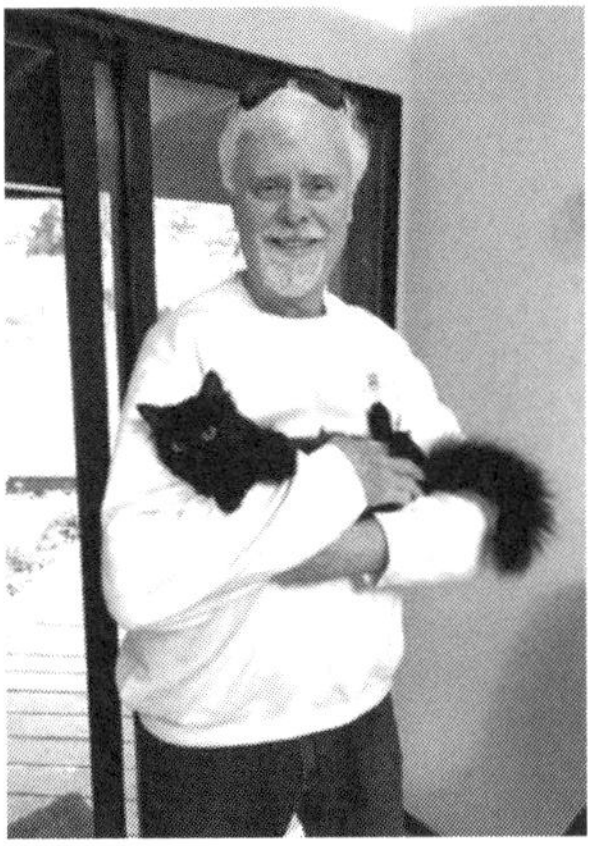

デビッドとミス・ミスティ

では、最後の練習です。あなたの全か無か思考を、灰色の部分があるという考え方に置き換えてみてください。「全」か「無」かの両極端の間にある、より正確な表現を探してみてください。

私はあなたの新しい考え方についてのフィードバックを与えることも、この特定のテクニックがあなたにとって効果的だと決めつけることもできませんが、試してみることが良い練習となるでしょう。

どんなネガティブな思考であれ、これからそれらを打ち砕く方法をたくさん紹介するつもりですので、特定のテクニックがうまくいかなくても心配しないでください。他にも素晴らしい方法がたくさんありますよ！

13 一般化のしすぎ

アリエラという名の若い専門家の女性は、二年間付き合っていたボーイフレンドのアランに突然別れを告げられ、落ち込んでいました。アリエラは、自分が強引で支配的だから振られたのだと思い込んでいました。

アランとアリエラは週末に出かける予定でしたが、アリエラは二人がやりたいことをすべてできるよう、一分一秒の隙間もないほど入念なスケジュールを立てていました。アランのほうはと言えば、行き当たりばったりをむしろ好んでいました。そのため二人は口論となって仲違いし、結局はアリエラにとってのつらい別れとなりました。

アリエラは、これまで何度か良好な恋愛関係を経験してきたけれど、どれも同じような衝突が原因で別れることになったと説明しました。彼女は、自分は愛されない人間で、振られ続け、孤独を味わう運命にあるのだと結論づけました。

アリエラは、ボーイフレンドとの別れというネガティブな出来事から「自分」を一般化し、自分は「愛されない」と考えていたので、これは典型的な**一般化のしすぎ**です。さらにアリエラは、一生ひとりぼっちなのだと自分に言い聞かせることで、今ここでのつらい出来事から未来を一般化していました。

一般化のしすぎにも、ネガティブなものとポジティブなものがあります。

- **ネガティブな一般化のしすぎ**：ネガティブな出来事から、「いつも」とか「決して～ない」といった言葉を使って、終わりのない敗北のパターンを導き出します。あるいは、○○で失敗したから自分は敗者だと思い込むことで、欠点や失敗、しくじりから、全体的な「自分」を一般化します。
- **ポジティブな一般化のしすぎ**：ポジティブな出来事から、永遠に続く成功のパターンを導き出し、自分は常に勝利すると自分に言い聞かせます。また、自分を「勝者」とみなし、何かを達成したりポジティブなことをしたことで、自分はとりわけ価値ある人間だと考えることもあります。

一般化のしすぎは、全か無か思考と同じく、最もよくみられる認知の歪みです。日常気分記録表に書き留めたネガティブな思考の中に、あなたもそのような歪みを見つけられましたか？　見つかったのなら、この章の少し後で、その思考に取り組んでもらうつもりです。

ネガティブな一般化のしすぎもポジティブな一般化のしすぎも、どちらも問題になることがあります。ネガティブな一般化のしすぎが問題となる理由ははっきりしているように思われますが、ポジティブな一般化のしすぎが問題となる理由はそれほどはっきりしていないかもしれません。ポジティブな一般化のしすぎの欠点を理解するには、強迫的なギャンブラーのことを考えてみるとよいでしょう。

強迫的なギャンブラーは、ブラックジャックで2、3回連続で勝つと、「絶好調」だと自分に言い聞かせます。そのときはとても気分が良いのですが、自分に語ったその言葉を信じてしまうと、一日の終わりには大損をして帰宅することになりかねません！　ポジティブな一般化のしすぎは精神的な興奮を引き起こすので、魅惑的でさえあるのです。

アリエラに話を戻しましょう。彼女は、これまでの恋愛関係はすべて終わりを迎えたのだから、この先の恋愛関係もすべて失敗すると思い込んでいます。

アリエラの考えは妥当でしょうか？　なぜこれが一般化のしすぎと言えるのでしょう。読み進める前に、あなたの考えをここに書いてください。

私の答え

アリエラの考え方には問題があります。世界では何百万もの人々が結婚していますが、結婚する前の恋愛関係のうち、何パーセントが破局に終わったでしょうか？　100％です！

ですから、過去に恋愛に失敗した人たちが将来、終わりのない拒絶と孤独を味わう運命にあるとは到底言えません。

アリエラが一般化しすぎているものがもうひとつあります。彼女は、自分は「愛されない」人間だと思い込んでいます。なぜこれが典型的な一般化のしすぎなのか、その理由がわかりますか？　読み進める前に、あなたの考えをここに書いてください。

私の答え

アリエラが自分のことを「愛されない」人間と考えるとき、彼女はある特定のことを「自己」全体に広げて捉えています。彼女は抽象化の雲の中に迷い込んでしまったのです。アリエラには長所も短所もたくさんありますが、彼女の「自己」をひとつの特徴だけで正確に表現することはできません。つまりアリエラは、すべてこれ、全くのあれ、というわけではないのです。あなたも私もです。

アリエラは魅力的でカリスマ性のある人物で、その分野のリーダーであり、多くの同僚や友人たちが彼女を慕っています。一方で、彼女の熱意とリーダーシップは一部の人々の反感を買うかもしれません。私たちの最大の強みは、ほとんどの場合、最大の弱みでもあるのです。しかしそれは、アリエラが「愛されない」ことを意味するのでしょうか？　それとも単に、彼女も人間ということでしょうか？

いずれはアリエラも自分に合ったクールな男性を見つけることでしょう。しかしその道中では、つまずくこともあるはずです。私たちは皆、拒絶されたり軽蔑されたりして、傷つくことがあるのです。正直なところ、私もかなりつらい拒絶や失望を味わったことがあります。しかし、私たちの痛みの主な原因が実際の拒絶や批判であるということは、ほとんど、あるいは全くありません。原因は、実際の出来事に対する私たちの歪んだ見方にあります。

では、一般化のしすぎを克服するための最善策とはどのようなものなのでしょう？

ポジティブ・リフレーミング

歪んだ、ネガティブな思考に立ち向かうときはいつでも、**ポジティブ・リフレーミング**から始めるとよいでしょう。そうすることで、ネガティブな思考や感情を手放すうえで妨げとなる抵抗を溶かすことができます。

この方法を説明するために、アリエラの「私は愛されない」という考えに焦点を当てることにしましょう。次のふたつのことを自分に問いかけてみてください。

1. この考えを信じることの利点や恩恵には、どのようなものがあるだろうか？
2. この考えは、アリエラや彼女の核となる価値観について、どのようなポジティブで素晴らしい点を示しているだろうか？

少なくとも5つのポジティブな点が思いつくかどうか、やってみてください。

書き終わってから、先を読み進めてください。

私の答え

アリエラと私が出した答えはこうです。

1. この考えはつらいものだが、自分が振られた理由を理解するのに役立つ。

2. すべてをボーイフレンドのせいにするのではなく、自分の欠点に目を向けているのだから、私には責任感があるということ。
3. この考えは将来的な失望から私を守ってくれる。自分は愛されない人間だと思っていれば、期待して再び失望することもなくなる。
4. この考えは私の意識が高いことを示している。その意識の高さが大きなことを成し遂げるうえでの原動力となり、私を人として成長させてくれた。
5. この考えは、傲慢さとは対極の謙虚さの表れである。
6. 私には多くの欠点があるので、この考えは現実的である。結局のところ、何人かの男性に別れを告げられたのだから。
7. この考えは、時間がかかり、苛立ち、疲れる、男女の駆け引きから離れて休暇をとる口実を与えてくれる。
8. この考えは、私が内省的で、勇敢で、自分の欠点や短所を見直す気持ちがあり、人として成長し、できればもっと愛され、好感が持たれる人間になりたいと思っていることを示している。
9. この考えは私を本当に悲しくさせるが、振られた後に悲しくなるのは適切なこと。
10. この考えは、私が怒ってボーイフレンドの欠点を数えあげる機会を減らしてくれる。こうやって私は、彼自身と、彼との良い思い出のいくつかを守っているようなものだ。

アリエラのネガティブな考えのポジティブな点を挙げたところで、私はアリエラに、いったいなぜ自分が「愛されない」という考えに立ち向かいたいのかと尋ねました。これは、私がTEAM‐CBTを行う際にいつも目にする急速な回復のための、重要な鍵となる部分です。私は患者さんに変化を売り込もうとする代わりに、一緒に取り組むために私を説得してほしいと頼んでいるのです。たいてい、彼らはそうしてくれます。

アリエラは、これだけのポジティブな要素があるけれど、できればネガティブな考えを減らしたい、なぜなら、無価値感、不安、罪悪感、絶望、不甲斐なさ、敗北感、抑うつ状態にはもううんざりしていて、愛情に満ちた、長続きする関係を築きたいという夢を諦めたくないからだと言いました。

以下に、彼女のために役立った具体的なテクニックを紹介します。

具体的に考える技法

一般化のしすぎに立ち向かうためのテクニックはたくさんありますが、その中でも特に優れているのが「**具体的に考える**」技法です。このテクニックは、抽象化の雲の上から降りてきて、その代わりに自分の具体的な欠点や間違い、短所に焦点を当てるものです。具体的な間違いや欠点を突き止めたら、それを受け入れるか、修正しようとするか、あるいはその両方に取りかかることができます。このテクニックを使うときには、自分の長所にも焦点を当てることが有効となる場合があります。

例えば、アリエラは、自分は「愛されない」のだと思い込む代わりに、「私がすることで、人間関係で問題になるようなことは何だろう？　そして、今後もっと愛にあふれた人間関係を築き、成長するためには、どうしたらよいのだろう？」と具体的に自分に問いかけることができます。

このようにして探っていくうちに、彼女がボーイフレンドや友人との関係において大きな間違いを犯していることが明らかとなりました。彼女はしばしば、自分が計画した活動に熱中していれば、相手も同じように感じるだろうと思い込んでいました。そして、相手が土壇場で参加を取りやめると、彼女はがっかりして、裏切られたように感じていたのです。

アリエラは、自分が計画した活動について相手が実際にどう感じているかを確認する習慣がなく、ひょっとすると複雑な気持ちでいるかもしれない相手に注意を払うこともなかったのでしょう。しかし、これは解決可能な問題です。「愛されなく」させる、致命的な欠陥ではないのです。

解決策のひとつとしてアリエラは、自分が計画しているイベントについて、乗り気なのか、疑問がないか、以前より頻繁に相手の人たちに確認することにしました。そうすれば、全員が同じ考えかどうかを確認することができます。これは**調査技法**と呼ばれるもので、とても簡単です。人の心を読もうとするのではなく、どう感じているかを尋ねることで、物事をチェックするのです。

アリエラにとって、この調査技法は別の意味でも役立ちました。彼女は自分が愛されないのは強引すぎるからで、周りの人も皆、同じように感じているはずだと思い込んでいました。私はアリエラに、友人や同僚たちに、彼女が強引で支配的だと感じることがあるか、また、自分が彼らにどう映っているかを尋ねてみたらどうかと提案しました。

彼女は、友人や同僚から非常に好意的な返事をもらい、嬉しいショックを受けました。彼らは、彼女が強引で支配的だとは思わないと言ったのです。それどころか、彼女は親しみやすい温厚なリーダーであり、彼女のエネルギーと熱意を高く評価しているとのことでした。楽しいことをたくさん生み出してくれる点火プラグのような存在だと言われたのです。

アリエラは私に言いました。「私と一緒にいるとき、誰も私に時間を取られたり、気を遣わされたりしたとは感じていなかったようで、ありのままの私に感謝していると言ってくれました！」

彼らが受け入れてくれたことで、アリエラは自己受容が突然可能になり、落ち込んでいた気分がほとんど一瞬で消えたといいます。自己愛と自己受容は、セックス・アピール、そして他者との愛情に満ちた関係にとって、最も重要な鍵となるものです。

アリエラは、別れに対する考え方を、次頁の表のように変えることにしました。

ご覧のように、彼女のネガティブな考えに対する信念は、目標だった10％まで下がりました。

私は偶然にも昨夜、数カ月ぶりにアリエラと会いました。彼女が今どうしているのか、以前一緒にやったことが役に立っているのか、知りたくなりました。

彼女は、新しい問題のことで少し助けが必要だと言いました。彼女の新しい問題が何だかおわかりですか？

それは私の心に大きな喜びをもたらすものでした。アリエラには新しいボーイフレンドができて

ネガティブな思考	今の%	終了時%	歪み	ポジティブな思考	何%信じるか
私は愛されない。	100	10	全か無か思考 一般化のしすぎ 心のフィルター マイナス化思考 心の読みすぎ 先読みの誤り 拡大解釈 感情的決めつけ すべき思考 レッテル貼り 自己非難	誰もがそうであるように、私にも長所と短所がある。	100
				これまで多くの男性が私に惹かれてきた。	100
				ときにはちょっと強引すぎるかもしれないけれど、ポジティブな資質もたくさんある私は、皆に評価され、愛されているようだ。	100
				海には他にもたくさんの魚がいる！	100

いたのですが、これまでとは役割が逆転していました。ボーイフレンドが熱心に彼女を追いかけるものの、彼女はその彼に興味を失いつつあって、彼は自暴自棄になっていました。アリエラは、他の多くの男性たちも同じように彼女に言い寄っていて、どうすればいいか考えるのを助けてほしいと言いました。

「愛されない」人にしては悪くない事態です！

その他のテクニック

一般化のしすぎに立ち向かうのに役立つテクニックは他にもあります。**意味論的テクニック**はかなり地味で簡単なものですが、効果的です。例えば、何かネガティブなことが起きたときに、「い<ruby>つ</ruby>も<ruby>こ</ruby>うなる」とか「絶対にうまくいかない」と自分に言い聞かせているとしましょう。このような一般化のしすぎは、苛立ちや落胆、敗北感をもたらすかもしれません。

代わりに、「時々」こういうことが起こると自分に言ってみるのです。つまり、極端でない言葉に置き換えるということです。場合によっては、あなたを動揺させているネガティブな思考を和らげることができます。

別の例として、自分に対して「私は出来損ないだ」と言い聞かせることで、あなたが落ち込んでいて、無価値感や劣等感を抱えているとしましょう。これは典型的な一般化のしすぎであり、うつ状態の人に非常によくみられるものです。

次頁の表で、この考えに挑戦するために使えるテクニックをいくつかご紹介します。

一般化のしすぎに立ち向かう方法がわかったところで、あなたの日常気分記録表のネガティブな思考のリストを見直して、その中にこの歪みがないか確認してみてください。そして、どれかひとつの思考を選び、ここに記入してください。

書き留めたら、なぜその思考が一般化のしすぎと言えるのか、説明してみてください。例えば、あなたは何らかの欠点やいやな経験から、自分を「敗者」「負け犬」「ダメな人間」と考えることで、「自己」を一般化しすぎているかもしれません。

テクニック	「私は出来損ないだ」についての自問自答
ポジティブ・リフレーミング	この考えは、私や私の核となる価値観について、どのようなポジティブで素晴らしい点を示しているのだろう。例えば、私が高い意識を持っていて、自分の欠点に対して正直であることを示しているのだろうか。また、自分には欠点があると言い聞かせることの利点は何だろう。例えば、私の意識の高さは、懸命に働き、全力を尽くそうとする意欲を高めてくれるのだろうか。
具体的に考える技法	自分全体に出来損ないというレッテルを貼るのではなく、自分がした具体的な過ちに焦点を当てることができるだろうか。
二重の基準技法	何らかの失敗やつらい経験のせいで、自分を出来損ないだと感じている親しい友人に対して、私は何と言うだろう。「そうだね、君は出来損ないに違いない！」などと言うだろうか。言わないとしたら、それはなぜだろう。親愛なる友人に対して、私なら何と言うだろう。
証拠を探す技法	自分の欠点は何で、長所は何だろう。私のすべてが出来損ないなのだろうか。私はいつも失敗しているのだろうか。
意味論的技法	それほど極端ではない言葉で代用できないだろうか。例えば、自分を「出来損ないの人間」と考える代わりに、「欠陥もある人間」と考えることはできないだろうか。
受け入れの逆説技法	自分には多くの欠点や欠陥があるという事実を、自分を嫌いにならずに受け入れることができるだろうか。
言葉を定義する技法	「出来損ない」の人間の定義は何だろう。時々ヘマをする人なのか、いつもヘマをする人なのか。時々ヘマをする人のことなら、私たちは皆、出来損ないだ。いつもヘマをする人のことなら、誰も出来損ないではない。いずれにせよ、私たちは皆同じ船に乗っているのだ！
メリット・デメリット分析	自分を「出来損ない」と考えることのメリットとデメリットを挙げることができる。この考えは私をどのように助け、どのように傷つけるだろうか。メリットとデメリットのどちらが大きいのだろう。
自己開示／調査技法	私は友人や同僚に、失敗したときには自分を出来損ないだと感じることがあると話すことができるし、彼ら自身もそんなふうに感じることがあるかと尋ねることもできる。また、私が失敗したときに、私を批判したり、見下したりしないかと尋ねることもできる。

あるいは、現在の問題から未来全体を一般化し、今後もずっと失敗したり拒絶されたりして、物事が変わることはないだろう、と考えているのかもしれません。

あなたの考えをここに書いてください。

では、この章で学んだテクニックを使って、ネガティブな思考に挑戦してみましょう。思い出してください。ポジティブな思考は100％真実でなければならず、ネガティブな思考に対するあなたの信念を打ち砕くものでなければなりません。それをここに書いてください。

ネガティブな考えを打ち砕くことができず、相変わらずそれを信じている場合はどうしたらよいのでしょう？

前にも述べたように、心配する必要はありません。思い出していただきたいのですが、ほとんどのネガティブな思考には、一般化のしすぎだけでなく、多くの認知の歪みが含まれています。実際、アリエラの「私は愛されない」というネガティブな思考には10の歪みがすべて含まれていました。そして、認知の歪みのそれぞれに対して試せるテクニックは山ほどあるのです。ある方法がうまくいかない場合は別の方法を試し、さらにまた別の方法を試すことができますよ。

14 心のフィルターとマイナス化思考

シンシナティでの朝のトーク番組に出演した後、司会者は私にこっそりと個人的な悩みを打ち明けました。彼の説明によると、毎回番組が終わるとファンから数百通ものメールが届き、そのほとんどが番組を称えるコメントではあるものの、ときには一通の批判的なメールもあるとのことでした。彼はその一通のネガティブなメールを何時間も反芻し、惨めな気分になるのでした。一通のネガティブなメールのおかげで、ポジティブなメールのことはすべて頭から消えてしまうのだと彼は言いました。

これは典型的な**心のフィルター**の例であり、このフィルターがあると、ネガティブな要素にとらわれ、ポジティブな要素を除外したり無視したりしてしまいます。この認知の歪みにも、ネガティブなものとポジティブなものがあります。

- **ポジティブな心のフィルター**：ポジティブなことばかり考え、ネガティブなことは除外するか無視します。この種の心のフィルターは、しばしば恋愛に夢中になるきっかけとなります。例えば、素敵な人に出会って興奮すると、その人の良いところばかりを考え、その人は素晴らしい人だと思うようになります。しかし、その人を知っていくうちに、些細な部分がすべて気になり始め、「しまった！」と思うようになるのです。

• **ネガティブな心のフィルター**：ネガティブなことにばかりとらわれ、ポジティブなことを除外したり無視したりします。あなたにもそんなところがありませんか？　自分の外見や性格上の欠点についてくよくよ考えたり、薄毛や汗っかきであることを嘆いたり、その他の欠点についても思いめぐらしたりして、自分は劣っているとか、周りの人に愛想をつかされるだろうと結論づけていませんか？　これらはすべて、ネガティブな心のフィルターの例です。

ネガティブな心のフィルターは、しばしば、自分の良いところやポジティブなところは重要ではないと主張する**マイナス化思考**（ポジティブなことの割り引き）と密接に関連しています。あなたも褒め言葉を否定してしまうことがありませんか？　例えば、友人から「元気そうだね」とか「仕事での提案や話し合いがとてもよかったよ」と言われたとき、あなたは自分にこう言い聞かせたりしていませんか？「あぁ、あの人は親切でそう言ってくれているんだ。本心ではない」と。これらはすべて、マイナス化思考の典型例です。

この歪みとは反対なのが、**プラス化思考**（ネガティブなことの割り引き）と呼ばれるもので、自分や誰か他の人のダメなところも、それは取るに足らないと主張するものです。

あなたも、あなたのことを批判した人の言葉の中に真実を見出すのではなく、その人と口論になってしまったことはないでしょうか。あるいは、いらいらした瞬間に誰かに暴言を吐き、後になって「本心ではなかった」とか「自分はそんな人間ではないのに」と思い返すことはなかったでしょうか。これはどちらも、ネガティブなことを割り引いて考えている例です。自分の欠点を割り引くことで、自分自身のことを常にポジティブに捉えることができるのです。

ポジティブな心のフィルターとプラス化思考は、やめられない習慣や依存症に拍車をかけます。例えば、体重を減らそうとしているときでも、「このドーナツをちょっとだけ食べてみようかな。一口くらいならどうってことないし！」と自分に言い聞かせているかもしれません。

いい言葉に聞こえますが、これまで何度、そう言い聞かせてきたのでしょうか？　そして、実際に一口食べて、そこでやめられたことが何度あったでしょうか？　そのネガティブなデータをすべて割り引けば、今すぐにでもおいしいドーナツを大食いできますよ！

おわかりのように、ポジティブな歪みには見返りがあります。私たちを楽しい気分にさせてくれるのです。そしてそれゆえに、これに立ち向かうのはより難しくなります。これとは対照的に、ネガティブな歪みは苦痛をもたらします。

本書の冒頭で、心のフィルターやマイナス化思考が引き起こす苦痛の悲しい例をご紹介しました。大工のフランクが、自分の人生には何の価値もなく、長年懸命に働いたところで、大した意味はなかったと自分に言い聞かせていたことを思い出してください。

心のフィルターやマイナス化思考はしばしば、年齢を重ねるにつれて人々が経験する抑うつの原因となります。あなたも次のようなことを、くよくよと考えてしまうかもしれません。

- やりたくてもできなかったこと
- 行きたかったのに行けなかったところ
- 愛する、刺激的なパートナーに出会えなかったこと
- 有意義でやりがいのあるキャリアを築けなかったこと
- 果たせなかった目標、叶わなかった夢

しかし、繰り返しますが、あなたを落ち込ませるのは老化ではなく、あなたの歪んだ思考です。心のフィルターやマイナス化思考によって、何歳であっても、そしてどれだけ多くのことを成し遂げたとしても、あなたは自分を惨めにすることができるのです！

例えば私は、世界一の富を築いた古代ファラオの話を読んだことがあります。ファラオが亡くなったとき、家族や近臣たちは皆、自分たちがどんな富や土地を受け継ぐことができるのかを知りたくて、遺言書を読むために興奮気味に集まったといいます。

パピルスの遺書は何千枚にもわたるものでした。しかし、彼らがそれを開いたところ、驚いたことに、最初の頁を除き、他のすべてが白紙だったのです。最初の頁には次のように書かれていました。

「私の人生で、幸福な日はたった七日しかなかった」

ポジティブなことを数える

では、心のフィルターやマイナス化思考を克服するための最善の方法とは何でしょうか？　簡単な解決策のひとつが、**ポジティブなことを数える**ことです。

例えば、達成できなかったことや楽しめなかったことについてくよくよ考えるのではなく、実際に楽しめたことや大好きな人、達成できたことに集中するのです。

考えてみれば、できないことばかりを反芻していたら、誰だって惨めな気持ちになってしまいます。例えば、宇宙飛行士になるには年をとりすぎているし、そこそこのバスケットボールの腕前ではNBAには入れません。飛行機も持っていないし、「すごい人たち」の知り合いもいないので、自家用機でパリに飛んでセレブな人たちと食事をすることもできません！

私にも、あなたにも、できないことは数え切れないほどたくさんあります。だからどうだというのでしょう！

自分が行っているすべてのことに気づいて、そのことで自分を褒めてあげてはどうでしょう？　私は、自分がやっていることについて考えると嬉しくなります！　例えば、今日は早起きして、猫に餌をあげたあと、たっぷりのコーヒーをいれて、この本の一章分の校正を始めました。

それから、次の日曜日のフィーリング・グッド・ポッドキャストのアウトラインを作成し、いくつかメールを送りました。私はいつも山ほどのメールをもらっていて、その中には、思慮深いファンの方々からの優れた質問も含まれています。すべての質問に答えるのは不可能ですが、できるだけ答えたいと思っています。

それから、疲れていたのですが、ジョギングもしました。その後、昼食を作り、テレビでニュースを見ました。

今夜は、火曜夜の心理療法トレーニング・グループの講師として、うつ病で夫と対立しがちなメンバーの一人とライブセラピーを行う予定です。私の親愛なる同僚、ジル・レヴィット博士が共同セラピストとして参加してくれます。

これはとてもやりがいのあるセラピーになると確信しています！　無給ですが、スタンフォードで教えるのは大好きです。ただのボランティアなのですが、真の報酬はこの喜びにあるのです。

うん、悪くない！　このリストを見て気分がよくなりました！

ポジティブなことを数えるというのは、かなり地味なテクニックですが、心のフィルターやマイナス化思考に対する良い解毒剤になることもあるのです。

二重の基準技法

心のフィルターやマイナス化思考に対抗するために、他にどんなテクニックがあるのでしょう？役に立つツールはたくさんありますが、二重の基準技法はその中でも最善と言えるもののひとつです。

習得するのもとても簡単です。

数年前、私は同僚から、産婦人科の定期検診で見つかった骨盤内の腫瘤を検査するために入院している、ガブリエラという45歳の大学管理職の相談に乗ってもらえないかと頼まれました。

悲しいことに生検の結果、ガブリエラの卵巣がんはすでに進行しており、その時点では根治の手段は見つかりませんでした。余命が2年ほどであることを知らされた彼女は、当然のことながら、非常に落ち込み、罪悪感、無価値感、不安を感じていました。

同僚の話では、ガブリエラは、他の教員や学生たちの研究プロジェクトや助成金申請などの手伝いでいつも駆けずりまわっていたそうです。結婚歴はないものの、カリフォルニア州レッドウッドシティの大きな家で、障害を持つ親戚の人たち三人と同居し、彼らの手伝いもしていました。

ガブリエラが落ち込んだり不安になったりしたのは、がんを患ったからだとあなたは――あるいはたいていの人は――考えるかもしれません。しかし、認知療法の基本にあるのは、人を落ち込ませたり不安にしたりできるのは自分の思考だけであって、人生の出来事ではないという考え方です。でも、どうしてそうなるのでしょうか？　がんで死ぬとわかったばかりなら、その出来事自体が、そう感じる原因になるのではないでしょうか？　うつや不安になっても仕方がないのでは？

あなたもきっとそう思うでしょう！　では、ちょっと確かめてみましょう。

病院のベッドサイドでガブリエラに会ったとき、彼女は3つのネガティブな考えが自分の気持ちに大きな影響を与えていると報告してくれました。

1. 私は家族を失望させている。
2. 私がいないと家族は生きていけないだろう。
3. がんになったのは私の責任だ。

彼女はこれらの考えを100％信じていました。しかし、これらの思考には、心のフィルターやマイナス化思考だけでなく、自己非難、心の読みすぎ、先読みの誤り、感情的決めつけなど、多くの歪みが含まれています。それはガブリエラが、自分は家族の期待を裏切っている、家族のためにしてきたことはどれも意味がなかったし、十分ではなかった、と思い込んでいたからです。

がんではなく、こうした歪んだ思考が彼女の絶望感をもたらしたことがおわかりでしょう。がんが、ガブリエラであれ誰であれ、その人に罪悪感や無価値感を抱かせるはずがないのです！

覚えておいてください。あなたのネガティブな気分は常にあなたの思考から生じるのであって、あなたの人生における実際の出来事から生じるのではありません。そして、もしあなたが落ち込んだり不安になったりしているなら、あなたの思考はほとんど常に歪んでいるのです。

そういうわけで、私にはガブリエラの状況――現実である、がん――を変えることはできませんでしたが、彼女が考え方や感じ方を変えられるよう手助けすることはできたのです。

ガブリエラは優しそうな人でしたから、二重の基準技法が手始めとしてはよさそうでした。思い出していただきたいのですが、このテクニックは、私たちのほとんどが二重の基準で行動しているという考え方に基づいています。何かに失敗したり、しくじったりすると、ほとんどの人は自分を容赦なく叱りつけます。

しかし、全く同じ問題を抱えている他の誰かと話すとしたら、私たちはおそらく、はるかに思いやりのある現実的なやり方でその人に話しかけることでしょう。二重の基準技法を使うときは、あなたにとって本当に大切な誰かに話しかけるのと同じように、自分に話しかけることになります。

ガブリエラは病棟の個室にいたのですが、私は彼女に、隣のベッドにもう一人女性がいて、その女性が自分とよく似た状況にあるものと想像してみてほしいと言いました。その女性も45歳で、障害を持つ親戚の何人かと同居していて、卵巣がんと診断されたばかり、という状況です。

私はガブリエラに、その女性に対して、大きな声で、自分自身に話しかけるのと全く同じように話しかけてみてほしいと伝えました。私は言いました。

その人に、あなたは家族を失望させている、あなたが死んだら家族は生きていけない、あなたががんになったのはあなたの責任だと伝えてください。

長い沈黙がありました。ガブリエラは困惑しているようでした。ようやく口を開いた彼女は言いました。「先生、そんなこと、他の女性に言えるわけがありません」

どうしてですか、と私が尋ねると、彼女はこう言いました。「それは真実ではないからです！」私は言いました。「どうして？　家族の人たちが、彼女に失望させられたと感じているのは明白な事実ではありませんか？」

ガブリエラは答えました。「いいえ、彼らはそんなふうには思っていません。彼らは彼女を愛しているし、彼女の病気のことを悲しく思っているし、彼女が長年にわたって自分たちを助けてくれたことに感謝しているんです。彼女に失望させられたなんて、絶対に思っていません。絶対に！」

そこで私はガブリエラに尋ねました。なぜその女性に、あなたがいなければ家族の人たちは生きていけないと言わないのですか、と。

彼女は答えました。「それも真実ではないからです。確かに、彼女は家族の人たちをずいぶんと助けてきたけれど、彼らにも優れた対処能力があるし、彼女が死んだあともちゃんとやっていけるはずです。彼女のことを愛しているから寂しいだろうけれど、うまくやっていけるはずなんです」

さらに私はガブリエラに、なぜその女性に、あなたががんになったのはあなたの責任だと言わないのですか、と尋ねました。「それもバカげています！　卵巣がんの原因さえわかっていないんです。たとえそれを望んだとしても、彼女にはがんを作り出すことなどできません！」

私がガブリエラに、今その女性――ガブリエラに似ている女性――に関して言ったことをどれだけ信じているかと尋ねたところ、彼女は全くその通りに信じていると答えました。また、私がガブリエラに、その考えはあなた自身にも当てはまるかと尋ねたところ、彼女はこう答えました。「おそらく

ネガティブな思考	今の%	終了時%	歪み	ポジティブな思考	何%信じるか
1. 私は家族を失望させている。	100	0	全か無か思考 心のフィルター マイナス化思考 心の読みすぎ すべき思考 感情的決めつけ 自己非難	いや、彼らはそんなふうには思っていない。彼らは私を愛しているし、私の病気のことを悲しく思っているし、おそらく私が長年にわたって彼らを助けてきたことに感謝してくれている。彼らは私に失望させられたとは思っていない。絶対に！	100
2. 私がいないと彼らは生きていけないだろう。	100	0	先読みの誤り マイナス化思考 感情的決めつけ	私の家族には優れた対処能力があり、彼ら自身の資源もある。私のことを愛しているから、私がいなくなるのは寂しいだろうけれど、私がいなくなったあとも活躍し続けるだろう。	100
3. がんになったのは私の責任だ。	100	0	感情的決めつけ 自己非難	そんなことはあり得ない。卵巣がんの原因もわかっていないのだから！	100

私にも当てはまると思います」

このような認識を得たガブリエラの病気に対する考え方は、上の表のように変わりました。

そして、自分の考えが単純に真実ではないと気づいたまさにその瞬間、彼女のうつは突然消えたのです。まだ悲しみはありましたが、もはやうつ状態に陥ることはありませんでした。彼女の治療はわずか45分で終わったのです。

ガブリエラとは患者として再会することはありませんでしたが、その後の2年間、時々すれ違うことがあり、彼女はよくやっているようでした。残念なことに、がんは2年後に予想通り転移し、彼女はこの世を去りました。

それは非常に悲しいことでしたが、

ガブリエラが人生最後の貴重な2年間を、落ち込んだり、不安になったり、罪悪感を覚えたり、自分には価値がなく孤独だと感じたりすることなく過ごせたことは、私にとっては嬉しく、誇らしいことでした。むしろ彼女は、自分は愛されていて、生産的で、充実した人生を送っていると感じていたのです。

では、あなた自身の日常気分記録表を見返して、あなたのネガティブな考えの中に、心のフィルターやマイナス化思考がないかどうか確認してみてください。もしあるなら、そのうちの一つをここに書いてください。

次に、なぜその考えが心のフィルターやマイナス化思考の例なのか、そして、なぜその考えが正確ではないかもしれないのかを説明してください。

最後に、ポジティブなことを数える、または二重の基準技法を使って、ネガティブな思考に挑戦できるかどうか、やってみてください。思い出してください。そのポジティブな思考は真実でなければならず、ネガティブな思考に対するあなたの信念を大幅に減らすものでなければなりません。

さて、二重の基準技法がうまくいかなかったら、私とガブリエラはどうしていたのだろう、とあなたは思っているかもしれません。また、あなた自身のネガティブな考えに言い返そうとしたときに、このテクニックが役に立たなかったらどうすればいいのだろう、とも思っているかもしれません。人により、うまくいくテクニックはそれぞれ異なるということを覚えておいてください。だからこそ私は、歪んだ思考を打ち砕く方法をたくさん考案したのです。ある方法がうまくいかなかったときは、自分にとって効果的な方法が見つかるまで、次の方法、次の方法へと移っていけばよいのです。このあとのそれぞれの章では、さらに多くのテクニックを試すことができますよ！

15 結論への飛躍と心の読みすぎ

私の隣人で友人でもあるデーブは、最近、オールド・ラ・ホンダ・ロードを自転車で登りながら、スカイライン大通りへと向かっていました。ここは急な上り坂で、デーブは疲れていたので、あまり無理はしないことにしました。

しかし、すぐ後ろに自転車に乗っている人がいることに気づき、競争心が湧き起こりました。その人に抜かれたくなかったので、デーブはスピードを上げました。後ろの男性も同じようにスピードを上げ、彼のすぐ後ろにつきました。

デーブは苛立ちを感じ、あの自転車乗りは自分を負かそうとしているのだ、朝ののんびりした自転車の時間が台無しだと思いました。彼は全力を尽くしましたが、どんなにスピードを上げても、その男性は彼の後ろに張り付いてきました。デーブによると、頂上に着いたとき、彼は激怒した状態で道の端に止まり、怒りの決闘を覚悟したといいます。

自転車に乗っていたその男性は、満面の笑みを浮かべてデーブに近寄り、こう言いました！「ありがとう！　君の助けがなかったら、あんなに速く走れなかったよ！」

デーブは、自分が**結論への飛躍**という認知の歪みにはまり込んでいたことに気づきました。これは、目の前の事実による裏づけがないにもかかわらず、何かを勝手に思い込んでしまうことです。デーブは、後ろにいる男が自分を負かそうとしている、あるいは一番になろうとしていると思い込んでいたのですが、一方でその男性は、その自転車での走りを全く違ったふうに捉えていました。

結論への飛躍には、次のふたつの例がよくみられます。

- **心の読みすぎ**：説得力のある証拠もないのに、他人が自分を批判している、あるいはネガティブな感情を持っていると思い込む。
- **先読みの誤り**：説得力のある証拠もないのに、物事が悪い方向に転ぶと予想する。

この章では心の読みすぎに焦点を当て、次のふたつの章では先読みの誤りに焦点を当てます。心の読みすぎにも、ネガティブなものとポジティブなものがあります。

- **ネガティブな心の読みすぎ**：自分に対して、他の人が実際よりもはるかにネガティブに反応していると思い込む。
- **ポジティブな心の読みすぎ**：自分に対して、他の人が実際よりもはるかにポジティブに反応していると思い込む。

私自身、この両方の心の読みすぎにしばしば惑わされてきました。私たちは通常、人が自分のことをどう思っているか、わかっているつもりなのですが、いとも簡単に騙されてしまうのです。

例えば、フィラデルフィアにある私の病院で、入院患者さん向けの認知療法グループを実施したときのことです。私は、その週にふたつのトラウマ的な出来事を経験した、ルクレティアという重度のうつ病の女性との取り組みを行いました。彼女は月曜日に夫に逃げられ、火曜日には職を失いました。絶望と自殺願望を抱えていた彼女は、自分は価値のない人間だと思い込んでいました。

グループの中で、私がルクレティアにネガティブな思考に言い返す方法を教えたところ、終わり頃には、彼女はずいぶんと気分がよくなっているように見えました。私は素晴らしい仕事をしたと思っていました。

ところで、それぞれのグループの開始時と終了時に、私は患者さん全員に簡単な気分調査表への記入をお願いしています。これは彼らの症状がどれだけ深刻で、グループの後でどれだけ改善したかを見るためで、一分程度で終わるものです。また、グループの終わりには、共感力や有用性について、いくつかの尺度で私を評価してもらっています。

私は、ルクレティアの評価が上がっていることを期待していたのですが、彼女のうつと自殺衝動がかなり悪化していることを知って、ショックを受けました。さらに、共感力や有用性についての尺度では、これまで見たこともないような最低点をつけられました。

私は困惑しましたが、彼女が記入ミスをしたのだと考え、彼女にこれで合っているのか、回答を見直してほしいと頼みました。回答の選択肢に惑わされて、意図していたのとは逆の形で記入してしまうことがあるからです。

ルクレティアは自分の答えに目を通し、「間違いはありません、博士」と言いました。

私は言いました。「どういうことかな？　素晴らしいセッションだったのに！」

ルクレティアは、「あなたにとっては素晴らしかったのかも」と答えました。

どういう意味かと私は尋ねました。彼女は、夫と仕事を同時に失うという二重苦に見舞われたと私が言ったとき、「二重苦」という言葉がマンガに出てくるフレーズのように聞こえたので、私が彼女をバカにしていると思ったのだと説明しました。

彼女が私のコメントにこれほどネガティブな反応を示すとは思ってもみませんでした。幸い、私たちはよく話し合い、すぐにこの問題は解決したのですが、もし調査を行っていなかったら、私は自分が素晴らしい仕事をしたのだと思い込んでいたことでしょう。

これはポジティブな心の読みすぎの典型例ですが、私はネガティブな心の読みすぎにも騙されたことがあります。

例えば、その翌週のグループの開始時、私はローズという新しく入院してきた患者さんが極度に落ち込んでいて、不安と怒りを感じていることに気づきました。彼女はその前夜、自殺しようとして失敗し、強制入院させられたばかりでした。反抗的な態度の彼女は、チャンスがあれば自殺をやり遂げるつもりだと宣言しました。

ローズは、何年もうつ病の治療を受けてきたが、ひとつもよくならず、毎日毎分、ひどい気分だったと説明しました。彼女はクラック・コカインの常用癖と闘っていて、フィラデルフィアの回復施設で暮らしていたと言いました。2カ月間、麻薬とは手を切っていましたが、ルームメイトと口論になり、クラックを使用してしまいました。スタッフが彼女を回復プログラムから外すと言ったので、彼女は怒って自殺を図りました。彼女は、自分は全くの無価値だと感じるし、自分の人生を直視し、清算するときが来たのだと言いました。

私はグループの参加者たちに向かって、無価値感や絶望、あるいは自殺願望を抱いている人はどれくらいいるかと尋ねました。全員の手が挙がりました。私はローズに、グループで何らかの手助けを望んでいるか、認知療法を受けたことがあるかと尋ねました。

すると彼女は私の頭に噛みつくかのように、私のことを、今まで時間を無駄にしてきた他の「バカなクソ精神科医ども」と同じだと言い、私の「クソ認知療法」には全く興味がないと大声で宣言したのです。

これには少々困ってしまい、私はローズはグループワークには向かないと判断しました。手を引くことにした私は、部屋の反対側にいた、同じく絶望と無価値感を抱いている女性との取り組みを行いました。ローズはその間、一言も発しませんでした。私は怖くて彼女のほうを見ることができなかったのですが、彼女が刺すような目で私を見つめているのを感じていました。

グループではそれなりに良い取り組みが行われたのですが、私はセッションの最後にローズのフィードバックを確認しなければならないことを恐ろしく感じていました。しかし驚いたことに、彼女のうつ、自殺、不安、怒りの点数はすべてゼロになり、完全に回復していることがわかったのです。さらに驚きだったのは、共感力や有用性に対する評価が満点だったことでした。

フィードバック用紙の一番下には、患者さんたちにグループについてどう感じたかを書いてもらっています。「何が一番気に入らなかったか」の欄に、ローズは「特になし」とだけ書いていました。「一番気に入ったこと」の欄には、こう書かれていました。

バーンズ先生、あなたが他の女性との取り組みを行っているとき、私は、あなたが私とも一緒に取り組んでいるように感じていました。彼女のネガティブな考えや気分は、私のものと同じでした。私は認知療法を受けたことがなく、認知の歪みが何なのかさえ知りませんでした。

私の問題とは、私が本当に無価値でひどい人間だということだとずっと思い込んでいましたが、本当の問題は自分の考え方にあることがわかり、自分のネガティブな考えがいかに歪んでいて不公平なものだったかがわかりました。

自分でも信じられないのですが、私は今、喜びと自尊心に満ちあふれています。実際のところ、これは生まれて初めての幸せな経験です。本当にありがとう！　この一時間半で、私の人生は変わりました。

もし私がこのような調査をしていなかったら、グループが彼女にこれほど役に立ったとはわからなかったでしょうし、おそらく精神科病棟で彼女を見かけても、あえて目を合わせないようにしていたでしょう。このケースでは、私はネガティブな心の読みすぎに騙されていたのです。

ポジティブな心の読みすぎとネガティブな心の読みすぎは、あなたが思っているよりもずっと一般的です。私たちは普段、相手が自分のことをどう思っているのかも含め、人がどう考え、どう感じているのか、自分ではわかっているつもりなのですが、実際にはわかっていない場合がほとんどです。セラピストも、そして家族の人たちも、しばしばそれを見逃していて、その結果はときに悲惨なものともなりかねません。

例えば、私はニューヨークの地域精神保健クリニックで、セラピストと、治療のために子どもを連れてきた養育者双方の評価の正確さを調べる研究を行いました。子ども、セラピスト、そして母親たちに、子どもがどのように感じているかを評価してもらったのです。

データを分析したところ、セラピストの正確さはゼロに近いものでした。そして母親たちの評価はそれ以上によくありませんでした！　子どもがどう感じているかと、セラピスト（あるいは母親）がどう考えているかに、相関関係はほとんどなかったということです。

このエラーは些細なものとは言えません。例えば、ある少年の母親は、息子の抑うつと自殺衝動をゼロと評価しました。母親は、息子はうつ状態ではないと確信していましたし、セラピストもこの評価に同意しました。

では、その少年は実際にはどのように感じていたのでしょうか？

彼のうつと自殺願望の点数は最も高い値でした！　調査用紙の余白には、友人から銃を借りて金曜日に自殺する予定だと書かれていました。このケースでは、心の読みすぎが少年の死を招きかけたのですが、評価テストが母親とセラピストに本当のことを知らせ、少年の命を救ったのです。

セラピストや家族だけが的外れなことを言うわけではありません。ポジティブあるいはネガティブな心の読みすぎに陥っているとき、あなたもそれに気づかないかもしれないのです。なぜだかわかりますか？

誰かがあなたに苛立っているとしても、たいていその人は自分の気持ちを隠し、礼儀正しく振る舞うものです。その人は自己主張が強くなかったり、衝突を避けようとしたりして、あなたに自分の気持ちを伝えないかもしれません。私がルクレティアを治療していたときもそうでした。私はまんまとポジティブな心の読みすぎに陥って、彼女がそのセッションをとても気に入ってくれたと思い込んでいたのです。

私たちがネガティブな心の読みすぎにはまり込むのには、もうひとつ別の理由もあります。誰かが自分を批判しているとか、自分に対してネガティブな考えや感情を持っていると思えば、おそらく同じ理由で――気まずいし、衝突は避けたい――相手にどう思っているかを尋ねたりはしません。その結果、必要な情報は得られなくなるのです。

さらに、実際はそうでないのに、相手が自分に腹を立てていると思い込んでしまうこともあります。その結果、気が動転して防衛的に反応したり、批判されるのが嫌で攻撃的なことを言ったりするかもしれません。すると、相手はその動揺を察知し、あなたに対して苛立ちや不満を感じたりして、あなたが想像していたようなネガティブなやりとりが現実のものとなってしまうのです。

だからこそ、私はいつも評価のためのテストを指導時やセラピーセッションで使っています。その情報はときに衝撃的でもありますが、常に示唆に富んでいます。生徒や患者さんたちは私にとって、最高の教師なのです！

もちろん通常は、他の人たちがあなたのことをどう思っているかを知るために、書面でのフィードバックを用いることはできません。では、どうすればよいのでしょうか？

質問技法と自己開示

多くのテクニックが有効ですが、とりわけ「質問」と「自己開示」が役に立つでしょう。

- **質問技法**：結論へと飛躍するのではなく、相手が何を考え、何を感じているかを尋ねます。これは効果的なコミュニケーションのための5つの秘訣のひとつでもあり、度胸と練習が必要な芸術的行為です。

第4章で紹介したカレンも心の読みすぎに陥っていて、聴衆のセラピストたちが自分を批判していると思い込んでいたことを覚えていますか？　彼女がセラピストたちに、本当はどう思っているのかを尋ねてみたところ、カレンのことをとても高く評価していることがわかったのです。これは彼女にとっては大きな驚きでした。

・**自己開示**：これは質問とは反対のものです。他人にはあなたの心を読むことはできないわけですから、相手にどう思っているかを尋ねる代わりに、あなたはどう思っているかを相手に伝えます。例えば、あなたが内気な性格なら、その内気さを恥ずかしく思っていて、社交の場では不安を隠そうとしているかもしれません。内気なのは何か恥ずべき欠点があるからだと思い込み、「普通」で「クール」な自分を演じようとするかもしれません。もちろん、本当の自分を隠すことは、恥ずかしさや内気さをさらに強めることになります。

自己開示をするというのは、ごまかそうとする代わりに、自分の気持ちをただ打ち明けるということです。これにより、人とのつながりをより有意義なものにすることができるのですが、それは恐ろしいことでもあります。

例えば、私はロバートというハンサムな男性を治療したことがあります。彼は社交の場では痛々しいほどに内気で、信じられないほど孤独でした。彼は結婚して落ち着きたいと思っていたのですが、独身女性と有意義なつながりをもつには内気すぎるのだと言っていました。

ロバートは独身者たちが集うバーに通っては、人々が交流しているのを横目で見ながら、恐れを感じつつ、こんなにも心細く不安になるべきではないと自分に言い聞かせていました。毎晩、彼は自分を恥じて落ち込みながら、一人で家に帰っていました。私は彼に自己開示を使って、自分はシャイで気おくれしているのだと出会った女性たちに伝えるよう勧めました。彼は頑なに拒否したのですが、それは自分が負け犬のように思われ、拒絶されると確信していたからです。

これは心の読みすぎの典型的な例で、内気さに悩む人によくみられるものです。人々が自分のことをどう思っているのか、自分にはわかっていると思い込んでいるのです。

私はロバートに、私との取り組みを続けたいのであれば、それがどんなに難しく思われても、自己開示をしなければならないと伝えました。これは「優しい最後通牒」と呼ばれるもので、不安の治療において実に重要な局面です。というのも、不安を抱えている人はほとんど常に、自らの恐怖と向き合うことに抵抗するからです。

その次の土曜日の夜、ロバートは思い切ってバーにいた女性に声をかけました。彼は、すごく恥ずかしくて気まずいけれど、貴女は魅力的だと思う、とその女性に告げました。短い会話の後、彼女は自分もこのようなバーでは居心地が悪いし、代わりにビーチにドライブに行かないかと提案しました。

ロバートはとても驚きました！

ビーチに着くと、彼女は夜中の海で泳ごうと言いました。ロバートは水着がないと言ったのですが、彼女は「だから？」と言っただけでした。

ロバートはさらに驚きました！

満月の下、二人は海の中で泳ぎました。彼らの冒険はとても刺激的で、二人は定期的にデートをするようになりました。ロバートは自ら「治った」と宣言し、さらに2、3回のセッションを受けた後、セラピーを終了したのです。

それから数年間、ロバートと会うことはなかったのですが、ある晩、私が家族と一緒に地元のレストランで夕食をとっていたときのことです。ロバートが魅力的な女性と3人の子どもたちを連れてレストランに入ってきました。彼は私を見つけると、誇らしげに彼の妻と子どもたちを紹介してくれました。そして、「見て、博士のセラピーは効いたよ！」と言ったのです。

自己開示は確かに恐ろしいもので、自分を卑下したり不器用にやったりすれば逆効果ともなりかねないので、よく考えて行わなければなりません。例えば、通りを歩いて見知らぬ人に出会うたびに、自分にとっての最大の恐怖や最悪の欠点について話すよう勧めているわけではありません。また、上司や顧客に全く遠慮のない話し方をしろと言っているわけでもありません。

しかし、自己開示は、思慮深くなされれば驚くほど効果があります。他人があなたの心を読むことはできないし、その逆もまた然りですが、偽善的に振る舞ったり隠したりする代わりに、心を開いて自分の気持ちを打ち明ければ、他の人たちともっと深いレベルでつながれる場合が多いのです。

それでも、これは怖い。わかります！

私は、自分が説いていることを実践することが大切だと強く信じているので、今すぐ実践します！

何年もの間、私は不安と闘ってきました――人前で話すときのひどい不安から、おしっこが出ないことに気づかれるのを恐れて公衆トイレで排尿することへの不安まで。これは「内気な膀胱症候群」と呼ばれているものです。

また、私には何十もの恐怖症があり、ストレスがかかると心気症に陥って、実際は何の問題もないのに、がんのような恐ろしい病気にかかっていると思い込んでしまうことがあります。

例えば、ペンシルバニア大学で博士号取得後の研究をしていたときには、右脇下のしこりが気になり、リンパ腫ではないかと心配になりました。勇気を出して妻に話すと、妻は、すぐにERに飛び込んで調べてもらえばいいと言いました。

研修医の一人が私を診察し、右脇下を入念に調べてくれたのですが、しこりはなく、大丈夫だと言われました。私は、あなたは間違っている、しこりは本当にあるし、そのしこりのせいで脇の下に痛みを感じるのだと言いました。私は別のER医師によるセカンドオピニオンを求めました。

私は病院スタッフだったので、親切にもERの医長がやってきて私の右脇下を診てくれました。そして彼も同じことを言いました――私の脇の下には腫瘤はなく、問題はないと。

私はX線検査を要求しましたが、医長はそれをする医学的根拠がないと言って反対しました。

それでも私が強く迫ったところ、彼らは折れてX線検査の指示を出してくれました。検査が終わると、研修医とER医長が一緒に結果を見ようと私に声をかけました。彼らがずいぶんと怖い顔をしていたので、私はきっと何かとんでもないものが見つかったのだと確信しました――肺に腫瘤があるとか、脇の下に腫瘍があるとか。

彼らは私に、レントゲン写真を注意深く見て、何が映っているか話してほしいと言いました。私は、何も異常は見られないし、結果は全く正常だと伝えました。

彼らもレントゲンは異常なしだと言い、最近、何かストレスがかかるようなことはなかったかと私に尋ねました。

突然、私は精神科の医師免許を取得するための口頭試問が一週間後に迫っていて、そのことをとてつもなく心配していることに気づきました。さらに、脇の下が痛くなる直前、ロンドン旅行で重いスーツケースを持ち歩いていたこと、おそらくそれで筋肉がつって、それが痛みの原因になっていることにも思い至ったのです。

なんてこった！　その一週間後、私は見事試験に合格して、大喜びしました。

まずはここまでとしましょう。私はいくらかの自己開示を終えました。私がいかに神経質な人間かおわかりになったと思うので、あなたは嫌気がさして本を燃やすか、読み続けるかのどちらかです。願わくば、今後も人間的なつながりがもてるとよいのですが。

恐れている幻想の技法

こうしたテクニックについて書くとき、私は簡潔に描写して、それぞれのテクニックがどのように機能するかが正確にわかるようにと心がけています。しかし、私たちは誰もが、物事はいつもそう単純ではなく、ハッピーエンドになるとは限らないということを知っています。では、どうすればよいのでしょう？

例えば、あなたが心の読みすぎをしていて、誰かがあなたに苛立っている、あなたを批判している、あなたを拒絶していると思っているとき、それは当たっている可能性もあります！　それで相手の思いを聞くために調査技法を使ったとしても、すっきりとはしないかもしれません。

では、どうすればよいのかというと、恐れている幻想の技法を試してみればよいのです。

- **恐れている幻想の技法**：あなたは不思議の国のアリスの悪夢の世界に入り込むのですが、そこには実に奇妙なふたつのルールが存在します。ひとつ目は、人々があなたに対して実際にネガティブな考えを持っているということ、ふたつ目は、人々は礼儀知らずで、あなたに近づいて自分の考えをあなたに伝える、ということです。例えば、あなたが拒絶や批判を恐れているなら、この世界では人々は本当にあなたを拒絶し批判します。さらに、彼らはそのことに関して思いやりをもつこともなく、彼らが実際に考えていることをあなたに伝えます。彼らはあなたをけなし、恥をかかせようと必死になるのです。

このテクニックは恐ろしく感じられるかもしれませんが、最悪の恐怖と向き合うことで、その怪物には歯がないと気づくことが多いのです。

このテクニックを使うには、まず、他の人があなたに対して抱いていそうなネガティブな考えをすべて書き出すことから始めます。それは、相手が思っているかもしれないが、普段は口にしないようなことです。

私自身の自己開示の続きとして、批判的な読者が私についてこんなふうに思っているかもしれないと心配になっていることをいくつか挙げてみます。

1. 彼は本当に心を病んでいるようだ。
2. 患者よりおかしいのだから、彼はインチキだ。
3. 公衆トイレでおしっこもできないなんて！　変わってる！
4. 彼のことをみんなに言いふらしてやる。
5. このくだらない本を捨てるか、返金を求めるつもりだ。

もちろん、あなた自身が恐れている批判的な思考のリストとは内容が違うでしょうが、私の場合はどうするかをご紹介します。

自己防衛と受け入れの逆説技法を組み合わせることで、この恐れている幻想の技法における批判に対処することができます。自己防衛を使うときは、恐れている幻想の中の人物に反論し、その人物が言っていることはただ単に真実ではないと主張します。受け入れの逆説技法を使うときは、ユーモアのセンスと平和な心で批判者に同意することで勝利を得ます。

その方法をお見せしましょう。このまま私個人の例を続けますが、あなたを、恐れている幻想の中の人物ということにしましょう。あなたが私のことをデビッドと呼ぶか博士と呼ぶかはわかりませんが、とりあえず親しみやすいデビッドで構いません。それでよければですが！

あなた（恐れている幻想の中の人物として）：ねぇ、デビッド、君の本を読んで、君がどれだけダメな人間かわかったよ！

デビッド：僕には欠点が山ほどあるんだ。本に書いた以上にね。どう思う？

あなた：まあ、正直に言うと、僕は君には批判的なんだ。他の患者さんより君のほうが、よほどドジな感じがするよ。

デビッド：そうかもしれないね。でもある意味、患者さんたちをより理解し、思いやることができるようになったから助かってるよ。それに、自分自身の欠点や不安を克服しようと努力したことで、患者さんを助けるためのより強力なツールを手に入れることができたんだ。何が効果的で、何が効果的でないのかがわかったからね。

あなた：まあ、何とでも言えるけど、誰もそんなドジな精神科医と一緒に取り組みたいとは思わないよ。

デビッド：でも実際のところ、君も驚くかもしれないよ！　僕らが一緒にやった取り組みを評価してくれる患者さんがたくさんいたんだ。おそらく彼らは基準値が低いんだろうね！　だけど彼らは、僕の欠点を批判するよりも、自分たちの問題に対する思いやりと支援にずっと関心があるみたいだ。それに僕が欠点だらけだとわかって、ほとんどの人がもっと僕のことを好きになったみたいだよ！　実に奇妙だと思わない？

あなた：そうかもしれないけど、君は公衆トイレでおしっこもできないんだろ？

デビッド：それは長い間、信じられないくらい恥ずかしいことだったし、ずっと隠そうとしてきたことだけど、正直なところ、だいたいは克服できたし、今ではしょっちゅう公衆トイレを使ってるよ。家でも問題ないんだ。もちろん、友人たちが僕が小便をするときに指をさしてバカにするようなことがあったらいやだし、そうなったら僕は硬直してしまうだろうな。でも、誰も僕がおしっこするのを見たくはないようだから、さほど問題じゃないんだ。

あなた：公衆トイレでおしっこをするときに、僕はそんな問題を感じたことはないよ！

デビッド：わかってるよ！　君はおしっこがうまいって聞いたことがあるよ！　称賛に値するよ。君をおしっこ大賞に推薦しようかな。それともピーボディ賞かな？　正確な名称が思い出せないよ。

あなた：君がとんでもない変人だってこと、みんなに話してやるさ！　それに僕は、君との付き合いをやめるつもりなんだ！

デビッド：ああ、たくさんの人に話してくれたらいいよ。この本の売り上げが伸びるかもしれないし、ありがたいくらいだよ、本当に。でも、君が言ったことでひとつ悲しいことがある。
あなた：何だい？
デビッド：僕はずっと君のことが好きだし、一緒にいるのが楽しかったから、拒絶されるのが悲しいんだ。でも君は本当に僕に腹を立てていて、苛立っているようだね。欠点だらけの友人を持つのはつらい？　君は自信に満ちていて、うまくやっている人と付き合うほうが好きなのかい？
あなた：もう君の話は聞きたくないよ。君のくだらない本はもう捨ててやるさ！
デビッド：僕の本が君の役に立たなかったのなら悲しいけど、捨てる代わりに僕に渡してくれれば、必要としている人にあげられるかもしれない。タダでもらえるなら喜ぶ人はたくさんいると思うよ。

このテクニックは実生活のためのものではないということを忘れないでください。恐れている幻想の中で対話をする相手は、単にあなた自身の自己批判的な思考の投影にすぎません。あなたは本当は自分自身と闘っているのです。この例における恐れている幻想の中の人物も、私自身のネガティブな思考の投影にすぎません。それは自己批判的なデビッドだったのです。

このテクニックを試してみたい人は、他の人はあなたのことをこんなふうに思っているのではないかとあなたが恐れている、ネガティブで批判的な事柄をリストアップしてみてください。そして、恐れている幻想の中での対話を書き出してみましょう。

勇気があるなら、友人や家族と一緒にやってみてもよいでしょう。友人にはまず、恐れている幻想内の人物になってもらい、あなたが思いついたネガティブな考えのリストであなたを攻撃してもらいます。

もし友人が、簡単には論破できないようなことをあなたにぶつけてきたら、何度も役割を交代して行ってみてください。以下が簡単なガイドラインです。

- 想像上の批判にうまく対応することができず、自己防衛を行っているなら、その代わりに受け入れの逆説技法を試してみてください。
- 想像上の批判にうまく対応することができず、受け入れの逆説技法を使っているなら、その代わりに自己防衛を試してみてください。
- どちらの戦略も効果的でない場合は、受け入れの逆説技法と自己防衛を組み合わせてみましょう。

この章では、心の読みすぎに立ち向かうための3つの戦略、すなわち「質問」「自己開示」「恐れている幻想の技法」を、自己防衛と受け入れの逆説技法とともに概観してきました。

しかし、役立つテクニックは他にもたくさんあります。心の読みすぎが含まれるネガティブな思考には、おそらくもっと多くの歪みが含まれているということを忘れないでください。第5章のカンニング表を参照すれば、その思考に立ち向かい、打ち砕くのに役立ちそうな方法が数多く見つかるはずです。

さて、あなたの「日常気分記録表」を見直して、あなたのネガティブな思考の中に、心の読みすぎが関係しているものがないかどうか確認してみてください。もしあるなら、そのうちのひとつをここに書いてください。

次に、なぜその思考が心の読みすぎの一例なのか、なぜそれが正確ではないかもしれないのか、説明してください。

最後に、感情を変化させるための必要・十分条件を満たすポジティブな思考で、ネガティブな思考に立ち向かえるかどうか、やってみてください。必要・十分条件が何だったか、覚えていますか？第一に、そのポジティブな思考は100％、もしくはほぼ100％、真実でなければなりません。第二に、そのポジティブな思考は、ネガティブな思考に対するあなたの思い込みを大幅に減少させるものでなければなりません。

次の章では、結論への飛躍のもうひとつの形としてよくある、先読みの誤りに取り組みます。この歪みはあらゆる不安の原因であり、失意や絶望的な気分をもたらすものなので、それに立ち向かい、打ち砕く方法をお伝えできることを楽しみにしています。

16 先読みの誤り　パート1：絶望

前章では、結論への飛躍として最も一般的なふたつの形態のうちのひとつ、心の読みすぎについて学びました。この章と次の章では、同じく一般的な先読みの誤りを取り上げます。先読みの誤りは、世の中のうつや不安の大部分、いや、ほとんどを占めています。この欺瞞に満ちた歪みには、いとも簡単に騙されてしまいます。この章では「うつ」に、次の章では「不安」に焦点を当てることにします。

先読みの誤りには、必ずしも実際の証拠に基づくとは限らない、大胆な、動揺をもたらすような予測が含まれています。例えば、落ち込んでいて絶望的な気分になっている場合、物事は決して変わらないし、回復も改善もしないと自分に言い聞かせたりします。あるいは、不安になっていると、何か悪いことが起こりそうだと思い込んだりします。

先読みの誤りには、ポジティブなタイプもあります。説得力のある証拠もないのに、すべてが素晴らしい結果になると思い込むのです。例えば、スロットマシーンに1ドルを投じて、「今日はラッキーな日だから大当たりするぞ」と自分に言い聞かせ、わくわくするかもしれません。しかし、1ドル、また1ドルとつぎ込んでいくうちに、その輝かしい予測は素晴らしかったけれど、あまり正確ではなかったことに気づくのです。

もちろん、人生を前向きに捉えることは悪いことではありません。実際、楽観主義は努力、創造性、発明の引き金になるものです。エジソンは、自らの発明が世界を変えると信じていました。これが彼に多大な意欲とエネルギーをもたらし、そして彼の予測は正しかったのです。

しかし、過度に楽観的な予測は、躁状態、衝動的な行動、犯罪行為、依存症、人間関係のもつれ、暴力だけでなく、莫大な金銭的損失をもたらすおそれがあります。

いかに簡単に先読みの誤りに騙されてしまうかを説明するために、暴力的で自殺願望のあったギャング、ベニーを紹介しましょう。彼は、私がフィラデルフィアの病院で指導していた認知療法グループに参加した人です。そのグループに参加する前、看護師たちが私に警告してくれたのは、ベニーは地元の麻薬の売人でギャングのメンバーであり、自殺願望を伴ううつ病で入院したばかりだが、間欠性爆発性障害の診断も受けているということでした。これは、彼は人を殴るのが好きだということを丁寧に言い換えてくれたのです。看護師たちは、彼は危険な存在だから、グループ活動中に彼と対立しないようにと忠告してくれました。今のところは行儀よくしているけれど、挑発されれば激しく爆発するおそれがあるというのです。

私はベニーとは対立しないと明言しました！

グループ開始時、12人ほどの患者さんが円形になって座っているなか、椅子の背後で歩き回る、タトゥーだらけの筋肉質の若い男性がいました。Tシャツ姿の彼は怒って威嚇しているようで、タバコの箱を左袖の中に隠し持っていました。

私は彼こそベニーだと思い、椅子に座って私たちの輪の中に入らないかと声をかけました。彼は眉をひそめ、「クソッタレ」の椅子には座りたくないと言い、私の出方を見ているようでした。

私はその場に立ち尽くし、患者さんたちは皆、「この若い医師はいったいどうするつもりだ？」とでも言いたげに、私を見つめていました。グループが始まってまだ一分しか経っていないのに、私はすでにベニーとの権力闘争を繰り広げていたのです。やばい！　私の頭は空回りしていました。どう答えたらいいのだろう？　そして私は次のように言いました。

あのね、ベニー。ここにはひとつだけルールがあるんだ。それは、グループの間は椅子に座ること……あるいは立って歩き回ること、あるいはその両方だ。立って歩き回る場合は、ここで何が起こっているかわかるように部屋の中に留まるか、あるいは部屋の外にいるか、あるいはその両方かだ。そのルールを守るかぎり、ベニー、僕たちはうまくやっていけるよ。

ここで彼は黙ったように見えたのですが、椅子に座ろうとはせず、不機嫌そうに歩き回り、不敵な笑みを浮かべて私を睨み続けました。

セッションが始まると、私は患者さんたちに、ワークブックにある、うつ、不安、怒りのテストの点数を教えてほしいと伝えました。それをデータとして記録し、それぞれの患者さんの状態を把握するためです。しかし、ベニーの番になると、彼は自分の点数は私には言いたくないと言いました。またもや闘争です！

私は、ベニーは恥ずかしくて自分がうつ病であることを認めたくないのかもしれないと思い、彼のワークブックを見せてもらって点数を記録しようかと申し出ました。そうすれば、皆の前で大声で点数を言う必要がなくなるからです。彼は、もし私が彼のワークブックを見るつもりなら、それが私の最後の仕事になるだろうと言いました。

私は怖くなってすぐに引き下がり、自尊心をテーマにした取り組みを始めました。私は、自尊心は無条件のものでなければならず、地位や業績、愛されること、あるいはその他の方法で自尊心を得ることはできないと説明しました。自尊心とは、自分で自分に与えると決めた贈り物であり、自分を愛するという行為なのです。

私はまた、自尊心を奪うネガティブな思考は常に歪んでいて非論理的であることを説明し、うつや低い自尊心は自分が十分でないと信じ込ませる方法なのだと力説しました。

私はグループの人たちに、自尊心を失くしたと感じたときのことを話してもらいました。彼らはとても感情的になり、多くの人が泣いていました。私は思いました。「ああ、これは素晴らしいグループだ。彼らは本当に理解し、心を開いてくれている」と。

すると突然、ベニーが叫び声をあげました。

先生、自尊心とか、価値ある人間になるためにやるべきこととか、俺はもう聞き飽きてるんだよ。いい子になって、規則を守って、言われた通りのことをやるってことだろ。俺に言わせれば、先生、自尊心なんてクソ食らえだ！

患者さんたちは皆、私をじっと見つめています。私は再び立ち尽くし、「また彼が注目の的になって、すべてを台無しにするのだろうか」と思いました。

しかし、私はこう言いました。

ベニー、私たちは同じ考えだと思うよ。実際、それこそが今、私が言いたかったことだ。ルールを守ったり、いい子でいたり、お金や地位や成功を手に入れたりしても、自尊心を得ることはできない。何かをどれだけ達成しても、どんなに愛されても、自尊心を得ることはできない。それは無条件のものでなければならないんだ。

君はすでにこのことをわかっているようだから、私のアシスタントになって、今日のグループ指導を手伝えるんじゃないかな！

実は、私が今日教えていることは、ブッダの教えに基づいている。ブッダは、自尊心などというものは存在しないと言っているんだ。それはただのマーケティング用語にすぎないからね。それに、「自己」なんてものも存在しない。「自己」があるなんて思うのも、また別の罠にすぎないんだ。

君がこんなことまで知っているなんて驚きだよ。君は仏教徒として育てられたのかい？

「俺は仏教徒じゃない。真実を知りたければ言うけど、俺はマフィアの一員だ」と彼は言いました。マフィアと仏教はとてもよく似た概念だから、私はとても面白いと答えました。そしてそのとき、ベニーは興奮して椅子の輪の中に入ってきたのです。彼は私がロールプレイで使っていた真ん中の椅子に座り、反抗的な態度でこう言いました。「そんなに自分が賢いと思っているなら、俺のネガティブな考えが間違ってるって証明できるかどうか、見せてもらおうじゃないか！」

私は喜んでそうするとベニーに告げ、その考えはどんなものなのかと尋ねました。彼はこう答えました。「先生、俺は絶望的なケースだよ。どうしようもないんだ」

もちろん、これは先読みの誤りの典型例であり、大きな反抗心も混ざっています。ベニーは回復は不可能だと自分に言い聞かせ、実際にそうなのだと確信していました。事実、こうして彼は自殺を考え、入院しなければならなくなったのです。

私は部屋の前方に掲げられていたフリップチャートに彼のネガティブな思考を書き、どんなテクニックが有効だろうかと考えました。ベニーは見るからに敵対的で、私をやっつけようとしていたので、私は彼の信念を否定してもうまくいかないと悟りました。彼は、「ああ、そうさ。でも――」で

メリット・デメリット分析

「俺は絶望的なケースだ」

メリット	デメリット

私を打ち負かし、自分は本当に絶望的なのだと主張するだけでしょう。その代わりに私は、逆説的なメリット・デメリット分析を試すことにしました。このテクニックは、治療上の抵抗や行き詰まりをゼロにするためのものです。

逆説的なメリット・デメリット分析

ベニーと**逆説的なメリット・デメリット分析**を行うために、私はまず、フリップチャートの真ん中、「俺は絶望的なケースだ」という思考のすぐ下に縦線を引きました。そして、左側の欄に「メリット」、右側の欄に「デメリット」という見出しをつけました。

私はベニーに、彼のネガティブな思考は歪んでいて、本当は真実ではないと簡単に示すことができるけれど、彼がその考えを信じたいのであれば、そんなことをしても意味がないと言いました。また、自分が絶望的なケースだと思い込むことには、実はたくさんの利点や恩恵があるし、ネガティブな思考に立ち向かう前に、それをリストアップしてみてはどうだろうかと伝えました。

メリット・デメリット分析

「俺は絶望的なケースだ」

メリット	デメリット
	2年以内に死ぬ。

ベニーは驚いた様子で言いました。

先生、あんたは自分が何を言ってるのか、わかってないね。俺はフィラデルフィアの薬物乱用プログラムを全部落第したんだ。誰も助けてくれなかった。教えてやるよ。俺は2年以内に死ぬ。そのつもりでいてくれ！　デメリットの欄にそう書けばいいんだよ。

というわけで、この通り、私はデメリットの欄に「2年以内に死ぬ」と書きました。そして、他のメンバーに向かって言いました。「自分は絶望的なケースだとベニーが思い込むことにはたくさんの利点がある。それは何だろう？」

メンバーたちはいろいろな利点を思いつきました。例えば、

- 絶望的だと思っていれば、私たちのように、ネガティブな思考を書き出したり、10の歪みについて学んだりして、まじめに取り組む必要がなくなる。
- 薬を飲んで、一日中ハイになれる。

私は言いました。

べニー、これは大きな利点だね。君は麻薬の売人で、フィラデルフィアでも最高のコカインとヘロインを扱ってるって聞いたよ。僕はコカインもヘロインも一度もやったことがないけど、すごくハイになるらしいね！　絶望的だと自分に言い聞かせていれば、いつでもラリっていられるわけだ。

グループのメンバーたちは、他にも利点を思いつきました。

- 絶望的だと思っていれば、失敗もあり得ない。失望から自分を守ることができる。
- 彼は特別な存在ということになり、多くの注目を浴びる。

私は言いました。

そうだよ、べニー。君は特別なんだ。グループに入る前から、看護師たちは君のことを私に話してくれたよ。「べニーと対立しないように。べニーには気をつけて。彼はこのへんの大物で、とても危険だ」って。君はこの部屋の中でも最も重要な人物なんだ。そして、多くの注目を浴びている。実際、君は輪の真ん中に座っているよ。


ベニーはこのコメントが気に入ったようでした！

グループは、ベニーの絶望感の利点を挙げ続けました。気に入らない人間を威圧できること、力を見せつけられること、麻薬取引で大金を稼ぎ、所得税を払う必要がないこと、などです。

そしてベニーも、もうひとつの利点として、たくさんヤレることを挙げました。私は、それもハンサムな不良少年であることの大きな利点だと指摘しました。

ここで私は言いました。


ベニー、君は文化的なアイコンだ。黒の革ジャンでバイクに乗るジェームス・ディーンを思い起こさせるよ。ルールに従う必要はないし、君がルールを作るんだ！　そよ風のように自由で、好きなときに好きなことをする。実際、君は僕がなりたかったタイプの男だよ！


次の表を見れば、メリット・デメリット分析がどうなったかがわかるでしょう。

お気づきのように、逆説的なメリット・デメリット分析をするといっても、私はベニーのネガティブな思考のデメリットについては言及しませんでした。というのも、デメリットを列挙しても、争い

メリット・デメリット分析

「俺は絶望的なケースだ」

メリット	デメリット
仕事がなくて気楽。	2年以内に死ぬ。
いつでもラリっていられる。	
失敗も失望もない。	
重要な人物でいられる。	
近所の大物。皆が俺を称える。	
暴力の喜び――人を殴ることができる。	
力がある――俺を助けようとする愚かな精神科医たちを全員打ち負かすことができる。	
たくさんヤレる。	
税金なしで簡単に稼げる。	
文化的なヒーロー。ルールに従う必要はない。やりたいことをやる！	

を招くだけだと思われたからです。代わりに私はこう言いました。

ベニー、絶望的だと自分に言い聞かせることの利点には、人生で最高のものがほとんどすべて含まれていることに気づいたよ――楽に稼げるお金、税金はなし、無制限のセックスやドラッグ、働く必要も、ルールに従う必要もない、名声、権力、陶酔、自由、追従、などなどだ。だから今、私は混乱している。10分前、君は自分が絶望的なケースだという信念を否定するための手助けを求めていた。でも、その信念がもたらすあらゆる恩恵を見てごらんよ！

そもそも、なぜそれを放棄したいんだ？　意味がわからないよ！　もうすでに相当いいものを手にしているっていうのに！

このとき、私はもはやバーンズ博士ではありませんでした。私はベニーでした。私は彼の抵抗と反抗の代弁者であり、彼を「助けよう」とも「救おう」ともしていませんでした。実際このとき、私には彼が変わるべき理由が何ひとつ見出せませんでした！　私はもはや精神科医ではなく、ベニーだったのです。

ここで突然、ベニーの態度が初めて柔らかくなり、彼はこう言いました。「先生、本みたいに俺のことを読み取ってくれたね」

逆説的ではありますが、変わるべきではない理由がわかった瞬間、患者さんの抵抗はほとんどの場合、消えてしまいます。しかし、これにはセラピストのエゴの死が必要です。セラピストはしばらくの間「死ぬ」必要があり、「専門家」や「介護者」という従来の役割を放棄しなければならないのです。

ベニーはしばらくの間黙っていたのですが、幼い頃に彼に起こったことで、これまで誰にも話してこなかったことを話してもいいかと尋ねました。私は、彼が話してくれることなら私たちは何でも知りたいと答えました。

ベニーは幼い頃、祖父のことがどんなに好きだったかを語りました。祖父だけが、彼に話しかけてくれて一緒に過ごしてくれる唯一の人だったそうです。祖父は彼にとてもよく似ていて、祖父もまた重いうつ状態にあり、同じく麻薬の売買という仕事に携わっていました。

ある日、祖父はとても重苦しい口調で、「ファミリー」で問題が起こり、「出口がない」と訴えていました。ベニーは、祖父がショットガンを膝の上に置いていたので、それが怖かったそうです。そしてベニーは、祖父が銃身を口にくわえて引き金を引き、頭を吹き飛ばしたのだと言いました。ベニーはこらえきれずに嗚咽し始めました。ほとんどのメンバーの頬に涙が伝いました。

数分後、ベニーは気を取り直し、こう言いました。「先生、さっき俺が気分調査の点数を見せなかったのを覚えてる？　俺は字が読めないし、書けないし、恥ずかしいから、他のメンバーには見せたくなかったんだ」。そして再び泣き出しました。

なぜベニーは急に弱音を吐いたのでしょうか？　それは私が彼の抵抗を尊重し、とても痛ましい考えだと思われることにも価値を見出したからです。彼の立場を理解し、彼を「直そう」とも「助けよう」ともしなかったのですから、それは深い共感の一種だったと言えるのかもしれません。

逆説的なメリット・デメリット分析は、相手を操るための策略ではありません。敬意を払いつつ行われるべきものです。私は本当にベニーのことが好きでしたし、彼もそれを感じ取っていました。いかつい、暴力的に見える相手と取り組んでいる場合でも、敬意、思いやり、受容を用いることで、ときには驚くほどの効果が現れることもあるのです。

もちろん、逆説的なメリット・デメリット分析が、麻薬取引や薬物乱用、うつ病といった深刻な問題を抱えるベニーのような人物に突然の「治癒」をもたらすわけではありません。しかし少なくとも非常に現実的な方法で、私たちがつながる機会を与えてくれます。そして、それほど深刻ではない問題を抱える人々にとっては、逆説的なメリット・デメリット分析が永続的な変化への第一歩となることも多いのです。

単純明快なメリット・デメリット分析

絶望的な気分に陥っているものの、ベニーほど反抗的でない場合には、**単純明快なメリット・デメリット分析**がより効果的かもしれません。まずは、あなたの日常気分記録表にあるネガティブな思考を見直して、先読みの誤りに関連するものがないかどうか探してみてください。これは例えば、自分は絶望的で物事は決してよくならない、というような考えです。

次に、絶望的だと自分に言い聞かせることの利点を、次頁のメリット・デメリット分析の表の左側の欄に列挙してください。例えば、以下のような利点が思いつくかもしれません。

1. 私を失望から守ってくれる。
2. 薬物療法や心理療法が役に立たなかったので、私の絶望は事実に基づいている。私はまだうつ状態にあるのだから。
3. 私の絶望は、私が現実的であり、否認や偽りの希望に陥っていないことを示している。
4. 絶望的なら諦めることができるし、努力し続けたり壁に頭をぶつけたりする必要もない。
5. 私が絶望していることで、人々は私の苦悩の深刻さを知ることができるから、私は特別な支援を

メリット・デメリット分析

「私は絶望的で、回復も改善もしないだろう」

メリット	デメリット

受けられるかもしれない。

6. 私の話をよく聞くこともなく私を助けようとしたり、「救済」しようとしたりする人々をやっつけて、苛立たせることができる。

7. 自分を哀れむことができ、それが慰めになることもある。

8. 私の問題は現実の、手に負えないものだから、私の絶望は現実的なものだ。

9. 私の絶望は、私が批判的精神の持ち主であることを示している。うつ病の手っ取り早い「治療法」を私はすべて疑っている。

これ以外にもさまざまな利点が思いつくでしょう。

次に、「自分は絶望的だ」と自分に言い聞かせることのデメリットを、表の右側の欄に列挙してみてください。次のようなデメリットが思いつくかもしれません。

1. 絶望的だと自分に言い聞かせると、諦めてしまうことになり、事態も変わらない。
2. 絶望的だと自分に言い聞かせると、本当にひどい気分になる。
3. 絶望的だと言い張れば、私を助けようとしてくれている人々も不満を募らせ、苛立ってしまうかもしれない。
4. 私もときには改善していて、それは私が絶望的でないことを示唆しているのだから、私は何か真実ではないことを自分に言い聞かせているのかもしれない。

5. 何かを強く感じたからといって、それが真実とは限らない。

6. 自殺してしまうかもしれない。私が人生を終わらせようとすれば、私のことを愛する人たちに壊滅的な影響を与えてしまうだろう。

7. もし私が命を絶てば、喜びや絆を感じる機会はもう二度と得られないだろう。これは、私が本当に絶望的だったことを証明するものではない。私が絶望を感じ、その感情のままに行動したことを示すだけだ。

思いつくかぎりのメリットとデメリットを挙げたら、それらを100点満点で天秤にかけてみます。メリットとデメリットのどちらが大きいかを自分に問いかけ、その評価を反映させた数値を、合計すると100になるように、表の下のふたつの丸の中に入れてください。

例えば、メリットの方が大きいと感じたら、ふたつの丸にそれぞれ70、30と記入します。しかし、デメリットの方が大きいと感じたら、45‐55、あるいは25‐75、あるいは別の数値をふたつの丸に入れることになるでしょう。

メリットの方が大きい場合や、五分五分の膠着状態の場合はどうすればよいのでしょう？　その場合は、おそらく自分の信念に立ち向かおうという気にはならないでしょう。しかし、それはあなたが実際に絶望的だという意味ではなく、絶望的だと感じているとか、そう感じたいとさえ思っているのかもしれないということです。そしてベニーのように、あなたがそう感じることには、実に正当な理由が数多くあるかもしれないのです。

その場合は、精神保健の専門家の治療を受ける必要があるでしょう。ときには状況が手に負えなくなったように思われ、そんなときは助けを借りずに自分がはまっている罠から抜け出すのはひどく難しくなります。技術と思いやりのある別の誰かが必要な支援を提供してくれることも多いのです。

一方、絶望がもたらすデメリットの方が大きい場合は、「物事は変わらない」という信念に立ち向かってみるのもよいでしょう。多くのテクニックが役に立ちます。次の節では、絶望的な気分が真実に基づいてはいないかもしれないと気づくのに役立つテクニックを紹介します。

ただし、絶望を感じたい人にとっては、このテクニックは役に立たなかったり、迷惑でさえあったりするかもしれないので、このテクニックが効果を発揮するためには、絶望を感じるデメリットがメリットを上回っていることが重要であるということを覚えておいてください。

証拠を探す技法／言葉を定義する技法

第33章の「思考のねじれをほどく50の方法」のリストを見れば、**証拠を探す技法**は、先読みの誤り、特に、自分は「絶望的なうつ状態」で「一生よくならない」という思い込みに立ち向かうために使える、真実に基づくテクニックであることがわかります。このテクニックは、**言葉を定義する技法**と呼ばれる、論理に基づくテクニックと組み合わせることもできます。

例えば、あなたが、自分は絶望的なうつ状態だと感じているとしましょう。このテクニックを使うなら、「絶望的なうつ状態の人の定義とは、どんなものだろう?」と自問することになります。あなたは、「絶望的なうつ状態の人とは、気分が改善しない人のことだ」と答えるかもしれません。

さて、定義ができたところで証拠を調べてみましょう。この定義が、あなたや、他の誰にも当てはまらないということがおわかりでしょうか。

例えば、あなたの気分は、生まれた瞬間から絶えず変化してきたと認めざるを得ないのではないでしょうか。お母さんの産道から飛び出してきたとき、あなたはおそらく、泣き、怯え、動揺していたことでしょう。

怒ってさえいたかもしれません！　何カ月も静かな平穏な場所でぬくぬくとしていたのに、あんなにも狭い空間に押し込められ、その後たくさんの騒音とまぶしい光にさらされるのは愉快なことではありません。それでも、しばらくしてお母さんの腕の中におさまると、急に幸せで満たされた気分になったのです。

それ以来、あなたの気分は絶えず変化しています。何千回となく気分が悪くなったことでしょう。そして証拠を探せば、どれもがその後には気分がよくなっていると認めざるを得ないでしょう。

つまり、絶望的なうつ状態の人というのが改善できない人ということなら、あなたは常に改善しているので絶望的であるはずがない、ということがはっきりと証明されるのです。

とはいえ、これでも納得してもらえないかもしれないので、別の定義も試してみましょう。絶望的なうつ状態の人を、ある程度以上は改善しない人、と定義してみるのです。例えば、「絶望的な人とは、うつの度合いが100点満点で常に60点以上の人だ」と考えてみてもよいかもしれません。

この定義に何か問題はありますか？　あなたの考えをここに書いてみてください。

この定義もあまり役には立ちません。なぜなら、うつの度合いが59の人は絶望的ではなく、60の人は絶望的ということになるからです。このふたつの数値は実質的に同じであるにもかかわらずです。加えて、59と60の間に目に見える壁があるわけでもありません。うつを60まで減らすことができれば、しばらくすれば少なくとも59まで、あるいはそれ以下に下げることができるでしょう。誰かを絶望的と言えるような、うつの論理的な区切りは存在しないのです。

では、もう一度やってみましょう。

絶望的なうつ状態の人とは、おそらく、少しは改善するが完全には回復しない人と定義できるかもしれません。

さて今度は、「完全に」とはどういう意味かを定義しなければなりません。完全に、とは、うつの点数が完全にゼロになることを意味するのかもしれません。つまり、絶望的なうつ状態の人とは、うつの点数がゼロまで落ちない人ということになります。

この定義に何か問題はありますか？　あなたの考えをここに書いてみてください。

この定義も、おそらくあまりうまくいかないでしょう。理由はこうです。うつの点数が5まで下がったとしてもその人は絶望的だが、0まで下がった人なら絶望的ではないと主張しなければならないからです。両者とも驚くほどに改善しており、気分の点数もほぼ同じなのに、一方は絶望的で、もう一方は絶望的ではないというのは筋が通りません。

加えて、もし点数が5まで下がるなら、それは予後を知るうえで、きわめて心強い兆候と言えます。その人は信じられないほど先行きが明るいと考えるほうが、ずっと理にかなっているのです。

それでもまだ自分が本当に絶望的で、自分の主張の正しさが証明されていないと感じるなら、最後の定義を試してみるとよいかもしれません。絶望的なうつ状態の人とは、短期ならうつではなくなることができるけれど、いつまでもそれを維持することはできない人、ということにしましょう。言い換えれば、絶望的なうつ状態の人とは、遅かれ早かれうつに逆戻りしてしまう人ということです。

この定義に問題はないでしょうか？　あなたの考えをここに書いてみてください。

この定義によれば、ほとんどすべての人が絶望的です。常に幸せでいられる人などいないからです。私たちの誰もが、ときに動揺します。それが人間というものですが、だからといって絶望的というわけではありません。このブラックホールから抜け出す方法については、再発防止トレーニングを扱う第29章で説明するつもりです。再発の繰り返しから抜け出す方法を学べば、もはや再発を心配する必要はなくなります。

またこれは、短期間でもうつにならずにいられるなら、いろいろなことをして気分を大きく改善できるということです。時間が経つにつれ、あなたも自分に合ったツールをうまく使えるようになり、うつでない期間をより長く楽しめるようになるでしょう。

これらのテクニックは、法廷で二人の弁護士が論争しているような敵対的なものに見えるかもしれません。もしそうなら謝ります。私たちの多くは議論には消極的なので、その場合は他の方法が役に立つかもしれません。しかし人によっては、これらのテクニックは、自分が絶望的だというのは真実ではないと証明する、ひとつの手段になりうるのです。

ポジティブ・リフレーミング

先読みの誤りに対して論理や証拠で反撃しようとしても、うまくいかないことがあります。私がかつて共に取り組みを行ったキーシャという女性がそうでした。彼女は自分が絶望的であることを確信しており、具体的で反論の余地のない証拠があると思っているようでした。このケースは私の（かなり頻繁に起こる）治療上の過ちを浮き彫りにしているので、あなたにとっても興味深い話かもしれません。

キーシャはペンシルバニア大学の医学生で、重度のうつ病でした。彼女が私に連絡をしてきて尋ねたのは、私の最初の本『フィーリング・グッド』のテクニックを使っているセラピストを誰か紹介してもらえないかということでした。彼女は20年間、薬物療法と心理療法でうつ病の治療を受けてきたけれど、どれも役に立たなかったと説明しました。

私はキーシャに、推薦できる優れた臨床医はたくさんいるが、精神科のボランティア活動の一環として、私が医学生を無料で治療していることを知っているかと尋ねました。私が彼女にとって最適かどうかはわからないが、少なくとも値段には勝てないだろうと私は彼女に伝えました。

キーシャはぜひ一緒に取り組みたいと言いました。

私は彼女に、私が誰かとの取り組みを行う際には、ふたつ変わった点があると告げ、彼女が治療に同意する前に、その要件を受け入れてくれるかどうかを確認したいと言いました。

第一に、私は無報酬なので、セッションがどれだけ長く続いても構わないし、通常は症状が劇的に改善するか、完全に消失するまで治療を続けると説明しました。そしてそのためには通常、セッションを延長して2時間とするか、ときにはもう少し長くする必要がありました。

第二に、私はキーシャに、セッションとセッションの合間には課題をこなす必要があり、これには交渉の余地はないと伝えました。

キーシャはどちらの要件も受け入れると言いましたが、自分は本当に絶望的なケースなので、私が一回のセッションで治せると思っているとしたら、それは私の頭がおかしいからだと思ったようです。

私は、ほとんどすべてのうつ病患者は絶望を感じているものだが、その感覚は認知の歪みから生じていると説明しました。しかしキーシャは、自分の場合はそうではなく、本当に絶望的なのだと主張しました。

私はキーシャに、なぜそう言い切れるのかと尋ねました。彼女は幼い頃、兄弟からひどい虐待を受けた経験があり、今でもその記憶に苦しめられているのだと説明しました。彼女は、虐待は認知の歪みの類ではないと言いました。

加えて、彼女が人生において唯一望んでいたのは赤ん坊だが、それは決して実現できないのだと言いました。そもそも、彼女は40歳で、ボーイフレンドもいないし、その上、妊娠を不可能にする婦人科系の問題を抱えていました。

彼女は、医学部での成績は一番だし、彼女はすべてを手にしていると誰もが思っているはずだと言いました。彼女の研究は世界トップクラスの科学雑誌にも載ったことがあるのです。しかし、唯一の望みである赤ん坊を授かることができなかったので、それらの業績も彼女にとっては何の意味もないとのことでした。

土曜日の朝、キーシャがセッションのために私の家にやって来たので、私は彼女に対して簡単な気分調査を行いました。案の定、重度のうつ、不安、怒りが示されました。

私は素晴らしい取り組みにしようと決意し、これはとてつもないセッションになると思いました。私は彼女に、歪んだ、ネガティブな思考を打ち砕く方法を教えましたし、温かい、信頼できるつながりを築くことができたと思いました。セッションは予想通り、約2時間で終わり、私は彼女のうつが消えたと確信しました。

ご存じのように、私は毎回のセッション終了時に患者さんの簡単な気分調査を行って、共感力や有用性を評価してもらっています。キーシャも喜んでセッション後のアンケートに私の目の前で答えてくれました。

しかし、彼女の点数を見た私はショックを受けました。彼女の気分は改善するどころか、さらに悪くなっていたのです。彼女の、うつ、怒り、不安の点数は、重度から極度にまで上がっていました。また、共感力や有用性についても落第点をつけられました。ひどい！

私は恥ずかしくてたまりませんでした。大失敗しただけでなく、それに気づいてさえいなかったのですから。私はキーシャに、がっかりはしたけれど、次回のセッションでもっと効果的に取り組めるように、私が犯したミスを一緒に突き止めたいのだが、と言いました。

私は、自分がふたつのミスを犯したと思うと彼女に告げました。第一に、彼女の子ども時代がいかにひどいものであったかに耳を傾け、吐き出すように励ますのではなく、彼女を「助け」ようとして先走ってしまったこと。第二に、彼女の絶望感に耳を傾け、その絶望の中に何らかの知恵を見つけ出す代わりに、彼女は絶望的ではないと説得しようとしたこと。

彼女はうなずきました。どちらもその通りだということです。

私は、もし彼女にもう一度やってみる気があるなら、次回、その間違いを訂正したいと言いました。彼女は了承してくれました。治療法の改善のために自分の間違いを認めれば、患者さんたちはたいてい、とても寛大に受け止めてくれるのです。

次のセッションでは、キーシャが子ども時代の恐怖を語り、大泣きする間、私は「助けよう」とはせず、より多くの共感を示しました。しばらくして私は彼女に目を閉じてもらい、子ども時代にタイムスリップして、彼女の目の中に映るものを話してもらいました。

彼女は、自分が兄弟に殴られた後、寝室で胎児のように丸くなって泣いていると言います。孤独で、愛されず、無価値な存在だと感じているようです。

私はキーシャに、この少女には愛とサポートが必要だと告げ、その部屋に入って、彼女が幼いときに聞く必要があったことを伝えてくれないかと言いました。その少女に、あなたは愛されていて、価値があり、兄弟の虐待はあなたのせいではないと伝えるのです。

これはキーシャにとって、感情を揺さぶられる、ドラマチックな瞬間でした。さらにたくさんの涙を流した後、彼女は少し落ち着いたようでした。

それから私はキーシャに、今日のセッションを前回とは逆の方向に持っていけないだろうかと伝えました。彼女の絶望に反論する代わりに、絶望を感じるメリットや、絶望感が示している彼女のポジティブで素晴らしい点を挙げてみてはどうか、ということです。

キーシャは、自分の絶望感についてはポジティブな点は何も思い浮かばないと言いました。

あなたはどうでしょう? 読み進める前に、ポジティブな点をいくつか挙げてみてください。本書ですでに学んだことと重複するかもしれませんが、このエクササイズは、これまで学んできた実に重要な考え方やスキルの復習に役立ちます。ですから、読み進める前に、ここにポジティブな点をいくつか書き留めてください。

1. ＿＿＿＿＿＿＿＿＿＿
2. ＿＿＿＿＿＿＿＿＿＿
3. ＿＿＿＿＿＿＿＿＿＿
4. ＿＿＿＿＿＿＿＿＿＿

5.

私はキーシャに、彼女の絶望感には実のところ、本当に良い点がたくさんあると思うと伝えました。例えば、彼女の絶望感は、もし私が彼女を助けられないとわかったときには、彼女を落胆から守ってくれるかもしれません。それに、専門家たちの20年にもわたる治療も彼女を助けられなかったのですから、彼女の絶望感は現実的なのかもしれません。

キーシャはこれに同意し、その瞬間、表情が明るくなったように見えました。そしてこのふたつをポジティブな点の筆頭に挙げました。

その後、彼女はさらに多くのことを思いつき、リストに加えていきました。例えば、彼女の絶望感は知的懐疑心の一種であり、彼女には人々の主張を疑い、異議を唱える能力があることを示していました。また、彼女の極度のうつ状態は、子どもを産んで母親になりたいという夢への情熱と意欲を示していました。

私は、彼女が研修を終えたとき、とりわけ精神科に進んだ場合には、あるいはどの医学分野であっても、彼女の苦しみは、患者さんたちに対する深い思いやりとなって活かされるかもしれないと伝えました。彼女はこれもリストに加えました。

私たちは二人で、彼女の絶望感と極度のうつ状態について、10以上のポジティブな点を思いつきました。それはかなり興味深いリストでした。

これらの利点について考えると、先週、絶望から彼女を抜け出させようとしていた自分はなんて愚かだったんだろう、と私はキーシャに伝えました。そして、これは私たちが一緒に取り組むべき事柄ではないのかもしれない、とも。

キーシャにそう言ったとき、私はキーシャの潜在的な抵抗心となり、「役に立つ自己」を死なせたのです。キーシャはベニーとは全く違いますが、これも似たような瞬間でした。私が、変化すべきでないもっともな理由に目を向けたことで、彼女は行き詰まっていた自分を手放すことができたのです。

これを受けてキーシャは、もう絶望を感じないように努力したいと言いました。彼女はうつ病からの回復を望んでいて、そのためには絶望感を手放す必要がありました。彼女は、私が言及していたツールを使う準備はできているし、取り組みを進めたいと言いました。

私は日常気分記録表を取り出し、キーシャに彼女のネガティブな思考を書き出してもらいました。彼女はすぐにその中の歪みを特定し、私は声の外在化と呼ばれる、実に大胆な方法を提案しました。

声の外在化技法

声の外在化は、私が開発した中でも最も強力なテクニックのひとつです。あなた（この場合は私）と相手（この場合はキーシャ）が交互に、その人のネガティブな思考とポジティブな思考の役を演じます。このロールプレイでは、私はキーシャのネガティブな思考の役を引き受け、二人称（「あなた」）

で話しました。キーシャは自分のポジティブな思考の役を演じ、一人称（「私」）で話しました。私はキーシャに、このロールプレイでの私の役割は、彼女自身のネガティブな思考で彼女を攻撃することであり、彼女の役割は、ポジティブな、自己への愛情に満ちた自分として、自己防衛テクニック、受け入れの逆説技法、あるいはその両方を組み合わせて私を打ち負かすことだと説明しました。私はキーシャに、彼女が完全にノックアウトできるようになるまで、役割の逆転を続けると言いました。この信じられないほど強力なテクニックを使うときは、部分的な勝利では不十分なのです。キーシャがやる気になっていたので、私は日常気分記録表に彼女が記したネガティブな思考を言葉にし始めました。キーシャは颯爽と立ち上がり、私をズタズタに切り裂きました。彼女は私よりずっと知的で、自分を守ろうと決めた瞬間、戦士へと変身したのです！　それは見ているだけでも楽しい、こんな感じのやりとりでした。

デビッド（ネガティブなキーシャ役）：現実を見ろ、君は絶望的なケースだ。誰も君を助けてはくれないんだ！

キーシャ（ポジティブなキーシャ役）：そうね。でも、今までの治療で効果がなかったからといって、この治療やこれからの治療も効果がないわけじゃないわ。この治療は私にとって新しいものだし、延々と薬を飲み続けたり、過去に文句を言い続けたりするのとは全く違うの。

私がこのやりとりの勝者はどちらかと尋ねると、キーシャは、ポジティブなキーシャの大勝利と答えました。そこで私は再び攻撃して言いました。

デビッド（ネガティブなキーシャ役）：まあ、それはそうかもしれないけど、君を幸せにできるのは子どもを持つことだけだよ。でも、君にはボーイフレンドもいないし、生理学的にも赤ちゃんを産むことは不可能だ。だから、君はいつまでたっても惨めなままだよ。本当に絶望的な状況で、これは明白な事実。歪曲なんかじゃないんだ。

キーシャ（ポジティブなキーシャ役）：そうね、確かに私は夫と赤ちゃんが欲しいと思っているわ。でも、特に研究に没頭しているときの私は幸せだし、友人たちと遊んでいるときも、とても幸せよ。だから、赤ちゃんを産まないと幸せを感じられないというのは、単なる間違いなの。

彼女はこのやりとりも自分の勝ちだと言いました。彼女の残りのネガティブな思考についても同じようにぶつけてみましたが、彼女はそれらもすべてあっという間に吹き飛ばしてしまいました。それもほんの数分で。

なぜこんなにすばやく？　それは彼女の抵抗がなくなったからです。回復への障壁が取り除かれたとたん、力強い、自らを愛する声が現れたのです。私は、あなたの中にも、力強い、あなた自身を愛する声があると確信していますし、この本を読んでいる間にそれが現れることを願っています。

キーシャとのこのセッションは、全体で2時間ほどかかりました。最後には、キーシャのうつ、不安、怒りの点数はゼロになり、共感力や有用性についても満点をつけてくれました。彼女は喜びと安堵の気持ちで胸がいっぱいだと言いました。

翌週、キーシャは再発防止トレーニングのための最後のセッションに来てくれました。その後、患者としての彼女に会うことはなかったのですが、どうしているかと気になってはいました。

それから1年半後、キーシャからのメールが届き、そこにはこう書かれていました。


私がどうしているか、先生が気にしているかもしれないので、連絡することにしました。私はいまだにハイな状態で、ありえないと思われるかもしれませんが、今、先生との治療を終えた日よりもっと幸せです。添付した写真を見てもらえれば、その理由がわかると思います。

写真の一枚目は、彼女の結婚パーティーの様子でした。素晴らしい！　私も嬉しい！　二枚目の写真を開いたとき、私の目に涙があふれました。キーシャが生まれたばかりの赤ちゃんを抱っこしている写真でした。写真にはこんなメモが添えられていました。


先生、やっぱりあなたは正しかった。絶望が歪みの一種ということもあるのですね！

びっくりでした！　そしてさらに驚いたことに、その翌日、私は精神科の研修医ラウンジでキーシャにばったり出くわしたのです。キーシャは夫の隣で赤ちゃんを抱いて立っていました。どうやら彼女は私たちのレジデント・プログラムに応募したようです。私は彼女に会えて興奮しました。彼女は赤ちゃんに向かって言いました。「バーンズ先生にご挨拶なさい。先生のおかげであなたが存在しているんだから！」

もしもあなたが落ち込んだり、落胆したり、あるいは絶望的な気分になっていて、日常気分記録表のネガティブな思考の中に先読みの誤りがあることに気づいたなら、この章で紹介したテクニックのいくつかを試してみるとよいかもしれません。どんなテクニックだったか、覚えていますか？

本章では、メリット・デメリット分析、言葉を定義する技法、証拠を探す技法、ポジティブ・リフレーミング、声の外在化技法について説明してきました。しかしこれらも、あなたのリカバリー・サークルに加えることができるいくつかのテクニックにすぎません。また、この章のテクニックは先読みの誤りに対してだけでなく、あらゆる認知の歪みに対しても使うことができます。

次の章では、先読みの誤りのもうひとつのよくある形、すなわち、説得力のある証拠もないのに、危険が迫っている、何か恐ろしいことが起ころうとしていると思い込んでしまうことについて取り上げます。これは、不安、心配、パニック、緊張、恐怖を引き起こす歪みです。しかし適切なツールを使えば、この種の先読みの誤りにも立ち向かい、打ち砕くことができるということがおわかりになると思います。

17　先読みの誤り　パート2：不安

よくある先読みの誤りのうちのふたつ目は、危険が迫っている、何か恐ろしいことが起ころうとしていると自分に言い聞かせるものです。

この歪みは、あらゆる不安や恐怖の原因となっていて、以下がその例です。

1. **人前で話すことへの不安**：人前に立ったら失敗してバカにされると思い込んでいます。
2. **飛行恐怖症**：飛行機が乱気流に巻き込まれて墜落するかもしれないと思い込んでいます。
3. **パニック症**：今すぐ死にそうだ、制御不能だ、頭がおかしくなりそうだと思い込んでいます。
4. **心気症**：医者に行って症状を調べてもらわないと、がんのような恐ろしい病気で死ぬかもしれないと思い込んでいます（何度も、何度も、何度も！）。
5. **内気**：人と仲よくしようとすれば、おかしなことを言ってバカだと思われるだろうと思い込んでいます。
6. **内気な膀胱症候群**：公衆トイレで小便をしようとすると、緊張して小便ができなくなると思い込んでいます。周りの人にも気づかれて、批判されるだろうと思っています。

7. **広場恐怖症**：一人で外出したら、食料品店やバスの中など、どこかでパニック発作を起こしてしまい、でも誰も助けてはくれないだろうと思い込んでいます。

8. **PTSD**：常に怖れを抱いて警戒していなければ、レイプされたり、強盗に襲われたり、攻撃されたり、何かひどいことがまた起こるだろうと思い込んでいます。

9. **強迫症**：ストーブの火を何度もチェックしないと家が燃えてしまうと思い込んでいます。

10. **現局性恐怖症**：猫、犬、蜂、血、高所、雷など、自分が恐れているものは非常に危険だと思い込んでいます。

11. **テストやパフォーマンスへの不安。**常に心配していないと、テストで落第したり、音楽やスポーツの本番で大失敗すると思い込んでいます。

12. **全般不安症**：自分の子どもが高校のパーティーの後で交通事故に遭うかもしれない、夫が突然心臓発作を起こして死んでしまうかもしれないなど、何かひどいことが起こるのではないかと心配し、空想によって自分を怯えさせています。

このような恐怖に心当たりはありませんか？　これらはほんの一部にすぎません！　不安は、世界中で最もよくみられる感情的な問題のひとつです。実際、不安がおそらくリストの第一位にくるでしょう。しかし、どのような不安であれ、先読みの誤りが関係していることは確実ですし、心の読みすぎ、全か無か思考、すべき思考、感情的決めつけ、レッテル貼り、拡大解釈など、さらに多くの歪みも関係しているはずです。

不安や神経症的な懸念には常にこれらの歪みがみられます。不安はうつと同じように、実際には真実ではない、歪んだ思考による精神的錯覚から生じるのです。対照的に健全な恐怖は、妥当な、ネガティブな思考から生じます。例えば、ギャングの暴力や強盗が多い地域に住んでいる場合、恐怖心があなたを生かすかもしれません！

恥ずかしさも、ほとんどすべての不安の特徴と言えます。これは、社交不安やパニック症がある場合に特に当てはまります。あなたは自分に、こんなふうに感じるべきではない、自分にはどこかひどくダメなところがある、と言い聞かせているかもしれません。また、不安を感じていることを知られたら批判されるのではないか、あるいは病的な人間だとか変人だと思われるのではないかと恐れて、不安を隠そうと必死になったりします。

不安はうつとは異なりますが、このふたつはしばしば手をつないで歩きます。不安と闘っている人の半数は、私のうつのテストの点数も高くなっています。また、うつと闘っている人を見ると、ほぼ全員が何らかの不安感とも闘っているのです。

もしあなたが「治癒」を望んでいるなら、実に良い知らせがあります。不安からの迅速かつ持続的な回復の見込みは例外的に高いのです。しかし、完全な回復を望むなら、立ち向かわなければならない二種類の行き詰まり、もしくは抵抗があります。第3章で学んだ、結果への抵抗とプロセスへの抵

不安における結果への抵抗の原因は何だろう？	不安におけるプロセスへの抵抗は何を意味するのか？

抗と呼ばれていたものを思い出してください。

結果への抵抗とは、魔法のボタンを押せば即座に治ることに対して、複雑な思いを抱くことを意味します。プロセスへの抵抗とは、回復が魔法のボタンを押すほど簡単ではなく、回復するためには何か——したくないこと——をしなければならないということです。

結果への抵抗が生じる原因は何なのでしょう？　不安があると、なぜ回復に対して複雑な思いを抱くのでしょう？

また、プロセスへの抵抗は何と関係があるのでしょう？　不安を乗り越えたいなら、乗り気ではない、どんなことをしなければならないのでしょう？

ヒントがあります。カンニングをしたければ、第3章の抵抗の表（51頁）を見返すとよいでしょう。見ても構いません。「リサーチ」と呼ぶことにしましょう！　実際、本書の特定の場所を頻繁に参照していただきたいくらいです。

読み進める前に、あなたの考えを表に書いてみてください。

私の答え

不安における、ほとんどすべての結果への抵抗の原因とは何なのか？

答えは、**呪術思考**です。つまりあなたは不安と闘っており、それを克服したいと思っているにもかかわらず、あなたの一部は、不安が魔法のようにあなたを守ったり助けたりしてくれると考えているため、治療に乗り気ではなかったりするのです。

これは、何か特定の不安について考えてみれば一目瞭然です。例えば最近、私はアニーという女性の強迫症（ＯＣＤ）を治療しました。アニーは汚染に対する不安から、一日に50～80回も手を洗っており、手の皮膚は荒れて赤く乾燥していました。

私がアニーに、ＯＣＤが突然治る魔法のボタンがあったら押すつもりかどうかと尋ねたところ、彼女は複雑な心境のようでした。というのも、もし治ったら、一日中何度も何度も手を洗うのをやめることになり、彼女の手が「汚染」されてしまうからです。

そして彼女は、もし自分の手が汚染されたら、その手で自分の子どもたちに触れてしまい、汚染された彼らは白血病になって死んでしまうかもしれないと恐れていました。

アニーが魔法のボタンを押すことに複雑な心境だった理由がおわかりになったでしょう。呪術思考によって彼女は、自分の強烈な不安が子どもたちを生かしていると信じていたのです。

奇妙に聞こえるかもしれませんが、もしあなたが不安を抱えているなら、おそらくあなたも呪術思考に陥っているはずです！　例えば、テストに不安を感じている人は、勉強してテストで全力を出し切るためには不安が必要だと考えているでしょう。また、高所恐怖症の人は、落下しかねない場所を避けようとして細心の注意を払うので、不安のおかげで安全が保たれていると信じているでしょう。

では、不安におけるプロセスへの抵抗とはいったい何なのでしょうか？

答えは**曝露**です。曝露とは、完全な回復を望むのであれば、自分が最も恐れていることに立ち向かわなければならないということです。

でもそれは全く楽しくない。曝露は最悪です！　不安はとてつもなく不快で耐え難いものです。これは個人的な経験からも言えます。私は、あなたが思いつくかぎりのさまざまな不安と闘ってきました。だからこそ、私は不安の治療が大好きなのです。あなたがどんな経験をしてきたとしても、私は、「ああ、私もそうでした！　それがどんなに嫌なことか、私も知っているんです。その克服法を教えられるとは、なんと嬉しいことでしょう！」と言えるのです。

もしもあなたが抵抗し、曝露を避けているなら、完治の可能性はゼロに近いと言えます。反対に、恐怖に立ち向かうことに同意してくれれば、完治の可能性は100％に近くなります。

さて、アニーがＯＣＤを治したいと思っているとしたら、彼女にとって、やりたくないけれどもやらなければならないことは何でしょうか？　アニーがＯＣＤを治すには、どのような体験が必要不可欠なのでしょうか？　読み進める前に、あなたの考えをここに書いてください。

私の答え

難しく考えなくても大丈夫です！　彼女がしなければならないのは、汚染されていると彼女が思っているものに触れ、手を洗わないでいることです。そして、自分の子どもにも触れなければなりません！

私が最初にアニーにお願いしたのは、私が使っている予約カードを箱ごと触ってもらうことでした。そうすれば、一度に100人くらい殺すことができると私は言いました！　彼女は面白いと思ったようですが、すべての予約カードに触れることは怖がりました。彼女は、自分のネガティブな思考がバカげていることはわかっていたのですが、それでもある部分では、後でカードに触れることになる人全員の命を危険にさらしていると信じていたのです。

それでも彼女はやり遂げました。やったね、アニー！　私は患者さんが勇気を出してくれたとき、それをとても誇りに思います。不安に打ち勝つには勇気が必要なのです。

それから私は彼女に、もし私と一緒に取り組みたいのであれば、課題をこなさなければならないと伝えました。どんなに不安でも、一日中手を洗うのをやめるということです。そしてまた、子どもたちを殺せるかどうか確かめるために、一日中子どもたちを触ったり抱きしめたりしなければなりません。

どちらも簡単なことではありません！　でも彼女はやり遂げました。アニーにもう一つ金メダルを！

そしてどうなったかって？　悲しいことに、彼女の子どもたちはそのセッションの直後に亡くなりました。

冗談です！　ごめんなさい！　これが私のユーモア・センスの暗い部分です。アニーの子どもたちは元気ですし、彼女は完全にＯＣＤから回復しました。

話を続ける前に、効果的な治療の妨げとなる、曝露についての3つの神話の嘘を暴いておきたいと思います。

1. 神話その１：必要なのは曝露だけ

不安の治療において曝露は絶対に必要ですが、それ自体は治療法ではありません。不安を抱える人のためのリカバリー・サークルを作るときも、私は常に数多くの技法を用いています。曝露は必須ですが、完全な回復のためには追加の技法もたくさん必要となるでしょう。

2. 神話その２：曝露は効果なし

不安と闘っている多くの、おそらくほとんどの人たちは、すでに曝露を試したことがあり、曝露は効果がないと間違って信じています。しかし、彼らがそこで意味しているのは、不安の原因となっている事柄が周りにあると、とてつもなく不安になり、できるだけ早く恐ろしい状況と闘ったり、コントロールしたり、そこから逃げようとしたりするということなのです。これは曝露ではなく回避です。恐れているものと闘ったり、コントロールしたり、避けようとしたりすることが、不安の本当の原因です。それは治療ではありません。

曝露はこれとは全く異なります。意図的に恐怖に立ち向かい、できるだけ長い時間、できるだけ自分を不安にさせるのです。不安と向き合い続け、逃げることを拒否すれば、不安はしばらくすると薄れてきて、消えてしまうことに気づくでしょう。

3. 神話その 3：曝露は危険

ほとんどの場合、曝露は危険ではありません。あなたが弱すぎて、曝露を利用することも、その恩恵を受けられないということもまずありません。こんなことを言うのは、患者さんはセラピストに催眠術をかけるのがとても上手で、「患者はまだ曝露の準備ができていない」とか、「曝露は彼らには危険すぎる」とか「迷惑だろう」と思わせてしまうからです。もしあなたがこの神話に屈して曝露を用いなければ、あなたの治療は絶望的なものとなるでしょう！

自虐的な信念

これまでは、今ここであなたを惨めな気持ちにさせる、歪んだ、ネガティブな思考に焦点を当ててきました。このような思考は、落ち込んだり不安を感じたりしているときにしか出てきません。しかし、こうした思考の根底には、何らかの状況や何らかのネガティブな出来事が起こったときに、特にあなたを落ち込みやすくさせるような、自虐的な信念がいくつも潜んでいる可能性があります。

例えば、私が承認への依存と呼ぶものを持っている人は、他人が自分のことをどう思っているかが自尊心の基準になっています。承認を得ると、自分には価値があると感じられるので、素晴らしい気分になります。しかし、人から批判されていると思うと、不安やうつ状態に陥りやすくなるのです。

自虐的な信念は、動揺しているかどうかに関係なく存在しています。そのような信念を特定し、修正することで、将来、うつや不安になりにくくすることができます。次頁の表は、最も一般的な自虐的な信念をリストにしたものです。

では、これらの自虐的な信念を発見し、突き止めるにはどうしたらよいのでしょう? **下向き矢印法**という素晴らしいテクニックがあります。やり方はこうです。

まず、日常気分記録表からネガティブな思考を選び、その下に下向きの矢印を描きます。下向きの矢印が意味するのは、「もしその考えが本当だとしたら、それは私にとってどんな意味があるのだろう? なぜその考えが私を動揺させるのだろう?」ということです。この質問をすると、たいてい、新しいネガティブな考えが頭の中に浮かんできます。

これの別バージョンが、**そうしたらどうなるか技法**と呼ばれるもので、非常によく似ているのですが、こちらは不安のために特別に開発されたものです。このテクニックでは、「もしそれが実際に起こったらどうなるのか? 私は何を一番恐れているのか? 起こりうる最悪の事態はどんなものだろ

よくある23の自虐的な信念*

業　績

1. 業績の完全主義：絶対に失敗したり、間違えたりしてはいけない。
2. 自己認識の完全主義：欠点だらけで傷つきやすい私は人から愛されず、受け入れてもらえないだろう。
3. 達成への依存：自分の価値は、自分の業績、知性、才能、地位、収入、容姿に左右される。

愛

4. 承認への依存：価値ある存在であるためには、皆の承認が必要。
5. 恋愛への依存：愛されていなければ、幸せも充実感も得られない。愛されなければ生きる意味はない。
6. 拒絶への恐怖：もしあなたが私を拒絶するなら、それは私に何か問題があるということ。もし私が孤独なら、私は惨めで自分には価値がないと思わざるを得ない。

従順さ

7. 他人を喜ばせる：たとえその過程で自分が惨めな思いをしたとしても、私は常に人を喜ばせなければならない。
8. 対立への恐怖：愛し合っている者同士は喧嘩すべきではない。
9. 自己非難：人間関係の問題が起こるなら、それは私のせい。

要　求

10. 他者非難：人間関係の問題が起こるのは相手のせい。
11. 全能感：あなたは常に私の期待通りに私を扱うべき。
12. 真実：私は正しく、あなたは間違っている。

う　つ

13. 絶望感：私の問題は決して解決しない。本当に幸せだと感じることも、満たされることもないだろう。
14. 無価値感／劣等感：私は基本的に価値がなく、出来損ないで、人より劣っている。

不　安

15. 感情の完全主義：私はいつも幸せで、自信に満ち、物事をコントロールできていなければならない。
16. 怒りへの恐怖：怒りは危険であり、何としても避けるべき。
17. 否定的感情への恐怖：悲しみ、不安、不全感、嫉妬、弱さを感じてはならない。私は自分の感情を脇に置き、誰も動揺させてはならない。
18. 他者の自己愛への過敏性：私が気にかけている人は要求が多く、操作的で、力がある。
19. 山火事の誤り：人々はクローンのように同じ考え方をするものだ。一人が私を見下すと、その噂は山火事ように広がり、やがて皆が私を見下すようになる。
20. スポットライトの誤り：人と話すのは、舞台上のスポットライトの下で演技をする必要があるようなもの。もし私が洗練されていたり、ウィットに富んでいたり、面白かったりすることで人々に感動を与えられなければ、私は人々から好かれないだろう。
21. 呪術思考：十分に心配しておけば、すべてがうまくいく。

その他

22. 欲求不満耐性：私は決してイライラすべきではない。人生はいつもゆったり過ごさなければならない。
23. スーパーマン／スーパーウーマン：私は常に強くあるべきで、決して弱音を吐いてはいけない。

うか？」と自問することになります。繰り返しになりますが、この問いを自分に投げかけた場合も、たいていは新しいネガティブな思考が頭に浮かんできます。

どちらのテクニックにおいても、新しいネガティブな思考が浮かんだらそれを書き留め、その下にまた別の下向きの矢印を描き、もう一度自問します。うつや不安の根底にある自虐的な信念が見つかるまで、この思考の鎖の元へとさかのぼり続けるのです。

このテクニックがどのように機能するかをお伝えするために、最近ミネアポリスで開催されたワークショップで私がライブセラピーを行った、ロベルトという男性を紹介します。66歳のロベルトは子どもの頃から内気で、人前で話すことへの不安を抱えていたのですが、長年にわたる治療によっても何ら改善しなかったそうです。

ロベルトは精神科クリニックでのカウンセリングの仕事を退職し、個人で開業しようと考えていました。これは彼の生涯の夢でした。しかし、患者の紹介を得るためには地域のグループで講演をする必要があり、彼は人々が彼の不安に気づき、誰も紹介したくなくなるのではないかと恐れていました。

ロベルトは、不安を助長するネガティブな思考をいくつか抱えていました。

1. 聴衆は私の不安な様子を見て批判するだろう。
2. 聴衆は退屈して席を外すだろう。あくびをしたり、携帯電話を見たり、メールを始めたりするだろう。

3. 私は不安になり、話す内容を忘れてしまうだろう。
4. 私には自信がないし、人前でうまく話すために必要なものが備わっていない。
5. 私は自分の「声」を見つけられていない。
6. 人を魅了して印象づける必要があるのに、そもそも私には魅力がない！
7. ワークショップの参加者たちは、今も私を批判しているかもしれない。

これらの思考のほとんどに先読みの誤りを見出すことができます。ロベルトはこれから起こることについてネガティブな予測をしていました。これは典型的な例です。彼は心の読みすぎにも関与しており、他の人々が自分を激しく批判するだろうと思い込んでいました。

おそらくあなたも、隠れたすべき思考などの歪みを他にもたくさん見つけられるでしょう。例えば、彼は自分自身に、自分の「声」を見つけているべきなのに、こんな問題を抱えるべきではないのに、もっと自信を持つべきなのに、と言い聞かせているようでした。

私がロベルトと一緒に下向き矢印法を使ってみたところ、次頁のようになりました。

下向き矢印法を使うことで、私はロベルトの思考を支えている自虐的な信念をかなり特定することができました。あなたも見つけられそうですか？　自虐的な信念のリストを見直して、いくつ見つけられるかやってみてください。見つかったものを次頁に書き留めましょう。

デビッド：今ここにいる人たちが君を批判しているとしよう。それは君にとって何を意味するのかな？　なぜ動揺するんだい？

ロベルト：それは僕が不甲斐ないということ。

↓

デビッド：それが真実で、実際に君は不甲斐ないと仮定してみよう。それは君にとって何を意味するの？　なぜ動揺するんだい？

ロベルト：そうなると、僕は受け入れてもらえないし、評価もされない。

↓

デビッド：君が受け入れてもらえなかったり、評価されなかったとしよう。それは君にとって何を意味するの？　なぜ動揺するんだい？

ロベルト：拒絶されて、孤独になるんだ。

↓

デビッド：それでどうなるの？　それは君にとって何を意味するの？　拒絶されて孤独になったら、なぜ動揺するんだい？

ロベルト：そしたら僕は惨めな敗者として、一生不幸で価値のない人生を送ることになるんだ。

1.

2.

3.

4.

5.

6.

7.

8.

9.

10.

これは正確さを要する科学ではありませんが、最善を尽くしましょう。書き終わったら、ロベルトと私が出した答えを見てください。

私の答え

あなた自身のリストとは違うかもしれませんが、以下がロベルトと私が思いついた自虐的な信念のリストです。

1. **業績の完全主義**：ロベルトはミスをすることを恐れているようです。
2. **自己認識の完全主義**：ロベルトは、他の人たちも自分に完璧さを期待しているし、欠点があり完璧でないことがわかれば愛されない、尊敬されないと思っているようです。
3. **承認への依存**：ロベルトは、皆から承認されることを自尊心の拠り所にしているようです。
4. **拒絶への恐怖**：ロベルトは、拒絶されたり孤独になったりすると、幸せや充実感を得られないと思っているようです。
5. **他人を喜ばせる**：ロベルトは従順な役割を引き受け、人を喜ばせることに重点を置いているようです。
6. **自己非難**：ロベルトは、自分の至らなさによって誰かに批判されたり拒絶されたりすると、自分を責めてしまうようです。
7. **山火事の誤り**：ロベルトは、誰か一人が彼を批判すれば、その噂は山火事のように広がり、やがては誰もが彼を批判し拒絶するようになると思っています。
8. **スポットライトの誤り**：ロベルトは、人に好かれるためには自分を印象づけなければならないと考えているようです。彼はまるで舞台上でスポットライトを浴び続ける演者のようであり、人々が常に彼のパフォーマンスを評価し、彼に足りないものを見つけると思っているようです。

9. スーパーマン：ロベルトは、カリスマ性を発揮し、人々を魅了し、圧倒しなければならないし、決して弱さや人間らしさ、欠点を見せてはいけないと思っているようです。

結果とプロセスへの抵抗を克服する

ロベルトの自虐的な信念を突き止めたところで、ではどうすれば、彼は不安を克服できるのでしょう？

まず、ロベルトの結果への抵抗に対処する必要があります。そのための最良のツールのひとつが、**ポジティブ・リフレーミング**です。次のふたつの質問を自分に問いかけてみてください。

1. ロベルトの内気さや、人前で話すことへの不安に利点や恩恵があるとしたら、それはどのようなものだろう？
2. ロベルトの内気さや、人前で話すことへの不安は、彼自身や彼の核となる価値観について、どんなポジティブなこと、あるいは素晴らしいことを物語っているだろう？

利点／恩恵	核となる価値観

読み進める前に、上の表に思いつくかぎりたくさんのことを挙げてください。

例によって、ロベルトと私が考えたのは、次頁の表の通りです。

例によって、このリストもロベルトにとっては大きな驚きでした。なぜなら、彼は自分の不安をダメなものと捉え、子どもの頃から不安に感じることを恥ずかしく思っていたからです。

ロベルトの結果への抵抗に対処できたので、今度は彼のプロセスへの抵抗に対処することにしました。ロベルトには、その日のうちに内気な性格を克服するために、とりわけ最悪の恐れに立ち向かってもよいかと尋ねました。もちろん、彼はすでに聴衆の前でのライブセラピーに同意したことで、部分的にそれを行っていました。その大きな一歩には、たくさんの勇気が必要でした！　しかし彼は、もっとやらなければならないことがあるならそうする、と言いました。

ロベルトは、内気さと不安こそが彼の最大の欠点であり欠陥だと信じていたので、私は彼に、いま彼が明らかにした不安と不甲斐なさという極めて個人的な感情に基づいて、参加者たちが彼のことをどう思うか尋ねてみてはどうだろうかと提案しました。不安な気持ちを明かせば人々に批判さ

利点／恩恵	核となる価値観
私の恐れは： ・私の安全を守り、公衆の面前で屈辱を受けることから私を守ってくれる。 ・他の人にも同じような欠点があるかもしれないので、私に親近感を抱きやすくなるかもしれない。 ・地元で講演をすることになったら、しっかり準備しようという気にさせてくれる。 ・苦しんでいる人を思いやる気持ちが強いので、より有能なカウンセラーになれるかもしれない。 ・私が過度に支配的になったり、人との交流をコントロールしないようにしてくれる。私は本当に聞き上手だし、支援を提供する方法を知っている。	私の恐れが示しているのは： ・私は繊細で思いやりがある。 ・私は人と一緒にいることを望んでいる。 ・私は本物でありたいと願っている。 ・私は有意義な人間関係を築きたいと願っている。 ・私は自分の欠点を自覚しているし、それを認めることを厭わない。 ・私は自分を変えたいと強く願っている。 ・私は謙虚だ。 ・私には欠点も多いのだから、私は現実的で正直だ。 ・私は高い意識を持ち、良い仕事をしたいと思っている。 ・ポジティブで魅力的な自分をアピールすることで、人々に好かれ、私には何か提供できるものがあると思ってもらいたい。 ・私には勇気があるし、恐怖に立ち向かおうという気持ちがある。 ・何十年も失敗と挫折を味わってきたにもかかわらず、恐怖を克服するために懸命に努力しようとする意欲がある。

れると彼が確信していたことを思い出してください。

ライブ・デモンストレーションの間、多くの参加者が彼の取り組みについて、温かく賞賛に満ちた反応を示したことに、彼はショックを受けていました。実際、ある女性は、彼がとても魅力的に見えたと言いました。

その瞬間、彼は突然自分の「声」を見つけ、悟りの境地に達しました。不安が完全に消えただけでなく、多幸感に包まれたのです。一瞬の出来事でした。なぜだかわかりますか？　読み進める前に、あなたの考えをここに書いてください。

私の答え

ロベルトが突然回復したのは、自分のネガティブな思考が妥当ではないことに気づいたからです。彼はまず、聴衆と心を通わせるために、カリスマ的な目立ちたがり屋のスピーカーになる必要はないことに気づきました。ただ、本物の彼であればよいのです。

次に、彼は自分の最悪の「欠点」――内気さと自信のなさ――が実は、人と親しくなるための最大の武器であることを発見しました。彼はついに、自分の欠点が問題なのではなく、それを受け入れられなかったことが問題なのだと理解しました。そして、イボだらけのありのままの自分を受け入れた瞬間、彼は突然、人間がなしうる最大の変化を遂げたのです。

ロベルトとのセッションを技術的な観点から捉えるなら、彼が50年にもわたる内気さや人前で話すことへの不安から驚くほど急速に回復したのは、次のような理由によるものと考えられます。

- **歪みの特定**：私たちは、先読みの誤り（人前で話をしたら失敗すると予測する）、心の読みすぎ（不安を感じている自分は人から批判されると思い込む）、感情的決めつけ（自分は出来損ないだと感じているので、本当に出来損ないなのだと思い込む）、隠れたすべき思考（自分は派手でカリスマ的であるべきだと思い込む）など、彼のネガティブ思考の歪みを特定しました。

- **下向き矢印法**：完全主義、承認への依存など、彼の自虐的な信念をピンポイントで指摘しました。
- **ポジティブ・リフレーミング**：私たちは、ロベルトの不安には多くの利点があることを強調し、不安や内気さが示している彼のポジティブで素晴らしい点を列挙しました。これにより、彼の恥ずかしさが軽減しました。
- **曝露**：彼は聴衆の目の前で恐怖に立ち向かい、怪物には歯がないことを発見しました。
- **自己開示**：彼は自分の不安を恥じらいや内緒のこととして隠すのではなく、オープンにして人々と共有しました。
- **調査技法**：彼は人々に自分についてどう思うか尋ねました。それは実に恐ろしいことでしたが、彼はやり遂げました！
- **受け入れの逆説技法**：彼は不安や恐れを、何十年もそうしてきたように、克服しようとするのではなく、受け入れることにしました。逆説的ですが、彼が不安を受け入れた瞬間、不安は消えたのです。

セッションが終わった後、ロベルトと私は**恥への挑戦**のエクササイズも行いました。このエクササイズでは、人前で何かおかしなことやバカげたことをして、わざと自分を笑いものにします。そうすることで、実際に自分がバカに見えたとしても世界は終わらないということを発見するのです。恥への挑戦は、最初は信じられないくらい恐ろしいものですが、驚くほど心を解放してくれます。

私はロベルトに、ホテルのロビーを歩き回り、見知らぬ人に近づいてこう言うようにと勧めました。

こんにちは。できれば少しお話ししたいのですが。僕は小さい頃からずっと人見知りで、内気なことを恥じる気持ちと闘ってきました。でも今日、それを隠すのをやめて、みんなに話すことにしました。だからあなたにも話しているんです！

ロベルトは最初は嫌がり、怖がっていましたが、私はどうしてもと言いました。実際、私はホテルの従業員を呼び止め、こう言いました。「この男性が、あなたに話があるそうですよ」。こうすれば、ロベルトは言い逃れできません！

ロベルトにとってショックだったのは、彼が声をかけたすべての人が、とてつもない温かさと優しさで応えてくれたことでした。彼は、全く愚かだと思っていたことをしても、世界は終わらないことを発見しました。そして実際には、その逆のことが起こったのです。

その夜、彼はとてつもなくハイな気分で家に帰りました。

さて、ここであなたは思うでしょう。「その状態は続いたのか？　もしかしたら、ほんの一瞬の出来事だったのでは？」と。

ロベルトに私のポッドキャストへの出演をお願いしたところ、彼からこんなメールが届きました。

お元気ですか？　先週ワークショップで行ったライブセッションのポッドキャスト、やりたいと思います！　携帯電話に録音してありますから！　本当に素晴らしい経験でした！　気分もよくなったし、知らない人に歩み寄って、ホテルでやったエクササイズを続けています。大躍進です！　近々、人前で話すことも計画しているんですよ。

隠された感情技法

先読みの誤りと不安についての話題を終える前に、**隠された感情技法**と呼ばれる強力なツールを紹介したいと思います。要点はこうです。不安に悩む人たちの大多数は、例外なく「優しい、いい人」です。多くの場合、この過剰な「優しさ」が不安の実際の原因となっています。

これは何を意味するのでしょう？　不安を抱える人は、ある種の感情を表現するのがとても苦手な場合があるため、動揺したときも、その感情を隠す傾向にあります。これにより、その感情は不安となって間接的に表出し、本当に彼らを悩ませている、隠された葛藤や感情を見失ってしまうのです。

怒りは、不安な人が避けがちな感情ですが、怒りだけではありません。無意識のうちに自分が持つべきでないと思っている感情なら、どんな感情も避けられることがあるのです。

さてここで、素晴らしいお知らせがあります。隠された感情を意識化し、それを表現したり、避けていた問題を解決したりすることができれば、通常、不安は完全に消え去ります。ですから、どんな形の不安と闘っているとしても、このテクニックを覚えておくとよいでしょう。

このテクニックがあなたにとっても本当に役に立つかもしれないので、例を挙げることにします。

私は最近、二人目の子どもを持つことに強い不安を抱えていた、リリヤという女性を治療しました。彼女と夫のライルは、一人目の子どもが5歳になったらもう一人子どもを作ろうと計画していましたが、最初の子ども（マーシャという名の健康で幸せな女の子）が4歳になった今、リリヤは怖気づいていました。これはリリヤにとっても驚きで、なぜなら、第一子の出産は順調で、マーシャを育てることにも特にこれといった問題はなかったからです。

リリヤにネガティブな思考をすべて書き出してもらったところ、ふたつの正反対の視点から、彼女が自分を不安にさせていることがわかりました。第一に、もし二人目が生まれたら、いくつかの点でかなりネガティブな結果になるかもしれないと考えていました。例えば、出産前の体には戻れないだろうし、もう一人子どもができると、実を結びつつあった自分のキャリアに問題が生じるかもしれません。また、二人目の子どもが何か恐ろしい病気や先天性の障害を持って生まれてくるかもしれないという懸念もありました。

しかし、これよりも不可解だったのは、リリヤが、もし二人目が生まれなかったら、同じようにひどいことが起こるかもしれないと考えていたことです。例えば、一人目の子どもが突然死んでしまい、ライルとの間の子どもがいなくなってしまうかもしれません。また、一人目の子がきょうだいを持たずに孤独に育つことも心配でした。

どちらのネガティブな思考にも、先読みの誤りが関係していることがわかります。リリヤは、妊娠しても呪われ、妊娠しなくても呪われると、明白な理由もなく思い込んでいました。いったいどういうことなのでしょう?

私はリリヤに、何か私に話していないことで悩んでいることはないかと尋ねました。リリヤはセッションの冒頭で、怒りや不安な気持ちがあると訴えていましたし、対人関係満足度テストの点数も低かったので、何か隠された問題があるのではないかと私は疑っていたのです。

例えば、仕事の問題や夫との確執のような、何か隠してきた問題があるのでしょうか? 単なる不安以上のものがあるのでしょうか? もしかしたら、あまりにも「いい人」であるがゆえに、彼女が自分自身の中に隠してきた問題があるのでしょうか?

もしあなたも何か疑っているなら、シャーロック・ホームズの帽子をかぶって、あなたの考えを私に教えてください。正解する必要はありませんが、何か思いつくことができれば、たとえそれが的外れなことであっても、隠された感情技法を身につけるのに役立つはずです。

書き終わったら、何が起こったかをお伝えします!

私の答え

リリヤは当初、夫婦間には何の対立もないと否定しました。すべて順調で、助けが必要なのは二人目の子どもを持つことへの不安だけだと彼女は主張しました。

これは珍しいことではありません。不安を抱えている人の多くは、何かが自分を蝕んでいるときでさえ、何も問題はないと言い張ります。嘘をついているわけでも、意図的にごまかしているわけでもありません。**ただ、隠された感情や問題を意識化できていないだけ**なのです。この「隠された感情」現象は、不安を抱える人に特有のようです。私が治療した不安を抱える人の約75％に、この現象がみられました。

30分ほど、リリヤへの共感を示した後で、私は彼女に、どのような助けを望んでいるのかと尋ねました。もしこれが最高のセッションで、素晴らしい気分で帰れるとしたら、それは何が変わったということになるのでしょう？　彼女はどんな奇跡を望んでいるのでしょうか？

彼女はふたつの点で助けが必要だと言いました。ひとつ目は、二人目を授かることへの不安を克服したいということ。そしてもうひとつは、怒りを解消したいということでした。

私はリリヤに、不安の解消なら喜んで手伝うが、怒りをなくすことについては複雑な心境であることを伝えました。怒りを無視したり抑圧したりするのではなく、愛と敬意をもって怒りを表現する方法を身につけることが重要だと説明したのです。

私はリリヤに、彼女の怒りはライルと関係があるのか、そのことで何か悩みがあるのかと尋ねました。すると彼女はようやく、ライルが娘の世話をあまり手伝ってくれないことに不満と憤りを感じていることを認めました。それは例えば、みんなで車で出かける前に、娘の身支度を整えておくといったようなことです。

隠されていた感情が表に出てきたことで、彼女の不安はずっと納得のいくものとなりました。なぜだかわかりますか？　それはつまり、リリヤの不安は、「夫の助けなしに第一子の育児の大半を担っていることを考えると、もう一人子どもが欲しいとは思えない」ということを象徴的に伝えるものだったからです。しかし、リリヤはとても「いい人」なので、不安に苦しむ多くの人々と同じように、そのことを水に流そうとしていたのです。

思い出してほしいのですが、リリヤは、もし二人目を産まなければ、一人目の子どもが死んでしまったときに、子どものいない夫婦になってしまうことを恐れてもいました。しかし同時に、もし二人目を授かったとしても、その子は何か恐ろしい病気や先天性の障害を持って生まれてくるかもしれないと恐れてもいました。なぜ彼女は子どもたちの死に、これほどまでにとらわれているのでしょうか？

ここで精神分析的な解釈をしてみてもよいでしょうか？　リリヤは無意識のうちに、夫からの援助なしに子どもを育てなければならないことに腹を立てていたのではないでしょうか？　結局のところ、彼女は不安な空想の中で子どもたちを殺していたのです！　しかし彼女は怒りを隠していたため、それが不安として間接的に現れてきたのです。

もしあなたが不安と闘っているなら、同じことをしている可能性はかなり高いと言えます。とても「いい人」であるあなたは、何らかの葛藤や問題を隠してしまうのです！

隠された感情のテクニックの最初の部分、つまりリリヤの隠されていた感情や問題が何かを突き止めたところで、彼女が避けてきた怒りを表現できるよう手助けをするときがきました。私は彼女に、ライルと対立した具体的な瞬間に焦点を当て、ライルが彼女に言ったことと、彼女がそれに対して言ったことを書き出してもらいました。これは、人間関係に悩んでいる人々のために私が作った強力な新しいツールである、**対人関係記録表**の最初のふたつのステップに相当します。ステップ1では、相手があなたに言ったことを正確に書き出し、ステップ2では、その次にあなたが言ったことを正確に書き出します。また、相手が抱いたと思われる感情をすべて丸で囲み、あなたがその瞬間に抱いた感情もすべて丸で囲みます。

次頁の表は、リリヤがこの最初のふたつのステップで記したものです。

リリヤの対人関係記録表*

ステップ1：相手が言ったことを正確に書き出す。簡潔に：	ステップ2：その後であなたが言ったことを正確に書き出す。簡潔に：
ライルは「もう時間だ！」と言った。	私は「まだ出発できないわ。靴もコートも着せてないし、ビタミン剤も飲ませないといけないのに！」と言った。(叱りつけるような批判的な口調で)
相手が抱いたであろう感情を丸で囲んでください	**あなたが抱いた感情を丸で囲んでください**
悲しい、つらい、憂うつ、落ち込み、不幸	悲しい、つらい、憂うつ、落ち込み、不幸
不安、心配、パニック、緊張、怯え	不安、心配、パニック、緊張、怯え
罪悪感、後悔、いやな、恥ずかしい	罪悪感、後悔、いやな、恥ずかしい
劣等感、無価値感、不甲斐ない、出来損ない、無能	劣等感、無価値感、不甲斐ない、出来損ない、無能
孤独、愛されない、必要とされない、拒絶される、ひとりぼっち、見捨てられた	孤独、愛されない、必要とされない、拒絶される、ひとりぼっち、見捨てられた
きまり悪さ、愚か、屈辱、自意識過剰	きまり悪さ、愚か、屈辱、自意識過剰
絶望、落胆、悲観、失意	絶望、落胆、悲観、失意
不満、行き詰まり、挫折、敗北	不満、行き詰まり、挫折、敗北
怒り、腹立たしさ、憤り、いらいら、歯がゆさ、動揺、激怒	怒り、腹立たしさ、憤り、いらいら、歯がゆさ、動揺、激怒
その他（具体的に）：傷ついた	その他（具体的に）：失望した

効果的なコミュニケーションのための5つの秘訣（EAR）チェックリスト

	良い コミュニケーション	✓	良くない コミュニケーション	✓
E＝ 共　感	1. 相手の気持ちを認め、相手の言ったことに何らかの真実を見出している。		1. 相手の気持ちを無視したり反論したりして、相手が「間違っている」と主張する。	✓
A＝ アサーション	2. 自分の気持ちを率直に、直接的に表現している。		2. 自分の気持ちを攻撃的に表現したり、全く表現しなかったりする。	✓
R＝ 尊　重	3. あなたの態度には相手に対する敬意や思いやりがある。		3. あなたの態度には相手に対する敬意や思いやりがない。	✓

ご覧のように、夫のライルは娘と出かけるために車に乗ろうとして焦っており、一方、リリヤは出遅れていました。ライルが娘の準備を全く手伝ってくれなかったので、リリヤは叱りつけるような批判的な口調で対応しました。もちろん夫は自分をかばい、やりとりは口論へとエスカレートしました。リリヤは、自分たち夫婦がとても愛し合っているにもかかわらず、このような喧嘩が頻繁に起こることを認めました。もしかしたらあなたも、愛する人との衝突を同じように経験したことがあるのではないでしょうか？

次に、リリヤに対人関係記録表のステップ3にあたる部分を行ってもらいました。このステップでは、ＥＡＲチェックリストを使って、相手に対する自分の反応を検証し、それが良いコミュニケーションの例であったのか、良くないコミュニケーションの例であったのかを自問します。これは痛みを伴うものですが、実に役立ちます。

見ておわかりのように、リリヤは良くないコミュニケーションの3つすべてにチェックを入れました。彼女はライルの気持ちを一切認めず（E＝共感　なし）、自分の思いを言葉にせず（A＝アサーション　なし）、対応は敵対的でした（R＝尊重　なし）。

対人関係記録表のステップ3は、私たちの多くがそうであるように、相手を非難したり自分を被害者だと考えたりすることに慣れていると、少しやりづらく感じるかもしれません。しかし、自分が相手にどう対応したかを検証し、コミュニケーションにおける3つの間違い——共感しない、感情を分かち合わない、相手に対する愛情や好意、敬意を伝えない——に気づけば、非難の矛先は突然、自分に向けられることになります。

ステップ4ではこれがさらに明白になり、より痛みを伴うことになります。自分の反応が相手にどのような影響を与えたかを自問するのです。相手の人はどのように感じたでしょうか？　その人は次に何を言ったり、何をしたりしましたか？　そしてあなたの反応は、あなたが不満に思っている問題にどのような影響を与えましたか？　良くなりましたか？　それとも悪くなりましたか？　リリヤは次のように考えました。

ライルは私がキレたので、傷つき、やりこめられたと感じた。彼は心を閉ざし、口論を始め、勝つことにこだわった。彼は私の役に立ちたいとは思わなくなった。だから、このことを認めるのはつらいけれど、私が彼に、私のために何かしようとは思わなくさせているとも言える！

効果的なコミュニケーションのための5つの秘訣（EAR）*

E＝共　感
1. 武装解除法：相手の言っていることが全くの理不尽であるとか、不公平に思えたりしても、その中に真実を見出す。
2. 共感技法：相手の立場に立ち、相手の目を通して世界を見ようとする。 • 思考の共感技法：相手の言葉を言い換える。 • 感情の共感技法：相手が言ったことに基づいて、相手が感じていることを認める。
3. 質問技法：相手が何を考え、何を感じているかを知るために、優しく問いかける。
A＝アサーション
4.「私は～と感じる」という言い方：自分の考えや気持ちを率直に、うまく表現する。「あなた」発言（「あなたは間違っている！」「あなたが私を怒らせる！」など）ではなく、「私は～と感じる」という言い方（「私は動揺している」など）を使う。
R＝尊　重
5. 相手を尊重する技法：相手に対して苛立ちや怒りを感じていても、相手に敬意を示す。戦いの最中であっても、相手に対して純粋にポジティブな言葉を見つける。

あなたがうんざりしてこの本を投げ捨て、男尊女卑だと私を非難する前にひとつ言わせてほしいのですが、もし私の患者がライルで、これと同じプロセスを経ていたら、彼も同じようなことに気づいたはずです。つまり、ライルが結婚生活で不満に思っていた問題を、彼がまさに引き起こしていたということです。

私はこれを「対人関係相対性理論」と呼んでいます。助けを求める人は、ほとんどの場合、自分が不平を言っている問題を自分が引き起こしていることに気づくのです。この気づきは痛みを伴うこともありますが、私たちは誰もが、他者との間に不満――もしくはやりがい――をもたらす関係を作り出す、思っている以上の大きな力を持っていることを意味するので、解放的でもあるのです。

対人関係記録表のステップ5では、効果的なコミュニケーションのための5つの秘訣を使って、ステップ2の回答を修正します。

それぞれの文章を書き留めたら、その文章でどの5つの秘訣を使ったかを示します。例えば、リリヤと私は、夫への返事を次のように修正しました。

あなたはもう時間だと言っている。あなたは私に対して不満や怒りを感じているのかもしれないし、もしかしたら傷ついているのかもしれない（思考の共感技法、感情の共感技法）。私はあなたにキレてしまったと思うし、だからあなたはいらいらしているのかもしれない（武装解除法）。私もあなたのことを愛しているから傷ついているのだけれど、娘の育児に関してはあまりサポートしてもらえなくて、なんだか参っているんです（「私は～と感じる」という言い方、相手を尊重する技法）。それに、こうして喧嘩しているとき、私はひどい気分になっていることもわかってほしい（「私は～と感じる」という言い方）。あなたが今どのように感じているのか、このことがあなたにとってどのようなことだったのか、詳しく教えてもらえますか？（質問技法）

ご覧のように、リリヤはまずライルが言ったことを要約し、彼が思っていそうなことを確認しました。それから、自分がライルに不親切な態度をとっていたことも認めました。彼女は自分の気持ちを率直に、敬意をもって伝え、彼への愛情を表現しました。最後に、彼女は自由形式の質問をいくつか投げかけ、彼にも心を開いてもらえるよう働きかけました。

自分でも気に入るような返答を彼女が紙に書いた後、私たちはセッション中にロールプレイを行い、ライルと実際にやりとりする際に必要なスキルを身につけられるようにしました。

うまくいったかって？　翌週、リリヤは二人の関係に劇的な変化があったこと、そして5つの秘訣が大いに役立ったことを報告してくれました。実際、彼女はライルにブドウを手で食べさせてもらっているようなものだと言いました！　そして不思議なことに、もう一人子どもを持つことに対する彼女の不安も消えてしまったのでした。

心に留めておいてほしいメッセージ

もしあなたが不安を感じていて、自分のネガティブな思考の中に先読みの誤りの要素を見つけたとしたら、どうすればよいのでしょう？

まずは、リカバリー・サークルの中に認知的なテクニックをたくさん取り入れることです。さらに、曝露のテクニックもいくつか含めるようにしてください。恐怖と向き合うことは、回復のためにはとても重要です。そして、隠された感情技法も必ず取り入れてください。隠れている問題や感情を意識化すれば（そして自分の感情を表現したり、問題を解決できたりすれば）、リリヤの場合のように、不安が改善したり完全に消えたりすることはよくあるのです。

隠れていた問題や感情が何であるかは、どうすればわかるのでしょう？　ここにいくつかのヒントがあります。

1. トラウマ的な出来事を経験し、それがいまだに頭から離れない人もいますが、隠れているものが過去にさかのぼるトラウマ的な出来事であるということはほとんどないでしょう。この現象はそれとは異なるもので、問題や感情は過去ではなく現在に埋もれ、隠されているのです。

2. 隠された感情は、多くの場合、怒りのような、自分が持つべきではないと思っている感情です。しかしそれは、自分では感じるはずがないと思っているものであり、ポジティブな感情、ネガティブな感情のどちらでもありえます。

3. あなたの不安は多くの場合、隠れた葛藤が偽装され、象徴的、詩的とも言える形で表現されたものです。不安な空想の中で、リリヤは今いる子どもと生まれてくる子どもを「殺して」いたことを思い出してください。これは夫の助けが不十分であるため、二人目を産むという考えに消極的であることの彼女なりの表現だったのです。

もし隠れた葛藤に何らかの人間関係上の問題が絡んでいることがわかったら、私がリリヤにしたように、対人関係記録表を使ってみるとよいでしょう。この章の最後に未記入のものを用意しましたので、それを使ってみてください。

そして、覚えておいてください。もしあなたが不安と闘っているなら、最初のステップは、あなた自身の結果への抵抗とプロセスへの抵抗を減らすことです。どのように不安があなたを助け、守ってくれているのか、また、不安が示しているあなたのポジティブで素晴らしい点を列挙することで、結果への抵抗を克服することができます。

そして、自分が最も恐れていることに直面し、不安が消えるまで自分自身を不安でいっぱいにすることで、プロセスへの抵抗を克服することができます。曝露はとても恐ろしいことなので、おそらくあなたはこれに最も抵抗することでしょう。

この章で紹介したもの以外にも、不安を克服するテクニックはたくさんあります。このテーマをもっと深く掘り下げたい方には、*When Panic Attacks*（邦題『不安もパニックもさようなら』）をお勧めします。あらゆる種類の不安を克服するための、さらなるテクニックをたくさん学ぶことができるでしょう。

対人関係記録表*

ステップ1：相手が言ったことを正確に書いてください。簡潔に： 彼／彼女はこう言った。 ________ ________ ________ ________	ステップ2：その後であなたが言ったことを正確に書いてください。簡潔に： 私はこう言った。 ________ ________ ________ ________
相手が抱いたであろう感情を丸で囲んでください	**あなたが抱いた感情を丸で囲んでください**
悲しい、つらい、憂うつ、落ち込み、不幸	悲しい、つらい、憂うつ、落ち込み、不幸
不安、心配、パニック、緊張、怯え	不安、心配、パニック、緊張、怯え
罪悪感、後悔、いやな、恥ずかしい	罪悪感、後悔、いやな、恥ずかしい
劣等感、無価値感、不甲斐ない、出来損ない、無能	劣等感、無価値感、不甲斐ない、出来損ない、無能
孤独、愛されない、必要とされない、拒絶される、ひとりぼっち、見捨てられた	孤独、愛されない、必要とされない、拒絶される、ひとりぼっち、見捨てられた
きまり悪さ、愚か、屈辱、自意識過剰	きまり悪さ、愚か、屈辱、自意識過剰
絶望、落胆、悲観、失意	絶望、落胆、悲観、失意
不満、行き詰まり、挫折、敗北	不満、行き詰まり、挫折、敗北
怒り、腹立たしさ、憤り、いらいら、歯がゆさ、動揺、激怒	怒り、腹立たしさ、憤り、いらいら、歯がゆさ、動揺、激怒
その他（具体的に）：	その他（具体的に）：

効果的なコミュニケーションのための5つの秘訣（EAR）チェックリスト

	良い コミュニケーション	✓	良くない コミュニケーション	✓
E＝ 共　感	1. 相手の気持ちを認め、相手の言ったことに何らかの真実を見出している。		1. 相手の気持ちを無視したり反論したりして、相手が「間違っている」と主張する。	
A＝ アサーション	2. 自分の気持ちを率直に、直接的に表現している。		2. 自分の気持ちを攻撃的に表現したり、全く表現しなかったりする。	
R＝ 尊　重	3. あなたの態度には相手に対する敬意や思いやりがある。		3. あなたの態度には相手に対する敬意や思いやりがない。	

ステップ3（良いコミュニケーションと良くないコミュニケーション）：あなたの反応は良いコミュニケーションの例でしたか、それとも良くないコミュニケーションの例でしたか？　EARチェックリストを用いて、ステップ2で書き留めたことを分析してください。

ステップ4（結果）：ステップ2でのあなたの対応は、問題の解決につながりましたか？　それとも悪化させましたか？　それはなぜでしょう？

ステップ5（改訂）：ステップ2で書き留めたことを修正しましょう。効果的なコミュニケーションのための5つの秘訣を使ってください。修正した回答が効果的でない場合は、もう一度やってみてください。

18 拡大解釈と過小評価

私は最近、80代の母親を介護しているキーションという独身男性を治療しました。キーションは母親を心から愛しており、その健康状態や、母親が死んだらどうなるかといったことを心配していました。彼は夜中に目が覚めてパニックになることがあり、なかなか寝つけないと言っていました。以下は、キーションのパニックの原因となっていた、彼の自分自身に向けての破滅的なメッセージの一部です。

1. 母はいずれ死んでしまい、私はひとりぼっちになる。
2. 母が死んだら、誰も私を助けてくれない。
3. 私は宇宙の中でひとりぼっちになる。孤独になる。
4. このパニックを止めないと、仕事がやりにくくなる。
5. もう眠れないかもしれない。
6. 家族のいない孤独な生活に耐えられないだろう。

7. 夜中にパニック発作で目が覚め、自分を落ち着かせることができないだろう。

彼の母親は体が弱く、彼は2カ月間不眠症と闘っていたので、キーショーンの問題は現実的なものであり、私は胸が痛みました。しかし、彼の強い不安は彼の問題のせいではなく、その問題に対する彼の歪んだ見方のせいでした。

具体的には、彼は認知の歪みのよくある組み合わせ、**拡大解釈**と**過小評価**と呼ばれるものを行っていました。その定義は次の通りです。

- 物事を大きく（拡大）したり、小さく（最小化）したりする。例えば、自分の欠点を拡大解釈したり、長所を過小評価したりする。双眼鏡で物事を見るようなものなので、私はこれを双眼鏡トリックとも呼んでいます。一方から見ると、問題はずっと大きく、恐ろしいものに見えます。しかし反対側から見ると、ポジティブな資質が小さな、取るに足らないものに見えるのです。

拡大解釈のことを表現するのに、**破局化**という言葉を使う人もいます。実際はそうではないのに、自分が恐ろしい大惨事に直面していると想像し、それが不安やパニックを引き起こすのです。

キーショーンは明らかに拡大解釈をしていました。彼の母親はかなり高齢でしたが、死に瀕しているわけではなく、病気ですらありませんでした。また彼は、自分が置かれている状況の危うさについても拡大解釈をしていました。パニック発作や不眠症はとても不快ですが、危険なものではありませんし、彼が「二度と眠れなくなる」こともないのです。

キーショーンは過小評価も行っていました。母親が亡くなったとしても、宇宙の中で完全にひとりぼっちになることはないからです。実際、彼のことを愛し、母の死後も彼を支えてくれるであろう友人たちの強力なネットワークがありました。また、不眠症にもかかわらず、仕事では素晴らしい活躍を見せる、非常に有能で頼りがいのある人だったので、彼は自分自身の強みについても過小評価をしていました。

私はキーショーンを批判するつもりはありませんし、パニックや不安と闘っている人を批判するつもりもありません。キーショーンの症状は明らかに、彼の核となる価値観と、母親への愛情の表れであり、私は彼を大いに称えました。

しかし、すべてではないにせよ、彼の苦しみの多くは、彼の思考の歪み、特に拡大解釈と過小評価に起因していました。拡大解釈と過小評価は、次のような場面で重要な役割を果たします。

- **不安症**：恐れているものの危険性を拡大解釈する。これは恐怖症において明らかである。

かつてある学生が、統計学の研修のために他の学生数人と私の家に来ました。ハッピーという名の我が家のかわいい猫を目にしたとき、彼女は大声で叫び、恐怖のあまり部屋を飛び出しました。どうやら彼女は猫恐怖症のようで、ハッピーが凶暴にも彼女に襲いかかろうとしていると思い込んだようです。

- **怒り**：いらいらや腹立たしさのあまり、嫌いな人の「ダメさ」や「ひどさ」を誇張し、その人の良いところを過小評価する。
- **不評を恐れる**：誰か一人でも自分を否定したり、批判したり、拒絶したりする人がいたら、それをとんでもなくひどいこととして拡大解釈する。自分についてのネガティブな意見が広まり、やがて全人類から仲間はずれにされ追放されると自分に言い聞かせるかもしれない。前章で紹介した、よくある自虐的な信念のリストを見ると、これが「山火事の誤り」とも呼ばれていることがわかります。
- **無価値感、劣等感、不全感**：自分の欠点を拡大解釈し、良いところを過小評価する。自分には何ら特別なところ、ユニークなところ、好感が持てるところがないと結論づける。
- **先延ばし**：先延ばしにしている仕事がどんなに大変で時間がかかるかを拡大解釈し、取りかかろうとすればどんなに不安でひどい気分になるだろうかと破滅的に考えてしまう。
- **完全主義**：自分を苦しめている失敗を犯すべきではなかったと自分に言い聞かせる。そのことを重視しすぎていて、失敗は恥ずべきことであり、ひどいことだと自分に言い聞かせる。
- **やめられない習慣と依存症**：禁じているものの、おいしいそうで太りそうな食べ物を食べたくなったときに、それはとてもおいしいもので、食べれば素晴らしい気分になれると自分に言い聞かせる！

● **パニック症**：これはおそらく拡大解釈の最も極端なバージョンである。パニック発作の最中には、胸が締めつけられる、めまいがする、指がしびれるなど、不安による身体症状が現れることがある。そして、これらの症状は危険なものだと自分に言い聞かせ、死ぬ寸前、気絶寸前、窒息寸前、頭がおかしくなる寸前だと結論づけるかもしれない。また、恐怖を感じているので、自分の症状は実際にとてつもなく危険だと結論づける。

このリストにはまだまだ書き足すことができるはずですが、現実的な問いは、自分自身のネガティブな思考に拡大解釈や過小評価を発見した場合にはどうすればよいのか、ということです。役に立つテクニックが数多くありますので、キーショーンの話に戻って、それらのテクニックを見ていくことにしましょう。

ポジティブ・リフレーミングは最強のテクニックのひとつで、キーショーンとの取り組みでもまさに私が最初に使ったツールです。というのも、彼の考え方や感じ方を変える手助けをする前に、彼の行き詰まりや、強い不安を手放すことへの抵抗を軽減させる必要があったからです。

キーショーンが訴えたさまざまなネガティブな感情を、次頁の表に挙げました。それぞれの感情に目を通し、この感情に利点があるとしたらそれは何だろうか、それがキーショーンの核となる価値観について、どんなポジティブで素晴らしい点を伝えているだろうかと自問してみてください。

「正解」にこだわる必要はありません。そのリストがキーショーンにいくらかでも当てはまり、単

感　情	利点や核となる価値観
悲しい	
不　安	
恥ずかしい	
出来損ない	
孤　独	
きまり悪さ	
絶　望	
不　満	
怒　り	

なる流行語や偽りの賛辞、彼を元気づけるためだけのものでないかぎり、不正解はありません。実際、この時点での目標は変化を促すことではありません。目標はその逆で、うつ、パニック、絶望、悲嘆といった彼の感情や苦しみにはどんな素晴らしい点があるのかを探り当てることなのです。

ちなみに、キーションのネガティブな思考に対してポジティブ・リフレーミングを行うこともできますが、物事をシンプルにするために、ここでは彼のネガティブな感情に焦点を当てることにします。

書き終わったら、キーションと私が思いついたリストを次頁で確認してください。

キーショーンのポジティブ・リフレーミングのリスト

感　情	利点や核となる価値観
悲しい	私の悲しみが示しているのは： ・私が母をどれだけ愛しているかということ。 ・私は、母と私にとってのより良い何かを望んでいる。 ・人生に対してどれほどの情熱と感謝の念を抱いているかということ。
不　安	不安が私の原動力となって： ・母が老後も快適で、安全で、大切にされていると感じられるように、母のためにたくさんの愛情を注ぎ、良いことをしてあげたい。 ・母が亡くなったとしても、友人たちのネットワークを保てるよう、他の人と親しくなろうという気になる。 ・用心する。
恥ずかしい	私の恥ずかしさが示しているのは： ・私には道徳心がある。 ・私は自分に対して高い意識を持っている。
出来損ない	自分を出来損ないだと感じるのは： ・私には欠点や欠陥がたくさんあるので、私が正直で現実的だということ。 ・私の意識が高いということ。それが原動力となって、私は生涯を通じて懸命に働き、多くのことを成し遂げることができた。 ・苦しんでいる人や、自分を不甲斐なく感じている人に対して、私は思いやりをもって接することができる。 ・私が謙虚で控えめだということ。謙虚さはスピリチュアルな資質であり、宗教的信条は私にとってとても大切なものだ。
孤　独	私の孤独感が示しているのは： ・私は他の人たちともっと深くつながりたい。 ・私は大切な人たちとの有意義な関係を大切にしている。 ・他の人に手を差し伸べようという気持ちにさせてくれる。
きまり悪さ	この感覚が時々私を抑制してくれる！
絶　望	私の無力感や落胆は： ・希望が私にとってどれほど大切かを示している。 ・私を失望から守ってくれる。 ・事実として母は高齢であり、私はパニックや不安、不眠に苦しんでいるので、私が現実と向き合い、誠実であることを示している。 ・私の思いの深さを示している。
不　満	不満は、私が諦めていないことを示している！
怒　り	私の怒りは： ・私が高い意識を持っているということ。 ・行動を起こす気にさせてくれる。 ・私がどれだけ気を配っているかを示している。

キーションは、いわゆる「ネガティブ」な感情の中にこれほど多くの素晴らしい点があることに驚いていました！　私は、魔法のダイヤルを使って、私たちがリストアップしたポジティブな要素を失うことなく、彼がより良い気分になれるよう、それぞれの感情をある程度低いレベルにまで下げることを提案しました。

彼はそれに同意し、いくつかのテクニックを使って、意欲的にネガティブな思考を打ち砕こうとしました。特に役立ったテクニックをいくつか紹介します。

- **証拠を探す技法**：ネガティブな思考によってとても動揺しているとしても、自分に言い聞かせていることに実際の証拠があるかどうかを調べることができます。
- **受け入れの逆説技法**：ネガティブな思考に反論する代わりに、尊厳と自尊心をもって、それをただ受け入れることができます。

証拠を探す技法は、キーションの最初のふたつのネガティブな思考、つまり、「母はいずれ死んでしまい、私はひとりぼっちになる」と「母が死んだら、誰も私を助けてくれない」の妥当性を評価するのに役立ちました。

キーションは、母親に死期が迫っているということはなく、彼女は健康であることを思い出しました。また、彼には彼を愛し支えてくれるたくさんの友人がいました。さらに、彼は生涯を通じて、強く、自立した人間でした。こうして、ふたつのネガティブな思考に対する彼の信念は劇的に低下しました。

キーションはまた、証拠を探す技法と受け入れの逆説技法を使って、3つ目のネガティブな思考である「私は宇宙の中でひとりぼっちになる。孤独になる」にも挑戦しました。彼は、自分には多くの友人がいて、ボランティア活動を通じていつでも他の人たちとつながれることを思い出しました。同時に、彼はひとりでいることを楽しむことも多かったのです。彼は、孤独に感じることは母親への強い忠誠心と愛情を反映しているのだから、ある種の孤独は適切であり、もしかしたら良いことなのかもしれないとも付け加えました。

証拠を探す技法は、彼の4つ目のネガティブな思考、「このパニックを止めないと、仕事がやりにくくなる」に対しても役立ちました。この思考にはいくらかの真実も含まれますが――疲労困憊しているときに仕事に行かなければならないのは最悪です――寝不足の翌日でも、彼は常に良い仕事、あるいは最高の仕事をしてきたことを認めざるを得ませんでした。

おわかりのように、証拠を探す技法と受け入れの逆説技法はキーションにとって非常に役に立ち、恐ろしい、ネガティブな思考に対する彼の信念は劇的に低下しました。私は、最初に行ったポジティブ・リフレーミングが鍵となって、彼は驚くほど急速に改善したのだと確信しています。抵抗や行き詰まりがなくなれば、癒やしと愛情に満ちた声が現れるのです。

キーションのネガティブな感情もまた劇的に軽減したので、考え方を変えれば感じ方も変えられるということが改めて確認できました。

さて、このふたつのテクニックの感触をつかんだところで、あなたの日常気分記録表に記されたネガティブな思考のリストを見直して、その中に拡大解釈や過小評価の例がないかどうか確認してください。そして、ひとつの思考を選び、ここに記入してください。

では、なぜその思考が拡大解釈や過小評価の例なのか、説明してみてください。例えば、何かを誇張したり、何かの重要性を見落としたりしているかもしれません。あなたの考えをここに書いてください。

最後に、証拠を探す技法、あるいは受け入れの逆説技法を使って、100％真実で、ネガティブな思考に対するあなたの信念を打ち砕くようなポジティブな思考が思いつくかどうか、やってみてください。

その他のテクニック

ずっと悩まされ続けるような、拡大解釈されたネガティブな思考がある場合、検討してみるとよさそうな追加の方法がいくつかあります。これは特に、一日中不安な考えがつきまとう強迫症の人によくみられることです。彼らは儀式的な強迫行為を行うことで不安を中和しようと試みますが、一時的な安らぎは得られるものの、強迫観念や不安はどうしても戻ってきてしまうため、何度も強迫行為を繰り返してしまうのです。

これが典型的な強迫症であり、その人の生活や精神的な健康の妨げとなります。ひどい場合には、廃人のようになってしまうこともあります。

こうしたケースでは、曝露だけでなく、責任再分配技法や自己モニタリングが役に立ちます。

- **責任再分配技法／自己モニタリング：**すでにやっつけたはずのネガティブな思考が繰り返し浮かんでくるときに、インデックスカードやカウンターでその数を数えます。これは自己モニタリングと呼ばれます。また、自分にこう言い聞かせることもできます。「あぁ、またネガティブな考えが浮かんできた」。これは責任再分配技法（再帰属）と呼ばれるもので、ネガティブな思考は単なる悪い癖で、それにこだわる必要はないと自分に言い聞かせるものです。

妥当ではないネガティブな思考をいつまでも引きずらず、自分の人生に戻れるように、ただそれを手放し、自分がしていたことに集中するのです。私はこの戦略を「日常生活におけるマインドフルネス」と呼んでいます。それは、人々が瞑想を通じて学ぼうとするものと非常によく似ているからですが、これはそれよりもずっと速いのです。まさに手放す技術です。

もしあなたも試してみたいなら、4週間、毎日、ネガティブな思考を数え、その合計をカレンダーに記録することをお勧めします。たいていは3週間もすれば、毎日の合計数が減っているか、完全に消えているかもしれません。しかし、どんなテクニックもそうですが、効果がある人もいれば、そうでない人もいます。

- **曝露／認知的フラッディング**：これは正反対の戦略ですが、少しの勇気があれば、信じられないくらい効果が現れるかもしれません。危険性を拡大解釈して恐怖を感じているなら、自分が恐れているまさにそのものを想像し、できるだけ自分を不安にさせるのです。

例えば、キーションは目を閉じて、母親が死んで、自分が完全に孤独となり、宇宙から見放されたと想像することができます。そして可能なかぎり恐ろしいシナリオを思い描き、不安が軽減して完全に消え去るまで、1、2分ごとにネガティブな思考や感情を記録するのです。

これには1時間以上かかるかもしれませんし、数分しかかからないかもしれません。人それぞれです。大切なのは、不安を避けようとしたり、気を紛らわせたり、落ち着かせようとしたりしないことです。その代わりに、パニックになって、不安を100まで上げられるかどうかやってみるのです。時間が経てば、不安は勝手に小さくなり、消えていくことがわかるでしょう！

やる気が必要ですし、信じられないほど不快で、恐怖さえ感じるかもしれませんが、これは最も強力な抗・不安作用と抗・拡大解釈作用があるテクニックです。このテクニックを試してみたい方には、本章の最後にフラッディング・フローシートを用意しました。あなたが観察したことを記録してみてください。

ネガティブな思考に立ち向かい、打ち砕き、うつや不安を克服する方法は山ほどあることを忘れないでください。この章で述べたテクニックがあなたにとって効果的でなかったとしても、問題はありません。あなたに取り憑いているドラゴンを退治する方法は、他にもたくさんあります！

フラッディング・フローシート

やり方：目を閉じて、自分が恐れていることをイメージし、できるだけ不安な状態にします。数分ごとに左端の欄に時刻を記録し、2番目の欄に0（全く不安ではない）から100（想像しうる最悪のパニック）までの尺度で、どれくらい不安かを記録します。3番目の欄には、あなたの心の中にある恐ろしい画像やイメージ、空想を描写し、4番目の欄には、あなたのネガティブな思考を記入します。
できるだけ長く、できるだけ不安を感じるようにしてください。不安をコントロールしたり回避したりしようとはせず、不安を強めようとしてください。やがて不安は軽減し、完全に消え去るでしょう。曝露は一度に行ってもよいですし（フラッディング）、何日かにわたって10～20分ずつ行ってもよいでしょう（段階的曝露）。

2、3分ごとの時刻	不安の強さ 0～100	恐ろしいイメージ／空想	恐ろしいネガティブな思考

19 感情的決めつけ

集中力がもたないという方のために、この章の結論を先にお伝えします——自分の気持ちに触れるのは素晴らしい。しかし、それが大きな落とし穴になることもある。

自分の気持ちに触れるというのは、昔から多くの心理療法で重視されてきたことです。長年、セラピストたちは、心の健康と幸福の秘訣は、自分の気持ちを感じられるようになること（あるいはそこに入り込むこと）、あるいは気持ちを表現できるようになることだと主張してきました。

響きはいいですね！　しかし、この公式は出来すぎではないでしょうか？

スタンフォード大学の医学生だった頃、私もこの方法を試してみたことがあります。一週間、何を思っているのであれ、自分の気持ちを、関わる人すべてに対して表現することに決めたのです。医学部の授業を全部さぼり、起こる出来事をすべて記録できるようテープレコーダーを手に持って、パロアルトとサンフランシスコの街を歩き回りました。

正直なところ、実験開始から7日目、スタンフォードの学生会館でランチを食べているときまでは、それほど素晴らしいことも、ワクワクするようなことも起こりませんでした。そのとき、私は一人で食事をしている仲間を見つけ、特別な理由もないのに、彼に対して強いネガティブな感情を抱きました。そこで私は計画通り、テープレコーダーを手に彼に近づき、こう言いました。「君のことが好きじゃないっていってただ知らせたかったんだ」

彼は、「驚かないよ」と言いました。

私が彼に理由を聞いたところ、彼は私に、その日の朝刊を読んだかと尋ねました。私は新聞を見ていないと答え、彼が何のことを言っているのかわかりませんでした。

彼は、スタンフォード大学構内の建物を爆破しようと計画していたが逮捕され、彼の写真がサンフランシスコ・クロニクル紙の一面を飾ったのだと説明しました。

これには本当に驚きました！　それから私は、彼がかっこいいナバホ族のトルコ石の指輪をしていることに気づきました。私はフェニックスで育ったので、ナバホ族の宝石には特別な思い入れがあったのです。私は言いました。「その指輪、すごくいいね」

彼は言いました。「そうだな、僕が行くところに指輪は必要ないから、君にあげるよ」

そうして私は彼からナバホ族の指輪をもらったのです！

これはかなりクールな出来事でしたが、自分の気持ちを表現し続けた一週間の中では、これが唯一のクールな出来事でした。私は、自分の気持ちに触れたからといって、実際に魔法のように心が健康になったわけでも幸福になったわけでもなかったのです。

そして、精神科医になってから、感情は幸せにつながらないどころか、ときに大きな誤解を招きかねないということを学びました。それで私は、認知の歪みのリストに「感情的決めつけ」を入れたのです。以下がその定義です。

- **感情的決めつけ**：自分がどう感じているかということから物事を推論する。例えば、自分を負け犬のように感じると、自分は本当に負け犬なのだと結論づける。あるいは、自分は人から愛されない人間だと感じると、本当に愛されていないのだと結論づける。あるいは、絶望的だと感じると、自分は本当に絶望的で、うつから回復できないだろうと結論づける。

感情的決めつけは、ときに悲惨な結果を招きます。絶望を感じているうつ病患者さんの中には、自分は本当に絶望的なのだと確信するあまり、自ら命を絶ってしまう人もいます。絶望はおそらく自殺の最もよくある原因であり、本人、家族、そしてその人を治療していたセラピストにとっても、打ちのめされるような悲劇です。

自殺の引き金となる自暴自棄や絶望は、真実からではなく、大きく歪んだネガティブな思考から生じるという事実によって、この悲劇はより悲惨なものとなっています。うつ病は世界最古の詐欺であり、この詐欺師があなたの人生を奪うこともあるのだと私はよく話してきました。

なぜ私は、認知の歪みのリストに感情的決めつけを入れたのでしょうか？　それは、あなたの感情はすべてあなたの思考から生じるからです。しかし、もしあなたの思考が歪んでいれば、遊園地にある曲がった鏡があなたをグロテスクで異様な姿に見せるのと同じように、あなたの感情も誤解を招くものとなります。感情に惑わされるこのような現象は、それがどんな感情であっても起こりえます。

だからといって、自分の感情に耳を傾けることが悪いわけではありません。有害となるのは、裏づけとなる証拠もないのに、自分の感情をもとに自分自身や人々や状況についての結論を導き出すときだけです。幸いなことに、この問題には良い解決策があります！

キャリア初期の頃、私はうつ病のいわゆる「化学的アンバランス」理論を研究しており、抗うつ薬を大量に処方していたのですが、うつ病から本当に回復した患者さんはほとんどいませんでした。少し良くなる人もいれば悪くなる人もいて、多くはそのままでしたが、うつ病から完全に解放され、喜びに満ちた状態になる人はほとんどいなかったのです。これが気になり、私は治療効果を高められるような心理療法を模索し始めました。

アーロン・ベック博士という名の同僚が、「認知療法」と呼ばれる、うつ病の新しい治療法を開発していると耳にしました。ベック博士は、うつ病の原因はネガティブな思考にあり、よりポジティブな思考を身につけることで、うつ病を克服できると信じていました。

私はとても懐疑的でした。単純すぎるように思われたからです。正直に言えば、嘘っぱちだと思いました。

私は、重度のうつ病患者さん数人にベック博士のテクニックを試してみて、効果がないことを確認しよう思い、博士が毎週開催しているセミナーに参加することにしました。しかし、私の実験は予想通りにはいきませんでした。

私の患者さんで、カトリーナという名の高齢のラトビア人女性がいました。彼女は深刻な自殺未遂の後、集中治療室から私のところに紹介されてきた人でした。私は抗うつ薬と伝統的なトークセラピーでカトリーナを治療していましたが、それほど改善がみられませんでした。これは、私が治療していたほとんどの患者さんにも言えることでした。

私はベック博士に、認知療法を用いてカトリーナを手助けする方法を尋ねました。博士は、私たちの思考がすべての感情を作り出していることを私に思い出させてくれ、カトリーナが自殺を決意する瞬間、何を考えているのかを尋ねるべきだと言いました。

彼女が自分に何を言い聞かせているか？

私はその次のセッションで彼女に尋ねました。彼女は、自分の人生で意味のあることを成し遂げたことがないから、自分は全く価値のない人間だと自分に言い聞かせているのだと言いました。それをどうにかできるのか、と彼女は尋ねました。

私は、わからないけれど、もう一週間待ってくれるならベック博士に聞いて、次のセッションで博士から教わったことを伝えます、と言いました。

ベック博士が私に言ったのは、カトリーナに彼女が達成したことをいくつか挙げてもらうように、ということでした。そのテクニックが「証拠を探す技法」であることは、あなたもすでにお気づきでしょう。つまり、カトリーナは自分を敗者のように感じていて、自分は意味のあることを何ひとつ成し遂げていないと結論づけていました。しかし、その根拠は何なのでしょう？　何かを強く感じたからといって、それが真実だとは限らないのです。

次のセッションで私はカトリーナに、自分が達成したことをいくつか挙げてみてほしいと言いました。彼女は言いました。

えぇと、それが私の問題です。今まで成し遂げた価値あることなど、何ひとつ思い浮かびません。だから自殺しようと思ったのです。自分を全く無価値だと感じています。

困り果てた私は、カトリーナに宿題として、彼女が人生で成し遂げたことをいくらかでも思い浮かべられそうかどうか、やってみてほしいと言いました。

次のセッションで、私は宿題について聞くことを忘れたまま、いつものように彼女の抗うつ薬の副作用をチェックし、ネガティブな感情について話してほしいと彼女に言いました。すると、セッションの中盤にさしかかった頃、彼女が言いました。「宿題のことは聞かないの？」と。

私は忘れていたことを謝り、彼女に何か思いついたのかと尋ねました。

彼女は自分の人生で達成した10の事柄のリストを私に手渡しました。1番目は、第二次世界大戦中にナチス政権下のドイツから自分の子どもたちを密航させ、やっとのことでアメリカへと連れてきたこと。彼女は、夫や親戚一同は強制収容所で亡くなり、生き残ったのは彼女と二人の息子だけだったと説明しました。

彼女は、「これは偉業と言えるかもしれない」と言いました。私もそう思いました！　リストの2番目は、アメリカに渡ってから、自分と息子たちを養うために清掃や床磨きの仕事をして、食料と寝場所を確保したということでした。それも一種の成果かもしれない、と彼女は言いました。さらに彼女は、長男がハーバード・ビジネス・スクールを首席で卒業したことを誇りに思うと付け加えました！

リストの3番目は、5カ国語を流暢に話せること。

その次は、腕利きの料理人であること。

リストの他の項目も同様に印象的なものでした。

私は尋ねました。「このリストと、自分は何も成し遂げていない無価値な人間だという考えは、どこでどう折り合いがつくのですか？」

「折り合いはつきません！」。彼女はそう答えました。「私のネガティブな考えは急に意味をなさなくなったみたいです。自殺しようとしていたときにはそれを全くの真実だと感じていたけれど、今はもうそんな考えは信じません」

私は、「今、どんな気分ですか」と尋ねました。

彼女は、「急に気分がよくなりました。とても助かった！　このようなテクニックは他にもあるのですか？」と尋ねました。

私は、「今のところ、私が学んだテクニックはこれだけですが、今週のベック博士のセミナーで別のテクニックを習いますので、次回のセッションで使ってみましょう」と答えました。彼女もそれで納得してくれました。

3週間後に会ったカトリーナは、うつ病から解放され、幸福感と自尊心に満ちあふれているようでした。

カトリーナは感情的決めつけによって人生を失いかけました。自分を無価値だと感じたことで、自分は本当に無価値なのだと結論づけました。絶望を感じたことで、本当に絶望的だと結論づけたのです。

感情的決めつけは信じられないほど一般的なもので、本書に登場するほぼ全員のネガティブな思考にこの歪みが見つかるでしょう。何かを強く感じたとき、それが真実に違いないと結論づけるのは自然なことなのです。

どのような歪みもそうであるように、感情的決めつけにもネガティブなバージョンとポジティブなバージョンがあります。ネガティブな感情的決めつけの例をいくつか見てみましょう。

- 「不安と恐怖を本当に感じているのだから、危険が迫っているに違いない」
- 「罪悪感を抱えているのだから、私はダメな人間に違いない」
- 「私が怒りを感じているのだから、これはきっと君のせいだ」

- 「私が気まずく感じているのだから、この人たちは私を批判しているに違いない」
- 「恥ずかしくて不安な気分だから、彼女は私の不安に気づいているだろうし、私を嫌っているだろう」
- 「あいつは最低な奴だという気がするから、きっと嫌な奴に違いない！」
- パニック発作の最中には、今にも死にそうだとか、おかしくなってしまいそうな気がするので、本当に死んでしまうのだとか、心が壊れてしまうと結論づけることがあります。

ポジティブな感情的決めつけは、まさにその逆です。とても幸せで充実していると感じているので、絶対に良いことが起こるだろうと確信しています。いくつか例を挙げましょう。

- 彼はかわいいから、きっと良い人に違いない。（あなたが出会ったばかりのその人は、極めて支配的、ナルシスト、虐待的、自己中心的であることが判明するかもしれない）
- 彼女はとても刺激的で先を見通したようなことを言う。彼女のそばにいると素晴らしい気分になるから、彼女は素晴らしい人に違いない。（その人はカルトのリーダー、詐欺師ということもありうる）
- 「ラッキーな気分だから賭け金を上げよう！」と、カジノで勝ったばかりの自分に言い聞かせる。
- 特定の民族、政治、宗教団体の人々や異なる性的指向を持つ人々に対して優越感を覚え、その人たちのことをダメで間違っていて劣っていると結論づける。

感情的決めつけに対しては、何ができるのでしょうか？　多くのテクニックが役に立ちますが、証拠を探す技法から始めるとよいでしょう。カトリーナには役立ちましたし、あなたにも役立つかもしれません。

証拠を探す技法

このテクニックはすでにおなじみだと思いますが、簡単に確認しておきましょう。自分の感じ方に基づいて結論へと飛躍するのではなく、ネガティブな思考や信念を支持する、もしくは支持しない実際の証拠があるかどうかを調べるものです。

まず、あなたの日常気分記録表を見直して、次の感情的決めつけの例となるような思考がないかどうか、探してみてください。

- 「私は意味のあることを一度も成し遂げたことがない」
- 「自分を敗者（負け犬）のように感じるから、私は敗者に違いない」
- 「愛されていないと感じるのだから、本当に愛されていないに違いない」

- 「絶望的だと感じるのだから、本当に絶望的なのだ」
- 「私は飛行機が怖いから、飛行機はとても危険なものに違いない」

見つかったら、その思考を次頁の証拠を探す表の一番上に記入してください。次に、その思考を裏づける思いつくかぎりの証拠と、その思考が真実ではないかもしれないことを裏づける証拠を列挙します。

思いつくかぎりの証拠をリストアップしたら、あなたのネガティブな思考を支持する証拠と否定する証拠のどちらに説得力があるかを調べるために、表の下のふたつの丸に、合計して100になる数字をそれぞれ入れてください。

具体的に考える技法

感情的決めつけに対抗するために使えるもうひとつのテクニックが、**具体的に考える技法**です。このテクニックはとても基本的なものですが、驚くほど強力です。あることを感じているために動揺しているなら、具体的な根拠があるのか、自分に問いかけてみるのです。例えば、時々私はワークショップやセラピーセッションで思っていたよりも低い評価を受けることがありますが、そんなときはたいてい、自分を敗者のように感じます。それはとてもよくみられる感情で、そこには恥ずかしさ

証拠を探す表

あなたのネガティブな思考をここに書いてください：

このネガティブな思考が 真実かもしれないという証拠	このネガティブな思考が 真実ではないかもしれないという証拠

も含まれます。

しかし、そこで私は自分に問いかけます。「ワークショップで、私は具体的にどんな間違いを犯したのか？　そしてその間違いをどのように修正すればよいのか？」と。具体的な誤りは、ほとんど常に修正が可能なので、これでいつもほっとするのです。しかし、自分を敗者のように感じると、自分が本当に一種の不可逆的な、世界的な出来損ないの敗者のように感じ、絶望的な気分になるのです！

このテクニックは、罪悪感を伴うような感情的決めつけ、特に「私は罪悪感を抱いているのだから何か悪いことをしたに違いない」といった思考に有効です。これは極めて一般的な考えなのですが、これによってトラブルに巻き込まれることもあります。

ときには私も、正しいことをしていると確信していても、罪悪感に悩まされることがあります。例えばキャリア初期の頃、私が重度のうつ病を持つ、かなり怒りっぽい反抗的な十代の少女を治療していたとき、彼女は心理療法の宿題をすることを拒否しました。私は彼女に向かって、宿題をやらなければ回復は望めないと言いました。彼女は宿題も回復も「どうでもいい」、セッションが終わったら自殺するつもりだと言いました。

私は彼女に、そんなことは許さないと言いました。

彼女は「私を止めることはできないわ！」と言い、ドアに向かって駆け出しました。私も彼女を阻止しようと慌てて駆け寄り、「止めてみせる」と言いました！　彼女は叫びだし、私を殴り、自殺すると主張しながら外に出ようとしました。

私は片手で彼女を押さえつけ、もう片方の手で何とか電話を取り、オペレーターにダイヤルして（911ができる前の話です）、すぐに警察を呼んでほしいと言いました。

3分もしないうちに到着した警察は、彼女を大学病院の救急治療室に運び、診断を受けさせると言いました。バーンズはひどい詐欺師で世界最悪の精神科医だと叫んでいる彼女を、警察は私のオフィスから引きずり出さなければなりませんでした。

診療を始めたばかりの頃だったので、これは世界最高の宣伝とは思われず、私は何か悪いことをしたような罪悪感と不甲斐なさをひしひしと感じていました。

それでも、私は自分に向かって言いました。「デビッド、君はいったいどのような間違った、ダメなことをしたんだい？　具体的に言ってよ」と。

振り返ってみて、具体的に何か悪いことをしたとは思えませんでした。論理的に考えても、私は実際には彼女の命を救ったのかもしれないし、宿題について彼女に伝えたメッセージは、まさに彼女が聞くべきメッセージだったと思いました。

それでかなり救われましたが、彼女とはその後会うこともなく、もう二度と会わないだろうと思っていました。

数年後、メリーランド州ベセスダにある国立衛生研究所の所長から電話がかかってきて、私は怖くなりました。彼は私に、○○という名の若い女性を治療したことがあるかどうかと尋ねてきました。

それは私が数年前に治療したその十代の少女で、私は彼から批判されるのではないかと恐ろしくなりました。彼は精神医学研究の第一人者で、実際、私のヒーローの一人でもあったのですが、一度も会ったことはなかったのです。

私は気まずくなりながら、何度か彼女を治療したことがあるが、あまりうまくいかなかったと打ち明け、なぜあなたが電話してきたのか不思議に思っていると伝えました。私は、彼が倫理委員会か何かに私のことを訴えるつもりなのかもしれないと思いました。

すると彼はこう説明したのです。

彼女は自殺予告でフィラデルフィアに入院した後、十人以上の精神科医の治療を受け、今は私たちの治療病棟にいるんです。私が彼女に、精神科医の中で役に立った人はいるかと尋ねたら、彼女はただ一人、デビッド・バーンズ医師だと答えたんですよ。だから、彼女にとても役に立ったあなたのアプローチを知りたくて電話したんです。

感情的決めつけはここまで！

ポジティブ・リフレーミング

ちょうど今週、私はベルナという女性を治療しました。彼女は12歳のときからずっと秘密にしてきたことを涙ながらに打ち明けてくれたのですが、それは、彼女の兄が彼女に性的虐待を加え、その他にもたくさんの驚くほど無神経で残酷なことをしてきたということでした。彼女は取り乱していて、強い悲しみ、罪悪感、自分が愛されていないこと、恥ずかしさ、落胆、苛立ち、怒り、憤りを感じているようでした。彼女のネガティブな思考のひとつは、「私は傷ついている」というものでした。

これは感情的決めつけの典型的な例です。ベルナは傷ついたと感じたので、自分は本当に傷ついていると結論づけたのです。彼女はまた、私が彼女を批判しており、セラピーグループの他の人たちも彼女を批判していると確信していました。

私が魔法のボタンがあったらそれを押すかどうかと尋ねたところ、彼女は即座に押す！と答えました。

しかし、彼女が自分の考え方や感じ方を変えられるよう手助けする前に、私はまず、それぞれのネガティブな思考や感情の利点と、それらが彼女について示しているポジティブで素晴らしい点のリストを作ってはどうかと提案しました。

以下が、私たちが思いついたポジティブな点のリストです。

1. 傷ついていると感じることで、自分のキャリアで大きなことを成し遂げようという意欲が湧いた。
2. 私の強烈でネガティブな感情が、私に起こったことの重大さを浮き彫りにしている。もし私のネガティブな感情が突然消えてしまったら、兄が行った虐待やその他の残酷な事柄が矮小化されてしまうかもしれない。
3. 私の怒りは、私を傷つけかねない他者から私を守り、その人たちを遠ざけてくれる。
4. 私の怒りは、私には道徳心があり、何が正しくて何が間違っているかについての強い意識があることを示している。
5. 私の悲しみと罪の意識は、私に他者への共感と思いやりをもたらしてくれる。
6. また、それらが私をより良い母親にしてくれた。
7. 私の自己批判は、私の意識が高いことを示している。
8. 私が批判を気にかけるのは、私がどれほど人間関係を大事にしているかを示している。
9. 私の強いネガティブな感情は、私が自分の感情を否定するのではなく、積極的に感じようとする意思があることを示している。
10. 本当にたくさんの虐待が起こったのだから、私のネガティブな感情は適切で現実的なものだ。

このリストはベルナにとって驚きであり、安堵をもたらすものでもありました。彼女は自分のネガティブな思考や感情をポジティブなものとして捉えたことがありませんでした。実際、その週のグループで打ち明けるまで、彼女は恥ずかしさのあまり、そのような思考や感情を隠していたのです。

ベルナは、このようなポジティブな要素があるとしても、自分の考え方や感じ方を変えたいと言いました。彼女は、信じられないほど気が動転することや、傷ついてしまったと感じることにうんざりしていました。グループの他の人たちが自分のことを批判していると彼女は確信していたので、私は、調査技法が手始めとしてよいのではないかと思いました。

調査技法／実験技法

思いだしていただきたいのですが、**調査技法**を使うときには、他の人に自分と同じように感じたことがあるかどうかを尋ねたり、あなたについてどう考え、どう感じているかを尋ねたりします。例えば、ベルナは（私を含む）セラピーグループの人たちが自分を批判していると確信していたので、私は彼女に、他のメンバーが彼女のことをどう思っているか、アンケートを取ってみてはどうかと提案しました。

彼女は、そんなことは怖くてできないと言い、誰も正直に答えたりはしないだろうと確信していました。私は、とにかく聞いてみるようにと彼女を促し、もし正直に話していないと思われたら、逆質問をすることもできるよと言いました。

彼女はまず、レジーナという女性に尋ねました。レジーナは涙を流し、すすり泣きをしながら、自分もベルナと同じような経験をしてきたし、ベルナをとても身近に感じ、彼女が心を開いてくれたことに感謝していると打ち明けました。

レジーナが正直にそう言っていることがわかり、ベルナは感動しているようでした。

それから二人の男性が涙を流しながら、ベルナへの深い敬意と称賛を表明しました。また、グループの誰もが口々に、自分も同じように感じていると言いました。

この経験はベルナの心に響いたようで、彼女からのメールによれば、それ以来、彼女は幸せな気分で舞い上がっているとのことでした！

グループの後、私は12個ほどの指導ポイントをまとめ、それを参加した人たちにメールで送りました。以下はその一部です。皆さんの興味を引き、参考になれば幸いです。

私たちのほとんど、いえ、ほぼすべての人が、拒絶や批判を恐れ、自分は壊れている、不十分、欠陥品、出来損ない、などと思い、人に隠している部分を持っています。

その隠され、抑圧された部分、つまり皆さんが「最悪」だと思っている部分を分かち合い、受け入れるとき、それが皆さんの「最高」に変わることはよくあります。私はセラピーでそれを何百回、何千回と見てきました。

今回、私たちのグループでも、それを劇的な形で目にしました。ベルナが勇気を振り絞って一歩を踏み出し、最悪の恐怖に立ち向かい、何が起こったかを打ち明けたとき、グループは彼女だけでなく私たち全員にとって、驚くほど感動的な、変容をもたらすものとなりました。

これが、私がＴＥＡＭ－ＣＢＴで行っているワークのスピリチュアル、もしくは神秘的な側面です。ここには「自己」の死と、突如、根本的に異なった形で物事を見たり経験したりする再生の概念が含まれています。これと関連するのは、二千五百年前にブッダが最初に述べた「受容のパラドックス」です。かつてある人は、「実際のところ自己受容とは、人間にできる最大の変化である」と述べました。

セラピーが目指すのは、完全になること、傷つかないでいること、価値ある者となること、特別になること、あるいはそういった何かになることではありません。「自己改善」は言うまでもなく間違った方向づけであり、終わりなき罠のようなものです。一方で昨夜、私たちは素晴らしい受容を目にしました。

ここに書くような言葉では、ある特定の方向を指し示すことや、悟りのプロセスを示唆することしかできません。確かなのは、これを「理解」する前にそれを「見て」、経験する必要があるということです。

時折の涙とともに、奥深い洞察力、サポート、そして寛容さを見せてくれた、美しく素晴らしい「患者さん」に改めて感謝します。

ここまで、感情的決めつけに対して役立つテクニックをいくつか紹介してきましたが、他にもたくさんの素晴らしいテクニックがあります。

・**二重の基準技法：**親しい友人があなたと同じ問題を抱えている場合、あなたはその人に対して、あなた自身に言い聞かせているのと同じようなことを話し伝えますか？　あなたはその人に何と言うでしょうか？

- **灰色の部分があると考える技法**：自分の欠点やミスを白か黒か、全か無かで考えるのではなく、灰色の部分があると考えることができそうでしょうか？　何事においても0％、もしくは100％の人というのはほとんどいないのです。
- **言葉を定義する技法**：自分は無価値で、絶望的で、誰からも愛されないと感じるから、実際に自分は無価値で、絶望的で、愛されないのだと思っているなら――あるいは自分を敗者のように感じているなら――これらの言葉が実際に何を意味するのか自問してみましょう。無価値で、絶望的で、愛されない人間の定義はどんなものでしょう？　敗者の定義は何なのでしょう？

これらの言葉をどう定義しても、その定義には致命的な欠陥があることに気がつくでしょう。なぜなら、

1. あなたの定義はすべての人に当てはまる。
2. あなたの定義はどの人にも当てはまらない。
3. あなたの定義は無意味、筋違い、あるいは単なる間違い。
4. あなたの定義はあなたには当てはまらない。

TEAM‐CBTの哲学とスピリチュアリティに関する本書の第Ⅲ部で、言葉を定義する例をたくさん挙げるつもりです。

最後に、感情的決めつけを伴うネガティブな思考には、さらに多くの歪みが含まれているということを覚えておいてください。他の有効そうな手立てがないかどうか、第5章のカンニング表を見てみれば、そのような思考に立ち向かい、打ち砕く方法がたくさん見つかるはずです。

20 すべき思考

最近の日曜日のハイキングで、ジュリアという名のソフトウェア・エンジニアが、特別な支援を必要としている9歳の息子、ジェイコブのことで落胆していると打ち明けてくれました。彼は愛らしく優しい少年なのですが、言語、協調性、学習面で大きな困難を抱えていて、家庭でも学校でも苦労しているとのことでした。

ジュリアと彼女の夫はジェイコブに愛情を注ぎ、家庭教師をつけ、カウンセリングを受けさせ、さまざまな活動を充実させてきたのですが、それでもジェイコブは同年齢の子どもたちに大きく後れをとっていました。

保護者会のためにジェイコブの学校を訪れたジュリアは、誇らしげに壁に飾られている子どもたちの絵を目にしました。しかし、ジェイコブの作品は、同じクラスの他の子どもたちのものよりはるかに幼稚で際立っていました。ジュリアは恥ずかしくなり、息子が困難を抱えていることで他の親たちが自分を見下すのではないかと心配になりました。

また、「愛情深い母親なら、息子を恥ずかしく思うべきではない」と自分に言い聞かせていたため、ジュリアは自分を恥じてもいました。これは典型的な、すべき思考です。

ジュリアは、ジェイコブに対して不満を感じることがあるとも言いました。というのも、ジェイコブは努力をせずに諦めてしまうことが多く、宿題を終わらせようとするときにも癇癪を起こすことがあったからです。彼女は「ジェイコブは簡単に諦めるべきではない。もっと努力すべきなのに」と思いました。

これらのすべき思考は苛立ちと不満を引き起こし、そして彼女はこう考えました。「ジェイコブにいらいらすべきではない。彼に対してはもっと辛抱強くならないといけないのに」。このような考えが、彼女をさらに恥ずかしく感じさせました。

おわかりのように、ジュリアのネガティブな感情は、**すべき思考**から生じていました。その定義はこうです。

- **すべき思考**：「〜すべき」「〜すべきでない」「〜しなければならない」「〜して当然」「〜する必要がある」と考えて、自分自身、他の人々、あるいは世界を非難している。

すべき思考にはいくつかのタイプがあります。

- **自己に向けられた「すべき」**：あなたは自分に対してこう考えます。「あんなミスをするんじゃなかった」「あんなにいらいらするべきではなかった」。ジュリアの場合は、「こんなにも息子のことを恥じたり、息子にいらいらすべきではないのに」。この種のすべき思考は、罪悪感、恥ずかしさ、不安、うつ、不甲斐なさ、などの感情をもたらします。

- **他者に向けられた「すべき」：**誰かに苛立っているとき、「彼女にはあんなことを言う権利はない」とか、「彼はあんなふうに感じる（考える）べきじゃない！」と考えがちです。この種のすべき思考は怒りや憤りを引き起こし、人間関係における葛藤の引き金となります。
- **世界に向けられた「すべき」：**例えば、「ピクニックを計画していたから、今日は雨が降るべきではないのに」とか、「このソフトウェア・プログラムには、こんなにもバグがあってはならない」など。この種のすべき思考は不満や苛立ちを生み出します。

さらに、**隠れたすべき思考**というものがあります。これは、「すべき」「しなければならない」「して当然」といった単語が出てこないにもかかわらず、ネガティブな思考の中にすべき思考が暗示されている状態です。

例えば、第8章のマリリンの例を振り返ってみると、ステージ4の肺がんと診断されたときの彼女のネガティブな思考のひとつに、「私には信仰心が足りない」というものがありました。これも隠れたすべき思考の一例です。なぜなら、マリリンはここで実際には、「私はもっと信心深くあるべきだ。信仰心を強めるべきだ。死後の世界や神の存在を疑うべきではない」と考えているからです。

隠れたすべき思考は、修辞的な質問の形をとった、ネガティブな思考の背後に隠れていることもあります。ヨハンという名の青年は、社交の場では大汗をかくため、非常に内気でした。恥ずかしがり屋で、自分についてこう考えていました。「どうして僕はこうなんだ？　いったい僕のどこが悪いんだ？」

修辞的な質問は、何らかの主張とは言えないため、簡単に異議を唱えることはできません。しかし、これは簡単にすべき思考に変換することができます。ヨハンは本当は、「こんなにも汗をかくべきじゃないのに！」と思っているのです。

すべき思考は大きなダメージを与えかねません。うつや不安といった内面的な苦しみや、個人間、国家間、人種間、宗教間、民族間の対立を引き起こします。事実、歴史からもわかるのは、人は自分の「すべき」「すべきでない」を守るためなら、自分自身や他人を殺すことも厭わないということです。

すべき思考は、ほとんどの感情的苦痛の根底にあるものですが、依存性があるため、手放すのは驚くほど困難です。それは、すべき思考が道徳的優越感をもたらしてくれるからです。腹を立てたり、人を見下したりするのが気持ちよいこともあるのです。自分自身に対してさえも！

私の言っていることがおわかりでしょうか？　正直なところ、私もある特定の人々を見下して楽しむことがあります。実際、テレビのニュースを見るだけで、私は瞬時にすべき思考や激しい苛立ちであふれかえってしまいます。あなたにもそんな経験があるとしても、何ら不思議ではありません。

すべき思考をなくす方法をお伝えする前に、すべき思考のいくつかは実際に有用で妥当でもあるということを強調しておきたいと思います。私の最初の著書『フィーリング・グッド』では、英語のshouldには3つの有効な使い方があると指摘しました。

1. **宇宙の法則としての「すべき」**：私がペンを手から放すと、ペンは重力の法則によって地面に落ちるはずです。これは単に宇宙の法則に従い、すべきことをしているだけです。重力ゆえに、落ちて当然なのです。
2. **法律上の「すべき」**：高速道路では、時速140キロで走るべきではありません。違反切符を切られるかもしれないし、事故を起こすかもしれません。
3. **道徳上の「すべき」**：殺人を犯す、嘘をつく、不正を働くなど、不道徳なことをすべきではありません。おそらく十戒は、道徳上の「すべき」の最古のものと言えるでしょう。

では、ジュリアのすべき思考について考えてみましょう。

1. 息子のことを恥じるべきではない。愛情深い母親なら、そんなふうに思うべきではない。
2. 宿題に苛立つとしても、ジェイコブはすぐに諦めて癇癪を起こすべきではない。
3. ジェイコブが癇癪を起こしても、私は苛立つべきではない。彼をサポートし、もっと辛抱強くな

すべき思考	はい（✓）	いいえ（✓）
自己に向けられた「すべき」		
他者に向けられた「すべき」		
世界に向けられた「すべき」		
隠れた「すべき」		

らなければ。

これらは宇宙の法則としての「すべき」でしょうか？　実質的に、どんな人でもときには恥ずかしくなったり不満を抱えたりするものなので、ジュリアは科学的な法則に違反しているわけではありません。ですから、これらは明らかに宇宙の法則としての「すべき」ではありません。

法律的にはどうでしょう？　息子に苛立ちや恥ずかしさを感じることは法律違反ではありませんし、癇癪も法律違反ではありません。ですから、これらは法律上の「すべき」でもありません。

では、道徳上の「すべき」なのでしょうか？　ほとんどすべての親が、自分の子どもを恥ずかしく思ったり、子どもに苛立ったりすることがあります。これらの感情は激しく不快なものですが、不道徳なものではありません。ですから、これらは道徳上の「すべき」でもないようです。

これらはいったいどのような「すべき」なのでしょうか？　上の表であなたが当てはまりそうだと思うものにチェックを入れてください。ひとつでも複数でも構いません。チェックを終えてから、続きを読んでください。

私の答え

ジュリアは、自己に向けられた「すべき」（「母親なら息子のことを恥じるべきではない」）と、他者に向けられた「すべき」（「ジェイコブは簡単に諦めるべきではない」）に関与しています。世界に向けられた「すべき」には関与していないようです。

子どもに発達上の問題がある場合、その子の母親が抱きやすい、世界に向けられた「すべき」に、何か思い当たることはあるでしょうか。

もしジュリアが、自分に発達障害の息子がいるのは不公平だと感じているとしたら、それは世界に対する隠れたすべき思考と言えるでしょう。これによって、彼女は運命に対して怒りを覚えるかもしれません。

英語の should の語源を調べてみると、アングロサクソン語の scolde までさかのぼることがわかります。つまり、ジュリアが「すべき」を使うとき、彼女は自分自身と息子を叱っていると言えるのかもしれません。

ジュリアにはすべき思考で自分と息子を叱る権利があるのですが、実際にはそれによって事態が悪化しています。そもそもジュリアは、心から愛している息子に対して苛立ちと恥ずかしさを感じると同時に、自分自身を責めてもいます。彼女は悩みを倍増させているのです。

では、すべき思考をなくすための最良の方法とは、どのようなものなのでしょう？

ネガティブな思考	利点や核となる価値観
「愛情深い母親なら、息子を恥ずかしく思うべきではない」	
「ジェイコブは簡単に諦めるべきではない。もっと努力すべきなのに」	
「ジェイコブにいらいらすべきではない。彼に対してはもっと辛抱強くならないといけないのに」	

ポジティブ・リフレーミング

すべき思考に立ち向かうための有用なテクニックはたくさんありますが、**ポジティブ・リフレーミング**が手始めとしては最適です。ジュリアがすべき思考を克服できるよう手助けする前に、私たちは何としても彼女の抵抗を取り除かなければなりません。そうしないと、ジュリアは私たち相手に闘うことになるでしょう。

ポジティブ・リフレーミングを行うには、次のふたつを自問することを忘れないでください。ジュリアのすべき思考に何らかの利点があるとしたら、それはどんなものなのか、そして、彼女のすべき思考は、彼女の核となる価値観について、どんなポジティブで素晴らしい点を明らかにしているのか、ということです。

あなたの考えを表に記入してください。それが終わってから、ジュリアと私が考えたことを確認するようにしてください。

ネガティブな思考	利　点	核となる価値観
「愛情深い母親なら、息子を恥ずかしく思うべきではない」	ジュリアは恥ずかしさのあまり、息子のポジティブな行動にもっと目を向けるようになるかもしれない。ジュリアの高い意識は、自分自身と家族のために多くのことを成し遂げようとする際の原動力となっている。	この考えが示しているのは： • ジュリアには道徳心がある。 • 彼女がどれだけ息子を愛しているかがわかる。 • 彼女は高い意識を持っている。 • 自分の子どもを無条件に受け入れたいと願っている。
「ジェイコブは簡単に諦めるべきではない。もっと努力すべきなのに」	こう考えると、ジュリアはもっと創造的な方法で息子を助けようという気になるかもしれない。彼女の愛とサポートは、ジェイコブが持つ限界にもかかわらず、彼の成長と発達にとって極めて重要だ。	この考えが示しているのは、ジュリアは： • 息子を信じているし、彼に自分の可能性を発揮してほしいと願っている。 • 彼のことを諦めていない。 • 彼が責任を担えるようにしている。
「ジェイコブにいらいらすべきではない。彼に対してはもっと辛抱強くならないといけないのに」	同上	この考えは： • ジュリアがどれだけ息子を愛しているかがわかる。 • 子育てにおける忍耐と思いやりの大切さをジュリアに思い出させてくれる。

上の表が、ジュリアと私が思いついたものです。このリストでは、わかりやすいようにカテゴリーをふたつに分けましたが、ふたつに分ける必要はありません。ポジティブなリストは通常、一列で十分です。

ポジティブ・リフレーミングの表を完成させたところ、ジュリアはずいぶんとリラックスして、自分自身を受け入れられるようになりました。彼女は、自分が時々感じる不安、恥ずかしさ、不満、怒りだけでなく、自分のすべき思考には実に良いところもあるのだということがわかりました。そして逆説的なことに、すべき思考に言い返そうという彼女の意欲はより強くなったのです。

ポジティブ・リフレーミングは、あなたにとっても本当に役に立ってくれるはずです。すべき思考がいろいろな意味で自分を助けてくれていること、そして、そのすべき思考が自分自身や自分の核となる価値観について、実に素晴らしい点を明らかにしてくれていると気づくことができれば、あなた自身のすべき思考を修正するのはずっと簡単になるでしょう。

もちろん、あなたは自分のすべき思考を手放したくないと思うかもしれません。なぜなら、手放せば、あなた個人の哲学や、自分や世界に対する見方が本当に大きく変わることになるからです。

意味論的技法

すべき思考に立ち向かうための最も簡単な方法のひとつに、**意味論的技法**があります。単純に、「〜のほうがいい」「〜なら素晴らしい」のような表現に置き換えるのです。例えば、「こんなふうに思うべきではない」の代わりに、「そんなふうに思わないほうがいい」と考えるのです。このような単純な変化を加えるだけで、批判的な言葉をあまり使わなくなるため、すべき思考の叱咤的な性質を軽減することができます。

例えば、「息子を恥ずかしく思うべきではない」の代わりに、ジュリアはこう考えることができます。

私はジェイコブをとても愛しているし、彼のことを恥ずかしく思わないほうがいいのだけれど、そう思うことがあるのが人間というものだろう。それに私は、彼が成し遂げたことを誇らしく思うことも多々あるのだ。

「すべき」や「すべきではない」をシンプルに「～のほうがいい」に置き換えていることに注目してください。ジュリアはジェイコブのことを恥ずかしく思う必要はないのですが、そう思う自分を罰する必要もないのです。

同様に、「彼が癇癪を起こしても、私は苛立つべきではない」の代わりに、次のように考えることもできます。

息子にいらいらしない聖人君子でいられたら最高だけど、ジェイコブは時々とても厄介なことをする。たいていの親は、子どもが暴れたり癇癪を起こしたりすれば、いらいらするものだろう。

最後に、「ジェイコブは簡単に諦めるべきではないし、不満があっても癇癪を起こすべきではない」の代わりに、こう考えることができます。

ジェイコブの行動は周りを混乱させ、動揺させるものだから、彼にはあまり不満を抱えないでいてもらいたい。でも彼は未熟で、社会的にも学業的にも大変な思いをしている。勉強がとても苦手だから、彼は孤独と不甲斐なさを感じているのだ。他の子たちについていけないのだから、いらいらするのも無理はない。夫と私は、彼の行動をより良い方向へ導くために一緒に努力し続けることができるし、それに、彼自身も大きな進歩を遂げつつある。

ジュリアは、このような考え方の変化によって、強く恥じる気持ちや怒り、不満が、息子が抱えている深刻な課題に対する、悲しみや切なさのような優しい感情に変わったのだと話してくれました。意味論的なテクニックには派手さはありませんが、これは、解決が必要な問題があることを認めながらも、すべき思考から道徳的なとげとげしさを取り除いてくれます。それだけのことです！

ソクラテス的質問法

ソクラテス的質問法は、すべき思考の背後にある非論理性を見抜くことで、それに立ち向かうのに役立ちます。自らに問いかけることで、自分自身に言い聞かせていることとの不合理さや不条理さを明らかにするのです。この方法は、古代ギリシャの哲学者であるソクラテスによって考案されたものですが、20世紀になり、認知療法の創始者の一人であるアーロン・ベック博士によって広められました。ソクラテス的質問法がジュリアにも役立つかを見ていきましょう。ジュリアは、ジェイコブにいらいらすべきではないと思い込んでいました。おそらくあなたも、あなたが感じているように感じるべきではないと自分に言い聞かせたことがあるのではないでしょうか。

ジュリアには次のように質問することができます。

1. 親というものは時々、子どもにいらいらするものですか？
答え：「はい」
2. あなたは？
答え：「親です」
3. ということは？
答え：「息子にいらいらすることもあるでしょう」

繰り返しになりますが、これもかなり地味な方法です。しかし、自分を罰したり、今よりもっとよくなるべきだと言い張って、際限のない「すべき」や「すべきでない」で自分を責める代わりに、自分の失敗や限界——それが現実というものです——を受け入れる助けになるかもしれません。

しかし、もう一度言っておきますが、これは自分で決めることです。ありのままの自分を受け入れたいのか、それともすべき思考で自分を責め続けたいのか。これは決して簡単な決断ではありませんん！

二重の基準技法

思い出していただきたいのですが、**二重の基準技法**の背後にある考え方は、私たちの多くが二重の基準で行動しているということです。私たちは何かに失敗すると、厳しい、批判的な言葉で自分自身を容赦なく責め立てます。これはいじめっ子の振る舞いです。要するに私たちは、自分自身をいじめているのです。しかし、同じような問題で親しい友人が動揺しているとしたら、私たちは思いやりのある、温かい、より現実的な言葉で話しかけることでしょう。

二重の基準技法を使うときは、「大切な友人が全く同じ問題を抱えているとしたら、何と声をかけるだろうか？」と自らに問いかけます。そして、自分自身にも同じように思いやりのある話し方ができるかどうかを考えるのです。

この章で紹介した他のテクニックと同様、二重の基準技法を使う際には、内なる批評家を手放したいのか、それとも自分をいじめ続けたいのか、どちらかを選ぶ必要があります。自己批判の声には多くの利点があり、それがあなたの意識の高さの表れでもあるということを忘れないでください。

ですから、傷ついている親しい友人に話しかけるのと同じように、思いやりをもって自分に話しかけたくはないと思ったとしても、それは十分に理解できます。これはあなたにしかできない決断なのです！

自己防衛のパラダイム／受け入れの逆説技法

自己防衛のパラダイムと受け入れの逆説技法は、ネガティブな思考に打ち勝つための、正反対のふたつの方法です。自己防衛のパラダイムを使うときは、ネガティブな思考に反論し、それが真実でないことを指摘します。自己防衛のパラダイムは、攻撃からは――たとえそれが内側からのものだとしても――身を守るべきだという考えに基づいています。受け入れの逆説技法を使うときは、ユーモアや内なる平和を感じながらネガティブな思考に同意することで、それを打ち負かします。

ほぼすべての人が自己防衛のパラダイムに引き寄せられますが、これは「私はいつも失敗してばかり」といった、ある種のネガティブな思考に対して効果を発揮するかもしれません。あなたはいつも失敗してばかりいるわけではないので、このネガティブな思考が真実ではないと証明するのはとても簡単なのです。

しかし、受け入れの逆説技法のほうがはるかに強力な場合もあります。実際、受け入れの逆説技法は、あなたをスピリチュアルな悟りへと導いてくれるものです。喜びや内なる平和を実感し、うつ、不安、自信喪失などからの解放をもたらしてくれるのです。

受け入れの逆説技法はずっと私のお気に入りのテクニックのひとつで、個人的にも非常に役に立っています。このテクニックは、ひとたび「なるほど」と思うことができれば実に明白なものなのですが、最初は理解するのが難しいかもしれません。

要点はこうです。失敗したときや挫折したときに自分を批判する代わりに、ありのままの自分を受け入れるのです。逆説的なことに、**受容はしばしば人間にとって最大の変化をもたらします**。実際、あなたは突然、自己受容と奥深い変容というものが実は同じであると気づくかもしれません。これは確かにパラドックス（逆説）なのですが、いったん理解すればかなりすごいことだとわかります。

受け入れの逆説技法は、「自己」すなわちエゴの死を伴います。仏教徒はこれを「大いなる死」と呼んでいます。エゴが死んだ瞬間、あなたは心の平安と喜び、再生を経験します。そして、何も変わっていないにもかかわらず、すべてが喜びと祝福のうちに、これまでとは違ったものとなるのです。本書の第27章では、うつ、不安、人間関係の問題、やめられない習慣や依存症からの回復に関連する4つの「大いなる死」について詳しく見ていくつもりです。

受け入れの逆説技法がどのように機能するかを説明するために、「私は今より良くなるべきだ」とか、「こんなにドジを踏むべきじゃない」という考えを取り上げることにしましょう。このような思考には、受け入れの逆説技法を使ってこう言い返すことができます。

そうだね、今より良くなれたら素晴らしいね。実際、私には欠点が山ほどあるし、改善できないところはほとんど何もない！

これがどう作用するのか、おわかりでしょうか？　自分を嫌いにならずに、自分の欠点を受け入れられるようになるのです。受け入れの逆説技法を使うと、自分の基準が下がります。実際、基準をゼロにまで下げることができるかもしれません！　私もそうしてきました。しかし、それは簡単なことではなく、長い間、私は完全主義の基準を下げたくはありませんでした。

あなたも同じように感じているかもしれません。失敗したことで自分を責め、罰すれば、より良い、つまり、より優れた人間に進化できると思っているのではないでしょうか。このような考え方は、私たちの文化に深く根づいており、あなたが自分に課している高い水準を反映するものでもあります。

自己受容への抵抗には、もうひとつ大きな理由があります。それは、健全な受容と不健全な受容の違いを理解していないからかもしれません。

精神保健の専門家向けのワークショップで、私はしばしば聴衆であるセラピストたちに対して、「自分は出来損ないだ」と思っている人はどれくらいいますか、と尋ねます。ほぼ全員の手が上がり、苦笑いが起こるのです。

それから私は、出来損ないであるのは祝うべきことなのか、それとも自殺の理由になるのかと尋ねます。私は、今夜パーティーを開いて「出来損ない」全員を招待すれば、大勢の人が集まるだろうし、誰にも気を遣わずにすむので、楽しい時間を過ごすことができますよ、と指摘するのです！

しかし、うつの人は、最初はなかなかこれを理解できません。自分は出来損ないだから自殺すべきだと考えるのです。自分は出来損ないだという信念に関しては、健全な受容と不健全な受容との区別がつかなくなるのです。ではいったい、その違いは何なのでしょう？

健全な受容と不健全な受容：「私は出来損ないだ」

不健全な受容	健全な受容
自己嫌悪	自尊心
悲　嘆	喜　び
麻　痺	生産性
絶　望	希　望
孤　立	親密さ
萎　縮	成　長
シニシズム	笑　い
混　乱	悟　り
死	人　生
反社会的な行動	他者への敬意

上の表は、「私は出来損ないだ」という考えを受け入れる二通りの方法を対比させたものです。

不健全な受容には、自分についての恐ろしい真実を本当に受け入れたのだと考えることも含まれます。つまり、自分は本当に出来損ないで、価値のない人間だということです。不健全な受容は苦悩と諦めの精神によるもので、悲嘆、絶望、孤立、さらには自殺衝動へとつながります。私は、このように感じている人たちと何千時間にもわたるセラピーを行ってきました。彼らの多くは、自分は絶望的な欠陥を抱えていると感じていて、自殺や自傷行為を決意していました。

対照的に、健全な受容は、喜び、親密さ、成長、希望、無条件の自尊心につながります。実際には、無条件の自尊心さえ必要ないことに気がつくでしょう。それを取り除くことさえできるのです！　健全な受容は、自尊心よりも遥かに尊いもの、つまり、一瞬一瞬の人生の奇跡をしっかりと抱きとめることにつながるのです。

これで、すべき思考に立ち向かうためのツールをたくさん手に入れたことになります。あなたの日常気分記録表にあるネガティブな思考を見直し、その中にすべき思考が含まれているかどうかを確認してみてください。含まれていたら、この章で学んだ以下のテクニックのいくつかを使って、それに立ち向かうことができるかどうか、やってみてください。

- ポジティブ・リフレーミング
- 意味論的技法
- ソクラテス的質問法
- 二重の基準技法
- 自己防衛のパラダイム
- 受け入れの逆説技法

あなたの目標は、100％真実であり、ネガティブな思考に対するあなたの信念を大幅に減らすようなポジティブな思考で、すべき思考に立ち向かうことです。しかし、すべき思考にはいくらかの真実も含まれているので、それに対する信念をゼロにする必要はありません。

あなたのネガティブな思考をここにひとつ記入し、なぜそれが一種の「すべき思考」なのかを説明してみてください。

次に、あなたのポジティブな思考をここに記入してください。

ネガティブな思考を減らすことができましたか？　できなかったとしても心配はいりません！　使えるテクニックはまだまだたくさんありますよ。

21 レッテル貼り

これまで、「全か無か思考」「一般化のしすぎ」「心のフィルター」「マイナス化思考」「結論への飛躍」「拡大解釈と過小評価」「感情的決めつけ」「すべき思考」に対抗するうえで役立つツールについて学んできました。次は、9つ目の歪みである「レッテル貼り」に焦点を当てます。

第4章では、娘のトラウマのことで自分を「ダメな母親」だと思い込んでいたカレンについて、第7章では、長男と親密な関係を築けなかったことで自分を「父親失格」だと思い込んでいたマークについてお話ししました。これらはレッテル貼りの典型的な例です。この歪みにも、ネガティブなバージョンとポジティブなバージョンがあります。

- **ネガティブなレッテル貼り：**ネガティブなレッテルを自分や他人に貼ることです。例えば、自分自身（または嫌いな人）を「負け犬」「嫌な奴」、あるいはもっと悪い奴と考えたりします。レッテル貼りは自分（または他人）の「自己」全体を悪いものとみなすため、極端な一般化のしすぎと言えます。

- **ポジティブなレッテル貼り**：自分や誰かが成功したことで、その人のことを「勝者」とみなします。例えば、やる気を起こさせるような講演者はよく、目標を立てて一生懸命努力すれば「勝者」になれる、何でも達成できると言って聴衆を鼓舞します。確かに聞こえはいいですし、ひょっとしたら懸命に働く気になるかもしれません！

危険なのは、負けたり失敗したりしたときに、結局自分は「勝者」ではないのだと結論づけ、「敗者」のように感じてしまうことです。常に勝ったり成功したりできる人などいません。失敗は人間にとって避けられない経験であり、成長と学びのための極めて重要な糧にもなるのです。

レッテル貼りと闘うための最善の方法とはどんなものでしょう？　いろいろある中でも、前章で学んだソクラテス的質問法と、「具体的に考える技法」と「灰色の部分があると考える技法」の組み合わせである「最悪、最高、平均」と呼ばれる新しいテクニックが役に立つはずです。

ソクラテス的質問法

ソクラテス的質問法は、ネガティブな思考の非論理性を明らかにする一連の質問を自分に投げかけるものです。ある日曜日のハイキングで、ドンという高校教師が私に打ち明けてくれたのですが、彼は二人の息子が家事をしないので我慢できずに怒鳴ってしまい、自分を「ダメな父親」だと感じていることで、今にも泣き出しそうでした。

私はドンに、自分が時々ドジを踏んだり、息子たちにネガティブな接し方をしたりするから「ダメな父親」だと感じるのかと尋ねました。

彼は、「その通りだよ。だから自分はダメな父親だと感じるんだ」と答えました。

次に、私はドンに、息子たちのために良いことをしてあげることもあるのかと尋ねました。彼は、間違いなくそうしてきたし、自分と妻は息子たちのためにあらゆる良いことをしてきたと言いました。息子たちをお金のかかる私立学校に通わせたり、休暇を利用して一緒に楽しい場所に出かけたり、宿題を手伝ったり、家族でたくさんの活動をしたり。実際、だからこそ彼は、息子たちがふてくされているのを見て――感謝の気持ちがないように見えて――傷つき、怒りを感じたのです。

私はドンに、息子たちのためにこのような「良いこと」をしているときの自分は「良い父親」なのかと尋ねました。

彼は、「ああ、間違いない！」と答えました。

そこで私は言いました。「では、あなたは良い父親であると同時にダメな父親でもあるようですね？そういうことですよね？」と。

ドンは笑顔になり、突然理解したようでした。二人の息子を怒鳴りつけたという自分のヘマに焦点を当てるのではなく、彼は広く漠然とした意味で、自分自身に「ダメな父親」というレッテルを貼っていたのです。レッテル貼りや一般化をしすぎることなしに、気分が落ち込むことはありえないと言えるでしょう。うつは抽象化という雲の中に存在するのです。現実的なことに焦点を当て、自分の過ちに対処する具体的な計画を立てれば、通常、うつは消え去ります。

ドンと私は、第17章で学んだ「効果的なコミュニケーションのための5つの秘訣」を使って、彼が自分の気持ちや心配事を息子たちともっとうまく共有できるようにするにはどうしたらよいかに焦点を当てました。彼は素晴らしい取り組みをやり遂げました。一週間後のハイキングに戻ってきたとき、彼は上機嫌で、息子たちとのおしゃべりがとてもうまくいったと話してくれました。

起こったことはとても単純で基本的なことなので、ピンとこなかったかもしれません。要するに、ドンは恥ずかしさや無価値感の引き金となるレッテル貼りをやめ、代わりに問題解決に焦点を当てました。そしてそれが、成長、喜び、息子たちとのより愛情深い関係につながったのです。

良い父親も、悪い父親も、良い母親も、悪い母親もありません。何事にも良い悪いはないのです。私たちは誰もが、常にその中間のどこかにいます。しかし、何かの失敗のせいで「自己」全体にレッテルを貼ってしまうと、それは自分を傷つけ、具体的な過ちに焦点を当てることを妨げてしまいます。具体的な過ちに焦点を絞ることで、そこから学び、成長することができるのです。

あなたの「日常気分記録表」に書かれているネガティブな考えの中に、レッテル貼りの例となるものがあるようなら、それをここに書いて、なぜそれがレッテル貼りと言えるのかを説明してください。

では、ネガティブで包括的なレッテルを自分に貼ることなく、具体的な失敗や限界を受け入れるうえで役立つ、ポジティブな思考が思いつくかどうか、やってみてください。思い出してください。そのポジティブな思考は100％信じられるもので、ネガティブな思考に対するあなたの信念を打ち砕くものでなければなりません。

最悪、最高、平均

このテクニックを使うにあたっては、まず、「私はダメな父親だ」のように（あるいは、ダメな教師、母親、配偶者、娘、営業マンなど、どんなネガティブなレッテルでも構いません）、あなたを悩ませているネガティブな思考をひとつ選びます。簡単に説明するために、「私はダメな教師だ」を取り上げてみましょう。私もときにはそのように考えることがあり、これはかなりつらいものです。

次に、「良い教師」の特徴をいくつか挙げてみてください。例えば、次のような資質が考えられるでしょう。

1. 興味深い資料を提示する
2. 前もって授業の準備をする
3. 物事を明確に説明する
4. 学習を楽しいものにする
5. 理解できていない生徒に辛抱強く接する
6. 生徒を励ます
7. 生徒の長所を褒め、間違いを優しく指摘する
8. 宿題を出し、見直しもする
9. 生徒からの質問や難問に対して、防御的でなく協力的に答える
10. 聞き上手で、話しすぎない

次に、それぞれの項目について、最悪のとき、最高のとき、平均的なときの自分を、0（最悪）から100（抜群）までで評価します。完璧に行う必要はありません。

どんなふうにすればよいかをお見せするために、次頁の表で私自身を評価してみました。

すべての項目を評価し終えたら、評価が低かった領域をいくつか選び、改善策を考えます。例えば

「良い教師」の資質	最悪 (0～100)	最高 (0～100)	平均 (0～100)
1. 興味深い資料を提示する	25	95	75
2. 生徒の長所を褒め、間違いを優しく指摘する	10	99	60
3. 学習を楽しいものにする	0	99	75
4. 生徒からの質問や難問に対して、防御的でなく協力的に答える	0	99	50
5. 聞き上手で、話しすぎない	0	99	50

私は、興味深い話をすることに関しては通常は問題ないと思うのですが、説明するときや質問に答えるときに話しすぎてしまうことがあります。そして時々威圧的になって、質問している人の話を遮ってしまいがちです。私の改善策としては、

1. 説明したり、質問に答えたり、話をしたりするときには、もっと手早く要点を言うようにする。
2. 毎回、授業後に生徒に感想を書いてもらい、何が最も気に入って、何が最も気に入らなかったかを教えてもらう。
3. 正直に、率直に話しても大丈夫だと生徒が感じられるように、ネガティブな感想については、温かい、防衛的ではない態度で処理する。
4. 相手が話している最中に割り込みたくなる衝動を抑えるようにする。

これで効果があるのでしょうか？　それとも、単なる机上の空論にすぎないのでしょうか？

さて、私はこの夏、ふたつの強化ワークショップで実際にこれらの変化を起こすことにしました。参加者全員に対して、温かく、敬意をもって接することを徹底したのです。完璧にできたわけではありませんが、大きな違いが生まれました。実際、私のワークショップに対する評価は、過去25年間で断トツに高いものでした。ふたつのワークショップで熱狂的なスタンディング・オベーションを受けたのも嬉しいことでした。

この「最悪、最高、平均」は、どんなふうにあなたの役に立つのでしょうか？

自分に「ダメな父親」や「ダメな教師」などのレッテルを貼ってしまうと、自分をまるごとダメな存在とみなすことになります。おそらくは恥ずかしくなり、やる気を失い、諦めてしまうかもしれません。さらにこうしたレッテルは、うまくいかなかったどのようなことを自分はしたのか、言ったのかについて具体的な情報を与えてくれないため、結局は行き詰まり、自分は出来損ないで、敗者で、絶望的な存在だと感じるようになってしまうかもしれないのです。

対照的に、「良い」父親や「良い」教師などの特徴を挙げる場合、まるごとの意地悪な方法で「自己」全体を判断するのではなく、具体的なスキルや行動に焦点を当てることになります。

そして、これらの特徴について、最悪のとき、最高のとき、平均的なときで自分を評価すると、灰色の部分があると考えることになり、すべての資質には幅があることがわかります。何事も、白か黒かでは割り切れません。良いときもあれば、悪いときもあります。そしてほとんどの時間、あなたはその中間にいます。悪くなる可能性も、良くなる可能性も常にあり、0か100かではないのです。

最後に、改善計画を立てるときは、変化をもたらしてくれそうなポジティブなことに焦点を当てるようにします。落ち込んだり、不安になったり、恥ずかしく思ったり、出来損ないだと感じたり、絶望的になったりする代わりに、自己受容、成長、学びの体験に参加するのです。

これもかなり地味な方法ですが、驚くほど役に立ちます。レッテル貼りが含まれるようなネガティブな考え方をしたことがあり、この方法を試してみたい人は、次頁の最悪、最高、平均の表を使ってみてください。

最悪、最高、平均*

「私は負け犬だ」「ダメな母親だ」「落伍者だ」など、自分に対して厳しい批判的なレッテルを貼っている発言をひとつ選んでください。次に、自分に貼ったレッテルとは反対の言葉を書いてください。例えば、「ダメな母親」の反対は、「母親として適切」「良い母親」「立派な母親」「偉大な母親」などになるでしょう。

自分に貼っているレッテル：＿＿＿＿＿＿＿＿＿＿＿＿＿＿＿＿

＿＿＿＿＿＿＿＿＿＿＿＿＿＿＿＿＿＿＿＿＿＿＿＿

ネガティブなレッテルとは正反対の資質を少なくとも5つ挙げる（例：「良い」夫、妻、パートナー、セラピスト、親、人間など）	最悪（0～100）	最高（0～100）	平均（0～100）
1.			
2.			
3.			
4.			
5.			
6.			
7.			
8.			
9.			
10.			

次に、あなたが改善したいと思う具体的な資質や特徴に焦点を当て、その領域を改善するためにできそうな、いくつかの具体的なステップを挙げてください：

1. ＿＿＿＿＿＿＿＿＿＿＿＿＿＿＿＿＿＿＿＿
2. ＿＿＿＿＿＿＿＿＿＿＿＿＿＿＿＿＿＿＿＿
3. ＿＿＿＿＿＿＿＿＿＿＿＿＿＿＿＿＿＿＿＿
4. ＿＿＿＿＿＿＿＿＿＿＿＿＿＿＿＿＿＿＿＿
5. ＿＿＿＿＿＿＿＿＿＿＿＿＿＿＿＿＿＿＿＿

22　自己非難と他者非難

私の最初の著書である『フィーリング・グッド』（邦題『いやな気分よ、さようなら』）では、弟のニックが自殺という悲劇的な死を遂げた後に自殺願望を抱くようになった、ネイディーンという若い医師のことを取り上げました。ベトナム戦争から帰還後、ヘロイン中毒と重度のうつ病に苦しんでいたニックを、ネイディーンは心から愛し、彼に献身的に尽くしていました。幼い頃、両親からニック以上にかわいがってもらったと感じていた彼女は、ニックのうつ病に責任を感じ、彼を助けるためにできるかぎりのことをしました。呼吸療法士になるための学校へ行くようニックを励まし、精神科の治療費まで肩代わりしました。

ある晩、ニックは一酸化炭素が血液に与える影響について教えてほしいと、ネイディーンに電話をかけてきました。呼吸療法の授業に提出するレポートを書いていて、そのための情報が必要なのだということでした。彼女は翌日のプレゼンテーションの準備で忙しかったので、彼が頻繁に電話してくることに苛立ち、簡単に答えて電話を切りました。

ニックは車をネイディーンのアパートの窓下に停め、排気管につなげたホースを助手席に引き込みました。エンジンをかけ、数時間後、運転席でぐったりしている彼を警察が発見しました。病院に運ばれましたが、そこで死亡が確認されました。

ネイディーンは茫然自失となり、こう自分に言い聞かせました。「彼が電話してきたとき、自殺を考えていることに気づくべきだった。彼が死んだのは私のせいだから、私も死んで当然だ」と。

ご想像の通り、ネイディーンの自責の念は耐え難いほどの苦痛を引き起こし、彼女の命を脅かしました。私の考えでは、愛する人の自殺は、人間が経験しうる最も過酷な出来事のひとつです。この種の喪失を経験した人の多くは、うつ、恥ずかしさ、罪悪感、怒りに、何年あるいは何十年も苦しむことになります。

うつになると、人の行動は大きく変わります。多くの人は通常の活動を放棄して、何事にもやりがいや価値を見出せなくなり、ベッドから出ようともしなくなります。そして、ネイディーンのように人生そのものを諦めてしまいます。実際、ネイディーンと同じくらい重度のうつ病になると、ほとんどの人は入院することになるのです。

しかし、ネイディーンは違いました。極度のうつ状態にもかかわらず、彼女は思いやりのある献身的な小児科医として一日18時間、働き続けました。どんなに打ちのめされた気分であっても、重病で入院中の子どもたちを励まし、希望を与えていました。もしあなたがその当時の彼女と関わったとしても、彼女が心の中で死に瀕していたとは想像もつかなかったでしょう。

前の数章ではソクラテス的質問法について学びましたが、すべき思考と非難は対になっていることが多いため、この手法が自己非難にも役立つとしても驚くことではありません。思い出していただきたいのですが、ソクラテス的質問法は、一連の質問を自分に投げかけることで、自分の考えが非論理的で不公平だと気づかせてくれるものです。

セラピーセッションの5回目か6回目で、私はネイディーンにこう尋ねました。「もしあの日、弟さんが自殺を考えていることがわかっていたら、彼の命を救うために介入しましたか？」

彼女はすぐに、間違いなくそうしただろう、と答えました。弟のことをとても愛していたし、弟の命を救うためなら何でもしただろう、と。

次に私は、あの日、彼が自殺を考えていることに気づいていたかと尋ねました。彼女は、彼が自暴自棄になっているとは気づかず、ただ授業の準備をしているのだと思った、と答えました。

それから私は、世界最高の精神科医なら、常に自殺を予測し、防ぐことができるだろうかと尋ねました。彼女は、ほとんどすべての精神科医が自殺で死んでしまう患者を抱えているのだから、そんなことは不可能だと答えました。

続いて私はネイディーンに、一貫して未来を予測できる人はいるだろうかと尋ねました。彼女は「神にしか未来は予測できません」と答えました。

そこで私は言いました。

あなたは弟さんの死に関して自分を責め、あの日、彼が自殺するつもりであることを知るべきだったと自分に言い聞かせてきました。これは、あなたがどれだけ弟さんを愛し、彼に尽くしてきたかを物語るものです。しかし、あなたは自分を神のようだと言いたいのですか？　あなたは未来を予測できるのでしょうか？

ネイディーンは泣き出し、予測などできないことを認めました。この気づきは、彼女が抱えていた強烈な恥ずかしさと罪悪感を手放す助けとなり、さらに数回のセッションの後、彼女が落ち込むことはなくなりました。回復の鍵は、失敗、罪悪感、落胆、絶望といった耐え難い感情を引き起こしていたすべき思考や自己非難に対して、どのように言い返せばよいかを学んだことでした。

こうして、うつを脱した彼女は、弟の悲劇的な喪失を悲しむことができ、自分の人生を前進させることができました。逆説的ですが、彼女はうつのために行き詰まり、悲しむこともできなかったのです。

非難には一般的に、ふたつのタイプがあります。

- **自己非難**：何らかの欠点、欠陥、失敗、ヘマを見つけて自分を責めることで、問題の実際の原因を突き止めたり、そこから学んで成長するための計画を立てたりする代わりに、罪悪感や苛立ちのほうにエネルギーを費やしてしまいます。自責の念は必ずと言っていいほど、自分自身に向けられる「すべき思考」と密接に関係しています。ネイディーンもまた、「弟が自殺しようとしていることを知るべきだった」と思い込んでいました。

- **他者非難**：他人や世の中に非を見いだし、自分はその悪の無実の犠牲者だと思い込みます。他者非難はほとんどの場合、他人や世界に向けられた「すべき思考」と密接に関係しています。

自己非難と他者非難に同時に苦しむ人もいます。この特に有害な組み合わせを、私は「非難ビーコン」と呼んでいます。灯台のビーコンのように、非難がぐるぐると回り続けるからです。「自分はダメだ」と考えているときもあれば、「あいつはダメだ」と考えているときもあり、罪悪感（「私はダメだ」）と怒り（「あなたはダメだ」）の間で揺れ動くのです。

私の同僚である精神科医のミーガンは、自分がこの罠に陥っていることに気づきました。慢性うつ病の彼女の患者さんで、ヘルガという名の女性が、予期せぬ激しい自殺未遂を起こして入院したため、ミーガンは強烈な恥ずかしさと不安、不甲斐なさを感じ、意気消沈していました。ミーガンはヘルガが一命を取りとめたことに安堵しましたが、自殺未遂に関しては自分を責めました。彼女は苦労しながら一年近くヘルガとの取り組みを続けてきたのですが、進展がほとんどみられず、もっとうまくやって彼女を助けるべきだった、と考えていたのです。

ミーガンは私に言いました。

自殺未遂は私をひどく動揺させる出来事で、私のキャリアの中でも最悪な出来事のひとつでした。私は打ちのめされ、夜も眠れませんでした。ネガティブな感情が渦巻いて、もっと違うことをすべきだったのではないかと、何度も何度も頭の中で反芻しました。

彼女と彼女の家族のことがとても気がかりだったので、自殺が完遂しなかったことには安堵しました。彼女は橋から飛び降りたのですが、これはとても深刻な事態で、回復には長い時間が必要でした。

一方でミーガンは怒ってもいて、治療が進まないことをヘルガのせいにしていました。ヘルガは心理療法のセッション中、夫のこと、子どもたちのこと、そして自分の人生について延々と文句を言い続けていたのですが、自分を変えるための方法を学ぶことにはほとんど関心がなく、宿題もめったにしてきませんでした。「疲れすぎていて」とか「忘れてしまった」と不平を言い、自己憐憫、恨みつらみに依存しているようにも見えました。

私はヘルガを過度に批判するつもりはありませんし、そのように聞こえたら申し訳ありません。誰にでも自分を哀れみ、周りに文句を言いたくなることはあるものです。少なくとも私はそうです！

私はミーガンを批判するつもりもありません。終わりの見えない不平不満が役に立つことはほとんどありませんし、患者を助けたいと思っているセラピストにとっては、これはかなりもどかしいことなのです。

おわかりのように、ミーガンのネガティブな思考には、自己非難や他者非難とともに、自己に向けられた「すべき思考」と他者に向けられた「すべき思考」も見受けられます。彼女はこんなふうに考えていました。

1. ヘルガをもっとうまく治療すべきだった。
2. 彼女の自殺未遂は私のせいだ。
3. 彼女はあんなにも抵抗して頑なになるべきではなかった。
4. うつ病を克服するために、彼女はもっと努力すべきだった。心理療法の宿題もこなすべきだった。
5. 彼女はあんなにも不平を言うべきではなかった。
6. 彼女は自殺願望があることを私に伝えるべきだった。

高度な訓練を受け、高い評価を得ている精神保健の専門家が、患者に対してこのように強いネガティブな感情を抱くという事実に、あなたが驚かれるのではないかと少し心配です。しかし、正直に言うなら、私たちは「専門家」であるにもかかわらず極めて人間的でもあり、専門家だからといって、患者さんが経験するのと同じようなネガティブな感情を免れることはできないのです。

だからこそ、精神保健の専門家にとっては、個人的な癒やしが非常に重要なのです。私たちの職業はとてもやりがいがあります。患者さんが突然回復するのを目にする喜びは、信じられないほど大きいものです。しかし、深刻なうつ病の不安定な患者さんたちと接するストレスもまた、非常に大きなものです。私たちの職業には暗黒面もあるのです。

私が毎週、スタンフォード大学で地域の精神保健の専門家たちのために、パーソナルワークを含む無料の心理療法トレーニングを行っているのは、それが理由でもあります。私たちは誰もが、時折ちょっとした調整――肩の荷を下ろして、人生をより前向きに捉え直す機会――を必要としています。私は、セラピストの内なる喜びと平安は、セラピストがもたらす効果に大きな影響を与えうると信じていますし、セラピストの誰一人として、継続的なサポートや学びなしに、ひとりで厳しい現場に立ち続ける必要はないと思っているのです。

ポジティブ・リフレーミング

では、ミーガンを助けることができるかどうかを見ていくことにしましょう。認知療法の大前提を思い出してください。外的な出来事ではなく、あなたの思考があなたの感情を作り出している、ということです。つまり、ヘルガの自殺企図は当然ながら不穏な出来事でしたが、ミーガンのネガティブな感情は、自分自身と患者に対するネガティブな思考から生じたものなのです。

しかし、ミーガンの考え方を変えようとする前に、一歩下がって自分に問いかけてみてください。このネガティブな思考や感情は、彼女について、どのようなポジティブで素晴らしい点を示しているのだろう？　そして、このように考えたり感じたりすることの利点は何なのだろうか？と。

読み進める前に、自己非難と他者非難の両方に関して、思いつくかぎりのポジティブな点を挙げてみてください。

自己非難のポジティブな点

1.
2.
3.
4.
5.

他者非難のポジティブな点

1.
2.
3.
4.
5.

書き終わったら先に進み、ミーガンと私が考えたリストを確認してください。でも、何か書き留めるまでは見ないでくださいね！

以下は、ミーガンと私が思いついたポジティブな点です。あなたのリストとは違っているでしょうが、それはそれで構いませんし、私たちの頭には思い浮かばなかったポジティブな要素をいくつも挙げてくれたかもしれません。

自己非難のポジティブな点

1. 自己非難は、ミーガンが自分に責任を負い、自らの過ちを検証する意思があることを示している。
2. 自己非難は、ミーガンの意識が高いことを示している。
3. ミーガンの意識の高さが彼女を支え、やる気を起こさせている。このような衝撃的な出来事があったとはいえ、ミーガンは実際には非常に有能な、思いやりのある精神科医だと言える。
4. 自己非難は、ミーガンが極めて手ごわい患者に対しての治療技術を向上させるために、学び成長したいと考えていることを示している。
5. 自己非難は謙虚さの表れである。
6. 彼女はもっと違ったやり方で、おそらくはもっと効果的に患者に接することができたはずなので、自己非難は現実的だと言える。
7. 自己非難は、抵抗の強い、非常に扱いにくい患者に対する彼女の強いコミットメントを反映している。

他者非難のポジティブな点

1. ミーガンの他者非難と怒りの感情は、彼女に道徳心があることを示している。
2. ミーガンの他者非難と怒りの感情は、彼女が、無責任な行動をとっている患者に自ら責任をとらせようとしていることの表れである。
3. 優しさと敬意をもって怒りやフラストレーションを分かち合うことは、患者にとっても有益であり、治療上の行き詰まりを打開するかもしれない。これは、感情を隠すように教えられてきた多くの精神保健の専門家たちの哲学には反するが、治療の行き詰まりについて患者と率直に対話することは、しばしば治療の突破口ともなりうる。
4. ミーガンの怒りは、彼女が人間的で、傷つきやすく、患者のことを深く気にかけていることを示している。

このようにしてポジティブな点をできるだけ挙げたところ、ミーガンはネガティブな思考や感情を完全に取り除くのではなく、減らしていきたいと考えました。また、彼女にとって少し意外ながらも役に立ったのは、自分がネガティブな感情だと思っていたものが、実際には彼女の素晴らしい長所や思いやり、高い意識の反映であるとわかったことでした。

意味論的テクニック

自己非難や他者非難が含まれる思考に立ち向かううえで特に役立つのが、**意味論的テクニック**です。第20章を思い出していただきたいのですが、このテクニックは、自分を責める言葉を、よりソフトで要求の少ない言葉に置き換えるというものです。これは「すべき思考」の場合と同じような効果を発揮します。例えば、「私は～すべきだった」や「あの人は～すべきだった」の代わりに、「～ならよかっただろう」のようなフレーズを使います。

ミーガンはこのテクニックを使って、非難する言葉を、より批判的ではないものにうまく置き換えることができました。しかし、その方法をお伝えする前に、まずミーガンの立場になって、意味論的テクニック（あるいは、あなたが興味をひかれたその他のテクニック）を使って、彼女のネガティブな思考に立ち向かえるかどうか、やってみてください。次頁の表に挙げたそれぞれのネガティブな思考の右側の欄に、100％真実で、そのネガティブな思考を打ち砕くことができるポジティブな思考を書き込んでみてください。

このエクササイズをするときには、ミーガンは実際にはとても有能で、思いやりのあるセラピストだということを心に留めておいてください。ヘルガと取り組んだ際の彼女の過ちは（あるとすれば、ですが）、ヘルガが心理療法の宿題をずっとやらなかった場合の制限を設けなかったことです。これは間違いなく、思いやりや優しさを持ちすぎたがゆえの過ちです。

ネガティブな思考	ポジティブな思考
1. ヘルガをもっとうまく治療すべきだった。	
2. 彼女の自殺未遂は私のせいだ。	
3. 彼女はあんなにも抵抗して頑なになるべきではなかった。	
4. うつ病を克服するために、彼女はもっと努力すべきだった。心理療法の宿題もこなすべきだった。	
5. 彼女はあんなにも不平を言うべきではなかった。	
6. 彼女は自殺願望があることを私に伝えるべきだった。	

自分のネガティブな思考よりも、他人のネガティブな思考を見抜くほうが簡単な場合がありますので、これはその良い機会です。やってみましょう！　終わったら読み進めて、ミーガンと私が思いついたことを確認してください。

私の答え

ミーガンと私が出した答えは次頁の通りです。

ミーガンは、自分のネガティブな思考に対して言い返すことがとても役に立ったし、穏やかな気持ちになって、自分のスキルに再び自信が持てるようになったとのことでした。しかし彼女は、自分の怒りが患者の恐ろしい自殺未遂によるものではなく、それに対する自分の考え方に起因していることを改めて「発見」したことも実に興味深かったと語りました。

ミーガンのように経験豊富な精神保健の専門家

ネガティブな思考	ポジティブな思考
1. ヘルガをもっとうまく治療すべきだった。	もっとうまく治療していればよかったというのは確かにそうだが、私は最善を尽くした。それに、どうすればいいかわかっているべきだったと自分に言い聞かせてもあまり役には立たないし、相手を思いやることにもならない。
2. 彼女の自殺未遂は私のせいだ。	彼女の絶望的な気持ちを知っていれば介入できたのにと思う。しかし、彼女自身にもできることはたくさんあった。私は自分が提供する治療には責任を持てるが、彼女がすることやしないことに対して全責任を負うことはできない。
3. 彼女はあんなにも抵抗して頑なになるべきではなかった。	私は彼女がそれほど抵抗せず、チームとしての取り組みにもっと心を開いてほしいと心から願っている。しかし彼女の頑固さは主な問題のひとつでもあり、もし彼女が抵抗せず頑固でもなければ、そもそも治療は必要なかっただろう！
4. うつ病を克服するために、彼女はもっと努力すべきだった。心理療法の宿題もこなすべきだった。	彼女にはもっと頑張ってほしかったけれど、あれやこれやを彼女はすべきだったのに、と言っても意味がない。それではまるで彼女が何らかの法を破っているかのようだし、そんな考えはバカげている。もし彼女がセラピーに戻ってきたら、また一緒に取り組むための条件として、宿題をこなすことを要求できるだろう。
5. 彼女はあんなにも不平を言うべきではなかった。	彼女があまり不平を言わなければ、それは素晴らしいことだし、これは治療の目標のひとつでもある。しかし、彼女はおそらく回復するまで文句を言い続けるだろう。それが今、彼女が囚われているパターンであり、それゆえに彼女は治療を受けに来ているのだから。
6. 彼女は自殺願望があることを私に伝えるべきだった。	私に話してくれればよかったのだが、彼女は私が介入して強制入院させられることを恥じていたか恐れていたのかもしれない。もしまた一緒に取り組むことができるなら、私は彼女にこの問題について話してもらい、彼女をサポートすることもできるだろう。

でさえ、ときにはブラックホールに陥ることがあります。それが人間というものです。しかし、ひとたび自分自身が癒やされれば、それはより効果的なセラピーを行ううえでの助けにもなります。なぜなら、「不安や無価値感や怒りを感じるのがどれほど恐ろしいことか、私自身も経験したのでよくわかります！　ですから、あなたが森から抜け出すための方法を教えることができたら、どんなに嬉しいことでしょう！」と言えるからです。

責任再分配技法

責任再分配技法は、何かよくないことが起こったときに、自分（あるいは誰か）を全面的に責めるのではなく、その原因となりえたすべての要因を検討するものです。例えば、ナサニエルという名のひどく内気な青年は、ある土曜日の朝、食料品店のレジの列に並びました。彼は、レジの女性が自分を見つめているのではないかと思い、彼女と話をしてみたかったのですが、断られるのではないか、バカにされるのではないかと怖くなってしまいました。

列の一番前まで来たとき、彼は緊張のあまり、彼女が食料品をチェックする間も、ただカウンターを見つめていました。彼女は「9ドル96セントです」と言いました。彼は10ドルを手渡し、彼女がお釣りを渡すときも、カウンターを見つめ続けていました。彼は恥をかいたと思いながら店を出て、またもや弱気になってしまったと自分に言い聞かせました。

ナサニエルのネガティブな思考、つまり「もし彼女に拒絶されたら、僕は負け犬ということだ」という考えは自己非難の典型例であり、ここには他にも次のような多くの歪みが含まれています。

- **全か無か思考**：彼は自分を「勝者」か「敗者」のどちらかだと思っています。
- **一般化のしすぎ**：彼はひとつの経験から「自己」全体を一般化しています。
- **心の読みすぎ**：彼は根拠なしに、彼女は自分に興味がないだろうと思い込んでいます。
- **拡大解釈**：彼は、興味のない人とでも親しげにするのは実に大変なことだと思っています。
- **感情的決めつけ**：彼は自分を負け犬のように感じていたので、彼女も同じように彼のことを見ていると思い込みました。
- **レッテル貼り**：彼は、振られたら「負け犬」になるような気がしました。
- **隠れたすべき思考**：「僕は絶対に振られてはならない」「僕は彼女を振り向かせることができるはずだ」

ナサニエルに責任再分配技法を使ってみるために、私は彼に、食料品をチェックしている若い女性が、自分と仲よくなろうとしている若い男性に積極的な反応を示さないとしたらそれはなぜなのか、考えられる理由をすべて挙げてみてほしいと伝えました。あなたならどんなことを思い浮かべますか？　やってみてください。このエクササイズは楽しいものですし、それほど難しくもありません。

書き終わったら先へと進んで、ナサニエルと私が思いついたことを確認してください。

1.
2.
3.
4.
5.
6.
7.
8.
9.
10.

私の答え

ナサニエルと私が考えたリストは次の通りです。

1. 店のポリシーに反するのかもしれない。

2. 彼女は結婚しているか、ボーイフレンドがいるのかもしれない。
3. 店長が見ているのかもしれない。
4. 彼女は男性からいつも口説かれてうんざりしているのかもしれない。
5. 僕は彼女の好みではないのかもしれない。彼女は年上や年下、あるいは違う人種の男を好むのかもしれない。
6. 彼女は内気なのかもしれない。
7. 機嫌が悪いのかもしれない。
8. ゲイかもしれない。
9. 気分が悪いのかもしれない。
10. 僕は口説いたりするのが下手だから、彼女は気を悪くしているのかもしれない。

このリストはナサニエルにとって大きな安心材料となり、彼はふたつの大きな決断をしました。第一に、彼は女性に近づいておしゃべりするコツを学んでいるところなので、実際にそれを試せばいい（断られる可能性もある）ということです。第二に、魅力的な女性に声をかけるとしても、気の利いたことやすごいことを言う必要はありません。その代わりに、彼はただ笑顔で挨拶すればよく、相手が良い反応を示してくれるかどうかにかかわらず、それは十分に大きな一歩なのです。

私はナサニエルが内気さを克服できるよう、以下に示すような対人的曝露のテクニックを使ってみてほしいと伝えました。

1. 笑顔と挨拶の練習：毎日、少なくとも5人の見知らぬ人に笑顔で挨拶します。

2. デビッド・レターマン技法：内気な人は、自分のことを話したり、何かとても気の利いたことを言ったりしないと、人の印象に残らないと考えがちです。そうやって人を遠ざけてしまうのです。その代わりに、私はナサニエルに、全国ネットのテレビ番組で見知らぬ人たちと会話することを生業としているデビッド・レターマンやジミー・ファロンのようなトークショーの司会者を研究してみてほしいと伝えました。どんなテクニックを彼らは使っているのでしょうか？

たいていの場合、彼らは相手中心の会話テクニックを使っていて、自分のことを話したり、印象的なことを言おうとしたりすることはありません。彼らはゲストに自分のことを話してくれるよう促し、相手を褒め、心を開いてもらえるような質問をします。ほとんどの人は、自分に純粋な興味を示してくれることをとても喜ぶものです。

私はナサニエルにも毎日、どこにいてもこれと同じことをするよう勧めました。

3. 自己開示：毎日、少なくとも誰か一人に（知らない人でも知り合いでも）、内気で悩んでいたこと、そして信じられないくらいそれを恥じて隠していたこと、でももう隠すのはやめたこと、だからこそこうして話をしていることを伝えます。

4. 調査技法：周りの人に、社交的な場面で恥ずかしさやぎこちなさを感じたことがあるか、内気な人を見下すことがあるか、内気だということであなたを下に見ることがあるか、尋ねてみましょう。

5. 恥への挑戦：人から見下されたり、変な人だと思われたりすることへの恐怖を克服するために、人前でおかしなことや奇妙なことをします。例えば、ショッピングモールで見知らぬ人に近づき、「あなたを歌で楽しませたいです」と伝え、どんな歌が聴きたいかを尋ね、それを口ずさむのです！

6. 拒絶の練習：気になる女性（または男性）に声をかけ、断られるかもしれないと思っても、友好的に、かつ敬意を払いながら、その人をデートに誘います。少なくとも週に5回は断られるようにしましょう。デートに成功してもポイントはもらえません。断られたときだけポイントがもらえます。目標はできるだけ多くの断りを集めることです！

ナサニエルは、この課題が恐ろしくもワクワクするものであることに気づきました。そして、断られることもありましたが、成功することもかなりありました。

次のテクニックに移る前に、責任再分配技法について一言。このテクニックも他のテクニックと同様、悪用が可能です。大切な人から批判されたり拒絶されたりしたときに、自分を無価値だと感じないための防衛策として責任再分配技法が使われることもあります。相手のほうが嫌な奴で、負け犬なのだと自分に言い聞かせるのです。

これは自己非難から他者非難へのすり替えにすぎません。私から見て、これは現実的でも生産的でもありません。というのも、私たちを批判したりうっとうしく思ったりする人は、実際には「嫌な奴」や「負け犬」ではないからです。

では、誰かに対して本当にいらいらしているときには、この他者非難にどう対処すればよいのでしょう？　メリット・デメリット分析の出番です！

メリット・デメリット分析

メリット・デメリット分析は、人間関係での対立や問題で腹を立てたり誰かを非難したりしているときに、最も簡単で役立つテクニックのひとつです。相手を非難することのメリットとデメリットを列挙し、合計100点で双方のバランスをとります。他者非難をやめたくないことに気づく場合もあるかもしれませんが、それはそれで構いません。しかし、メリット・デメリット分析は間違いなく、あなたの決断を後押ししてくれるでしょう。

以下は、私の著書である*Feeling Good Together*（邦題『人間関係の悩み　さようなら』）から引用したメリット・デメリット分析です。見ておわかりのように、非難には説得力のある利点がたくさんあります。例えば、相手を非難するのはとても簡単ですし、相手より自分のほうが優れていると感じることができます。また、その問題に対する自分の関与を検討する必要がなく、自分が正しくて相手

他者非難のメリット・デメリット分析*

相手を非難することのメリット	相手を非難することのデメリット
1. 簡単。自分は変わる必要がない。	1. 何も変わらない。
2. 自分は正しく道徳的に優れていると感じることができる。	2. このような態度は相手の気分を害する。
3. 相手に近づく必要がない。相手との間に距離を置くことができる。	3. より良い人間関係を築くことができない。
4. 自分を力強く感じる。	4. 自分には争いを解決するだけの力がない。
5. 問題の責任は本当に相手にあると確信する。これによって、自分は見逃してもらえる。	5. 相手も同じように、問題の責任はすべて私にあると確信するだろう。際限なくお互いを非難することになり、誰も譲歩しなくなる。
6. 真実が私の味方になる。自分が正しくて、相手が間違っていると思える。	6. 同じように、相手は私が間違っていて、自分が正しいと確信するだろう。
7. 被害者役を演じることができる。	7. 被害者役は疲れる。自己憐憫に陥るかもしれない。
8. 自分の弱さを感じなくてすむ。安心する。	8. 自分の気持ちを隠すことになり、相手に本当の気持ちが伝わらない。
9. 相手を非難することで、自尊心とプライドを守ることができる。	9. 愛情や親密さを得るチャンスを失う。
10. 罪悪感を抱かなくてすむ。	10. どのみち罪悪感を抱くかもしれない。
11. 自分の欠点を隠し、問題に対する自分の関与を否定することができる。	11. 問題に対する自分の関与に気づかず、自分をポジティブに捉えすぎてしまうかもしれない。
12. 自分を顧みる苦痛や屈辱を味わわなくてすむ。恥じる必要もない。	12. 成長しないし、新しいことを学ぶこともない。
13. 人に振り回されたり利用されたりしないと示すことができる。	13. 私が機嫌を損ねることで、相手に私を支配する力を与えてしまう。
14. 相手への復讐を妄想できる。	14. 相手も私への復讐を妄想するかもしれない。
15. 私が意地悪で卑劣なことをしても、相手はそれに値すると自分に言い聞かせることができる。	15. 相手は報復するかもしれない。
16. 仕返しをしたり、陰で嫌がらせをすることができる。	16. 相手を傷つけるかもしれない。
17. 私には怒る権利があると自分に言い聞かせることができる。	17. 私には幸せを感じる権利もある。

相手を非難することのメリット	相手を非難することのデメリット
18. 怒りが私の人生に意味と目的を与えてくれる。	18. 怒りに囚われてしまうかもしれない。
19. 人生がドラマチックで刺激的なものに思える。葛藤が私を特別で重要な存在だと思わせてくれる。	19. 絶え間ない諍いで消耗し、気力を失い、時間を無駄にする。
20. 相手のことを負け犬だと噂して、周りから同情を買うことができる。	20. 周りの人は私の愚痴にうんざりしているかもしれない。
21. 相手をスケープゴートにして見下すことができる。	21. これは友人や家族に悪い手本を見せることになるかもしれない。
22. 相手は嫌な奴で、努力する価値もないと自分に言い聞かせることができる。	22. この考え方は、自己成就的な予言として機能するかもしれない。
23. 相手との間に壁を作り、相手を攻撃することができる。	23. 自分の作った壁にぶつかり続けるかもしれない。
24. 相手を拒絶することができる。	24. 問題を解決し、その人と親しくなるチャンスを失うことになる。
25. 過食、飲酒、薬物使用によって自分を慰めることができる。	25. 絶えず憤慨していると、頭痛、疲労、高血圧が生じるかもしれない。

が間違っていると自分に言い聞かせることもできます。人は誰でも、自分が「真実」の側にいると思いたいのです！　ここでは少なくとも20以上の利点が見つかりました。

しかし、デメリットもいくつか考えられます。大きな問題としては、非難している相手と親しくなることができなくなり、完全に行き詰まってしまうことです。加えて、相手は必ずと言っていいほど防衛的になり、あなたを非難し、それがまたあなたを苛立たせます。怒りや敵意に苛まれ、かなり疲れることになるのです。

さて、非難のメリット・デメリット分析がどのように機能するかがおわかりになったと思いますので、今度はご自分でも試してみてください。あなたの日常気分記録表に目を通し、ネガティブな思考の中に他者

他者非難のメリット・デメリット分析

相手を非難することのメリット	相手を非難することのデメリット
○	○

非難が含まれていないか、確認してみてください。含まれていたら、上の表に、相手を非難し続けることのメリットとデメリットを列挙してみてください。

　思いつくかぎりのメリットとデメリットを挙げ終わったら、合計で100点になるようにバランスをとります。メリットとデメリットのどちらが大きいかを自問し、表の下の丸に、あなたの評価を示す、合計すると100になる数字をふたつ入れてください。

　それぞれの欄にいくつの項目を挙げたかについては気にする必要はありません。ひとつの大きなメリットが多くのデメリットを凌駕することも、その逆もあるからです。ふたつのリストを全体的に比較して評価するようにしてください。

　では、非難するメリットのほうが大きくなった場合には、どうするべきでしょうか？　特に何かをする必要はありません！　相手を非難し続ければよいのです。ぜひそうしてください！　うまくいっていることを変える必要はありません。

　50対50になった場合はどうすればよいのでしょう？　これ

も同じアドバイスです。変化をもたらすというのは難しいことであり、人間関係での葛藤ならなおさらです。変化させる明確な理由もなく、膠着状態にあるなら、そこに全エネルギーを注ぐ理由もありません。

非難することのデメリットのほうが大きい場合はどうでしょう？　ミーガンとのエクササイズでやったように、意味論的テクニックを使って、相手を非難する発言に自分で反論してみることもできます。しかし、あなたが本当にやる気満々なら、徹底共感（forced empathy）と呼ばれる、実にクールで明快な方法を試してみるとよいかもしれません。

徹底共感

私は20年以上も前に**徹底共感**というテクニックを考案したのですが、あまり宣伝せず、うまくいったのもほんの一部だったので、しばらく休眠状態にしていました。しかし最近になって、なぜこのテクニックが素晴らしくうまくいくこともあれば、ぱっとしないこともあるのか、その理由がわかってきました。それはすべて、対立している相手と本当に親しくなりたいかどうかにかかっているということです。もし本当に親しくなりたいと思っているなら、このテクニックは魔法のように作用します。そうでないなら、この徹底共感だけでなく、世界中のどんなテクニックも役には立たないでしょう。

やり方はこうです。あなたが誰かに本当に苛立っていて、何かのことでその人を非難しているとしましょう。あなたはその人がどう考え、どう感じているのかがよくわからないので、その人の行動について、あらゆる説明を考えつくでしょう。例えば、その人は「嫌な奴」や「あばずれ」なのだと考えるかもしれません。あるいは、その人はいつも自分が正しくなければならない、話を聞いてくれない、単にあなたのことを理解していない、気にかけてくれない、と思うかもしれません。

このような考えには、他者非難を含む、多くの認知の歪みが必ずと言っていいほど関与しており、それが引き金となってネガティブな気分や行動につながることもあります。例えば、怒りや不満を覚えたり、傷ついたと感じたりして、相手に対して防衛的、敵対的、攻撃的な態度で接するかもしれません。すると、相手も必然的に防衛的になって不機嫌になり、あなたはこう思うことになるでしょう。

「ほらね、思った通りだ。あいつはやっぱり嫌な奴だったんだ」

いまや、あなたは自己成就的な予言の罠にはまってしまいました。自分を被害者のように感じるのは、自分がいかに相手の不穏な行動を誘発し、強化しているかに気づいていないからです。

もちろん、より良い関係を望まないかぎり、あなたが変わる必要はありません。誰とでも仲よくしなければならないというルールは存在しないのです。しかし、もしあなたがより良い関係を望んでいて、その人と親しくなりたいと思っているのなら、徹底共感はとても役に立つかもしれません。

徹底共感が目指すのは、うまくいっていない相手と、より深く理解し合えるかどうかを確かめることです。あなたが腹を立てている相手の人の目を通してこの対立を見ると、ときには物事が全く違った見え方をすることがあります。

これをするには、あなたが苛立っている相手の人の役を演じ、別の誰かがその人の親友の役を演じます。ロールプレイでは、以下のルールを守ってください。

1. いらいらさせられている相手の役を演じるときには、真実を、すなわち全くの真実を話すことに同意しなければなりません。自白剤を飲んだつもりで真実を話す必要があります。
2. 身構えたり、合理化したり、何かを否定したりすることは許されません。
3. 相手の人の通常の意識と潜在意識を、できるかぎり代弁することに同意しなければなりません。

以下の例から、これがどう機能するかを見ていきましょう。

2年前のグループ・コンサルテーションで、私の大切な同僚であるジル・レヴィット博士が、小学6年生の長男アレックス（12歳）との対立が続いていて、悲しく、いらいらして、不満を抱えていると話しました。アレックスはもっと自由になりたくて、制限を設けられることに関しては何にでも反発していました。例えば、就寝時間に文句を言ったり、ゲームをする時間をもっと欲しがったり、ジルが片づけや宿題をするよう注意すると目を丸くしたりしました。

ジルはアレックスがもっと自立したがっていることを理解していましたが、彼があまりにも理屈っぽくなったことにショックを受け、動揺していました。就寝時間を遅らせたり、自転車で友達の家に行くことを認めたり、初めての携帯電話を持たせたりして、アレックスにより大きな自由を与えてきたにもかかわらず、彼はまだ自分を子ども扱いするジルに腹を立てていました。ジルは自分の子どもに何が起こっているのかわからず、なぜアレックスがこれほどまで彼女に腹を立てているのか理解できませんでした。

グループの同僚であるリチャード・ラムは、彼女に徹底共感のテクニックを試してみてはどうかと勧めました。TEAM‐CBTのセラピストは皆、人々に説いていることを実践しようとします。自己非難のブラックホールに陥ったとき、つまりこの場合は、愛する人との衝突による苦しみに陥ったとき、私たちは自らが考案したツールを自分自身に用いるのです。そうすることで、自分たちのスキルを磨き、ツールが実際に機能するかどうかを見極めることができます。結局のところ、私たちはときに最も厄介な患者なのです！

リチャードはジルにアレックスの役を演じさせ、自分はアレックスの友人の一人を演じました。彼はジルに目を閉じて、自分をアレックスだと想像し、母親との関係について話してほしいと伝えました。ジルは、目を閉じた瞬間にアレックスが見え、涙が出てきたと説明しました。

徹底共感の対話は次のように展開しました。

リチャード（アレックスの友人役）：君はお母さんに腹を立てているらしいね。どういうことか、教えてよ。

ジル（アレックス役）：お母さんはいつも僕にああしろこうしろってうるさいんだ。僕には分別も責任感もあるし、僕のことを好きでいてくれる友だちもいるし、自分のことはちゃんと自分でできるのに。宿題は言われなくても時間通りにやってるよ。お母さんとの関係はとても大切だし、大好きだけど、お母さんはいつも僕の上にいる。僕が何か忘れてないかをいつもチェックしてるんだ。

リチャード（アレックスの友人役）：それってどんな感じなの？

ジル（アレックス役）：お母さんは僕のことを信用していないし、僕がひとりでは自分のことをできないって思ってるんだ。

リチャード（アレックスの友人役）：お母さんにどんなことを伝えたい？

ジル（アレックス役）：僕は本当にいい子だし、ちゃんとした選択ができるし、お母さんがいつも僕を見てる必要はないって伝えたい。僕のことをもっと信頼すべきだって伝えたいよ。

ジルはその場で泣き出し、今起こったことの衝撃を語りました。彼女は突然、自分がアレックスの優しい気持ちに気づいておらず、彼の苛立ちと喧嘩腰の態度にだけ目を向けていたことに気づいたと説明しました。優秀な子だと日頃から思っていて、彼の弱い面を見ていなかったのです。

彼女はまた、自分が彼を子ども扱いしていること、そしてそれはもう彼にはふさわしくないことも理解しました。彼女は、彼は自立を勝ち取ったのに、母親から信頼されていないように彼に感じさせてしまったと言いました。彼女はアレックスに、自分がどれだけ彼のことを誇りに思っているか、彼がどれだけ成長していて責任感があるかを話していませんでしたし、そのことを自分がまさに軽んじていたことを知って、胸が苦しくなりました。

その後、ジルはアレックスと向き合い、彼が成長していることがわかったし、彼のことを手放すのは彼女にとっての葛藤なのだと伝えました。彼女は、自分は常に世話役でまとめ役であったけれど、ときにそれをやりすぎてしまったし、それも彼のせいではなく、彼女にとっての葛藤なのだと説明しました。そしてジルはアレックスに、彼はとても責任感が強いのに、自分が彼を信用していないように感じさせてしまったことに気づいたと伝えました。そして、手放すことを学ぶことが、自分が今取り組んでいるプロジェクトだと説明しました。

言うまでもなく、アレックスはこれを気に入り、完全に理解しました！

徹底共感の例を興味深く見ていただけたでしょうか。これは特に、あなたとの間で確執が生じている友人や家族、同僚などともっと親しい関係になりたいとあなたが強く願っている場合には、強力で役に立つかもしれません。

あなたのネガティブな思考の中に自己非難や他者非難が見つかったら、ポジティブ・リフレーミング、責任再分配技法、メリット・デメリット分析、徹底共感など、本章で紹介したテクニックの多くが、この歪みに役立つことを覚えておいてください。

ただし、自分自身や他者を非難しているときには、変化への抵抗が激しくなることがあるので注意が必要です。非難には強い中毒性があります。自分を責めているなら、あなたの高い意識があなたを行き詰まらせているのかもしれませんし、誰かを非難しているなら、怒りや道徳的優越感によってあなたは身動きがとれなくなっているのかもしれません。そういうわけで、非難は通常、立ち向かうことが最も難しい歪みであり、怒りは、克服するのが最も難しい感情と言えるのです。

自己非難や他者非難を伴うネガティブな思考を打ち砕こうとする場合に、ポジティブ・リフレーミングやメリット・デメリット分析のような、やる気を起こさせるテクニックから始めるとよいのも、それが理由です。自分や相手を非難することに疲れたら、この章にあるテクニックや、本書で紹介した他の多くのテクニックが大いに役立つでしょう！

さあ、これであなたは、あらゆる種類の認知の歪みを打ち砕くためのツールをいくつか手に入れたことになります。しかし、これはスターターキットを手渡しただけであり、もっと多くの素晴らしいテクニックがあるということも心に留めておいてください。第33章のリストを見ていただければ、50もの、考え方や感じ方を変えるのに役立つテクニックがあることがわかりますよ！

第Ⅲ部

スピリチュアル／哲学的次元：
自己の４つの「大いなる死」

23 あなたには自己がある？　それは必要なもの？

あなたは批判を恐れていますか？　劣等感を覚えたり、自分の欠点や本当の気持ちを人に知られたら見下されるのではないかと心配したりすることがありますか？

多くの人がそうであるように、あなたも自分には「自己」や「アイデンティティ」があり、それは収入、知性、才能、業績、外見、人種、社会的地位、あるいはその他の基準によって測定されたり判断されたりすると思い込んでいるかもしれません。そして、落ち込んだり不安になったりしているときには、自分の「自己」には欠陥があるとか不十分だと感じているかもしれません。この思い込みが、うつ、不安、恥ずかしさ、無価値感、孤独感、絶望感などを引き起こします。

このように、「自己」があるとの思い込みは、ときとしてかなりの代償を支払うことになるのです。

先日、私はジョナサンという名の友人とピザを食べました。彼は過去9年間、内なるいじめっ子と闘ってきたといいます。その執拗で自己批判的な声は、十分な高給取りでないこと、一流のキャリアを積んでいないこと、まだ最愛の人を見つけていないことから、彼のことを「敗者」呼ばわりするそうです。このような思考が彼に強烈な不甲斐なさを感じさせ、それは終日続き、翌朝になると再び激しく襲いかかってくるとのことでした。

もちろん、自己批判には常にいくらかの真実があります。ジョナサンは最近、多くの労力を注いできた、重要な商業塗装の仕事を落札できませんでした。彼の入札は二番手で、契約は取れず、必要な収入も得られなくなりました。

加えて、かつての恋人との関係もギクシャクしていました。もはやロマンチックな関係ではないものの、彼女は彼の子どもの母親なので、共同養育の取り決めをしています。ジョナサンが家を訪ねると、彼女はジョナサンを批判し、対立はエスカレートします。ジョナサンは私に言いました。

「僕が子どもの頃に両親がしていた口論と同じだ。自分の人生では絶対にしたくないと思っていたことなのに」

ジョナサンだけではありません。キャリアが挫折したから、あるいは、ずっと夢見ていたような愛情あふれる関係を持てたことがないから、自分は十分でないと感じている人は多いものです。それでもジョナサンは、商業塗装の仕事で自分と二人の従業員を養ってきました。元恋人との関係は険悪ですが、過去には多くの女性と良い関係を築いていましたし、1歳になるかわいい息子の父親でもあります。しかし、自分は「敗者」だと自分に言い聞かせるとき、それは絶対的な真実のように思われますし、彼の苦しみは手に取るようにわかります。

ジョナサンは、自分には十分でない「自己」がいると信じています。そして、それが彼の感情的苦痛の根本原因なのです。

不甲斐なさを感じることは、少なくとも私が知っている人々の間では、ほとんど普遍的なことのように思われます。先週、ジャネルという名の若いジャマイカ人女性と会ったのですが、彼女もまた、子どもの頃から慢性的なうつ、不安、恥ずかしさに悩まされてきたと打ち明けてくれました。

ジャネルは幼い頃、母親と姉から、彼女の褐色の肌は見劣りがするし、受け入れられるためには「白人」を演じなければならないと言われました。

今日に至るまで、ジャネルは自尊心の低さに悩まされ、自分は興味を持たれる人間ではないと思い込んでいます。しかし、彼女には愛する夫がいますし、一流大学で博士号を取得した彼女は、一流の医療センターで重要な研究をしています。それでも彼女の内なる声は、自分はまだ「十分ではない」と主張するのです。

わずかな資源しかない人も、同じように自信喪失や不甲斐なさに悩まされます。私はフィラデルフィアに住んでいたとき、病院で働く人々のために、*Ten Days to Self-Esteem*（邦題『もういちど自分らしさに出会うための10日間』）の内容に基づく10段階のセラピープログラムを開発しました。その病院は、薬物使用や犯罪、ギャングの活動が盛んな、かなり荒れた地域にありました。患者の多くは深刻なメンタルヘルスの問題を抱えており、資源も限られていて、読み書きができない人も少なからずいましたし、ホームレスの人もいました。

ある日の午後、私はセラピーグループのリーダーをしていて、患者さんたちに、自尊心を失ったと感じたときのことを具体的に説明してほしいと頼みました。ファンというホームレスの男性は、スーツを着てネクタイを締めた人が、歩道にいる彼の目の前を通り過ぎるたびに感じることを話してくれました。

彼には仕事がある、夜寝るベッドがある、愛してくれる家族がいる、と自分に言い聞かせていたよ。私は歩道で寝ている。小学5年生にもなれなかった。仕事もしたことがない。誰かに何かで貢献したこともない。私は社会の虫けらにすぎない。自分を全く価値のない人間だと感じるよ。

彼の頬を涙が伝いました。おわかりのように、ファンの悩みはジョナサンやジャネルの悩みと驚くほど似ていました。

もしかしたら、あなたもこのように感じたことがあるのではないでしょうか？　例えば、次のように感じたことはありませんか？

- もっと成功していて、魅力的で、人気があるように見える友人や同僚より、私は劣っている。
- ずっと隠してきた欠点がある私は出来損ないだ、あるいは恥ずかしい存在だ。
- ありのままの自分を見られたら、人から見下されるだろう。
- 社交の場では気おくれしたり、ぎこちなくなったりするし、何かまぬけなことを言ったり、緊張して不安そうな顔をしていたりすれば、人から批判されるのではないかと恐れている。

・人前で話すのが怖くて、頭が真っ白になったり、ブツブツつぶやいてバカにされたりするのではないかと心配だ。
・自分は頭が良くない、あるいは十分に成功していないので、不甲斐なく、恥ずかしい。
・大切な人に拒絶されたから、あるいは愛する人と有意義な関係を築けていないから、私には価値がない、私は愛されない。

ほぼ常に幸せで、自信に満ちあふれた幸運な人もいるでしょうが、私たちのほとんどは、不安や自信喪失に悩まされるものだと私は確信しています。基本的にはかなり幸せな人間である私も、同じような感情に苦しんだことがあります。

例えば、私はカリフォルニア州アナハイムで開催された2017 Evolution of Psychotherapy Conferenceで発表する機会を得ました。このイベントは「心理療法のウッドストック」と呼ばれており、心理療法業界の大物が何十人も参加し、世界中から何千人ものセラピストが集まります。このような権威あるイベントに参加できたことを私は喜び、さぞかし興奮したのだろうとあなたは思うかもしれませんが、私の内心はそうではありませんでした。

私が初めて行った二回のプレゼンテーションには約千人が集まり、それなりに、あるいは非常にうまくいったように思われました。しかしその後、私は自分の犯したミスにこだわり始め、また、プレゼンテーションのひとつは大成功とまでは言えなかったため、意気消沈してしまいました。まずまずの出来だったのですが、信じられないほど素晴らしいものでもなかったのです。落ち込み始めた私はこんなことを考えていました。

- ここは私の居場所じゃない。
- 私はこの場にふさわしくない。
- もっとうまくやるべきだった。
- 私は過去の人間だ。もう全盛期は過ぎたのだ。
- 現場は私抜きで進み、私を置き去りにした。

苦しいことでしたが、これらの考えは絶対的に正しいように思われました。自分自身について、恐ろしいけれど避けようのない「真実」に直面しているような気がしたのです。

この私の思考に認知の歪みを見つけることができますか？　次頁の表でチェックしてみてください。厳密な正解・不正解はありませんので、適当にやってみましょう。

もう終わった？　本当に？　それなら、私の答えを知るために読み続けても構いません。でも、クイズが終わるまでは見てはいけませんよ！

認知の歪みのクイズ	(✓)
1. 全か無か思考：自分自身や世界を、白か黒か、全か無かで分けて考える。灰色の領域は存在しない。	
2. 一般化のしすぎ：ネガティブな出来事を、「いつも」や「決して」などの言葉を使いながら、終わりのない敗北のパターンとして捉える。	
3. 心のフィルター：ポジティブなことをフィルターにかけたり無視したりして、ネガティブなことにばかり目を向ける。まるで一滴のインクがビーカー全体の水を変色させるようなものである。	
4. マイナス化思考：これはさらに大きな精神的エラーである。自分のポジティブな資質は取るに足りないと自分に言い聞かせ、こうして自分自身に対する全般的な見方がネガティブなものとなり続ける。	
5. 結論への飛躍：事実の裏付けがない結論に飛びつく。 • 心の読みすぎ：他人が何を考えたり感じたりしているか、自分にはわかっていると思い込む。 • 先読みの誤り：未来について、ネガティブな結果を予想する。	
6. 拡大解釈と過小評価：物事を大げさに捉えたり、重要性を不適切に低く見たりする。私はこれを「双眼鏡トリック」と呼んでいる。双眼鏡のどちらから覗くかによって、物事が大きく見えたり小さく見えたりするからである。	
7. 感情的決めつけ：気分によって推論する。例えば、自分のことを負け犬のように感じるから、自分は本当に負け犬だと思い込む。あるいは、絶望的な気分なので、自分は本当に絶望的なのだと結論づける。	
8. すべき思考：「すべき」「する必要がある」「しなければならない」などの言葉で自分（あるいは他人）を惨めにする。自己に向けられた「すべき」は罪悪感、羞恥心、抑うつ、無価値感を、他者に向けられた「すべき」は怒りや人間関係の問題を、世界に向けられた「すべき」は不満や権利意識を引き起こす。	
9. レッテル貼り：具体的な問題に焦点を当てる代わりに、自分自身や他人にレッテルを貼る。これは一般化のしすぎの極端な形態であり、自分や他人を完全な欠陥品、ダメ人間とみなすことになる。	
10. 非難：自分（自己非難）や他人（他者非難）の欠点を見つける。	

私の答え

あなたはいくつの歪みを見つけられましたか？　私は明らかにかなりの数、つまり事実上10個すべての歪みに関与していました！　理由は以下の通りです。

1. **全か無か思考**：ホームランを打てなかったので、三振してしまったと思い込んでいました。
2. **一般化のしすぎ**：私は自分のことを全盛期を過ぎた「過去の人間」だと考えていました。
3. **心のフィルター**：ふたつのプレゼンテーションのうち、不発だったほうばかり反芻し、もうひとつのことをすっかり忘れていました。
4. **マイナス化思考**：最近のワークショップで受けたスタンディング・オベーションや、ファンの人たちから毎日届くたくさんの熱烈なEメールのことを見過ごしていました。
5. **結論への飛躍**：私は、人々はもう私の話に興味がないのだと思い込み（心の読みすぎ）、私の残りのプレゼンにもあまり関心がないだろうし、私のキャリアはもうほとんど終わったのだと考えていました（先読みの誤り）。
6. **拡大解釈と過小評価**：大げさかもしれませんが、私はプレゼンテーションでのあらゆるミスを重大なものと拡大解釈し、私が伝えていることの潜在的な影響力を過小評価していたと言えるかもしれません。
7. **感情的決めつけ**：私は自分を敗者のように感じたので、自分は本当に敗者なのだと結論づけました。

8. レッテル貼り：自分のことを「過去の人間」と呼んでいました。

9. すべき思考：もっとカリスマ性を発揮して人々を圧倒すべきだったと自分に言い聞かせていました。

10. 自己非難：自分のことを「不十分」だと批判し、責めていました。

このように、私のネガティブな思考にはたくさんの歪みが含まれていたのですが、当時はそれに気づかなかったため、歪みはどんどん大きくなり、ますます不安になりました。実際、緊張して自信をなくしていた私は、次のプレゼンテーション会場に90分も早く到着してしまいました。そこは2千4百人収容の巨大な部屋でしたが、後ろのほうにひとりの女性が座っているだけでした。私の心は沈みました！

私は彼女にプログラムを持っているかと尋ね、その場所で合っているかどうかを確かめようとしました。彼女が携帯電話でプログラムを調べたところ、彼女のほうが講義室を間違えていることがわかり、その場を去って行きました。私は、私の講演に来る人はごくわずかだろうと思い、屈辱的な気分で空っぽの会場に一人取り残されました。

私は気落ちしながらも壇上に上がり、パソコンをセットして座って待つことにしたのですが、不安で眠くなってしまいました。私にとって突然の眠気は、強い不安の中で時折起こる奇妙な症状なのです。

講演が始まる数分前に目覚めた私は、会場が人々で埋め尽くされていることにショックを受けました。私が話し始めると聴衆は熱心に耳をそばだて、拍手と歓声が自然と沸き起こる場面もありました。今までで最大で最高の盛り上がりを見せたのです！

私のネガティブな思考はかなり歪んでいたことが明らかとなり、私はとても安心しました。このような回復のことを、アルバート・エリス博士は「低レベルの解決」と呼んでいます。自分のネガティブな思考が単純に真実ではないことがわかると、突然気分が良くなるのです。

「ハイレベルの解決」はそれとは異なり、ネガティブな思考が真実であっても幸せは感じられると気づくことです。

これはどのように機能するのでしょう？　例えば、アナハイムの観客がもっと少なく、熱狂的ではなかったとしましょう。するとどうなるのでしょう？　私の「自己」が本当に「十分」ではなかったということなのでしょうか？

先週、スタンフォードでの火曜日のグループの終わりに、私はこの問いの答えを知りました。ちょうど私がグループを去ろうとしたとき、ロバートという心理学者が目に涙を浮かべながら私に話しかけてきました。私は彼に少し威圧的な感じを受けていたので、これには驚きました。

ロバートは、私が火曜日のグループを開催し、多くの時間と労力を割いてくれていることに感謝したいと言いました。自分にとって大きな意味があると彼は言い、少し言葉を詰まらせているようでした。

私は彼のコメントに深く感動しました。私はロバートに、このセッションは私にとってても大きな意味があり、グループは一週間のハイライトのひとつでもあると話しました。

ですから、私のエゴが「もう限界だ」とか「十分ではない」と私に言い聞かせようとするとき、私はいつもロバートの言葉を思い出すようにしています。彼の言葉は、人生において何が本当に大切なのか、何が最も深い満足と喜びを与えてくれるのかを思い出させてくれるのです。それは何ら「特別」なことではなく、失敗や弱さ、そして成功を分かち合うことで、共に学び成長することのできる、欠点のある人たちと一緒にいられるということです。これこそが私の「ハイレベル」な解決策なのです！

この後の数章では、あなたやどんな人にもある、自分は「十分ではない」のでは、という考えについて検証し、次のようないくつかの疑問を提起するつもりです。

1. 人間として、より価値のある、あるいは、より価値のない存在になることは可能なのか？
2. 私たちが考えたり、感じたり、行ったり、言ったりする具体的なことを人々が批判することは可能だとしても、私たちの「自己」を批判することは可能なのか？
3. あなたには「自己」があるのか？　そもそも、それは必要なものなのか？
4. もし「自己」があるとしたら、それを取り除く最善の方法は何か？

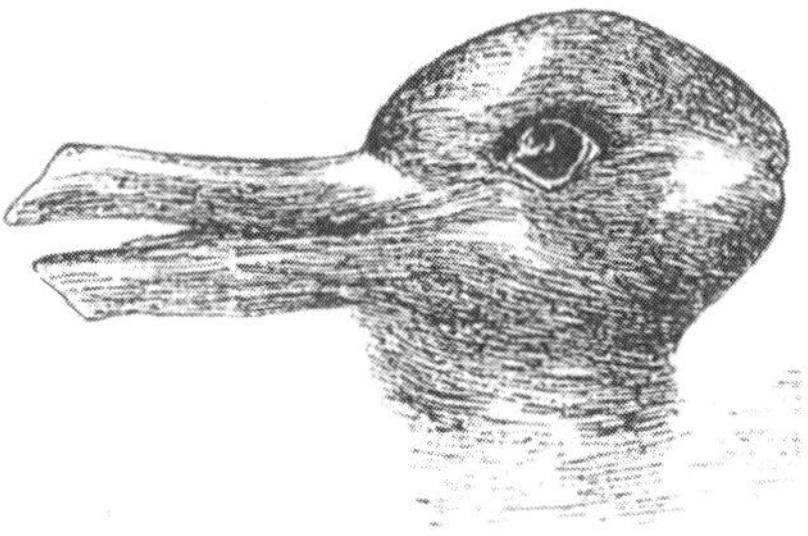

出典：Wikimedia Commons

これらの質問に対する答えはすべてとてもシンプルですが、最初は理解するのが難しいかもしれません。突然理解できるようになるまで、辛抱強く自分自身と向き合う必要があるでしょう。

二通りの見方ができる絵を見たことがありますか？　上の絵は、ある見方をするとウサギに見え、別の見方をするとアヒルに見えます。

自分の欠点や短所についても同じことが言えます。「自己」があるという視点で見ると、欠点や失敗があるということは、欠点があって、劣っていて、ダメで、無価値な「自己」があることを意味する、と考えることになります。このような見方は、不安、落胆、劣等感、恥ずかしさ、絶望などの感情を引き起こし、ときには自殺衝動にまで至ります。

しかし、別の見方をすれば、自分の欠点や短所は、学び成長する機会として、あるいは大切な人たちとの距離を縮める機会として捉えることもできます。すべては見方次第なのです。

私が本当に言いたいのは、仏教徒が言うところの「大いなる死」

についてです。「自己」が「死ぬ」ことを許せば、突然、根本的な成長、自由、喜びを体験することができます。これはナンセンスにも、あるいは恐ろしいことのようにも思われるかもしれませんが、深遠な解放をもたらすものでもあるのです。実のところ、この第Ⅲ部の最後の章では、1つだけでなく4つの自己の「大いなる死」と、悟りを得るための4つの驚くべき方法についてお伝えするつもりです。

24 もっと価値のある人もいる？　あなたもその一人？

人は何らかの点において優れている——実際のところ、はるかに優れている——というのは明らかです。より賢く、より才能があり、より成功する人はいるかもしれません。しかし、だからといってその人は、より優れた、より価値のある人間ということになるのでしょうか？

ときには、とてつもない成功が実際にその人をより優れた存在、より価値のある存在に見せることもあります！　例えば数年前、私はテレビで、大学時代のルームメイトだったジョー・スティグリッツがノーベル経済学賞を受賞したことを知りました。ネットで彼のことを調べてみると、ケンブリッジやハーバードといった一流大学から40以上の名誉学位を授与されており、『タイム』誌が選ぶ「世界で最も影響力のある100人」にも選ばれていることがわかりました。

すごい！　残りの私たちは、どうやったら太刀打ちできるのでしょう？

人より価値のある存在になることが可能かどうかを知るためには、次の問いに答えなければなりません。より価値のある人間の定義は何か？ というものです。その概念を意味のある形で定義できなければ、この概念は無意味です。より価値のある人間など存在しないことになるのですから、心配する必要もなくなるのです。

ではなぜ、これが役に立つのでしょう？　劣等感と無価値感――うつや不安で最もよくみられるふたつの症状――は、自分は十分でなく、他の人は何かしら「より優れている」という信念から生じることが多いからです。

より価値のある人間とは何なのか、一般的な定義をいくつか見てみましょう。より価値のある人間とは、次のような人のことかもしれません。

- 成功している、あるいは懸命に働き、多くのことを成し遂げている。
- 知的、または才能がある。
- 幸せである。
- 愛されている、あるいは愛情深い。
- 有名、または権力がある。
- 魅力、愛嬌、人気がある。
- 金持ちである。
- 神を信じている。
- 非常に親切で思いやりがある。
- 人を助ける。

あなた独自の定義があるかもしれません。もしよければ、ここに書いてください。

最初の定義を検証してみましょう。より価値のある人間とは、懸命に働き、大成功を収めた人のことだというのは本当でしょうか？

このよくある考え方は、カルヴァン主義者の労働倫理観、すなわち「あなたがすることがあなたである」を体現しています。良い仕事をするなら、あなたは良い人間である。しかし、もしあなたが怠け者で、ほとんど何も成し遂げていないなら、あるいは、悪いことをしているなら、あなたはダメで無価値で劣った人間となります。この考え方は間違いなく、西洋文明の礎となっており、ほとんどの人がそれを信じています。

価値ある人間とは、大成功を収めた人のことであると定義することに、何か問題があると思いますか？

読み進める前に、あなたの考えをここに書いてください。はっきりしない場合は推測で構いません。間違った推測でも、新たな洞察につながることがあります。「正しい」か「間違っている」かではなく、感情的な苦痛を生み出すネガティブな思考や信念に立ち向かう方法を学ぶことが目的です。

私の答え

もしあなたが、価値ある人間とは大成功を収めた人だと定義するなら、次の質問に答える必要があります。どの程度の成功を収めれば、価値ある人間になれるのですか？　いつでも、すべてのことに成功していなければならないのでしょうか？　それとも、あるとき、あることにだけ？

もしあなたが「いつでも、すべてにおいて」と言うなら、いつでもすべてにおいて成功する人などいないのですから、価値ある人などいないことになります。私たちは皆、生きていくなかで多くのことに失敗します。実際、失敗することは、学びと成長のためには不可欠です。

もしあなたが「あるとき、あることで」と言うなら、私たちは皆、生きていくなかで多くのことに成功するのですから、人は皆、価値があります。例えば、あなたは歩くこと、話すこと、読み書き、数字の足し算や引き算を学びました。実際、今この瞬間、あなたはこの本を読み、今まで聞いたこともないような新しいアイデアをいくつか考えているかもしれません。つまり、この定義によれば、私たちは皆、価値があるということになるのです。

そういうわけで、もし私たちの誰にでも価値があるなら、あるいは誰にも価値がないなら、私たちは皆、同じ船に乗っているということです。

あなたはまだ、ある人は他の人より実際に価値があると確信しているかもしれません。それはそれで構いませんし、成功することが価値ある存在になるための鍵だと信じているかもしれません。こうした信念は簡単には滅びないものです。

では、価値ある人間の定義を少し変えてみることにしましょう。例えば、価値ある人間とは、50％以上の確率で成功する人だと定義することもできます。

この定義で問題はないでしょうか？　読み進める前に、あなたの考えをここに書いてください。明確でない場合は、推測で構いません。

私の答え

この新しい定義では、恣意的なカットオフ・ポイントという論理的な問題にぶつかることになります。例えば、50％の確率で成功する人は価値があると主張するなら、49％の確率で成功する人は価値がないということになります。この二人の成功のレベルはほぼ同じなので、どのカットオフ・ポイントを選んでも、同じ問題にぶつかってしまうでしょう。

しかし、あなたがまだ、私の大学時代のルームメイトのような大成功者や有名なスポーツ選手、歌手、映画スターのような憧れの人物ならば本当に価値があると信じているとしましょう。この考えは魅力的です。真実のように感じられるから、真実でなければならないと思わせるのかもしれません。

それがあなたの考えでしょうか？

もっとうまくいきそうな新しい定義も試してみましょう。成功すればするほど、自分の価値も高まる、というものです。この新しい定義が理にかなっているかどうか、見てみましょう。0から1000までのスライド式の成功の尺度があるとします。不運なホームレスなら25点くらいの非常に低い評価になるかもしれませんが、ビル・ゲイツやアルバート・アインシュタインのような人なら950点以上という超高評価になるかもしれません。つまり、あなたの成功が650点と評価されるなら、あなたの価値も650点ということになります。

この価値ある人間の定義なら、より説得力があるように思われます。成功すればするほど、自分の価値は高まるという主張に、何か問題はないでしょうか？　読み進める前にちょっと考えて、あなたの意見をここに書き留めてください。

私の答え

私たちは今、「成功すればするほど自分の価値は高まる」と主張しています。えーと、確かにこれは理にかなっているような気がします。

でも、ひとつ問題があります。私たちの成功は常に変動しています。成功するときもあれば、そうでないときもあります。例えば小学5年生のとき、私は学校の成績が抜群に良かった！　オールAで、皆勤賞でした。自分の成績表がとても誇らしく、先生のことが大好きでした。だからといって、その年の私は特別に「価値のある子ども」だったのでしょうか？

高校時代、私はパーティーレンタル会社のアビーレント社で初めて本格的な仕事をしました。倉庫で働き、正しい品が顧客に届けられるように注文書を書きました。一つひとつの注文を丁寧に、細心の注意を払って処理していったのですが、顧客からは間違った品が届いたとの苦情が寄せられるようになりました。私は本当に頑張ったのですが、マネージャーは苦情を受け続けました。

ある日、私が出勤すると、他の人を雇ったので私はクビだと言われました。2週間も持たなかったのです！　精いっぱい努力したにもかかわらず、明らかに私は失敗したのです。これは、当時の私が「価値のない人間」だったことを意味するのでしょうか？

あなたは、ある特定の欠点やスキルから、あなたの「自己」を一般化したいですか？

エジソンが白熱電球を発明しようとしたときのように、どんな有名人にも失敗続きの時期はあるものです。エジソンがテストしたフィラメントは、どれも満足のいくものではありませんでした。では、そのときの彼は「無価値」だったのでしょうか？　そして、より性能の良いフィラメントをようやく見つけたとき、彼は突然「より価値がある」存在になったのでしょうか？

ここに、成功で人間の価値を計るスライド式尺度のもうひとつの問題点があります。どんな人にとっても、成功とは、それぞれかなり特殊なものです。もしある人がテニスの天才なら、その人はテニスで大成功するでしょう。しかし、その人が歌のような他の技術で成功するとは限りません。では、その人はより価値のある人間であると同時に、より価値のない人間なのでしょうか？

もうおわかりですね？　私たちは、テニスや歌のように、誰かが行う特定の活動については判断や評価ができても、人間の「価値の有無」を判断したり評価したりすることはできないのです。

それは、ある特定のスキルや失敗から「自己」を一般化しても意味がないからです。ある特定の成功や失敗は存在するとしても、より価値のある人やより価値の少ない人は存在しません。

それでもなお、成功と価値の有無は何らかの形で結びついているに違いないと思われるなら、それはそれで構いません！　このような観念を手放すのは本当に難しい場合があるのです。

臨床の仕事を始めたばかりの頃、私もこの問題についてはずいぶんと考えたのですが、納得できていませんでした。あなたと同じように、より成功している人はより価値があるという考え方にとらわれていました。しかし今となっては、何かにおいて大成功を収めたからといって、人としてより価値のある存在になれるわけではない、ということがはっきりとわかります。

より価値のある人間とは何か、別の定義を試してみましょう。価値ある人間であるためには、ある何かで成功しなければならず、そして、その特定の何かで成功すればするほど、より価値のある人間になれるというものです。

この新しい定義についてはどう思いますか？　何か問題はありますか？　読み進める前に、あなたの考えをここに書いてください。

私の答え

この新しい定義をやっつけるのはとても簡単です。あなたは、銀行強盗や連続殺人のような、違法または非道なことで大成功するかもしれません。だからといって、あなたは特別に価値のある存在になるのでしょうか？　明らかに、それでは意味がありません！

一方で、価値ある存在になるためには、合法的で道徳的なことで成功する必要があるのでしょうか？　この定義も、恣意的なカットオフ・ポイントの問題のように、この章で指摘してきたすべての理由から、破綻していると言えるでしょう。

より価値のある人間を定義しようとすれば、どのような方法でも、似たような矛盾や論理的な問題にぶつかります。その定義が、愛、幸福、知性、富、名声、権力のどれに関係するかは問題ではありません。このような定義はすべて破綻するのです。

なぜこのようなことが起こるのでしょう？なぜ、より価値のある人間を定義することは難しいのでしょう？

それは、存在しないものを定義しようとしているからです。より価値のある人間など存在しないのです！

まだ諦めたくはないかもしれませんね！　もっと人間的、理想的な定義を試してみてはどうでしょう。例えば、より価値のある人間とは、他の人々を助けられる人だと定義することができます。確かに、その定義は妥当と言えるかもしれません。これに反論できる人はいるでしょうか？

あなたはどう思いますか？　この新しい定義には何か問題があるでしょうか？　私の考えを見る前に、あなたの考えをここに書いてください。

私の答え

価値のある人間とは、他の人々を助ける人である、という考えを検討してみましょう。あなたはすべての人を常に、あるいは何人かを何らかのときに助ける必要があるのでしょうか？

もし、「すべての人を常に」と言うのであれば、すべての人を常に助けられる人などいませんから、価値のある人はいないことになります。もし、「何人かを何らかのときに」と言うのであれば、私たちは皆、誰かをその時々で助けているので、誰もが価値のある存在ということになります。

おわかりのように、ここでもまた、生産性や成功に基づいて価値ある人間を定義しようとしたときと同じような盲点にぶつかることになるのです。

もちろん、「多くの人」を助ければ価値があり、より多くの人を助ければ助けるほどより価値がある、と主張することもできるでしょう。

この新しい定義は汚れのない、かなり説得力があるものに思われます！　何か問題はあるでしょうか？　あなたの考えをここに書いてください。

私の答え

もし、私たちが価値ある存在になるためには「多くの人」を助けなければならないとしたら、「そのためには何人の人を助けなければならないのか？」と問うことになります。5人？　35人？　100人以上？　明らかに、ここにも恣意的なカットオフ・ポイントがあるため、これは意味をなしません。

また、助ける人の数が多ければ多いほど「より価値がある」と考えるなら、ＢＴＫ連続殺人犯のデニス・レーダーについて考えてみましょう。彼はクライスト・ルーテル教会のメンバーで、教会評議会の会長まで務めていました。これは、彼に特別な価値があったことを意味するのでしょうか？

さて、あなたは、人々を救済しようとして生涯を費やしたマザー・テレサやブッダ、あるいはモーゼやイエス、ムハンマドのような宗教的預言者はどうなのか、と思うかもしれません。彼らに特別な価値はないのでしょうか？

うーん、これはちょっと厄介なことになってきました。私たちは微妙な領域に足を踏み入れています！　私は、自分は十分でないと思い込む心の罠からあなたを解放したいと思っていますが、あなたの宗教的信念に挑戦したいわけではありません。でも、もし勇気があるなら、ちょっとした思考実験を行って、非常にたくさんの人々を助ける人は特別な価値があるという考えが妥当かどうか、確かめてみることにしましょう。

私が考案した、**恐れている幻想の技法**と呼ばれる少々ふざけたテクニックに参加していただきます。これは第15章でも紹介した一種のユーモアに基づいたテクニックですが、その目的はかなり真面目なものです。

あなたが5億ドルの宝くじに当選し、自分の時間と資源のすべてを人助けに費やすことに決めたとしましょう。あなたは世界中の膨大な数の人々に、食料、住居、教育、医療を提供します。

実際、あなたは『タイム』誌の表紙を飾り、世界で最も親切で寛大な人物に選ばれます。専門家によれば、あなたはローマ法王やダライ・ラマよりも役に立っているということです。

さて、あなたと私がパーティーで出会い、架空のおしゃべりをすると仮定してみましょう。ただし、ひとつだけ奇妙なルールがあります。そのルールとは、あなたは常に真実、完全な真実、真実以外の何ものでもないことを話さなければならないということです。否定も、合理化も、過小評価も許されません。100％正直でなければならないのです！

実際、強力な自白剤を投与されたと考えてみてもいいでしょう。準備はいいですか？

では、何が起こるか見てみましょう。まず、私がこう言います。

やあ、どうも。私は『タイム』誌であなたの記事を読み、あなたが世界中の人々を助けるために行っている素晴らしい慈善活動のことを知りました。すごいことだと思います！　でも、ちょっと個人的な質問をしてもいいですか？

あなたはとても優しい人なので、快諾してくれました。私は続けて言います。

ありがとう！　嬉しいです！　私の質問ですが、人づてにあなたについての少しネガティブな噂を耳にしたのです。確かに意外でしたが、そのことについて、あなたの意見を聞かせてもらえるでしょうか？　あなたについての間違った話を広めたくはないですし。

あなたは素晴らしく親切な、気さくな口調で「もちろん」と答え、私が何を耳にしたのかと尋ねます。私は次のように言います。

まあ、こんなことを言うのは少し気まずいのですが、あなたは、自分が人の役に立てば立つほど、人間としての価値が上がると信じているそうですね。……そしてあなたは、世界で最も役に立っている人としての賞を受賞したばかりですから、自分が世界で最も価値のある人間だと思っているそうですね。

本当にそう思っていますか？　人々を助けていることによって、あなたは自分のことを、ある種の特別に価値のある人間だと思っているのでしょうか？　正直に話していただきたいのです。

あなたは100％正直に話すことに同意していますし、人の価値は何人の人を助けたかによって測られると信じているので、次のように答えます。

もちろんです！　当然でしょう！　なにしろ私は親切の権化と言われているのですから！　私ほど親切な人間は世界中のどこを探してもいませんよ！　ローマ法王やダライ・ラマだってかな

いません。私は信じられないほどの親切心で二人を圧倒したんです。
ですから正直に言って、私はとてつもなく価値のある人間なんです。実際、多くの人が、私こそ世界で最も価値のある人間だと結論づけたんです！　ナンバーワンですよ！

それで私は尋ねます。

確かに、世界中の貧しい人々を助けるためにあなたが行っているクールな活動には敬意を表します。でも、あなたは本当に、自分は他の人々よりも価値のある人間だと思っているのですか？

あなたはこう答えるかもしれません。

まあ、そういうことになるよね。いいかい、人間の価値は、役に立つかどうかにかかっている。そして、私は世界で最も役に立つ人間なのだから、私が世界で最も価値のある人間ということになるんじゃないかな？

それで私は尋ねるでしょう。

さて、最後に厄介な質問があります。あなたは、私よりも自分のほうが価値のある人間だと思いますか？　私はあちこちで人を助けているし、それを楽しんでいるけれど、あなたほど役に立っているわけではありません。あなたは、自分のほうが価値のある人間だという気がしますか？　あなたは私を、自分より価値の少ない人間として見下しますか？

もしあなたがノーと言うなら、人を助けることが、あなたをより価値のある人間にはしない、ということに同意することになります。人を助けることは素晴らしいことかもしれませんが、それによって誰よりも優れた人間がつくられるわけではないということです。

しかし、もしあなたが自分の信念を貫き、自分こそが世界で最も価値ある人間だと主張するなら、あなたは嫌な奴に見えるでしょう！　私たちは通常、人を批判して回り、自分が他の人より優れていると考えている人物を賞賛したりしないのです。

私の言っている意味がわかりますか？

私の主張を誤解しないでください。私は、成功や努力は望ましいことであり、人を助けることはとても価値のあることだと信じています。私が注目しているのは、何か具体的な言動から「自己」へとジャンプしてしまうことなのです。

具体的な言動について判断することはできても、「自己」を判断することはできません。これを理解すれば、苦しみは消えるでしょう。うつは常に抽象化の雲の中に存在し、自分の「自己」は十分でないとか、判断されうる「自己」があると考えてしまうのです。

25 価値のない人もいる？　あなたもその一人？

前章では、優れた資質、知性、地位、業績があれば、その人はより価値がある、という考えについて検証し、そのような定義は意味をなさないことを明らかにしました。

今度はコインの裏側を見てみることにしましょう。欠点や失敗のせいで、あるいは自分自身や社会の基準に達していないせいで、価値の少ない人間、あるいは無価値な人間になることは可能なのでしょうか？

もしあなたがうつと闘ってきたのなら、この質問への答えはイエスになると思うでしょう。しかし本章では、答えは「ノー」であり、劣った人や価値のない人など存在しないということをあなたに納得していただきたいと思っています。ただし、あなたには欠点がないと主張するつもりはありません。それはおかしな話です。私たちは誰にでも、たくさんの欠点があるのですから！

その代わり、あなたの苦しみは、あなたの欠点や失敗や欠陥から生じるものではないということをお見せしましょう。あなたが苦しむのは、欠点や失敗を「自己」に一般化するときだけです。あなたもおそらく、これは認知の歪みの中でも最もよくある、一般化のしすぎの典型例だとおわかりでしょう。

第10章では、コンピューター・プログラマーのベンが、短期間の関係を持った魅力的な男性に振られて傷ついた、という話を紹介しました。彼は、その男性は継続的な関係を求めていたわけではなく、一夜限りの関係を楽しんでいただけだと知って失望していました。

私はこれまで、拒絶が人を動揺させることはない、拒絶についての歪んだ思考があなたを動揺させるだけ、と言ってきました。これが本当かどうか見てみましょう。振られたことについて、ベンはこんなふうに考えていました。

1. 私は性的にも肉体的にも劣っているから価値がない。
2. ロマンスなしで幸せにはなれない。
3. 私にはどこか根深い、無価値な部分があり、そのせいで愛されないのだ。

ベンは、この3つのネガティブな考えは100％正しいと信じていました。本当にそうでしょうか？ あなたはベンのこの考えをどう思いますか？

実際のところ、ここにはふたつの別々の問題があります。ベンが性的にも肉体的にも劣っているというのは本当でしょうか？ そして、人間としての彼の価値が、彼の魅力に左右されるというのは本当なのでしょうか？

ベンのネガティブな思考に認知の歪みがないかどうか、確かめてみてください。以下の点は、あなたの助けにもなるかもしれない事実です。ベンは男性モデルや映画スターではありませんが、間違いなく魅力的であり、多くの男性が彼に惹かれています。実際、彼はとても健康的で、体もよく鍛えています。サンフランシスコのゲイバーで行われたストリッパーのコンテストでは2位になり、熱狂的な拍手と歓声を浴びたほどです！

さらに彼は頭がよく、人当たりもよく、弁も立ちます。ユーモアのセンスも抜群で、ハイテク分野で素晴らしいキャリアを積んでいます。落ち込んでいる友人や家族にはとても温かく接します。しかし短気で、ときには人を振り回すといった欠点もあり、自己中心的で要求が多いと思われることもあります。一方で、非常に親切で思慮深く、協力的でもあるのです。

さて、ベンのネガティブな思考の中に、いくつの歪みが含まれているか見てみましょう。次頁のクイズでのチェックが終わったら、続きを読んでください。

私の答え

私の考えでは、ベンは10個の歪みのすべてに関わっています。

1. 全か無か思考：彼は、完璧なイケメンでなければ、また、いつも恋愛がうまくいくようでなければ、無価値で愛されない負け犬だと思い込んでいます。

認知の歪みのクイズ	(✓)
1. 全か無か思考：自分自身や世界を、白か黒か、全か無かで分けて考える。灰色の領域は存在しない。	
2. 一般化のしすぎ：ネガティブな出来事を、「いつも」や「決して」などの言葉を使いながら、終わりのない敗北のパターンとして捉える。	
3. 心のフィルター：ポジティブなことをフィルターにかけたり無視したりして、ネガティブなことにばかり目を向ける。まるで一滴のインクがビーカー全体の水を変色させるようなものである。	
4. マイナス化思考：これはさらに大きな精神的エラーである。自分のポジティブな資質は取るに足りないと自分に言い聞かせ、こうして自分自身に対する全般的な見方がネガティブなものとなり続ける。	
5. 結論への飛躍：事実の裏付けがない結論に飛びつく。 • 心の読みすぎ：他人が何を考えたり感じたりしているか、自分にはわかっていると思い込む。 • 先読みの誤り：未来について、ネガティブな結果を予想する。	
6. 拡大解釈と過小評価：物事を大げさに捉えたり、重要性を不適切に低く見たりする。私はこれを「双眼鏡トリック」と呼んでいる。双眼鏡のどちらから覗くかによって、物事が大きく見えたり小さく見えたりするからである。	
7. 感情的決めつけ：気分によって推論する。例えば、自分のことを負け犬のように感じるから、自分は本当に負け犬だと思い込む。あるいは、絶望的な気分なので、自分は本当に絶望的なのだと結論づける。	
8. すべき思考：「すべき」「する必要がある」「しなければならない」などの言葉で自分（あるいは他人）を惨めにする。自己に向けられた「すべき」は罪悪感、羞恥心、抑うつ、無価値感を、他者に向けられた「すべき」は怒りや人間関係の問題を、世界に向けられた「すべき」は不満や権利意識を引き起こす。	
9. レッテル貼り：具体的な問題に焦点を当てる代わりに、自分自身や他人にレッテルを貼る。これは一般化のしすぎの極端な形態であり、自分や他人を完全な欠陥品、ダメ人間とみなすことになる。	
10. 非難：自分（自己非難）や他人（他者非難）の欠点を見つける。	

2. **一般化のしすぎ**：彼は、今回の振られた出来事から「自己」を一般化しています。またこれが、敗北、拒絶、孤独の終わりのないパターンになると思い込んでいます。
3. **心のフィルター**：自分の欠点や恋愛の失敗についてばかり考えています。
4. **マイナス化思考**：彼は、彼に惹かれている多くの男性だけでなく、彼の数多くのポジティブな資質を割り引いて考えています。
5. **結論への飛躍**：彼は、彼が自分のことをネガティブに捉えるのと同じように、人々も彼のことをネガティブに捉えているだろうと思い込んでいます（心の読みすぎ）。そして、おそらく残りの人生は孤独で、愛されることなく、不幸なままだろうと考えています（先読みの誤り）。
6. **拡大解釈と過小評価**：彼は振られたことを大げさに捉え、自分の欠点を誇張しています。また、自分の良いところは過小評価しています。
7. **レッテル貼り**：劣っている、魅力がない、愛されないとのレッテルを自分に貼っています。
8. **感情的決めつけ**：彼は自分のことを無価値で魅力がないと感じているので、自分は本当に無価値で魅力がないのだと結論づけています。
9. **すべき思考**：彼は、幸せで満たされた気分になるためには、もっと格好よくなるべきであり、イケメンに愛されなければならないと思い込んでいるため、隠れたすべき思考があると言えます。
10. **自己非難**：振られたのはすべて自分のせいで、振った男性のライフスタイル（頻繁に一夜限りの関係を持つこと）は無関係だと自分に言い聞かせています。

おそらく最も重大な歪みは、ベンのとてつもなく過剰な一般化のしすぎです。彼は、性的にも肉体的にも劣っているから、自分には価値がないと思い込んでいます。確かに、肉体的にも性的にもベンより優れている、信じられないほどハンサムな男性はいます。そういう男性というのは、ほとんどの男性より、肉体的にも性的にも優れているでしょう。そして、スーパーモデルを生業とするような、信じられないルックスの女性もいます。

ということは、それ以外の私たちは、魅力やセクシーさに欠けるから価値がない、ということになるのでしょうか？　それでは、価値のない人間が大量に生まれてしまいます！

ベンの自尊心が外見に左右されるというのは非現実的に思われるかもしれませんが、これは彼だけの問題ではありません。私たちの文化は、魅力的であることや完璧な肉体を極端に重視しており、実に多くの人が、太っている、痩せている、背が低すぎる、高すぎる、筋肉が足りない、バストが足りない、などと言っては、肉体的な欠点や欠陥によって「自己」を一般化しています。その苦しみは深刻な場合もありますが、これは常に（実際には存在しない）「自己」についてのネガティブな思考の中にある、認知の歪みに基づいているのです。

外見から「自己」への飛躍があまり意味をなさないとしても、何らかの欠陥や不十分な点があるのだから自分は本当に劣っている、価値がない、欠陥がある、とあなたはいまだに思い込んでいるかもしれません。

では、あなたを含め、誰もが本当に劣っているのか、無価値なのか、欠陥があるのか、そんなにも欠点だらけの人間なのか、考えてみましょう。それが本当かどうかを知るためには、その言葉の意味を知る必要があります。劣っている人間、価値のない人間を定義することが可能かどうか、確かめることにしましょう。

多くの人は、劣っている人間、価値のない人間とは次のような人のことだと考えています。

- 何ひとつ重要なことを成し遂げていない。
- その人自身や社会の基準に達していない。
- 落ち込んでいて幸せではない。
- 神を信じていない。
- 「間違った」宗教を信じている。
- 人をいじめたり傷つけたりする。
- あまり賢くない。
- 愛されていない。
- 利己的で思いやりに欠ける。
- 強姦犯、強盗、麻薬の売人のように法を犯している。

最初の定義に注目しましょう。劣っている人間、価値のない人間とは、何ひとつ重要なことを成し遂げていない人、と定義するとします。この定義に何か問題はありますか？　読み進める前に、あなたの考えをここに書いてください。

私の答え

お気づきだと思いますが、この定義については前章ですでに論破しました。この定義が問題なのは、私たちは誰もが、数多くの重要なことを成し遂げているからです。例えば、もしあなたが半身不随になり、歩けなくなったとしたら、歩けるということが信じられないくらいの大事であると突然気づくことでしょう。つまり、劣っている人間や価値のない人間とは、重要なことを何も成し遂げていない人だとすれば、劣っている人間や価値のない人間などいないことになるのです。

ほとんどすべての人が、歩いたり話したりできるようになるのですから、そのような業績は「取るに足らない」と主張することもできます。本当に重要で稀有なことを成し遂げていないのなら、劣っているか価値がないのだ、と主張することもできるでしょう。

もしそれがあなたの主張なら、その業績は0から100までの尺度で測った場合、どれだけ重要でユニークなものでなければならないのかを知りたいものです。これも聞き覚えがありますね？　つまり、恣意的なカットオフ・ポイントが持つ問題点です。

私たちは皆、ある面では平均以上で、他の多くの面では平均以下です。歌はそこそこうまいけれど運動は苦手、あるいは、その逆かもしれません。しかし、自分の長所や短所が幸せや抑うつの原因になることはありません。それは、自分の欠点から「自己」を一般化したときにのみ起こることなのです。

本書の前のほうでも述べたように、私は週に何回かジョギングに出かけるのですが、今では本当に足が遅くなったので「スロッギング」と呼んでいます（私はもう77歳！）。数日前、郵便配達の人が玄関先まで来て言いました。「先生、さっきウォーキングしているのを見かけましたよ。すごいですね！　素晴らしいです！」

私は彼を殺してやりたかった！　「ウォーキングなんかしてませんよ！　ジ、ジョ、ギ、ン、グ、ジョギングしてたんですよ！　しかもすごい速さで！」。そう言いたい衝動に駆られました。

でも実際、私は本当に足が遅くなったし、近所の人たちも私が歩いているのを見たと言っていました。実は今日も、杖をついたよぼよぼの年配女性が私のすぐ横を通り過ぎました！　陸上チームに入っても、私はそれほど価値のあるメンバーにはなれないでしょう。私の走るスピードはかなり劣っています。でもそれは、私の「自己」が劣っているということなのでしょうか？　私には納得がいきません！

考えてみれば、キャリア、収入、運動や音楽の能力、色気、容姿、身長など、測定可能なあらゆる資質については二人の個人を比較することができます。そして、どちらか一方は、ある分野では評価が低くなるでしょう。

だからといって、より多くの分野で低い評価を受けた人は「価値が少ない」ことになるのでしょうか？　もしあなたがそう主張するのであれば、私はあなたの言うことが理解できないと言わざるを得ません。背が高いのはいいことです。でも、背が低い人は人間として「価値が低い」のでしょうか？

私が何を言いたいのか、おわかりになりましたか？　それとも、人には「自己」というものがあって、それを業績やその他の特性に基づいて測定したり判断したりできるという考えに、あなたはまだ心を奪われているでしょうか？

そうだとしても心配はいりません！　私が言っているのは単純なことですが、最初は理解するのが難しいのかもしれません。

私たちは、人には「優れている」とか「劣っている」と判断されうる「自己」がある、と考えがちです。このような考え方が魅力的なのは、人種、宗教、性別、知性、地位など、何であれそれに基づいて他人を判断すれば優越感に浸ることができ、それが実に爽快に感じられるからです！　私たちは皆、そうしているのではないでしょうか？

しかし、これにはマイナス面もあります。結局は自分の「自己」を判断することにもなるからです。あなたはまだ、本当に価値のない人や劣っている人はいる、と信じているかもしれません。もしそうなら、他の定義を試してみましょう。価値のない人とは、ヒトラーや他の多くの歴史上の残虐な暴君のように、意図的に人を傷つけたり殺したりする人間だと定義できるかもしれません。確かにその定義は理にかなっています！

でも本当に？

この定義に何か問題があると思いますか？　あなたの考えをここに書いてください。

私の答え

この定義に異議を唱える方法はいくらでもあります。そもそも、価値のない人とは、罪のない人々を大量に殺す人間であると定義するならば、その定義はおそらくあなたには当てはまりません（あなたがひょっとすると連続殺人犯でないかぎり）。ですから、あなたが価値のない人をそのように定義したいなら、あなたは価値のない人ではありません。

しかし、私たちは誰でも、ときには人に仕返しをしたいという原始的な衝動に駆られることがあるのではないでしょうか？　私自身、本当に腹が立つことがあるし、沸点に達すると、暴言を吐いて相手を傷つけたくなります。もしかしたら、あなたもそんなふうに思ったことがあるかもしれません。

このような衝動が私たちを価値のない人間にするのでしょうか？　もしそうなら、私は自分を有罪だと認めざるを得ません！

では、ヒトラーは？　彼は本当に無価値で邪悪だったのでしょうか？　結局のところ、残りの私たちは、ときに暴力的な空想を抱くことはあっても、ヒトラーのようにそれを行動に移すことはないのです。

ヒトラーがとんでもなく恐ろしい、考えられないような卑劣な事態を引き起こしたことに、ほとんどの人は同意するでしょう。そして、もしタイムマシンで過去に戻れるとしたら、ほとんどの人は権力を掌握する前のヒトラーを暗殺することを正当化するでしょう。そうすれば、第二次世界大戦やホロコーストを防いで何百万もの命を救い、想像を絶する苦しみを回避できたかもしれません。

あなたがヒトラーは「無価値な」人間だと言うとしたら、それは彼がやった信じられないほどのひどいことを指しているのでしょう。しかし、あなたが言っているのは、彼の「自己」のことではないと思います。あなたは彼の行動を批判しているのでしょうし、それは全く適切なことだと思います。

一方で、ヒトラーは国家を率い、いくつかの国を征服し、何百万もの人々に自分の考えを受け入れさせました。つまり業績という尺度で測るなら、実に高得点です。しかしそれは、彼は特別に価値があり、優れていたということなのでしょうか？　彼と彼の信奉者たちは確かにそう信じていたはずですが！

別の例として、私は最近テレビで、連続殺人犯ジェフリー・ダーマーとその父親への、信じられないほど悲しく、説得力のあるインタビュー番組を見ました。『ダーマー・オン・ダーマー：連続殺人犯は語る』（ＮＢＣ）という番組です。

正直なところ、そのインタビューを見たとき、意外にも彼に好感が持てました。彼は言い訳や合理化をすることなく、すべての殺人を告白しました。彼の両親は彼が子どもの頃に離婚しているのですが、彼は自分の生い立ちをネガティブには捉えていませんでした。それはごく普通のことで、多くのクラスメートと同じようなものだと言っていました。

彼は子どもの頃から死体を解剖する様子を空想していたそうです。森の中で見つけた動物の死体からそれは始まりました。時が経つにつれ妄想はより激しく、性的興奮を引き起こすものとなり、彼は意識のない、ゾンビ状態の男性とのセックスを望むようになりました。彼は、自分が犯した17件の殺人は恐ろしく、道徳的に間違っていたと言い、心から反省しているように見えました。

奇妙なことに、インタビューの中で彼の父親は、自分も子どもの頃に同じような妄想をしていたが、行動には移さなかったと語りました。このことから、ダーマーのサディスティックな衝動は、少なくとも部分的には遺伝的なものであり、幼少期のトラウマ的体験の結果ではないという可能性が出てきます。これは言うまでもなく、ダーマーの行動を許すものでも弁明するものでもありませんが、この種の残虐な行為の原因について、興味深い仮説を提起するものとなっています。

ダーマーやヒトラーのような人間に「悪い」とか「価値のない」というレッテルを貼りたくなる気持ちはわかります。それで構わないのですが、そうするとあなたは――自分自身を含めて――人間を裁くという前例を作っていることになるのです。

他人の言動や信条を道徳的に非難すべきものと判断し、当然のように非難することはできても、その人の「自己」を意味のある形で裁くことはできません。具体的な思考、感情、行動は実在するとしても、「自己」は抽象的なものにすぎないのです。

これは哲学的な区分のように聞こえるかもしれませんが、その意味するところは現実的で強力です。なぜなら、私たちの苦しみのすべてとは言わないまでも、そのほとんどは、自分には十分でない「自己」、つまり、他人が裁くことのできる「自己」がある、との思い込みから生じているからです。

26 具体的に考える技法：あなたの欠点は何ですか？

これまでの3章は哲学と論理に基づくものでした。興味を持っていただけたなら嬉しいのですが、あなたが感じている不安や、「自分はダメな人間だ」という凝り固まった思い込みには役に立たなかったかもしれません。

そこで本章では、「自己」について包括的な判断を下すのではなく、具体的な欠点や失敗に焦点を当てることにします。あなたの「自己」に抽象的な判断を下すのではなく、現実的なものに焦点を当てることで、すべてではないにせよ、感情的な苦痛のほとんどが消え去ることがわかるでしょう。

これがどのように機能するかを説明するために、アリアに登場してもらいます。アリアは魅力的で、愛情深く、賢明で、非常にたくさんのことを提供できる気前の良い女性です。彼女はボーイフレンドと真剣な交際をしているのですが、二人は最近、見たところ些細なことでの口論が絶えません。彼は、彼女は面倒くさがりで、アパートも散らかっていると文句を言っています。また、空港から飛行機に乗って出かけるような重要な用事があるとき、彼女がしょっちゅう遅刻してくるとの不満を漏らしています。

これらの批判に対してアリアは、「そんなことはない！」と反論し、喧嘩は制御不能になっていました。アリアは私に、別れが近いようで心配だと言い、泣きながら尋ねました。「先生、私は愛されない人間なのでしょうか？」と。

先に進む前に、アリアの「私は愛されない」という考えに認知の歪みがないか、確認してみましょう。次頁のクイズでのチェックが終わったら、私の答えを見てください。

私の答え

あなたがアリアの思考に少なくとも5つの歪みを見つけられたら、このクイズは合格です。ただし、すべての歪みについて簡単に論証することができそうです。

1. **全か無か思考：**アリアは「愛される」ことを白か黒かで考えています。自分は「愛される」か「愛されない」かのどちらかで、その中間はないと思い込んでいるのです。
2. **一般化のしすぎ：**ボーイフレンドとの衝突というネガティブな出来事から「自己」を一般化しています。
3. **心のフィルター：**彼女はボーイフレンドとの衝突や最近の口論を引きずっています。
4. **マイナス化思考：**アリアは彼女自身の多くのポジティブな資質を無視しています。彼女は素晴らしいキャリアと多くの友人をもつ、素敵で才能ある女性なのです。

認知の歪みのクイズ	(✓)
1. 全か無か思考：自分自身や世界を、白か黒か、全か無かで分けて考える。灰色の領域は存在しない。	
2. 一般化のしすぎ：ネガティブな出来事を、「いつも」や「決して」などの言葉を使いながら、終わりのない敗北のパターンとして捉える。	
3. 心のフィルター：ポジティブなことをフィルターにかけたり無視したりして、ネガティブなことにばかり目を向ける。まるで一滴のインクがビーカー全体の水を変色させるようなものである。	
4. マイナス化思考：これはさらに大きな精神的エラーである。自分のポジティブな資質は取るに足りないと自分に言い聞かせ、こうして自分自身に対する全般的な見方がネガティブなものとなり続ける。	
5. 結論への飛躍：事実の裏付けがない結論に飛びつく。 • 心の読みすぎ：他人が何を考えたり感じたりしているか、自分にはわかっていると思い込む。 • 先読みの誤り：未来について、ネガティブな結果を予想する。	
6. 拡大解釈と過小評価：物事を大げさに捉えたり、重要性を不適切に低く見たりする。私はこれを「双眼鏡トリック」と呼んでいる。双眼鏡のどちらから覗くかによって、物事が大きく見えたり小さく見えたりするからである。	
7. 感情的決めつけ：気分によって推論する。例えば、自分のことを負け犬のように感じるから、自分は本当に負け犬だと思い込む。あるいは、絶望的な気分なので、自分は本当に絶望的なのだと結論づける。	
8. すべき思考：「すべき」「する必要がある」「しなければならない」などの言葉で自分（あるいは他人）を惨めにする。自己に向けられた「すべき」は罪悪感、羞恥心、抑うつ、無価値感を、他者に向けられた「すべき」は怒りや人間関係の問題を、世界に向けられた「すべき」は不満や権利意識を引き起こす。	
9. レッテル貼り：具体的な問題に焦点を当てる代わりに、自分自身や他人にレッテルを貼る。これは一般化のしすぎの極端な形態であり、自分や他人を完全な欠陥品、ダメ人間とみなすことになる。	
10. 非難：自分（自己非難）や他人（他者非難）の欠点を見つける。	

5. 結論への飛躍：アリアは、ボーイフレンドや一般男性から「愛されない人間」とみなされるだろうと思い込んでおり、「心の読みすぎ」を行っています。

6. 拡大解釈と過小評価：彼女は物事を大げさに捉えています。人間関係での衝突はつらいものですが、よくあることです。私たちのほとんどは、ときに喧嘩し、暴走します。

7. 感情的決めつけ：彼女は自分がどう感じているかから理由づけを行っています。愛されないと感じているので、自分は愛されないと思い込んでいるのです。

8. すべき思考：アリアはボーイフレンドとは言い争うべきではないし、人間関係はもっと良いものでなければならないと思い込んでいます。

9. レッテル貼り：彼女は明らかに自分にレッテルを貼っています。

10. 非難：彼女は、自分の具体的なミスをピンポイントで指摘して、それを修正しようとするのではなく、自分自身を責めることに全エネルギーを使っています。

一般化のしすぎが、おそらくはここでの最も大きな歪みです。アリアはボーイフレンドとの最近の衝突から、「自己」についての判断へとジャンプしています。これは微妙なことのように思われるかもしれませんが、いくつかの重大な影響が生じています。

第一に、これがアリアにとっての大きな苦痛となっています。アリアの不幸はボーイフレンドとの衝突によるものではなく、彼女の「自己」が愛されないことへの恐れからきているからです。

第二に、彼女は自分が「愛される存在」であるかどうかを見極めようとして、抽象的な雲の中で全エネルギーを浪費しています。批判するつもりはないのですが、これは17世紀の神学者たちが、針の上で何人の天使が踊れるかを議論していたのに似ています。ナンセンスな問いに対する答えは決して見つからないでしょう。

第三に、アリアは、エスカレートしていくボーイフレンドとの口論という現実の問題を解決するために何もしていません。その気になれば、彼女は彼の批判にもっとうまく対応できるようになるでしょう。一方で、彼女にはそうする義務はありませんし、むしろこの関係は自分には合わないと判断することもできます。いずれにせよ、「愛されない」ことを心配しても、彼女の役には立ちません。

では、アリアが逆の方向に進んだらどうなるでしょう？「愛されない」というような抽象的な事柄を心配する代わりに、彼女は自分の人間関係の本当の問題に焦点を絞り、それを修正することもできるでしょう。第13章を思い出していただきたいのですが、このテクニックは**具体的に考える技法**と呼ばれていて、一般化のしすぎに対抗するための実に強力なツールとなっています。

アリアはすでに、何が問題なのかを語っています。彼女がボーイフレンドの批判に防衛的に反応すると、事態は制御不能に陥ります。もちろん、アリアは反応の仕方を変えることに前向きかもしれないし、そうでないかもしれませんが、もし二人の関係を改善したいと思っているなら、これは彼女が具体的に取り組めることです。そうであれば、アリアは言い争いになったとき、**効果的なコミュニケーションのための5つの秘訣**を使うとよいかもしれません。

その5つの秘訣とは、次のようなものです。

- **武装解除法**：防衛的に反論する代わりに、ボーイフレンドの批判に真実を見つけることができます。これは批判への非常に強力な対処方法です。
- **思考と感情への共感技法**：彼女が部屋を散らかしたり遅刻したりするとき、ボーイフレンドはおそらく怒り、傷つき、苛立ち、尊重されていないように感じていることを彼女は認めることができます。
- **「私は〜と感じる」という言い方**：間接的に怒りを表明する代わりに、（反論したり、彼が「間違っている」と主張したりすることによって）彼女も悲しんだり、傷ついたり、怒ったりしているのだと彼に伝えることができます。
- **相手を尊重する技法**：今は喧嘩していても、彼のことをとても大切に思っていることや、彼への愛情が、傷ついた理由であることを彼に伝えることができます。
- **質問技法**：彼がどう思っているのか、もっと話してくれるように伝え、彼女の言動で腹立たしいところは他になかったかを尋ねることができます。

このやり方は、ボーイフレンドと言い争ったり、「愛されていない」のではないかと悩んだりするのとは全く異なることがおわかりでしょうか。この5つの秘訣は簡単に使いこなせるものではありませんし、実際とても難しく、たくさんの練習と覚悟が必要です。しかし、それが心からの実践であれば、このスキルは問題の多い関係を一変させることができるでしょう。

さて、あなたは、アリアはボーイフレンドとのコミュニケーションの仕方をそんなに変える必要はないと思っているかもしれません。彼にも変えるべきところがあると指摘することも、アリアは彼と別れて、もっといい人を探すべきだと言うこともできるでしょう。

私はあなたに同意します。アリアが変わる必要はありません。ボーイフレンドも明らかに、二人の怒りの応酬や口論に寄与しているはずです。しかし、彼は助けを求めてはいません。助けを求めているのは彼女です。ですから、アリアが二人の関係を改善させたいのであれば、彼女が、問題における自分自身の役割に焦点を当てなければなりません。彼の批判が「間違っている」と主張したり反論したりするのではなく、自分自身を変えることに、彼女は取り組む必要があるのです。

あなたが言うように、アリアにはボーイフレンドと別れる権利があります。私が言いたいのは、ほとんどの現実的な問題には解決策が存在するということです。しかし、「愛されない」という「問題」には、解決策は存在しません。意味がないからです。それは自分自身に対する意地悪なレッテルであり、自分を軽視する、卑屈な態度にすぎないのです。

具体的にするというのは、個人的なレベルでも非常に役立つテクニックです。私の使い方はと言えば、ご存じのように私は教える立場に立つことが多いので、常に教えるスキルを向上させたいと思っており、機会があるたびに生徒たちからの評価をもらうようにしています。実際、授業の終わりには、毎回すぐにフィードバックを受け取っています。生徒からのフィードバックは正直なものではないだろうと思っている人もいますが、そんなことはありません。彼らはとても正直です。こんなに正直でなくてもいいのに！と思うこともあるほどです。

フィードバックを見返すと、各セミナーやワークショップでは何が好ましかったか、何がそうではなかったかがはっきりとわかるので、私の指導の誤りがとても明確になります。そのような情報は驚くほど示唆に富んでいますが、ときには痛みをもたらすこともあります。

例えば、私が教える際に時々言ってしまうことで、ある人たちを怒らせてしまう特定の事柄がいくつかあることがわかりました。

1. いくらか尊大な態度で、挑戦的、批判的な質問をされると、私は苛立ち、相手を突き放すような無愛想な答え方をしてしまうことがあります。そうすると、他の生徒たちは、質問するのは危険だ、自分も叩かれるかもしれないと考えて、慎重になったり恐れたりするようになります。
2. 私は時々、他の流派の治療法に対して、過度に批判的になることがあります。私はよく、そろそろ全流派に見切りをつけ、科学に基づく、データに裏づけされた心理療法——ＴＥＡＭ-ＣＢＴはそういうものです——を開発するときだと言っています。そう信じているのです。しかし、なかには、自分たちがやっていることを強く信じているため、自分たちの流派への批判を聞きたくないという人もいます。彼らは脅威を感じて腹を立て、私のことを傲慢だと言うこともあります。

それは本当に傷つきます！

3. 私はＴＥＡＭ－ＣＢＴに夢中になるあまり、これを「売り込み」すぎることがあります。それが人々を遠ざけることもあるのです。

このような間違いを犯していることに気づくと、私は「ダメな教師だ」とか、「何らかの性格的な欠陥がある」と思い込んでしまうことがあります。そうなると、私は落ち込み、恥ずかしくなり、防衛的になって、いらいらし、不安にもなります。そんなとき、まさに私は「十分ではない」「自己」がいる、と考えてしまっているのです。

しかし、一歩下がって考えてみると、これらの批判は「自己」の欠点ではなく、具体的な誤りであることがわかります。そう考えれば、誤りを修正する方法を簡単に思いつくことができます。例えば、ワークショップの最初に、私の目の前にある資料に「ｎｉｃｅ」（優しく、感じよく）と書いておくと、聴衆の一人ひとりに温かさと敬意をもって接し、たとえ彼らのコメントや質問が少々突拍子もないものや腹立たしいものであっても、そこに何らかの真実を見出すということを思い出すことができます。これはいつもうまくいきます。

さらに、各ワークショップの二日目の朝には、感想用紙に書かれていた私のダメなところを少なくとも5つ、ワークショップで一番気に入ったところを5つ読み上げるようにしています。私がいつも彼らの批判に真実を見出しているので、聴衆はこれが大好きなのです！

実際、最悪のコメントを声に出して読むと、皆が嬉しそうに笑ってくれます。これが私たち全員をひとつにし、グループの士気を大いに高めてくれるようです。最後にはスタンディング・オベーションを受けることさえあります。完璧である必要はないとわかると、私はいつもすごくほっとするのです。

あなたもまた、完璧である必要はありません！　気分が落ち込んでいるときはいつでも、日常気分記録表にネガティブな思考をすべてリストアップしてみてください。自分自身についてどう考えているかがわかります。もし「自分はダメだ」と考えているのなら、その代わりに、具体的な欠点や、犯してしまった何らかのミスを特定することに集中してみましょう。そうすれば、その誤りを正すことに取り組んだり、単にその欠点を受け入れたりすることできます。

これはひとつの考え方に由来します。つまり、特定の欠点、ミス、短所だけが存在する、ということです。私たちは、特定の日の、特定の時間に、特定の場所で、特定の誤りを犯すことがあります。そして私たちは、これらの誤りを正す努力をするか、あるいは受け入れることができます。私たちが苦しむのは、一般化をしすぎて、「私はドジだ」とか、「あんなミスをするんじゃなかった」とか、「これは私がいかにダメな父親（母親、教師）であるかを示している」などと考えるときだけです。言い換えれば、自分には裁かれるべき「自己」が存在するとの思い込みが、ほぼ常に、不幸の原因となっているのです。

これは哲学的に聞こえるかもしれないし、哲学はあなたの「得意分野」ではないかもしれませんが、その感情的な意味合いはとてつもなく大きいのです。ここで私たちが話しているのは、恥ずかしさ、懸念、自信喪失といった感情を、成長、解放、喜びの絶好の機会に変容させるということです。

27 グレイトフル・デッドに加わるには

ブッダは、私たちが「自己」を持っていると考える罠から抜け出すことで、苦しみからの解放を得られると考えました。キリスト教を含め、ほとんどの宗教は、死と再生、つまり「生まれ変わる」という概念についても語ってきました。

この章では、「自己」を死なせることで、喜び、平安、愛、そして苦しみからの解放を体験できるということを学びます。実は、「大いなる死」は1つだけでなく4つあり、それらはうつ、不安、人間関係での葛藤、やめられない習慣や依存症からの回復に対応しています。どの場合も、「死」を迎えると、信じられないような瞬時の再生を体験することになります。苦しみと「自己」以外は何も失うことなく、世界が得られるのです。

第一の大いなる死：特別な自己の死

第一の大いなる死は、うつ、不全感、罪悪感、恥ずかしさ、劣等感、無価値感からの回復に関係し

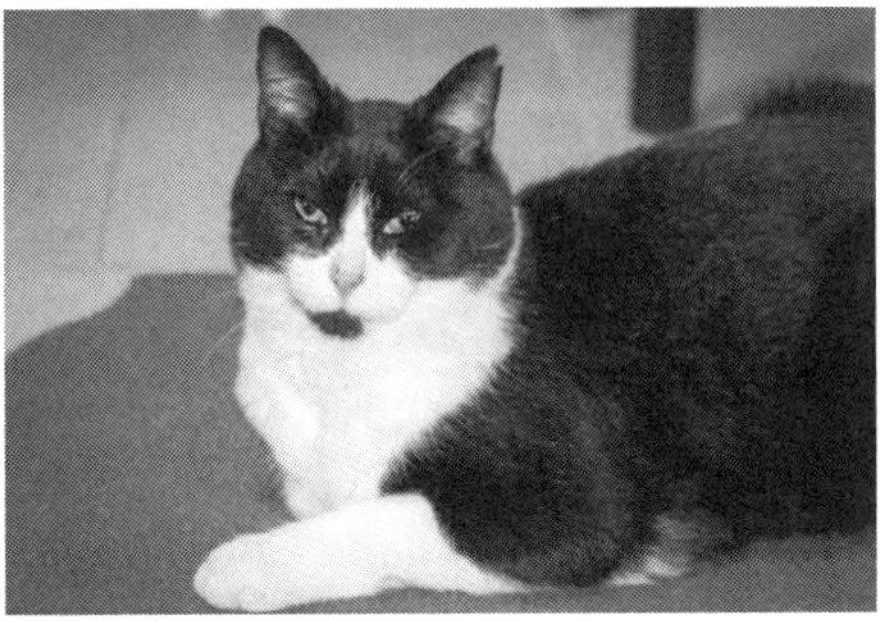

ています。ここでは、自分が特別ではないという事実を痛切に受け入れ、また、そうである必要もないという、夢のように解放的な発見が必要となります。

ここに、私の愛猫オビーの写真があります。私とオビーの関係は、当初は控えめに言っても険悪なものでしたが、時が経つにつれ、彼は私の世界一の親友となりました。数年前、夜中に姿を消してしまうまで、私たち夫婦とオビーは素晴らしい8年間を共に過ごしました。近所の人たちが何キロも離れたところまでオビーを捜しに行ってくれたのですが、あのチビは見つかりませんでした。おそらく、家の裏の森に住む肉食動物に食べられてしまったのでしょう。

私は今でも彼を失ったことが悲しく、最初に彼が姿を現したガラス張りの勝手口へ、もう一度彼に会いたいと願いながら頻繁に足を運んでいます。そしてジョギングをするときは、茂みの陰から突然彼が現れることを期待して、今でも彼の名前を呼んでいます。ですが、もう現れないことはわかっています。オビーを失ったことは私たち夫婦にとって、実に大きな痛手でした。

私はワークショップでオビーのことをよく話してきましたし、この本がオビーに捧げられていることに、あなたもお気づきでしょう。彼は野良猫（かなり野生的という意味）でしたが、個人的にも仕事上でも私の支えとなってきた、かけがえのない教訓を授けてくれました。

オビーはもともと家の裏の森に住んでいて、人と接したことがありませんでした。よく裏庭に迷い込んできたのですが、攻撃的に見えたので何度も追い払っていました。私たち夫婦は、子猫のときから飼っていた、他の飼い慣らされた猫たちに暴力を振るうのではないかと恐れていたのです。

私を恐れていたにもかかわらず、オビーは何度も戻ってきました。今にして思えば、彼は私たちが他の猫を飼っているのを見て、いつか自分も飼われるか、せめて時々食べ物をくれるようになることを期待していたのかもしれません。それに、他の猫とのロマンスを求めてもいたのでしょう。

ある日、オビーが我が家の勝手口に現れました。彼は私を怖がっていたので、これは驚きでした。彼は私の目を見つめ、左前足をかざしました。私は、その前足がほとんど彼の頭の大きさくらいまで腫れ上がっているのを見てショックを受けました。そして彼が、私が何度も追い払っていたときのような筋肉質な体ではなく、やせ細っていることを知り、悲しくなりました。明らかに、彼は大怪我をして狩りができず、自暴自棄になっていたようです。

寒くて雨の多い時季だったので、妻と私は彼の餌を用意し、雨風がある程度しのげる場所で彼が眠れるようにと考えて、箱をひとつ、裏のデッキテーブルの下に置きました。彼はその辺をうろつき、毎晩そこで喜んで眠りました。

私たちは彼の前足が治るようにと願っていましたが、3週間経ってもよくなる気配はなく、彼は死に瀕しているかのようでした。妻と私は彼を捕獲し、地元の獣医師のところに連れて行くことにしました。彼の体は傷跡だらけで、ノミとダニが巣くっていました。回虫もいました。明らかに過酷な暮らしを送ってきたようです。命を救うには手術が必要だと言われました。手術で前足の刺し傷をきれいにしてくれた医師は、食事に混ぜた抗生物質を摂取させるため、オビーは10日間は室内にいなければならないと言いました。

私たちはオビーを客室に迎え入れたのですが、かわいそうなことに彼は怯え、脱走しようとして窓に体をぶつけました。私たちが部屋に入ると、ベッドの下に隠れて唸り、撫でようとして手を伸ばすとパンチをしてきました。部屋にトイレを置きましたが、全く興味を示しませんでした。おしっこはカーペットで、うんちは床暖房の吹き出し口を使っていました。一週間もしないうちにカーペットはダメになり、部屋はひどい臭いに包まれました。結局、カーペットはすべて取り替え、部屋のペンキも塗り直すことになりました。

10日後、私たちがドアを開けると、オビーはロケットのように家から飛び出しましたが、決して遠くには行かず、ほとんどの時間を勝手口近くのデッキで、まるでそこが自分の王国であるかのようにウロウロして過ごしていました。私たち家族の一員になりたがっているように見えましたが、まだ恐怖心が強いようで、3メートル以内に近づくことはできませんでした。妻が初めて彼を抱き上げようとしたとき、妻の頬を強く噛んだほどです。

ある日、妻の手が偶然、彼の頭に触れたとき、彼はすぐに鳴き始めました。頭を撫でられるのが大好きだということがわかったのです。私たちはそのちょっとした強化策を使って、彼の行動を徐々に整えていきました。すると少しずつ、状況が変わり始めました。

私たちはキッチンのドアのすぐ内側に彼の食事を置くことにして、頭を家の中に入れないと食べられないようにしました。慣れてきたら、さらに数センチ内側に移動させ、前足を家の中に入れないと食べられないようにしました。そして最終的には、食事をするときは完全に家の中に入るようになったのです。

このちょっとずつの進歩に励まされ、私たち夫婦は、当初は不可能に思われた目標を設定し続けました。オビーは私たちを十分に信頼して、家の中を歩き回れるほどになるでしょうか？　ある日、それは実現しました！　さらに彼は、膝の上に飛び乗って撫でてかわいがってもらえるほど、私たちを信頼できるようになるでしょうか？　妻がテレビを見ていたある日、それは実現したのです！

でも、トイレの使い方は覚えられるでしょうか？　私たちや他の二匹の猫と一緒に、ベッドの上で眠ることはできるでしょうか？　毎週日曜日の朝、ハイキングのために我が家にやってくる同僚や学生たちといった、見知らぬ人々を信頼できるようになるのでしょうか？

彼はひとつずつ、それらの目標を達成していきました。ご近所さんたちは彼を奇跡の猫と呼びました。

時が経つにつれて、オビーは想像もできないほどかわいいチビになりました。夜中に私の胸の上に乗ってきて、私が撫でると興奮したように鳴き、よだれを垂らすのです。頭を振ると、まるでよだれのシャワーを浴びているかのようでした。猫好きでない人には気持ち悪く聞こえるかもしれませんが、猫好きならわかってくれるでしょう。まるで天国なのです。

私が外にいるときはいつでも、オビーは子犬のように後をついてきて、数メートルおきに私の足に触れては私を立ち止まらせました。それからゴロンと寝返りを打ち、お腹を撫でられるようにしました。お腹に触らせてくれることが、もうひとつの大きな節目でした。当初、彼はとても警戒心が強く、私たちが背中に触ることさえ許さなかったのですから。

私たち夫婦は、野良猫はせいぜい一人の人間しか信用できないと聞いていましたが、そうではないことがわかりました。日曜日に同僚や学生たちが我が家に来ると、オビーは人ごみに分け入っては皆と仲よくしました。オビーは本当に奇跡の猫でした。彼は私の親友となり、私は彼を人生そのものよりも愛するようになりました。

オビーが聖人だったとは思わないでください。彼は私たちの誰とも同じように、なかなかの欠点がありました。数年前、我が家にジェフリー・ゼイグ博士に滞在してもらったときのことです。ゼイグ博士はミルトン・H・エリクソン財団の代表であり、この財団は第23章でお伝えしたEvolution of Psychotherapy Conferenceという素晴らしい会議を主催しています。ゼイグ博士は我が家に一泊し、翌日、スタンフォード大学の私の研修グループのために、間接催眠の劇的なデモンストレーションを行ってくれました。

あるとき、ゼイグ博士と私はコンピューターの前に座り、インターネットで何かを調べていました。オビーは、ゼイグ博士と私が一緒にいる時間が長すぎることで、嫉妬と、ちょっとした脅威を感じていたのだと思います。その気持ちを伝えるために、オビーは私たちの目の前でモデムにおしっこをかけ、インターネットをシャットダウンさせました。まるで、「これでもくらえ！　パパに男性客と一緒にいたらダメだって教えてあげる」とでも言うかのように。

私はモデムを交換しなければなりませんでした。でも正直言って、私はこのチビをちょっぴり誇らしく思いました。今でもそう思っています。

では、私がオビーから学んだことは何だったのでしょう？　そして、それがうつ病の治療や第一の大いなる死とどのような関係があるのでしょう？

まず彼は、忍耐、優しさ、楽観主義、思いやりの大切さを教えてくれました。TEAM-CBTは信じられないほど強力ですが、回復という奇跡を望むなら、この治療法だけでは十分ではありません。優しさ、温かさ、思いやりがミックスされていなければならないのです。なぜなら、うつ病は、自分は欠陥品で、「敗者」で、「負け犬」であるという思い込みから生じるからです。回復は、その代わりに、愛と思いやりをもって自らに接するという決断から生まれます。

第二に、オビーは、特別である必要がなくなれば、人生は特別なものになると教えてくれました。私が患者さんたちからよく聞くテーマは、「私は敗者だ」とか「私はダメな人間だ」というものです。自信を喪失しているときは、自分は「特別」ではないので、心からの幸せや充足感を得られないと思い込んでいるかもしれません。あるいは、結婚していないから、平凡なキャリアしかないから、傑出した何かを持っていないから、自分は劣っていると感じているかもしれません。私もときには、自分は「特別」ではない、「十分」ではないと感じることがあります。

オビーは、「特別」である必要性について多くのことを教えてくれました。明らかに、オビーは特別ではありませんでした。彼は普通の、ホームレスの、やけくその猫でした。死ぬ寸前で我が家の勝手口に現れ、食べ物を欲しがりました。そして健康的で、誇り高い、ゴージャスな男になったものの、純血種ではなかったため、キャット・ショーで優勝することはありませんでした。

そして、私も特別ではありません。もはやただの年寄りです。でも、相棒のオビーと一緒にいたとき、つまり、ただぶらぶらして何もしていなかったとき、その経験は世界最高のものでした。「特別」である必要がなくなったとき、人生は特別なものになることをオビーは教えてくれました。つまりこれが、4つの大いなる死のうちのひとつ目です。

正直なところ、私もときには同僚や生徒たちに「大いなる死」を促してきました。長年にわたり、私は才能ある若いセラピストを数多く育てる機会に恵まれましたが、その中には精神科の研修医だった頃のマシュー・メイ博士も含まれています。彼は非常に優秀で、一緒に仕事をするのが楽しみでした。

ある夜、スーパービジョン・セッションを終えて車で家に帰る途中、私たちは信号待ちをしていました。マットはとても真剣な眼差しで私を見つめ、こう言いました。「先生、知っておいていただきたいのですが、僕は毎日、より良い人間になろうと懸命に努力しているんです」

私は同じように真剣な眼差しで言いました。「マット、早くそれを克服してほしいよ！」と。

彼は突然理解し、笑い出しました。それが彼の悟りの瞬間でした。

あなたも今、あるいは近いうちに、これが理解できるよう願っています。なぜなら、エゴが死んで、自分は「特別」ではなく、特別である必要もないことを発見したとき、人生はまさに信じられないものとなるからです。

話を聞いてくれてありがとう！　そしてオビー、私を愛し、多くのことを教えてくれてありがとう。私は君のことをこれからも永遠に愛し、恋しく思い続けるよ。

第二の大いなる死：恐れおののく自己の死

第二の大いなる死は、不安からの回復に関係しています。最も恐れている怪物から逃げずに身を委ねると、その怪物には歯がないという驚くべき発見をする、というものです。このテクニックが曝露と呼ばれるものであることを思い出した方もいるでしょう。これは二千五百年前からある手法で、不安症の治療には絶対に必要なものです。

例えば最近、ルーサーという名の若者が、私の日曜日のハイキングに参加できないかとメールで尋ねてきました。心理学を専攻している大学生、とのことです。通常、ハイキングに参加できるのは私のトレーニング・グループに所属している人たちに限られるのですが、彼はとても誠実そうで、精神保健の仕事に就くかもしれないとのことでしたので、私は例外を認めることにしました。

ルーサーは先週の日曜日の朝、車を数百キロも走らせて私の家の前に現れました。やる気満々です！

ルーサーは汗っかきで、不安を感じたときは特に大量の汗をかき、そのことをとても恥じているのだと言いました。彼は、その秘密の欠点を人に知られたら見下されると思い込んでいて、汗っかきであることを隠すのに必死でした。

さらに悪いことに、彼はかなりハンサムで、大学では名門の社交クラブに所属していたため、外見を特に重要視していました。ここまで学んできたように、感情的な問題は多くの場合、完全主義や、業績、愛情、承認への依存のような、自虐的な信念から生じます。こうした信念は、私たちの個人的な価値観の一部であり、賢明に働き、何かを成し遂げようとする意欲を与えてくれます。しかし、全く同じ信念が、感情的苦痛の引き金になることもあるのです。

完全主義は、ルーサーの自虐的信念のひとつでした。これは、自分は完璧であることを期待されており、欠点を知られたら人から愛されない、受け入れてもらえないという信念です。

ルーサーは多くの治療を受けてきたものの、どれも効果がありませんでした。以前のセラピストは彼を見限り、薬物治療を受けてはどうかと精神科医を紹介しました。ルーサーは不安への対処として薬を飲むことには消極的で、その点に関して、私は彼に拍手を送ります。重度の精神医学的問題を抱える人々にとって、薬物療法はときに効果的であり命を救うこともありますが、現在では、不安のほとんどは薬物なしでも効果的に治療することができるのです。

私の同僚であるサニー・チョイもハイキングに参加していて、ルーサーと一緒に7マイルに及ぶ素晴らしいコースを歩きながら、最高のTEAM - CBTを行ってくれました。ハイキングの後、私たちはお気に入りの飲茶レストランで昼食をとりました。

昼食後、私はルーサーに、完璧を期待されているという彼の信念をテストするために、恥への挑戦を試してみてはどうかと提案しました。具体的には、見知らぬ人に近づいて、次のように言うように促したのです。

どうも、こんにちは。少しお話ししてもよろしいですか？　あなたにお伝えしたいのは、私は人一倍汗っかきで、そのことがすごく恥ずかしくて、人に知られたら批判され、嫌われるのではないかと恐れているために、それを隠そうとしている、ということなんです。実際、今もかなりの汗をかいています。私の顔に汗が浮かんでいるのがおわかりでしょう？　でも、私はもう、これを隠すことも、恥ずかしがることもやめにしました。だからあなたに話しているんです！

ご想像の通り、この任務は彼を怖気づかせましたが、勇敢でやる気に満ちていた彼は（かなり渋々ながらも）これを承諾しました。

私たちが最初に近づいていった見知らぬ人たちのグループは、偶然にもかなりタフそうなアジア系の若者三人組でした。私は彼らを呼び止め、私の友人があなたたちに伝えたいことがあるんだと言いました。ルーサーが話す間、彼らはかなり怒っていて、焦っているようにも見えたので、緊張と不安は確実に高まっていたはずです。ルーサーが話し終わると、真ん中の男性がルーサーの肩に手を置きました。喧嘩でも始まるのでしょうか?

驚いたことに、その男性の目には涙が浮かんでいました。彼は言いました。「僕はゲイで、それを隠してきたけれど、君が話してくれたことは、僕にとってとても意味のあることだった！ 僕もゲイであることを隠すのをやめるよ！」。そして彼はルーサーとハグをし、私たちは帰路につきました。

怪物もこれまで！

第三の大いなる死：怒り、非難する自己の死

第三の大いなる死は、葛藤と敵意に満ちた人間関係を、愛と信頼にあふれるものへと変化させることに関係しています。この死は、実は自分が相手の「悪」の無実の犠牲者ではないという、とても苦しいものの、解放的でもある発見に伴うものです。この問題は相手のせいだと思い込んでいても、ほとんどの場合は私たち自身が、文句を言っているその問題を作り出しているのです。私たちは、相手に私たちを悪く扱うように強要していながら、その相手に非難の矛先を向けているとさえ言えるかも

しれません。

このような考え方は政治的に正しくないとか、不快に思われるかもしれないということは承知しています。しかし、嫌気がさして本を投げ捨てる前に、一例を紹介させてください。

リーという名の同僚が私に、夫婦間の問題で助けが必要だと言ってきました。彼が言うには、妻のライザが支配的すぎて、彼に対しても批判的なのだが、それは彼女の母親が過度に支配的だったせいだろうとのことでした。これは、人間関係で悩んでいる多くの人たちに共通する典型的な考え方です。つまり相手のせいにしがちで、リーも例外ではないということです。彼は、ライザこそが変わるべきだと確信していました。

リーは当初、私がカップルセラピーを提供すると考えていたようですが、私は問題を抱えている人間関係では、助けを求めている一人だけを治療するほうがよいと思っています。というのも、そうすればその人に責任を負ってもらうことができ、その人が変わった瞬間、必ずと言っていいほど、相手の人も変わるからです。

私は、人間関係に問題を抱えている人と取り組むときはいつでも、第17章で紹介した「対人関係記録表」という強力なツールを使うようにしています。対人関係記録表は、なぜうまくいっていない相手との間で衝突が起こるのかを理解するのに役立ちます。問題における自分自身の役割を突き止めることができるので、文句を言っていた問題そのものを、自分がどのように引き起こしているかが突然「わかる」ようになるのです。

例を挙げましょう。

・あなたの不満が、相手の人が自分の感情を表現しないことだとしたら、あなた自身が、その人が感情を表現するのを妨げているることに気づくでしょう。
・あなたの不満が、相手の人が話を聞いてくれないことだとしたら、あなた自身が、その人が話を聞くのを妨げていることに気づくでしょう。
・あなたが、相手の人はあなたの気持ちに関心がないと思い込んでいるのなら、あなたが自分の気持ちを表現しようとするとき、あなた自身が相手に、ネガティブな反応を強いていることに気づくでしょう。
・相手がしつこいほどに批判的だったり支配的だったりするためにあなたがいらいらしているのであれば、あなた自身が、相手を批判的であったり支配的にさせていることに気づくでしょう。

このような洞察は屈辱的でショッキングですが、問題における自分自身の役割を検証する気持ちがあれば、腹を立てて非難する「自己」の大いなる死が、とてつもない力を与えてくれることに気づくはずです。

では具体的に、これが実際にリーにも当てはまるかどうか見てみることにしましょう！

私はリーに、ライザとの不愉快なやりとりに焦点を当て、対人関係記録表の最初のふたつのステップをやってみてほしいと言いました。ステップ1では、相手があなたに言ったことを正確に書き出し、ステップ2では、その後であなたが言ったことを正確に書き出します。また、相手がどう感じていたと思うか、そして自分がどう感じていたかについても、当てはまるものを丸で囲みます。

この最初のふたつのステップでは、リーは1歳半の娘にパジャマを着るように言ったときのことを記しました。娘が反応しなかったので、リーは声を張り上げ、厳しい態度で接しました。この時点での彼の対人関係記録表は次頁のような感じでした。

見ていただければわかるように、リーはライザに反論し、自己弁護しました。そしてその対立は、これまで何度も繰り返されてきたような、娘の育て方をめぐる論争へとエスカレートしていきました。

さあ、ここからが大変です！

対人関係記録表のステップ3では、ステップ2で書き留めたことを見直し、効果的なコミュニケーションのための5つの秘訣（EAR）チェックリストを使って、それが良いコミュニケーションの例なのか、良くないコミュニケーションの例なのかを検討します。特に、相手の気持ちを認めたか（E＝共感）、自分の気持ちを打ち明けたか（A＝アサーション）、温かく愛情深い態度で接することができたか（R＝尊重）を自らに問いかけます。

リーの場合、分析するのは簡単でした。明らかに、リーは妻の気持ちを一切認めていませんでした、妻の批判の中に真実を見出してはいませんでした。その代わり、彼は自分を弁護しました（E＝共感　なし）。また、自分の感情を率直に、直接的に伝えませんでした（A＝アサーション　なし）。

ステップ1：相手が言ったことを正確に書き出す。簡潔に： ライザは、「小さな子どもにその言い方はないと思う」と言った。	ステップ2：その後であなたが言ったことを正確に書き出す。簡潔に： 私は、「僕がしたことは何も間違ってないと思う。君なら自分を見失うことなく、厳しくすることができるんだろうね。でも、僕が本気で、もうふざけてはいないと彼女に知ってもらわなければならないこともあるんだ」と言った。
相手が抱いたであろう感情を丸で囲んでください	あなたが抱いた感情を丸で囲んでください
悲しい、つらい、憂うつ、落ち込み、不幸	悲しい、つらい、憂うつ、落ち込み、不幸
不安、心配、パニック、緊張、怯え	不安、心配、パニック、緊張、怯え
罪悪感、後悔、いやな、恥ずかしい	罪悪感、後悔、いやな、恥ずかしい
劣等感、無価値感、不甲斐ない、出来損ない、無能	劣等感、無価値感、不甲斐ない、出来損ない、無能
孤独、愛されない、必要とされない、拒絶される、ひとりぼっち、見捨てられた	孤独、愛されない、必要とされない、拒絶される、ひとりぼっち、見捨てられた
きまり悪さ、愚か、屈辱、自意識過剰	きまり悪さ、愚か、屈辱、自意識過剰
絶望、落胆、悲観、失意	絶望、落胆、悲観、失意
不満、行き詰まり、挫折、敗北	不満、行き詰まり、挫折、敗北
怒り、腹立たしさ、憤り、いらいら、歯がゆさ、動揺、激怒	怒り、腹立たしさ、憤り、いらいら、歯がゆさ、動揺、激怒
その他（具体的に）：困っている、防衛的、落胆、意気消沈、孤立	その他（具体的に）：興奮している、防衛的、頑固、苛立ち、皮肉、無力感、萎縮、低迷、抵抗感、混乱している、断罪的、傷つきやすい、無能感

効果的なコミュニケーションのための5つの秘訣（EAR）チェックリスト

	良い コミュニケーション	✓	良くない コミュニケーション	✓
E＝ 共感	1. 相手の気持ちを認め、相手の言ったことに何らかの真実を見出している。		1. 相手の気持ちを無視したり反論したりして、相手が「間違っている」と主張する。	✓
A＝ アサーション	2. 自分の気持ちを率直に、直接的に表現している。		2. 自分の気持ちを攻撃的に表現したり、全く表現しなかったりする。	✓
R＝ 尊重	3. あなたの態度には相手に対する敬意や思いやりがある。		3. あなたの態度には相手に対する敬意や思いやりがない。	✓

そして、彼は妻に対して、温かさ、愛情、思いやりもって接することもありませんでした（R＝尊重　なし）。

おっと！　どうやらリーは、良くないコミュニケーションの3つの欄すべてにチェックマークをつけなければならないようです。

ステップ3は痛みを伴うものであり、あえてそうなっているのですが、それは、相手を非難するのをやめ、問題における自分の役割に目を向けなければならないからです。リーが妻のことを過度に支配的で批判的だと感じていたことを思い出してください。彼の頭の中では、非難の矛先は妻に向けられていました。しかし、問題における自分の役割を検討せざるを得なくなったとき、その矛先は180度回転し、自分のほうを向いたように見えたのです！

ここでの認識がまだそれほどつらいものではないとしても、これからもっとつらくなっていきます！　ステップ4では、自分の反応が相手に与える影響について自問します。リーは自分自身にこう問いかけることができるでしょう。

私の反応はライザにどのような影響を与えるのだろう？　彼女はどのような結論を出すのだろう？　彼女はどのように考え、感じ、行動するのだろう？　次に何が起こるだろう？　私の反応は問題を解決するだろうか？　それとも悪化させるだろうか？

読み進める前に、少し考えてみてください。

リーは、ライザが常に彼を批判し、コントロールしようとしていることに不満を抱いていました。しかし、彼女が懸念を表明したときには、リーは彼女の気持ちを無視して口論になりました。結果的に、彼女が彼を批判し続けたのは、彼に自分の気持ちをわかってほしかったからです。つまりリーが、彼女に批判を強いていたのです。

加えて、リーは、娘についてのライザの懸念を尊重することもなかったので、ライザの気がかりは募るばかりでした。彼女は、彼の過剰な厳しさが娘を怖がらせ、娘に、自分は愛されていない、安全ではないと感じさせるのではないかと恐れていました。そして、ライザは娘をとても愛していたからこそ、彼に行動を改めるよう説得し続けました。つまり、これこそが、彼が不満に思っていたことでした！

おわかりになりましたか？

リーは、セッション中に突然これを「理解」し、泣き崩れました。彼にとってはショックでしたが、対人関係記録表から読み取れることを否定することはできませんでした。これはリーのエゴの大いな

効果的なコミュニケーションのための5つの秘訣（EAR）*

E＝共　感
1. 武装解除法：相手の言っていることが全くの理不尽であるとか、不公平に思えたりしても、その中に真実を見出す。
2. 共感技法：相手の立場に立ち、相手の目を通して世界を見ようとする。 • 思考の共感技法：相手の言葉を言い換える。 • 感情の共感技法：相手が言ったことに基づいて、相手が感じていることを認める。
3. 質問技法：相手が何を考え、何を感じているかを知るために、優しく問いかける。
A＝アサーション
4.「私は～と感じる」という言い方：自分の考えや気持ちを率直に、うまく表現する。「あなた」発言（「あなたは間違っている！」「あなたが私を怒らせる！」など）ではなく、「私は～と感じる」という言い方（「私は動揺している」など）を使う。
R＝尊　重
5. 相手を尊重する技法：相手に対して苛立ちや怒りを感じていても、相手に敬意を示す。戦いの最中であっても、相手に対して純粋にポジティブな言葉を見つける。

る死であり、彼が泣き崩れたとき、正直言って私は、彼にとてつもない親近感を覚えたくらいです！

最後に、ステップ5では、効果的なコミュニケーションのための5つの秘訣を使って、ステップ2で書き留めたことを修正します。紙の上で素晴らしい返答が作れたら、セラピストや友人とロールプレイをすることで、より効果的な返答をその場で身につけることができるでしょう。

効果的なコミュニケーションのための5つの秘訣を使って、リーがライザへの返答をどのように修正できそうかを以下に示します。

君の言う通り、僕はいらいらしていて、彼女に対してひどく攻撃的になってしまった（武装解除法）。僕は今、罪悪感、不甲斐なさ、恥ずかしさを感じている（「私は～と感じる」という言い方）。僕は君と娘のことを世界で一番愛している。でも今、君は僕のことを疎ましく思っているかもしれないね（相手を尊重する技法、感情の共感技法）。君には心配事があるだろうし、僕に対して少し怒ってもいるかもしれない（感情の共感技法）。君が今どのように感じているか、もっと詳しく教えてくれるかな？（質問技法）

口論したり壁を作ったりするのではなく、リーがコミュニケーションの扉を開き、愛と敬意を伝えているのですから、このような対応であれば、信頼が深まる方向へと進みそうだということがおわかりでしょう。

しかし、リーの場合、実際はどうだったのでしょう？　セッションの後、リーは次のような素敵な結果報告をしてくれました。

今週、光が射した瞬間がありました。その瞬間についてお知らせしたいと思います。教わった通りにライザとコミュニケーションをとっていたのですが、予想外のことが起こりました。ライザが私に、ちょっとした受動攻撃的な小言を言い始めたのです。私はそれにうまく対処できず、気がつくと、私に責任をなすりつけるライザとの間で、再び対立状態に陥ってしまいました。

私は彼女に、セッションがうまくいかないのは、君にもこの問題における君自身の役割を理解してもらう必要があるからだ、それにこんな小言は受け入れられない、と言いました。そしてその瞬間、彼女が攻撃を続けるのは、彼女が幸せではないからだと悟ったのです。

それに気づいてからは、怒りの代わりに共感を示すようにしました。「社会が定義する」男になる必要性を捨てて、自分がなりたいと思う男になることにしたのです。私が反転し、エゴを超えられるようになると、彼女の態度も変わり、彼女は再び私に恋をしました。

このことをお知らせしたいと思ったのです。こうなる前に、失敗したとメールするところでした。いろいろとありがとうございました！


リーとのセッションは録音され、フィーリング・グッド・ポッドキャストの3回シリーズとして公開されました。これはすべて無料で、私のウェブサイト（ポッドキャスト096–098）で聴くことができます。

では、リーとのセッションは、「自己」の第三の大いなる死とどのように関係するのでしょうか？神秘主義者や哲学者は、時代を超えて、自己探究について語ってきました。彼らは、「答え」を見つけるためには内面を見つめる必要があると言っています。

しかし、私たちが探しているとされるその「答え」とは、いったい何なのでしょう？どのようにして内面を探るのでしょう？人間関係に悩む人たちと仕事をするまで、私にはそれが何を意味するのか、全くわかりませんでした。

今では、その答えははっきりしています。対人関係記録表があなたに「内面を見つめる」機会を与え、毎日、毎分、あなた自身がどのように人間関係における現実を作り出しているのか、それを発見する機会を与えてくれるのです――あなたにその気があれば、ですが！

仏教の「ワンネス」の概念について調べてみることもできます。仏教徒によれば、宇宙は「ひとつ」であり、私たちの苦しみも、邪悪さも、私たちが宇宙全体から切り離されているとの思い込みから生じます。「外的な現実」など存在せず、分離した「自己」などというものも存在しないのです。

対人関係記録表のステップ4は、仏教的な実践と捉えることもできますが、それは、自分と、うまくいっていない相手とは、互いに分離した別個の存在ではないということを発見できるからです。自分と相手は、循環する因果関係のシステムに組み込まれています。それぞれが常に、お互いのネガティブな行動を誘発し、強化しています。相手は、あなたに対して何かをする悪意ある「別個」の存在ではなく、相手と接するたびにあなたが作り出している、人間関係における現実のあらわれなのです。

あなたと相手は「ひとつ」です。この発見は非常に解放的で、力を与えてくれるものですが、エゴの死という大きな代償を伴います。問題における自分の役割を見つめるというのは、非常に衝撃的で、痛みを伴う、屈辱的でさえあることなのです。

このエゴの第三の「死」は、それほど魅力的には聞こえないかもしれませんが、とてつもない力を与えてくれます。自己防衛を手放し、真の謙虚さと敬意を表し、相手の批判の中に真実を見出すようになると、相手もまた必ずといっていいほど、同じことをするようになるのです。

誤解してほしくないので、ここで免責事項を述べておかなければなりません。なかには、虐待的で暴力的な関係に囚われている人もいることでしょう。その場合は、効果的なコミュニケーションのための5つの秘訣をどんなに巧みに使ったとしても、その相手と、愛情と信頼に基づく関係を築くことは極めて難しいか、不可能かもしれません。

そのような場合は、虐待がひどくなるに違いない関係にこれ以上力を費やすよりも、縁を切るほうがはるかによいかもしれません。しかし、もしあなたが別れる決心をしたなら、その関係から安全に離れるうえで、5つの秘訣がより重要な意味を持つことにもなるでしょう。

第四の大いなる死：権利や快楽を求める自己の死

最後の大いなる死は、やめられない習慣や依存症からの回復に関係します。ここには、過食、飲酒、ギャンブル、ドラッグ、買物、セックス、ポルノ、先延ばしなど、典型的なあらゆる依存症が含まれます。また、ここには、愛情、承認、業績、権力、富などへの心理的な依存からの回復も含まれます。

多くの人が、習慣や依存症は、うつや不安、孤独、人間関係の悩みといった感情的な問題から生じると考えています。つまり、孤独やうつを、食べ物やアルコール、薬物で「治療」しているのではないかという考え方です。私は数年前、スタンフォード大学医学部の精神科病棟に新たに入院してきた患者さんたちを対象に、この理論を検証する機会を得ました。

私は、彼らのむちゃ食いや拒食症、アルコールや薬物の乱用といった習慣や依存症が、うつや不安、孤独、人間関係での葛藤、人格障害などの、感情的な問題によるものなのかどうかを調べました。あなたは、これらの習慣や依存症には、どのような個人的で感情的な問題が最も強く関連していたと思いますか？

私がショックだったのは、依存症と感情的な問題との間には有意な関係がほとんどなかったことでした。実際、うつは食べることと関連していましたが、それは負の相関関係にありました。落ち込めば落ち込むほど、食べる量は減るのです！

習慣や依存症と有意に関連していた唯一の変数は、第1章であなたも記入した「衝動性調査表」の点数であり、その関連は驚くほど強いものでした。

このデータが強く示唆するのは、習慣や依存症は主に、渇望を満たしたいという人間の強い欲求から生じるものであり、生活上の問題から生じるのではないということです。言い換えれば、習慣や依存症は、私たちには救急薬が必要であり、しかも今すぐ必要であり、大好きなおいしい食べ物やもう一杯か二杯の飲み物がない人生は退屈で報われない、という信念から生じているのです。このような権限を持つ、快楽を追い求める自己の大いなる死は、幸せや充足を感じるうえで実はそんなものは必要ないのだという解放的な発見につながります。とはいえ、快楽を求める「自己」の死はそう簡単ではありません。なぜなら、私たちの誰もが、お気に入りの「救急薬」を手放したくないからです。

本書の原案段階では、習慣や依存症の治療に関する二章を設け、それらの引き金となる渇望や衝動に対処するための驚くべき新しいテクニックについて紹介するつもりでした。残念ながら、この本は長くなりすぎたので、それらは削除してしまったのです。

しかし朗報があります。私のウェブサイトのホームページの一番下から、そのふたつの章を無料でダウンロードできます。もしあなたがやめられない習慣や依存症に苦しんでいるなら、それをチェックして感想を聞かせてください！

グレイトフル・デッドに加わろう

本章では、4つの自己の大いなる死についてお伝えしてきました。私たちの多くは、とてつもなく貴重で大切なものを失うと思い、死ぬことを恐れています。しかし、エゴが「死んだ」としても、それは葬式に行くようなことではありません。むしろ、刑務所から出るか、素晴らしい祝賀会に出向くようなものです。「自己」を失ったとき、あなたは世界を受け入れ、それを探求し、楽しむ自由を手に入れます。実際、「自己」が「死ぬ」と、あなたはグレイトフル・デッド（恩に報いる死者）に加わることができるのです。

あなたは、大いなる死とは、実は大いなる再生であることに気づくでしょう。これは、私が自分のキャリアと人生において学んだなかでも最も素晴らしく、最も役に立つことのひとつです。これがあなたにも役立つことを私は願っています。

もしあなたが、まだあなた自身の「大いなる死」を恐れているなら、ルーミーの次の詩（コールマン・バークス訳）が気に入るかもしれません。私の親愛なる同僚の一人、ブランドン・バンス博士が、本書の草稿を校閲してくれているときに、この詩のことを教えてくれました。彼は、この詩がエゴの死を思い出させてくれるから大好きなのだと言っていました。あなたにもインスピレーションを与えてくれるかもしれません！

逝け　この新しい愛の中に
おまえの道は向こう側で始まる
空となり
牢獄の壁に斧を突き立て
逃げよ
色彩の中に、突如として誕生した者のように歩き出せ
今すぐに

第 IV 部

再発防止トレーニング

28 いまの気分は？

本書はあなたの感じ方を変えることをテーマにしてきましたので、変化があったかどうかを見てみることにしましょう！　第1章でもそのときの気分をテストしましたが、今の気分でもう一度テストを受けてみてください。自分がどう感じているのか、チェックし終わったら、各テストの合計を下部の空欄に記入してください。2、3分でできるはずです。

第1章と本章でのテストから何がわかるでしょうか？　気分、対人関係、衝動性、幸福度の最初の得点と今の得点を比べてみれば、この本を読んでいる間に、あなたの思考や感情がどれだけ変化したかがわかるでしょう。

パート1：うつと不安の調査表*

あなたが今どんな気分なのか、当てはまるところにチェック（✓）を入れてください。
すべての項目に答えましょう。

うつ

	0＝全く当てはまらない	1＝少し当てはまる	2＝まあまあ当てはまる	3＝かなり当てはまる	4＝とてもよく当てはまる
1. 悲しい、または落ち込んでいる					
2. 落胆している、絶望している					
3. 自尊心が低い、自分は劣っている、価値がない					
4. やる気が出ない					
5. 人生の喜びや満足感が減少している					
項目1～5の合計→					

不安

	0	1	2	3	4
1. 不安だ					
2. 怯えている					
3. 心配事がある					
4. 苛立っている					
5. 緊張している					
項目1～5の合計→					

パート2：怒りの調査表*

あなたが今どんな気分なのか、当てはまるところにチェック（✓）を入れてください。
すべての項目に答えましょう。

怒り	0＝全く当てはまらない	1＝少し当てはまる	2＝いくらか当てはまる	3＝かなり当てはまる	4＝とてもよく当てはまる
1. 不満がある					
2. むかついている					
3. 憤慨している					
4. 怒っている					
5. 苛立っている					
				項目1～5の合計→	

対人関係満足度調査表*

配偶者、パートナー、友人、同僚、家族など、あなたにとって大切な人との関係について考えてみてください。その人との関係について、あなたがどのように感じているか、当てはまるところにチェック（✓）を入れてください。

すべての項目に答えましょう。

	0＝非常に不満	1＝かなり不満	2＝いくらか不満	3＝どちらでもない	4＝いくらか満足	5＝かなり満足	6＝非常に満足
1. コミュニケーションと風通しのよさ							
2. 対立の解消							
3. 愛情と気遣いの度合い							
4. 親密さ、身近さ							
5. 総合的な満足度							
						項目1～5の合計→	

パート3：衝動性調査表*

各項目が、今日を含め、過去1週間のあなたの気分をどの程度表しているか、当てはまるところにチェック（✓）を入れてください。

すべての項目に答えましょう。

	0＝全く当てはまらない	1＝少し当てはまる	2＝いくらか当てはまる	3＝かなり当てはまる	4＝とてもよく当てはまる
1. 時々、薬やアルコールが欲しくなる					
2. 時々、薬やアルコールを使いたいという衝動に駆られる					
3. 時々、薬やアルコールをどうしても使いたくなる					
4. 時々、薬やアルコールを使いたいという衝動を抑えられなくなる					
5. 時々、薬やアルコールを使いたいという衝動に苦しめられる					
項目1～5の合計→					

パート4：幸福度調査表*

あなたが今どんな気分なのか、当てはまるところにチェック（✓）を入れてください。
すべての項目に答えましょう。

	0＝全く当てはまらない	1＝少し当てはまる	2＝いくらか当てはまる	3＝かなり当てはまる	4＝とてもよく当てはまる
1. 幸せで楽しい					
2. 希望に満ちていて楽観的					
3. 自分には価値がある、自尊心が高い					
4. 意欲的、生産的					
5. 人生に満足している					
項目1～5の合計→					

	合計点		
テスト	第1章	いま	変化
うつ			
不安			
怒り			
対人関係満足度			
誘惑			
幸福			

上の表を使って、ビフォー・アフターの得点を比較することができます。

2回分の調査表への記入や計算がそれほど難しくなかったならよいのですが、いかがでしたか？　これらの点数からは、どんな結論が得られそうですか？　変化の有無は何を意味するのでしょう？

次のように考えることができます。もし、あなたのうつと不安の点数が0（または0に近い）まで下がり、幸福の点数が上がって20に近くなっているなら、おそらく気分は上々ということなので、次の章の再発防止トレーニングの準備ができているということです。

おめでとうございます！　本当に素晴らしい！　あなたのことを誇りに思いますし、私の本が役に立ったのであれば、信じられないくらい嬉しいです。それが、私がこの本を書いているときに望んでいたことです。

でも、もし、うつや不安のテストで望んでいたほどの改善がみられなかったのであれば、どうすればよいのでしょう？

第一に、専門家の助けを借りることは決して恥ずかしいことではありません。お住まいの地域のセラピストを探してみてください。きっとたくさんの候補が見つかるはずです。

第二に、全米だけでなく世界中に、リカバリー・インターナショナル（Recovery International）のような無料の支援組織がたくさん存在します。リカバリー・インターナショナルはアルコホリクス・アノニマスに少し似ていますが、この団体は、うつや不安からの回復に焦点を当てています。www.recoveryinternational.org。

第三に、私はあなたのために大量の追加リソースを作成しました。その大半が無料です。第32章にそれらをリストアップしています。

でも、もし、あなたが再発防止トレーニングに進む準備ができていると思うのなら、このまま読み進めてください！　いつまでも最高の気分でいられるでしょう！

29 いつまでも最高の気分！

うつや不安から解放されたら、次は再発防止トレーニングです。このトレーニングが超・重要なのは、ネガティブな思考や感情は再び戻ってくるものだからです。いつでも常に幸せを感じられる人はほとんど——おそらく誰も——いません。私たちは誰もが時折、路上のでこぼこにつまずきます。しかし、再発への対処法を知っていれば、災難にまでは至らないのです。

本書の「はじめに」で述べたように、フォレスト・スコギン博士とその同僚は、私の最初の著書である『フィーリング・グッド』を読んで回復した、中等度から重度のうつ病患者さんたちが、2年後や3年後も自力で改善し続けていることを発見しました。

これらの患者さんたちも常に幸せだったわけではなく、誰もが経験するような浮き沈みがあったといいます。しかし、気分が落ち込み始めると、彼らは本棚から『フィーリング・グッド』を取り出し、最初に読んだときに最も役立った部分を読み返しました。そして再び立ち直りました。あなたも同じようにしてみるとよいかもしれません。

私が行っている再発防止トレーニングは、あなたの側での努力がもう少し必要ですが、再発の芽を摘む方法を学べるので、それだけの価値は間違いなくあります。

私は、調査表の点数が完全に0になるか、0にかなり近づくまで、患者さんへの再発防止トレーニングは行いません。前章でのテストが重要なのはそのためです。テストによって、自分がどれだけ改善したか、つまり、完全に回復したのか、それとも本書のツールを使った取り組みがもっと必要なのかを正確に知ることができるからです。

再発防止トレーニングには、次の3つの重要なステップがあります。

1. 再発は不可避であり、避けようもないという事実を受け入れる。
2. 最初にあなたの回復に役立ったツールは、おそらく今後もずっと有効であると理解する。
3. 再発したときに抱きそうなネガティブな思考に対して、前もって言い返す練習をしておく。

ステップ1

まず、自分が再発するということを知っておくことが重要です。これは、「もし」ではなく「いつ」の問題です。常に幸せな気分でいることは不可能です。でも、慌てないでください！　再発を恐れなくてもいいように、再発への対処法を具体的にお伝えしていきます。

私がこれを強調するのは、私が治療してきた多くの人たちが、第12章でも述べたように、落ち込んでいるときの全か無か思考の「無」の側から、回復時には「全」の側に移っているからです。つまり、落ち込んでいるときは、自分は無価値で絶望的だと考えています。それが「無」の側です。そして回復したときには、とても気分が良くなり、「うわー、やったー！　やっぱり私には価値がある！　私の問題は解決した！　これからはずっと最高の気分でいられる。しかも、とても簡単に！」。これが、全か無か思考の危険な「全」の側です。

「全」の側が問題なのは、それがポジティブな歪みだからであり、もしあなたがこのような考えを持ち続けるなら、再発したときには自分を挫折へと追いやることになります。ショックで打ちのめされたような気分になり、「回復」はまやかしで、自分を騙していただけだったと結論づけることになるかもしれません。しかし、人間は誰しも落ち込むことがあるという事実を受け入れれば、このような勘違いをすることはなくなるでしょう。

ところで、再発とはいったい何なのでしょう？　私は、気分が落ち込んだり、不安になったり、いらいらしたり、動揺したりする状態が一分以上続くことを「再発」と定義しています。この定義に従えば、私たちは常に再発しています。しかし、いやな気分からはすぐに抜け出せるとわかっていれば、「再発」は大したことではありません。実際、再発は苦痛や落胆を伴うものですが、その間に学び、成長することも可能なのです。

実は今、私はちょっとした「再発」中です。というのも、かつての教え子のひとりが、私の許可もなく、コラボレーションというわけでもなく、私の最近の活動をベースにしたアプリを制作しているからです。彼女が私を関与させることなく、私の活動を商品化しようとしていることに心を痛めています。悲しくて、不安で、困惑して、少し怒りも感じているのです。

しかし、どんな解決策になるのか見当もつきませんが、私は解決策を見つけるでしょう。「これもまた過ぎ去ること」と言われるように、私はまた良い気分、あるいは最高の気分に戻れるでしょう。

ではもし、再発が不可避だとしたら、どのような見通しを立てればよいのでしょう？　どれくらいの幸福度が普通なのでしょうか？

私の経験則はといえば、私たちは誰もが、平均して週に5日、幸せな日を過ごし、2日、いやな日を過ごす権利がある、というものです。もし5日、幸せな日がないなら、あなたは騙されていて、いくらか調整が必要です。また、週に2日、いやな日がないのであれば、少しハッピーになりすぎているのかもしれませんし、リチウムを投与する必要があるかもしれません！

ステップ2

再発防止トレーニングの第二段階は、最初に効果があったテクニックは、おそらく今後もずっと効果があると知っておくことです。将来、動揺するようなことがあったとき、あなたのネガティブな思考は、本書で取り組んだネガティブな思考と同じではないにしても、似たようなものになるでしょう。

私たちのほとんどは、動揺するたびに何度も繰り返される、ワンパターンの苦しみ方を持っているものです。だからこそ、最初に回復したときに役立ったテクニックは、将来的にもずっと有効となるでしょう。

ですから、ネガティブな気分に逆戻りしそうになったときはいつでも、最初に効果があった方法に戻ってください。例えば、ポジティブ・リフレーミング、二重の基準技法、受け入れの逆説技法などが有効かもしれません。同じテクニックを使うだけなので、2回目以降はずっと楽にできることがわかるでしょう。

ステップ3

再発防止トレーニングの3つ目のステップは、再発したときに抱くネガティブな思考への言い返し方を練習することです。再発すると、自分独自のネガティブな思考が戻ってくると言いました。それは、人はそれぞれ異なるからであり、再発時には、その人特有のネガティブな思考を持つことになるからです。

しかし、ほぼすべての人が、再発したときにはいくつかの追加的な、ネガティブな思考を持つことになるでしょう。それは例えば、次のような思考です。

- セラピーは本当は効果がなかった。やっぱり効果は続かなかった！

・私は絶望的なのだ。
・改善したのはまぐれだった。
・本当はよくなっていなかった。よくなったと思っていただけだ。
・私の問題は深刻すぎるのだ。
・結局、私には何の価値もない。

このような思考に備えておかなければ、それは完全に信じられ、あなたは打ちのめされてしまうでしょう。しかし、気分が良いときに、前もってこのような歪んだ思考を打ち砕く練習をしておけば、再発時にそれを打開することはずっと簡単になるはずです。

次頁にあるような「再発防止記録表」を今日、再発する前に準備しておくことで、このようなネガティブな思考を打ち砕く練習をすることができます。では、今すぐ、ネガティブな思考をやっつけてみましょう！

まず、あなたがうつや不安との長い闘いを乗り越えて、本当に幸せな3週間を過ごしたと仮定してみましょう。そして金曜日の夜、あなたは配偶者と喧嘩するのですが、効果的なコミュニケーションのための5つの秘訣を使うことを忘れてしまいます。怒ったままベッドに入り、土曜日に目覚めると、また信じられないほど落ち込み、不安になっていたのです。

記録表に書かれた最初のネガティブな思考、「この再発は、私が決してよくならないということを

再発防止記録表*

動揺した出来事：ネガティブな思考や感情が戻ってきたとき、私はどう考え、どう感じるだろう。

感　情	今の%	目標の%	終了時%
悲しい、つらい、憂うつ、落ち込み、不幸	100		
不安、心配、パニック、緊張、怯え	100		
罪悪感、後悔、いやな、恥ずかしい	100		
劣等感、無価値感、不甲斐ない、出来損ない、無能	100		
孤独、愛されない、必要とされない、拒絶される、ひとりぼっち、見捨てられた	100		
きまり悪さ、愚か、屈辱、自意識過剰	100		
絶望、落胆、悲観、失意	100		
不満、行き詰まり、挫折、敗北	100		
怒り、腹立たしさ、憤り、いらいら、歯がゆさ、動揺、激怒	100		
その他：がっかり	100		

ネガティブな思考	今の%	終了時%	歪み	ポジティブな思考	何%信じるか
1. この再発は、私が決してよくならないということを示している。私は絶望的なのだ。	100				
2. セラピーは効果がなかった。	100				
3. 改善したのはまぐれだった。	100				
4. 本当はよくなっていなかった。よくなったと思っていただけだ。	100				
5. このセラピーは私には効かない。	100				
6. 私の問題は深刻すぎるのだ。	100				
7. 結局、私には何の価値もない。	100				
8. 私は永遠に落ち込んだままだろう。	100				
9. こんなの不公平だ！	100				
10. 私はどこかおかしいに違いない。	100				

認知の歪みのクイズ	(✓)
1. 全か無か思考：自分自身や世界を、白か黒か、全か無かで分けて考える。灰色の領域は存在しない。	
2. 一般化のしすぎ：ネガティブな出来事を、「いつも」や「決して」などの言葉を使いながら、終わりのない敗北のパターンとして捉える。	
3. 心のフィルター：ポジティブなことをフィルターにかけたり無視したりして、ネガティブなことにばかり目を向ける。まるで一滴のインクがビーカー全体の水を変色させるようなものである。	
4. マイナス化思考：これはさらに大きな精神的エラーである。自分のポジティブな資質は取るに足りないと自分に言い聞かせ、こうして自分自身に対する全般的な見方がネガティブなものとなり続ける。	
5. 結論への飛躍：事実の裏付けがない結論に飛びつく。 • 心の読みすぎ：他人が何を考えたり感じたりしているか、自分にはわかっていると思い込む。 • 先読みの誤り：未来について、ネガティブな結果を予想する。	
6. 拡大解釈と過小評価：物事を大げさに捉えたり、重要性を不適切に低く見たりする。私はこれを「双眼鏡トリック」と呼んでいる。双眼鏡のどちらから覗くかによって、物事が大きく見えたり小さく見えたりするからである。	
7. 感情的決めつけ：気分によって推論する。例えば、自分のことを負け犬のように感じるから、自分は本当に負け犬だと思い込む。あるいは、絶望的な気分なので、自分は本当に絶望的なのだと結論づける。	
8. すべき思考：「すべき」「する必要がある」「しなければならない」などの言葉で自分（あるいは他人）を惨めにする。自己に向けられた「すべき」は罪悪感、羞恥心、抑うつ、無価値感を、他者に向けられた「すべき」は怒りや人間関係の問題を、世界に向けられた「すべき」は不満や権利意識を引き起こす。	
9. レッテル貼り：具体的な問題に焦点を当てる代わりに、自分自身や他人にレッテルを貼る。これは一般化のしすぎの極端な形態であり、自分や他人を完全な欠陥品、ダメ人間とみなすことになる。	
10. 非難：自分（自己非難）や他人（他者非難）の欠点を見つける。	

示している。私は絶望的なのだ」を見ていきましょう。この思考にはどんな歪みがみられますか？
認知の歪みのクイズをチェックし終わってから、読み進めて私の答えを見てください。

私の答え

私が見つけた歪みは以下の通りです。

1. **全か無か思考**：あなたは治療を白か黒かで考えています。もしあなたが改善したのなら、治療は役に立ったということで、それはつまり、あなたは「絶望的」ではないということです。人は誰しも、時々動揺するものです。
2. **一般化のしすぎ**：自分を絶望的なケースと考えることで、今現在——今、動揺している——から未来を一般化しています。
3. **心のフィルター**：今どれだけ動揺しているかに焦点を当てることで、セラピーでの大きな進歩を見落としています。
4. **マイナス化思考**：セラピーや本書で学んだやり方は役に立たなかったと自分に言い聞かせています。しかし、実際は役に立ちました！
5. **結論への飛躍**：ずっと落ち込んだままだろうと予測することで、先読みの誤りをしています。
6. **拡大解釈と過小評価**：再発すると動揺するものですが、あなたはそれを大げさに捉え、身につけたスキルを過小評価しているのかもしれません。なぜ動揺しているのかに焦点を当て、問題に対処するための計画を立てるほうが生産的と言えるかもしれません。

7. 感情的決めつけ：絶望的だと感じているために、自分は絶望的なのだと結論づけています。

8. レッテル貼り：自分に「絶望的だ」とのレッテルを貼っています。

9. すべき思考：ここにはいくつかの「すべき」が隠れているようです。決して動揺すべきではない、いつも幸せな気分でいるべきだ、と考えているのかもしれません。

10. 非難：自分を絶望的だと言うのは典型的な自己非難であり、セラピーがうまくいかなかったと主張するのは典型的な他者非難です。

見ての通り、このネガティブな思考には歪みが含まれています。

それでは、この思考にどのように言い返すことができそうか、ご自分に問いかけてみてください。感情を変化させるためのふたつの条件を満たす、説得力のあるポジティブな思考を思いつけるかどうか、試してみてください。ふたつの条件とは、100％真実であること（必要条件）、そして、そのネガティブな思考への信念を劇的に減らすものであるということです（十分条件）。

その新しい思考を、再発防止記録表のポジティブな思考の欄に記入してください。そして、それをどの程度強く信じているかを、「何％信じるか」の欄に0から100の尺度で記入してください。次に、ネガティブな思考に対する信念の強さを再度チェックし、「終了時％」の欄に書き込みます。

感情を変化させるためのふたつの条件を満たすポジティブな思考がなかなか思いつかないようでしたら、私が思いついたものを紹介しましょう。

私はかなり改善したのだから、セラピーはとても効果的だった。配偶者と喧嘩したのだから、動揺するのは当然のこと。だからといって、それは私が「絶望的」ということではない。ただ、例のツールを使って、もう一度やってみる必要があるということだ。

再発する前の、幸せで自信に満ちあふれているときにこれをやるのは通常、とても簡単ですが、再発した後では、かなり深い穴から這い上がることになります。これは、1オンスの予防が1ポンドの治療に値するケースです。

万が一、今の段落が片方の耳からもう片方の耳へと抜け出てしまったなら、もう一度読み直すことをお勧めします！　侮辱するつもりはないのですが、今の段落はあなたを大きな悲しみから守り、ひょっとしたら命さえ救うことになるかもしれません。また、次の3つの事実も、いくら強調しても足りません。

1. 再発したときに抱くネガティブな思考は、かなり歪んでいるはずです。
2. 再発するまでその思考に立ち向かわないでいると、その思考に対するあなたの信念は圧倒的なものとなり、それを打ち砕くことは非常に難しくなります。

3. 先につぶしておけば、再発の際にたたきつぶすのがとても簡単になります！

ネガティブな思考をすべて紙に書き出したら、学習を感情的なレベルで定着させるために、**声の外在化技法**を試してみてください。友人や家族、セラピストなどを相手に、交代で、ネガティブな自己とポジティブな自己を演じてみるのです。

相手の人があなたのネガティブな自己を演じ、二人称（「あなた」）で話し、一方、あなたはポジティブな自己を演じ、一人称（「私」）で話すようにするとよいでしょう。相手の人があなたのネガティブな思考をひとつずつ読み上げ、あなたは自分を守ろうとします。

確認として、あなたが最初の回復から数週間後に再発しているという前提であることを、あなたと相手の双方が理解しているようにしてください。また、ロールプレイは録音して、後で再発したときに聞き直せるようにしておくことも重要です。

最後に、あなたも相手も、ロールプレイの中では同一人物であるということを覚えておいてください。片方がネガティブな自己を、もう片方がポジティブな自己を演じるのです。

対話は例えば、次のようになるでしょう。

相手の人（あなたのネガティブな自己として）：この再発は、君が一生治らないということを示している。君は絶望的なケースなんだ。

あなた（あなたのポジティブな自己として）：いや、この再発は理解できるものだ。昨夜は配偶者と喧嘩したのだから、数週間前にとても役に立った「効果的なコミュニケーションのための5つの秘訣」のようなツールを使うときがきたということだ。話し合えば、これまでと同じように、この衝突も解決できると確信しているよ。そうしたら、またすごく良い気分になれるはず！

相手（ネガティブな自己）：セラピーは効果がなかったんだ。

あなた（ポジティブな自己）：いや、セラピーはとても役に立った。私の問題は、セラピーがうまくいかなかったことではない。私の問題は、どうすれば配偶者と話し合えるかを考えるのではなく、君の嘘に耳を傾けていることだ。

相手（ネガティブな自己）：君が改善したのはまぐれだったんだ。

あなた（ポジティブな自己）：いや、改善したのは学習と努力の結果だ。

相手（ネガティブな自己）：君は本当はよくなっていなかった。よくなったと思っていいいいただけだ。

あなた（ポジティブな自己）：実のところ、この3週間はこれまでの人生で最も幸せな日々だったし、それは事実なんだ！　本当に素晴らしかった！

相手（ネガティブな自己）：この再発は、結局、君には何の価値もないということの証明だ。

あなた（ポジティブな自己）：バカバカしい！　私には欠点が山ほどあるし、これからもそうだろうけど、長所もたくさんあるんだ。

もしあなたが行き詰まって、自分のネガティブな思考を説得力をもって打ち砕くことができないなら、役割を交代してみてください。あなたがネガティブな自己を演じ、相手の人があなたのポジティブな自己を演じるのです。二人でその思考を打ち砕くことができるようになるまで、同じ思考で役割交代を続けてください。

このエクササイズをするときは、部分的な勝利で満足しないでください。再発時には、その思考は実に強力で、説得力のあるものに見えてくるでしょう。そのため、前もって準備しておく必要があるのです。もし今、再発で苦しんでいるなら、録音したものを聴いてみてください。きっととても役に立つことがわかるでしょう。

それでもまだ苦しいなら、セラピストに助けを求めることもできます。恥じることはありません。私はすべての患者さんに、私は決して患者さんを見捨てないし、もし彼らが望むなら、一生、私を彼らの精神科医として考えておいてもらって構わないし、調整が必要になったら電話をくれればいいと伝えています。一生涯保証もしますし、調整はすべて無料です！　再発しなければ二度と会うことはないでしょうから、私は彼らの再発を望んでいるとさえ言っているのです！

それで、再発防止トレーニングは本当に効果があるのかって？　私はこれまで、重度のうつや不安と闘っている人たちと4万回近くのセラピーセッションを行い、終了前には必ず、再発防止トレーニングを行ってきました。長くても30分ほどしかかかりません。何年もの間、調整のために戻ってきた患者さんはほとんどいませんでしたし、そのほぼすべてのケースで、1回か2回のセッションを受けただけで、彼らは再び元気になりました。

おっと、もう終わりですね。正直なところ、皆さんのためにこの本を書き進めることがとても楽しかったので、今は悲しい気持ちです。何年も前に『フィーリング・グッド』（邦題『いやな気分よ、さようなら』）を書いて以来、心理療法にはとてつもなく目覚ましい発展があり、それを皆さんと分かち合えたことは私の喜びであり、誇りでもあります。

次の章では、皆さんはロチェスター大学のマーク・ノーブル博士という、異色の人物に出会うことになります。彼はスタンフォード大学で学んだ、輝かしい研究キャリアを持つ遺伝学者であり、分子生物学者でもあります。実際、彼は幹細胞研究の第一人者で、世界的にも有名です。彼は実に親切で実直な、面白味もある男性です。

そんな彼が、なぜ本書の一章分を担当するのでしょうか？　まあ、それはこれからわかることですが、皆さんもきっとわくわくするはずですよ！

第Ⅴ部

研究のアップデート：科学は TEAM-CBT を支持するか？

30 TEAM-CBTとマイクロ脳外科手術の極意

マーク・ノーブル博士とは？

TEAM-CBTの発展における次の重要なステップは、この療法が脳機能のレベルでどのように作用するかを理解することです。本章では、ロチェスター大学医療センターで遺伝学と神経科学の教授を務めるマーク・ノーブル博士が、この領域への第一歩を提示してくれます。

ノーブル博士は、現代の幹細胞生物学の創始者の一人とみなされており、彼の研究室は中枢神経系の発達、がん治療が脳にもたらす悪影響、より安全で効果的ながんの治療法の開発、末梢神経や脊髄の損傷などについての理解に重要な貢献をしてきました。

ノーブル博士が私に連絡してきたのは、彼の研究室が、広く使用されている抗うつ薬の有害な副作用を調査しており、うつや不安に対する薬物なしの治療法について、彼がもっと知りたがっていたからでした。TEAM-CBTによって目覚ましい回復が起こるのを目の当たりにした後、博士はそのような回復の背後にある神経科学に興味を持つようになりました。考察を十分に深めた彼は、スタンフォード大学の火曜日のトレーニング・グループでそれを発表しました。私たちはそれを録音していたので、フィーリング・グッド・ポッドキャスト100として発表したのです。

その後、博士は、本書のためにこの一章を執筆することを快諾してくれました。本章のこの後の部分を一緒に執筆した後、彼は、TEAM‐CBTが脳機能レベルでどのように作用するかについても、さらなる考察を加えたフォローアップのポッドキャスト（#167）を録音させてくれました。

この章では、TEAM‐CBTのテクニックが、脳神経細胞の高度に特異的なネットワークをどのように迅速に修正できるかに焦点を当てていますが、そのアイデアの多くは、うつや不安の効果的な治療法がどのように機能するかについても、私たちの理解を深めてくれることでしょう。さらに彼は、TEAM‐CBTで達成できる急速な感情の変化が、完全に理にかなっているだけでなく、なぜそれが、うつや不安、および関連する問題に対して効果的な治療法の、脳を基準とする最も適切な定義になりうるのか、その理由として考えられることを説明してくれています。

最高の気分になるための脳ユーザーガイド

マーク・ノーブル博士

あなたが細菌感染症にかかり、3種類の治療法のいずれかを選択することになったとしましょう。

1. 第一の治療法は何年もかかり、うまくいかないことも多いが、副作用はない。

2. 第二の治療法は錠剤によるもので、多少気分が良くなったり悪くなったりするが、全く効果がないこともある。何年も服用することになり、さまざまな不快な副作用が出るおそれがあるが、服用を中止するのは非常に困難である。さらに、プラセボと比較してもあまり効果がないことがアウトカム研究で示されている。

3. 第三の治療法は、多くの場合、即効性があり、副作用もない。

あなたは間違いなく第三の治療法を選ぶことでしょう。これがまさにTEAM‐CBTの状況です。

1. うつや不安に対する従来のトークセラピーに副作用はないが、何年もかかることが多い。

2. 抗うつ薬は、効く人もいれば、気分が悪くなる人もいて、効果がないことも多い。多くの人が長年服用し、やめるのが難しい人もいる。アウトカム研究では、抗うつ薬にはプラセボ以上の効果はほとんどないことが示されている。

3. 対照的にTEAM‐CBTは、多くの場合、即効性があり副作用もない。

実際、私はスタンフォード大学で毎週開催されるバーンズ博士のトレーニング・グループや、有名な日曜日のハイキングに出かけたときに、何度もこの急速な回復を目の当たりにしました。本書には、そのように急速に回復した多くの人々、つまり、長年にわたりうつや不安を抱えていた人々の症状が、一回の長めのセラピーセッションで完全に、あるいはほぼ完全に消失した様子が描かれています。

これは私にとって驚くべき経験でしたが、神経科学者としては、次の3つを自らに問いかける必要がありました。(1)これは現実なのか、(2)これは持続するのか、(3)これはどのように作用しているのか。

私は、TEAM-CBTの効果は本物であり、回復後に再発防止トレーニングを受ければ、その効果は持続しうるという結論に達しました。また、その効果は、脳の働きについての私たちの現時点での理解に驚くほど合致しているという結論にも達しました。脳の働きについての最先端の理解に基づいて一からセラピーをデザインするなら、おそらくTEAM-CBTによく似たものが出来上がるだろうと思います。

脳はどのように働くのか？

脳の働きについて考えるとき、私はSNEFFモデルを念頭に置いています。

- S＝構造（Structures）：あなたの脳は構造化されており、異なる機能が脳の異なる領域で起こっている。
- N＝ネットワーク（Networks）：情報はニューロンとも呼ばれる神経細胞によって保存され、脳内のある領域から別の領域へと伝達される。共に働く神経細胞はネットワークと呼ばれる。

- **E＝感情（Emotions）**：ＴＥＡＭ‐ＣＢＴがどのように機能するかを理解するには、なぜ感情が脳の機能にとって、それほど影響力があり重要なのかを理解する必要がある。
- **F＝フィルター（Filters）**：あなたの脳が毎日毎秒受け取っている膨大な量の情報によってあなたが圧倒されないように、あなたの世界に対する認識はフィルターによって調節されている。
- **F＝フレーム（Frames）**：あなたの思考はフレームへと組織化される。これは、あなたがどのように世界についての知識を整理しているのかを理解するうえで極めて重要である。

認知と感情の変化に関する、生物学的に有用な理論があるとすれば、それはこれら５つの基本的な脳機能の構成要素から始まるはずです。

構造（S）

脳には、感情の生成、言語使用、音楽の創作や理解などに特化された領域を含む、特定のタスクに特化した構造があります。

うつや不安にとって重要と考えられているのは、**扁桃体**と**前頭前皮質**というふたつの領域です。扁桃体は、危険の兆候によって活性化される、早期警戒システムの一部として機能します。この「危害／警報」システムは、危険に対する反応は一刻を争うものであるため、生存に不可欠なものです。もし脅威に対応する必要があるなら、攻撃される前に、闘争・逃走・凍結モードに移行できるよう身体を準備しておくことが重要です。

例えば、猫のようなペットが、予期せぬ大きな音を聞いて恐怖のあまり突然飛び跳ねるのを見たことはありませんか？　あれが早期警戒システムの働きです！

この早期警戒システムは意識しなくても作動します。呼吸が速くなり、心臓が脈打ち、体の反応を準備させる化学物質が流れ出します。論理的な推測の余地はなく、準備万端で反応できるようにしておく必要があります。何が早期警戒システムを作動させているのかを意識的に認識するのは、多くの場合、システムがすでに作動した後になります。

早期警戒システムは、脅威への反応を身体に準備させます。また、扁桃体は脅威の情報を脳の他の部位に伝達し、危険が現実のものかどうか、もし何かあるなら、それに対して何をすべきかを判断できるようにします。

進化の点からは、少しばかり容易に警戒状態に入ってしまい、「転ばぬ先の杖」の側に回ることに価値があると言えます。結局のところ、虎が本当にいるのにその脅威に気づかないでいるよりも、虎が向かってくるかもしれないと思ったものの、それが間違いだと判明するほうが、生き残る可能性は高いのです。

前頭前皮質の仕事のひとつは、扁桃体からの警戒信号を評価し、行動が必要かどうかを判断することです。すべての危険信号に反応するのは効果的な生存戦略とは言えないでしょう。なぜなら、脳は本物の脅威ではないものに対しても、多くのリソースを費やしてしまうからです。

前頭前皮質は品質管理システムの一部と考えることができます。前頭前皮質から情報を送られた扁桃体は、「あなたの意見に同意します。この潜在的脅威は真剣に取り扱う必要があります」、あるいは「あなたの反応は過剰です。落ち着きましょう」と言うことができるのです。

多くの研究が、うつや不安を抱える人では、扁桃体の早期警戒機能が活性化されやすく、その一方で、前頭前皮質による品質管理システムがそれほどうまく機能していないことを示唆しています。これは、扁桃体の感受性の亢進、前頭前皮質からのフィードバックの減少、あるいはその両方の結果であると考えられます。

うつや不安を理解するうえでは、その他の脳構造も重要ですが、扁桃体と前頭前皮質に焦点を当てることで、TEAM－CBTの迅速な効果と、脳の働きについての現時点での考え方をどのように統合すればよいのかについて、より良いアイデアを得ることができるのです。

ネットワーク（N）

人間の脳には驚くほど多くの神経細胞が存在し、それらの細胞は互いに多くのつながりを持っています。人間の脳には推定で千億個の神経細胞があり、それぞれが何百、何千もの他の神経細胞とつながっているのです。* これが意味するのは、あなたの脳の神経細胞間には百兆ものつながりがあるということです。

ネットワークとは、脳のある部位から別の部位へと情報を伝達するために共に働く、神経細胞グループのことです。ネットワークは、筋肉や心臓、呼吸、また体内の他の器官をコントロールする神経にもメッセージを送っています。神経細胞ネットワークは、あなたの思考、感情、行動の根底にある物理的な単位でもあり、ＴＥＡＭ－ＣＢＴのテクニックのような新しいことを学ぶたびに変化していきます。

あなたは、学ぶときはいつでも、協調して働く神経細胞グループの修正を行っています。非常に特異的な小さなネットワークがあり、その小さなネットワークのグループが連携して大きなネットワークを形成することもあります。しかし、どんなに大きなネットワークであっても、脳内の神経細胞の総数から言えば、そのごく一部にしか関与していません。したがって、何か新しいことを学んだり、考えを修正したりするときも、変えているのは、小さくて非常に精密な神経細胞ネットワークの機能

＊ひとつの神経細胞は、一万もの神経細胞と相互作用することが可能であると示唆する研究もあるので、これは実際には控えめな見積もりかもしれません。そうなると、私たちが考えている数字よりも十倍以上もすごいことになります。うつや不安の治療におけるこの数字の重要性は、神経伝達物質（神経細胞が互いにコミュニケーションをとるために使用する化学物質）の数が百程度であることを考えると、とりわけ興味深いものです。つまり、神経伝達物質のレベルに作用する薬物（抗うつ薬、抗不安薬、その他の精神作用薬）は、非常に多くの神経細胞に影響を及ぼすことになるのです。言い換えれば、効果的な学習パラダイムを使ってネットワークの神経細胞機能を変化させるというのは、かなり特殊なことで、これは特定の照明をコントロールするためにスイッチを切り替えるようなものです。対照的に、抗うつ薬のような化学薬品を使って神経細胞の機能を変えるのは、街のどこかの電灯をひとつだけつけたり消したりしたいがために、街全体の電力供給を停止させるようなものなのです。

なのです。

では、どうやって脳内のネットワークを変えるのでしょうか？　それは、ＦＴＷＴとＷＴＦＴを通してです！

・FTWT：学習についての科学で最も有名な概念のひとつに、ＦＴＷＴ（Fires Together Wires Together：一緒に発火すれば共につながる）と呼ばれるものがあります。神経細胞は、頻繁に相互作用するもの同士が機能的につながり、一緒に発火すればするほど、そのつながりは強くなります。このようにして新しいネットワークが形成され、既存のネットワークはより強固になります。

・WTFT：さらに、つながっている（Wired Together）神経細胞は、一緒に発火する（Fire Together）傾向にあります（ＷＴＦＴ）。ＷＴＦＴは、なぜ一度覚えたことは、やるたびに繰り返しやりやすくなるかを説明してくれるものです。

例えば、あなたが丸いブロックを丸い穴に、四角いブロックを四角い穴に入れることを学んでいる赤ちゃんだとしましょう。最初はどうすればいいのか全くわからないのですが、とにかくやってみて、手や腕をコントロールする神経細胞を使ってブロックを動かし、脳の視覚野にある神経細胞を使ってブロックの形や穴の位置を確認するようになります。何度か試しているうちに、これらの異なる神経細胞が一緒に機能するようになり、これらの脳の部位をつなぐネットワークが形成されたり強化されたりします。そして、繰り返し行うことで、これらのネットワークはますます強固になります。さらによいのは、新しいブロックと穴の形を見ただけで、それらがはまるかどうかが感覚的にわかるようなところまで、急速に到達するということです。ふさわしい穴にブロックをはめる方法を学ぶうちに、間違った考え（例えば「どの穴にも、どのブロックであれ、入る」）と、正しい考え（例えば「ブロックと穴の形や大きさが合っている必要がある」）を区別できるようにもなります。

学習するなかで、あなたは自らの脳に手を伸ばし、マイクロ脳外科手術を行ったのです。言い換えれば、新しい課題を成し遂げられるように、あなたは脳内の特定のネットワークを修正しました。そして、あなたはこれを、脳機能を修正する他のどんなアプローチも全く及ばない特異的なレベルで行っているのです。

脳内の特定の神経細胞をわずかばかり変化させることができる、というのは信じがたいことかもしれませんが、それこそが、あなたが何か新しいことを学ぶたびに行っていることです。そして、あなたは生まれてからずっと、脳内のネットワークを修正するために、このようなマイクロ脳外科手術を行ってきたのです！

感　情（E）

感情は、私たちの思考を圧倒しかねないほど強力なものです。それは感情が、生存率を高めるために必要なことは何でもしようという原動力になるからです。ある出来事に対する解釈が間違っているか正しいかに関わりなく、脳はその解釈にふさわしい感情的反応を起こします。例えば、外にいて銃声のような大きな音が聞こえたら、あなたはたちまち恐ろしくなり、命の危険を感じるでしょう。このような感情反応は、あまりに素早く自動的に起こるため、何がその感情を引き起こしたのか、意識することさえありません。

感情もまた、状況に応じて変化する必要があります。脳の品質管理システムがより正確な解釈を見出せば、感情も変化し、これは脳の働き方の自然な機能として瞬時に、また無意識のうちに起こります。例えば、聞こえた大きな音が、実は車の排気音だとわかれば、恐れは消え去ります。自分の考えが的外れだったことに突然気づいたとき、それまでとは違う気持ちになった経験は誰にでもあるはずです。

このような脳の自然な働きは、TEAM-CBTがどのようにして、うつや不安からの急速な回復をしばしば可能にするのかという問いに答えを与えてくれるものです。TEAM-CBTが目指すのは、ネガティブな感情を引き起こす、歪んだネガティブ思考を修正することです。「私は負け犬だ」「私の問題はどうにもならない」といったネガティブな思考を信じなくなった瞬間、脳は自動的に新しい感情状態に切り替わります。

しかし、あなたも個人的な経験からおわかりのように、ネガティブな感情がそう簡単に消えない場合もあります。自分のネガティブな思考は正しいと固く信じていて、それに簡単に異議を唱えることができないのです。それは、ネガティブな思考と感情が、見たところ、悪循環の中でお互いを強化し合うようなことがあるからです。

ＴＥＡＭ‐ＣＢＴが優れているのは、このような歪んだ思考パターンを弱めたり取り除いたりするための、脳の自然な機能に基づいた強力な手法を数多く提供している点にあります。たとえ何年も、あるいは何十年も感情的に追い詰められていたとしても、ＴＥＡＭは、あなたのネガティブな思考や感情を変える手助けができ、そしてそれは、しばしば急速に起こるのです。

フィルター（F）

なぜ不正確な解釈が頻繁に起こるのか、なぜそれを変えるのが難しいのかを理解するためには、次のフィルターとフレームについて考える必要があります。

私たちが取り入れる情報には、大きなフィルターがかかっています。目の前にやってくるすべての音、光景、においに意識的に——無意識的にでさえ——注意を払うことはできません。そんなことをすれば、圧倒され、麻痺してしまい、やるべきことに費やす時間もエネルギーもなくなってしまうでしょう。

感情は、何をフィルターにかけ、何に意識を向けるかを調整するのに役立ちます。あなたも、落ち込んでいるとき、不安なとき、怒っているときには、ネガティブなことにばかり目が行き、気分が良いときであれば注意を向けるかもしれない、多くのポジティブな事柄を見過ごしがちだと気づいたことがあるのではないでしょうか。ネガティブな感情は、自分の感じ方と一致する細かな事柄や記憶にばかり意識を集中させてしまうようです。

うつや不安では、このような情報のフィルターによって、たとえその解釈が間違っていたとしても、自分の感情と一致するような形で、新たな情報を解釈してしまうことがあります。認知の歪みは、このフィルタリング・プロセスの一例です。全か無か思考、一般化のしすぎ、心のフィルター、マイナス化思考、心の読みすぎ、先読みの誤り、拡大解釈・過小評価、すべき思考、レッテル貼り、自己非難などはすべて、脳が情報をネガティブな形でフィルターにかけるときに起こるもので、そうする正当な理由がない場合でさえ、これは起こります。

こうしたフィルターが、厄介な問題をさらに悪化させることもあります。例えば、落ち込んでいるときに、中立的な、あるいはポジティブな情報をネガティブに解釈してしまうと、あなたはさらに落ち込むことになります。落ち込みがひどくなると、ポジティブな情報を無視し、中立的な情報をネガティブに解釈し続けるようになります。その結果、ネガティブなフィルターとネガティブな気分の負のスパイラルはさらに強まってしまうのです。

TEAM-CBTでは、多くのツールを使ってこのサイクルを断ち切ろうとします。最も効果的な方法のひとつは、TEAM-CBTの重要な要素でもありますが、ネガティブな思考に含まれる多くの認知の歪みを特定するということです。

フレーム（F）

セラピーの目的が考え方を変えることなら、自分がどのように考えているかを理解することが重要です。これまで学んできたように、思考のつながりは、脳内の神経細胞ネットワークのつながりによるものです。しかし、人生におけるすべての出来事に対して異なるネットワークのセットを持てるほど、脳には十分なスペースはありません。そのため、言葉がさまざまな方法でつながり合って新しい物語をつむぐのと同じように、ネットワークは互いにつながり合うのです。フレームとは、神経学的に、私たちが自分自身に語りかける物語と等価なものです。フレームは、私たちの考え方を組織化するのです。

例えば、あなたが夕食時に中華レストランに行くとしましょう。この出来事について考えると、それに関連して、次のような思考や活動の枠組みが大量に頭に浮かんでくるでしょう。

- レストランに向かうのに先だって、あなたは家を出ます。あなたの脳は、廊下のクローゼットからコートを取り出す、玄関のドアを開ける、鍵をかけるなど、この活動に必要な、数多くの関連するネットワークや思考を活性化することになります。
- 車でレストランに向かうとき、あなたの脳は、車のドアを開ける、運転席に座る、シートベルトを締める、エンジンをかける、ライトをつける、ギアを入れるなど、運転に関連するネットワークを活性化します。

- レストランに着いたら、車から降りて店の入口まで歩きます。これには、より慣れ親しんだネットワークや思考が関係しています。
- 誰かが出迎え、テーブルに案内し、メニューを渡します。さらなるネットワークが活性化することになります。

これらは中華レストランに出向くことに関するネットワークのほんの一部であり、これらのネットワークはいずれも、慣れ親しんだタスクを遂行しています。同じようなことを以前にもしたことがあるため、これらの活動はとても簡単で、そしてすべて自動的なのです！

さらに、感情的なフレームも存在します。それは、この経験についての考え方にも関わってくるかもしれません。例えば、

- あなたは中華料理が好きなのですか？　それとも、他の誰かがこのレストランを選んだのでしょうか？
- 食卓を囲んでいる人たちと一緒にいるのは楽しいですか？
- あなたには社交不安があり、よく知らない人たちと食事に出かけたときには、何を話せばいいのだろうかと悩んではいませんか？
- グループの中に、話しすぎる人や飲みすぎる人、あるいは腹立たしい政治的見解を押しつける人

はいませんか？

おわかりのように、このような単純な外食であっても、それに対する脳のフレーミングは、さまざまな期待、感情、記憶を結びつけています。これは、脳内のたくさんの選択的なニューロンのネットワークが共に働いていることを意味します。

それと同時に、脳は、外食に関係のない大量の情報（ネットワーク）をフィルターにかけています。これにより、膨大な量の、気を散らす情報に溺れてしまわないようにしているのです。結局のところ、脳に蓄積されている情報のうち、中華レストランに食事に行くことに関連するものはごく一部なのです。

このフィルタリングは非常に大切ですが、ネガティブな結果をもたらすこともあります。例えば、あなたの脳が、夕食に出かけることをめぐるポジティブな記憶や期待を自動的にフィルタリングし、その代わりに、その日の夜のフレームを作る際に、社交的な場面で自分をまぬけだとか恥ずかしく感じたりした、ネガティブな記憶を選択するとしましょう。すると、この経験に関して不安を感じたり、落ち込んだりする可能性が高くなるのです。

フレームとネットワークは、ＴＥＡＭ‐ＣＢＴにおいて最重要かつ画期的な概念のひとつである「フラクタル心理療法」を理解するのに役立ちます。これは「フラクタル」、つまり、動揺しているような、ある瞬間に焦点を当て、その瞬間に自分がどのように考え、感じていたかを日常気分記録表に正確に記録するというものです。バーンズ博士は、あなたのすべての問題はその一瞬に凝縮されており、その瞬間に何が起こっていたかを理解できれば、すべての問題の原因がわかるだろうと述べています。そして、その瞬間に考えていることや感じていることを本当に変えるとき、すべての問題の解決策がわかるようになるといいます。

なぜ、どのようにして、そうなるのでしょう？ それはフレームが原因です。うつ、不安、劣等感、絶望感、怒りといった感情は、あなたの脳が、すべてではないにせよ、あなたの経験の多くに押しつけているフレーム（なじみのある、関連するネットワーク）の表れです。そして、その瞬間の考え方や感じ方を変えると、新しいネットワークやフレームが生まれ、さまざまな状況でもそれらを使えるようになるのです。

したがって、ＴＥＡＭ‐ＣＢＴの焦点が非常に具体的で狭いものだとしても、人生に与える影響は広範囲に及びます。

しかしながら、新しいネットワークを作り、強化するには、練習――心理療法の宿題――が必要で、そのようにしてネットワークは形成されていきます（ＦＴＷＴ：一緒に発火すれば共につながる）。テニスのレッスンを受けているなら毎日の練習も必要なように、練習によって、新しいフレームはより強固なものとなっていくのです。週に一回、コーチと話すだけでは成果は出ません！

TEAM-CBTと脳機能の統合

さて、そろそろTEAM-CBTを脳機能とどのように統合させるのか、その謎を解き、TEAM-CBTがなぜこれほど強力なのかについて理解していくことにしましょう。この短い章の中ですべてを解決することはできませんが、進むべき道を指し示すことができればと思います。すべての科学的探究は、それぞれが知識の道を行く一歩です。旅に出なければ、その道を進むことはできません。さあ、はじめの一歩を踏み出しましょう！

テスト（T＝Testing）

本書で見てきたように、TEAM-CBTでは、セラピーセッションの前後に毎回行われるテストを非常に重視します。繰り返しのテストをこれほど重視するのは、従来の、通常は何の測定もしないセラピーと大きく異なる点です。

簡単な気分調査には大きな価値があることが、第17章のリリヤの例からもわかります。リリヤは、二人目の子どもを持つことへの不安と、相反する気持ちに苦しんでいました。しかし、彼女を不安にさせたのは、子どもを持つことそのものではありませんでした。リリヤの不安はむしろ、夫が娘の世話を十分にやってくれない、との思いから生じていました。多くの母親がそうであるように、彼女は何でも自分がやらなければならないように感じていました。しかし、彼女はとりわけいい人であったため、自分の怒りを認識することが難しく、というよりほとんど不可能で、そのため彼女の気持ちは不安という形で偽装されていたのです。

簡単な気分調査を行っていなければ、リリヤの不安の真の原因を明らかにすることはできなかったかもしれません。調査における彼女の対人関係満足度の点数はかなり低く、それが主な手がかりとなって、本当は何が起こっているのかが判明しました。もしも対話が、二人目の子どもを産むか産まないかをめぐって最初にリリヤが述べた不安だけを軸に進んでいたなら、その後の話し合いは、たとえ賢明なものに見えたとしても、感情面への影響力はせいぜい最小限に留まっていたでしょう。ひとたび「本当の」物語が明かされ、探求されることで、セラピーは進展したのです。

簡単な気分調査がなければ、リリヤもバーンズ博士も、話が脇道にそれていることに気づけなかったでしょう。バーンズ博士は、二人目の子どもを産む（あるいは産まない）ことをめぐる歪んだ考えに彼女が立ち向かえるよう手助けしたかもしれませんし、難しい決断ができるよう彼女を後押ししたかもしれません。しかし、最も関連のある脳の回路が活性化されなかったはずなので、こうした介入も失敗に終わっていたことでしょう。

テストからの情報は、バーンズ博士がセッションを軌道に乗せるのに役立ち、ほとんど即座の回復をもたらした介入へとつながりました。リリヤは自分の考えを積極的に話せるようになり、夫とのコミュニケーションをより効果的に行うための新しいネットワークが築かれたのです。

しかし、テストはそれ以上のことを成し遂げられるかもしれません。簡単な気分調査は、毎回のセッションの直前・直後の感情の強さを数値化することで、患者さんとセラピストに、マイクロ脳外科手術が効果的であったかどうか、また、脳の配線をさらに変更する必要があるかどうかをすぐに教えてくれるものなのです。

共感（E = Empathy）

各セッションで、セラピストは患者さんと温かい、共感的なつながりを築こうとするものです。これは、患者さんを助けよう、変えよう、救おうとするのではなく、患者さんの話に巧みに耳を傾け、ありのままのその人を受け入れることを意味します。共感は変化を生み出すのに十分ではありませんが、変化を起こすためには必要不可欠なものです。TEAM-CBTに脳機能の観点からアプローチすることで、なぜ共感が必要ではあっても十分ではないのかを理解することができます。

共感がうまくいっているというのは、誰も攻撃してこない安全な空間にいるような感じがするということです。このような安全な空間にいるとき、あなたとセラピストは、解決すべき具体的な問題をより簡単に突き止めることができます。あなたは警戒心を解き、心を開き、あらゆるネガティブな思考や感情を分かち合うことができます。これらのネットワークを活性化することは、もしそれを修正しようとするのであれば、非常に重要です。

しかし、もし安全だと感じていないなら、脳の早期警戒システムが活性化され、脳内のフィルターやフレームが、あなたは潜在的な危険にさらされていると伝えることになります。すると、脳とあなたの注意は、生存にとって重要と思われる事柄に集中します。こうなると、強い警戒、強いサバイバルモードから抜け出し、防御を解いて心の重荷を下ろしたり、自分の物語を話したりすることは難しくなるのです。

共感は、学習と変化のプロセスには欠かせないものですが、共感だけでは、うつや不安の引き金となるネットワークを修正するのに十分ではありません。実際、セラピーが終わりのない不平不満やガス抜きに終始するのであれば、ネガティブな感情を引き起こす回路をさらに活性化し、強化することで、問題を悪化させることにもなりかねません。だからこそ、TEAM‐CBTの次のふたつのステップも、治療的な変化を速やかに起こすためには必要なのです。

抵抗の評価（A = Assessment of Resistance）

自分の考え方や感じ方を変えるのが簡単でないことは、個人的な経験からもおわかりでしょう。変化への抵抗を減らすか、なくすまでは、大きな成功は得られないかもしれません。抵抗をなくすことは、心理的・感情的変化にとって最重要事項のひとつであり、脳内ネットワークの機能にとっても同じく重要です。

TEAM‐CBTでは、抵抗の軽減はしばしば、患者さんのネガティブな思考や感情のそれぞれにおける、とてつもなくポジティブで健康的な側面を明らかにすることによって、逆説的に行われます。例えば、バーンズ博士はかつて、サディスティックでナルシスト的な夫に30年間もレイプされ殴られ続けてきたクリスティンという女性を治療したことがありました。彼女はようやく離婚して夫から離れたものの、うつ、不安、恥ずかしさ、怒りなど、信じられないほど強烈な感情に取りつかれたままでした。バーンズ博士による聴衆の前でのライブセラピーの最中、彼女の不安は激しさを増し、彼女自身が、ステージから逃げ出したいという圧倒的な衝動と闘っている、と言うほどでした。

クリスティンは当初、すべての症状が消える魔法のボタンがあるなら喜んで押したいと言っていましたが、バーンズ博士と一緒にポジティブ・リフレーミングを行ったところ、全く予期せぬことを発見しました。彼女のネガティブな思考や感情はすべて、実は有益なものであり、彼女や彼女の核となる価値観について、信じられないほど素晴らしい点を明らかにしていたのです。

例えば、彼女の強烈で慢性的な不安は、部分的には次のようなネガティブな思考から生じていました。「私は男性を信用できない」。この思考は、薬物や心理療法による「治療」が必要な「精神障害」によるものではありませんでした。それは極めて重要な、自己防衛の一形態だったのです！　結局、彼女は結婚して以来30年間、地獄の中にいました。しかし、その他のネガティブな感情とも合わせて、不安の素晴らしさと価値が「目に見える」ようになったとき、彼女は以前よりもずっとリラックスし、穏やかさを感じられるようになったのです。

実際、クリスティンは、歪んだ思考に立ち向かうためのテクニックを博士が紹介しようとする前から、著しい気分の上昇を経験し始めました。彼女の安らぎは、より深い形の共感によってもたらされたのですが、それは、脳がより現実的で思いやりのある視点、つまり、ある「フレーム」から自らのネガティブな思考や感情を評価することを可能にするものでした。その「フレーム」が、セッションの最終局面において、彼女が思考の歪みに立ち向かううえでの強力な基盤となったのです。彼女はもはや、ネガティブな感情を取り除かなければならないとは感じていませんでした。彼女がすべきことは、それを少し抑えることだけだったのです！

ＴＥＡＭの「Ａ＝抵抗の評価」の段階で、あなたは思いやりをもって自分の思考や感情を受け入れることを学びます。あなたの「ネガティブ」な思考や感情にある、とてつもなくポジティブな側面を突き止めるということです。逆説的ですが、このプロセスによって、そのような感情を手放すことへの抵抗が減少するのです！

メソッド（Ｍ＝Methods）

セラピストがあなたのテストの点数を確認し、あなたの話に共感的に耳を傾け、あなたの抵抗を溶かし去ったら、次は、セッションの「Ｍ＝メソッド」の番です。マイクロ脳外科手術によって最も劇的な変化が起こるのは、この場面においてです。

ＴＥＡＭが一種の「フラクタル心理療法」であることは先に述べましたが、それは日常気分記録表においては、あなたが動揺したある特定の瞬間に焦点を当てるよう求められるからです。そうするのは、動揺した一瞬に集中するほうがずっと簡単だからです。圧倒されそうな大きな問題を、ほんの一瞬の出来事として捉え直すのです。

クリスティンについて考えてみましょう。何十年にもわたり、彼女は自分についてこう考えていました。「私は出来損ない。だから夫に殴られた。夫は私が欠陥品であることを見抜いている」。このネガティブな思考は、実際にはクリスティンの脳内にある小さなネットワークであり、何度も何度も、何十万回、あるいはそれ以上の回数、発火を続けていました。

しかし、M＝メソッドの段階で、バーンズ博士は彼女に、これらのネガティブな思考、つまりネットワークを、さまざまな角度から調べ直してみるよう求めました。博士がまず、「私は出来損ない」という思考に認知の歪みがあるかどうかを尋ねたところ、彼女は多くの歪みを見つけることができました。例えば彼女は、自分が受けていた虐待から、私は出来損ない、私には出来損ないの「自己」がある、私にはどこかひどく壊れた「ダメ」なところがあるといった考えを一般化させており、それは過剰な一般化のしすぎと言えるものでした。

さて、脳機能の重要な原則のひとつを思い出してください。脳がある状況に対して、ふたつの見方のうちのどちらかを選ぶ必要があるとき、例えば、あなたが耳にした音が虎のものか、虎のものではない場合、脳に真実を確認するための何らかのデータがあるなら、脳は正しい解釈を選びます。つまり、記録し続けてきたネガティブな思考にある歪みを特定するといった単純な行為であっても、それはマイクロ脳外科手術の重要なステップであり、あなたは新しいフレームとネットワークを構築しているところなのです。

古代の宗教的なメタファーを用いるなら、真実があなたを自由にする、ということです！

クリスティンが歪みを特定したところ、バーンズ博士は彼女に、この手厳しい解釈と完全には一致しなさそうな、いくつかの証拠に目を向けるよう求めました。例えば、夫が彼女を殴ったのは、彼女が「出来損ない」だからではなく、彼がサディスティックで支配的で、殴ればやり過ごせると思ったからではないでしょうか？　それに、臨床心理学の博士号を取得し、他の虐待被害者たちのために途方もない数の診療を行っている彼女が、本当に「欠陥品」になどなれるのでしょうか？

この間、バーンズ博士はクリスティンの物語が、「私は出来損ないのひどい人間」から、「私は息子たちを守るために結婚生活を続けたが、それはとんでもなく勇敢な行為だった。耐えてこなければならなかった恐ろしいトラウマや、その過程における数々の過ちにもかかわらず、私には誇れることがたくさんある」へと変化するのを手助けしました。

脳は、同じ神経細胞ネットワークをさまざまな目的に使うことができるので、クリスティンがひとつのネガティブな思考に立ち向かい、それを打ち負かせるようになると、彼女は同じポジティブなネットワークを使って、残りのネガティブな思考にも立ち向かえるようになりました。

いまやクリスティンは、自分が耐えてきたことがひどかったという事実を軽んじることなく、自分の人生にまつわる多くのポジティブな事柄を意識化できるようになりました。なぜ彼女は突然、これほどまで急速かつ劇的な反応を見せたのでしょうか？　それは、「A＝抵抗の評価」の間に、変化に対する抵抗（行き詰まり）が大幅に減少したことで、強く、前向きで、愛に満ちた声が突如として現れるようになったからです——言い換えれば、新しい神経ネットワークが形作され、それらが共に発火し始めたということです。

これらの新しいネットワークと解釈により，彼女はネガティブな思考を簡単に打ち砕くことができるようになりました。実際，セッションが終わる頃には，ネガティブな感情が完全に消えていただけでなく，彼女は，今日まで続いている，信じられないほどの喜びの中にありました。

日常気分記録表に書き込んでいくことは，マイクロ脳外科手術を，一度にひとつずつ変える必要のあるネットワークに，的確に集中させるうえでも役立ちます。私たちは，少数の項目しか意識に留めておくことができません。日常気分記録表がなければ，ネガティブな思考からネガティブな思考へと空回りするだけで，やる気を失い，混乱してしまうでしょう。さらに，書くことは注意を集中するのに非常に適しています。というのも，書くことは話すことよりも，より多くの脳領域を使うからです。つまり書くことは，FTWT（一緒に発火すれば共につながる）の原則のもと，新しいネットワークをさらに強化するのです。

このような脳の回路の再配線は，ネガティブな思考に集中することによってのみ起こるもので，感情への集中では起こりません。というのも，自分の感情に関する発言は本質的に真実であるため，感情に立ち向かうとしても，おそらくその努力の甲斐はないからです。腹が立つ，自分は無価値だ，恥ずかしい，絶望的だ，などと言っている人がいたら，それはその人がその瞬間に実際に感じていることです。しかし，これらの感情の引き金となっている歪んだ思考であれば，比較的簡単に立ち向かうことができます。ネガティブな思考は，私たちが修正対象とする神経細胞ネットワークなのです。

苦悩の引き金となっているネガティブな思考を信じなくなった瞬間、あなたの感情は突然変わり始めます。これは何千万年も前に、私たちの祖先が警戒音を聞いてパニックになったものの、振り向いたら虎はいないとわかったときと全く同じことが起こっているのです。

急速な安心感！　これこそがクリスティンに起こったことであり、あなたにも起こりうることです！

ＴＥＡＭ‐ＣＢＴがうまくいくと、それはまるで魔法のように見えます。しかし、生物学の魔法以外に魔法はありません。傷が癒えるのも、心臓が鼓動を続けるのも、太陽光のエネルギーが植物によって最後にはあらゆる生命体が依存する食糧に変換されるのも、そして私たちの日常生活におけるあらゆる不思議も、どれもが同じ、驚くべき魔法が可能にしています。

それは世界が正常に機能するための魔法です。ＴＥＡＭ‐ＣＢＴによって脳は、解釈の正しさを評価するという仕事をすることが可能になります。そして、私たちの解釈が変わり、その結果、急激な感情の変化という不思議を経験するとき、それは単に、脳がデザイン通りのことをしたからです。要するに、ＴＥＡＭ‐ＣＢＴは、最高レベルの効果を発揮する優れた医療と言えるのです。

より詳しい情報

本章で取り上げた神経科学の具体的なトピックについて、より深く学びたい方は、それぞれのトピックに関する優れた著作や YouTube（または同様のサイト）で試聴可能な講義があります。フレームについて学びたい場合は、手始めとして、ジョージ・レイコフの *Don't Think of an Elephant*（象を思い浮かべるな）をおすすめします。感情のもととなっているものについては、多くの著者によって探求がなされており、ジョセフ・ルドゥーの *Anxious: The Modern Mind in the Age of Anxiety*（不安の時代における現代の心）もそのひとつです。脳機能の進化的側面について考えるなら、ロバート・サポルスキーの *Why Zebras Don't Get Ulcers*（邦題『シマウマはなぜ潰瘍にならないのか』）が良い出発点となるでしょう。

31 うつや不安の原因は？　その最善の治療法は？

終盤の本章では、論争の的となっている数々のトピックについて、私の考えをお話ししたいと思います。それぞれのトピックについて、究極の真実をお伝えすることはできません。ただ、私の研究、臨床経験、文献の批判的読解に基づいた、最善と思われる考察をお伝えするのみです。

ですから、もし皆さんがこれらのトピックについて異なる結論に達し、私の考えは的外れだと判断するとしても、それで全く問題ありません！　私が常に正しいとはかぎりません！　参考文献を挙げておきますので、より詳しい情報を知りたい場合は、いつでもそれらを参照してください。

以下の問いを、これから取り上げていきます。

1. うつや不安は、脳内化学物質のアンバランスによって生じるのか？
2. 何がうつを引き起こすのか？　遺伝子？　子ども時代の問題？　うつは貧困、社会的不公平、身体疾患、トラウマ的出来事から生じるのか？　拒絶や失敗がうつの原因なのか？
3. ネガティブな思考がネガティブな感情を引き起こすのか？　それともその逆か？

4. 抗うつ薬はどの程度効果があるのか？　研究は何を示しているか？
5. マリファナ、ケタミン、エクスタシーなどのパーティードラッグや、マジックマッシュルーム、ＬＳＤなどのサイケデリック剤を用いた、うつや不安に対する新しい実験的治療法は、どの程度効果があるのか？
6. バリウム、アチバン、ザナックス、クロノピンなどのベンゾジアゼピン（いわゆる「マイナートランキライザー」）をうつや不安の治療に使用すべきか？
7. うつや不安に心理療法はどの程度有効なのか？　最も効果的な流派は何か？
8. 心理療法は実際どのように作用するのか？　治療の成功や失敗の鍵となる要素は何か？
9. 瞑想、ヨガ、祈り、運動、リラクゼーション・トレーニング、栄養補助食品など、現在流行している新しい治療法にはどれほどの効果があるか？
10. ビブリオセラピー（セルフヘルプ本を読むこと）にはどれほどの効果があるか？

1. うつや不安は、脳内化学物質のアンバランスによって生じるのか？

50年以上にわたり、精神科医たちは、うつや不安は脳内化学物質のアンバランスによって生じるとの考えを広めてきました。しかし、この理論は妥当なのでしょうか？

私たちは、脳内の何十億もの神経が、セロトニン、ノルエピネフリン、ドーパミン、ＧＡＢＡ、その他多くの化学伝達物質（神経伝達物質と呼ばれる）を使って、互いにメッセージを送り合っていることを知っています。神経細胞が発火すると、セロトニンのような化学伝達物質が、ネットワーク内の隣接する神経細胞との間にある小さなシナプス間隙に放出されます。セロトニンはシナプス間隙を伝って拡散し、次の神経細胞のレセプターに結合して発火します。

初期の精神医学の研究者たちは、これらの化学伝達物質が、うつや不安、さらには怒りの爆発といった感情的問題に関与している可能性を提唱しました。具体的には、うつは脳内のセロトニンの欠乏によって生じ、躁病はセロトニンの過剰によって生じるとされたのです。

これはシンプルで魅力的な理論であり、製薬会社がセロトニンレベルを高めたり、脳内のセロトニン受容体を刺激する薬を開発・販売することができたため、数十億ドル規模の医薬品産業が生み出されました。これらの「抗うつ」薬がきっと、脳内の「化学的アンバランス」を解消し、うつ病を治すと考えられたのです。薬を飲めば幸せになれる！ということです。

今日でも多くの人々がこの考えを信じていますが、本当にそうなのでしょうか？

精神科研修医時代の終わり頃、私はこの理論を検証する機会を得ました。ペンシルバニア大学医学部の博士課程の研究員時代に、化学的アンバランス理論に関する基礎研究を3年間行ったのです。私は、ペンシルバニア大学と提携していた退役軍人病院のうつ病研究部門に勤務していました。

私がそこで働き始める直前、同僚たちは研究部門で、抑うつ状態にある退役軍人を対象に、ある実験を始めていました。数週間にわたり、退役軍人の半数にはL-トリプトファンを大量（20グラム）に混ぜたミルクセーキを毎日飲んでもらい、残りの半数には飲ませませんでした。これは「二重盲検」実験であり、どの患者さんにもL‐トリプトファンが投与され、どの患者さんには投与されなかったかは、患者さんにも医師にも知らされませんでした。

さて、L‐トリプトファンとは何もので、この研究の目的は何だったのでしょう？

L‐トリプトファンは必須アミノ酸の一種で、体内では生成されず、食事から摂取しなければなりません。卵、鶏肉、牛乳などの特定の食品には、かなりの量のL‐トリプトファンが含まれています。L‐トリプトファンは、胃に入ると血流に乗って脳に拡散し、そこで「幸せ化学物質」であるセロトニンに変換されます。つまり、私たちの研究に参加した退役軍人の半数は、脳内セロトニンが大量に増加し、残りの半数はそうではなかったということです。

私たちの仮説は単純なものでした。もし脳内セロトニンの欠乏がうつを引き起こすのであれば、L‐トリプトファンを毎日大量に摂取した患者さんは抗うつ効果を経験するはずだ、ということです。

結果はどうだったのでしょう？

悲しいことに、L‐トリプトファンに抗うつ効果はありませんでした。ふたつのグループ間で、抑うつ状態には全く差がみられなかったのです。つまり、脳内セロトニンの大幅な増加はうつを緩和しませんでした。私たちはこの結果を一九七五年に一流の精神医学雑誌に発表し、化学的アンバランス理論には説得力のあるエビデンスが存在しないと結論づけました。**今日に至るまで、うつやその他の精神医学的問題が脳内の「化学的アンバランス」に起因することを示す、一貫した、説得力のあるエビデンスを、私はまだ何ひとつ目にしていません。**

コロラド大学のプレスリリースに、44万もの人々を対象とした、驚くべき遺伝子研究が紹介されています。研究者たちは、過去25年間にわたり、うつの感受性を高めるとされ、研究が進められてきた遺伝子を分析しました。彼らは、これまでに発表された研究はすべて不正確であり、人間の脳における神経伝達物質の合成や調節に関与する遺伝子は、無作為に選ばれた遺伝子と比較して、うつとの関連性が高いとは言えないと結論づけたのです(1)。

これは、うつには遺伝的要因がないという意味ではなく、脳内の特定の神経伝達物質の調節に関与する遺伝子が、うつの感受性には明らかに関与していない、ということです。この驚くべき新発見は、一九七五年に私と同僚が出した結論を裏づけるものです。うつの化学的アンバランス理論には、説得力も一貫性もないのです。

2. 何がうつを引き起こすのか?

化学的アンバランスがうつの原因でないとしたら、何が原因なのでしょう? 私は、最も正直な答えは、「わからない」だと思います。以下のような、さまざまな説が存在します。

- 虐待、ネグレクト、いじめ、脅迫など、子ども時代のトラウマ体験
- 人気者であれ、完璧であれ、成功者であれ、といった社会的プレッシャー
- 貧困、社会的不公平、偏見などの環境的要因、あるいは愛情に満ちた協力的な人間関係の欠如

- 食生活の乱れや栄養不足
- 運動不足やアルコール・薬物乱用のようなセルフケア不足
- 慢性的なストレスなど

私見では、これらの理論にも、説得力のある実験的な裏づけはありません。あらゆる仮説を探求するのは素晴らしいことですが、ある理論がよさそうだからといって、その時流に乗らないでおくことも同じように重要です。うつや不安の心理的、生化学的、遺伝的要因を、説得力をもって突き止めた確実な研究は、いまだ存在しないのです。

いつの日か、感情的な問題の要因について、もっと多くのことがわかるようになるでしょう。今のところ私は、心理療法が急速に進化していること、そして本書で紹介したものを含め、個人のより早い回復を手助けできるような、新しい、見込みのある治療テクニックが数多く存在することに感謝するばかりです。それによって皆さんも、目が覚めたとき、「生きててよかった。今日も楽しみなことがたくさん待っている！」と言えるようになるのです。

---

(1) Border, R., Johnson, E.C., Evans, L.M., Smolen, A., Berley, N., Sullivan, P.F., & Keller, M.C. (2019). No support for historical candidate gene or candidate gene-by-interaction hypotheses for major depression across multiple large samples. American Journal of Psychiatry, 176(5), 376-387.

3. ネガティブな思考はネガティブな感情を引き起こすのか？　それともその逆か？

ネガティブな思考がネガティブな感情を引き起こすということに、科学的根拠はあるのでしょうか？　それとも、その逆なのでしょうか？　ネガティブな感情が先にきて、それが実際にはネガティブな思考の引き金になっているとしたら、どうでしょう？

これは古典的な問いである、鶏と卵のどちらが先か、に少し似ています。これが実に重要な問いであるのは、うつや不安のような感情は、私たちに起こった出来事ではなく、その出来事に対する私たちの考え方の結果である、というのが認知療法の基本にあるからです。

本書では、ネガティブな思考が感情に与える影響の例をたくさん見てきました。例えば第4章では、カレンのうつ、不安、恥ずかしさといった感情は、娘が撃たれたという事実ではなく、その恐ろしい出来事に対するカレンの考え方に起因することがわかりました。そしてカレンの考え方が変わった瞬間、彼女の感情には衝撃的な、ほとんど瞬時の変化が生じたのです。

第8章では、マリリンのうつ、罪悪感、絶望感は、ステージ4の肺がんという予期せぬ診断からではなく、それに対する彼女の考え方から生じていることがわかりました。彼女は自分のことを信仰面での敗者であると思い込んでいましたが、それは彼女が神への信仰を失い、死後の生命の存在を疑い始めたからでした。

しかし、この説は正しいのでしょうか？　私たちの感情は本当に私たちの思考から生じるのでしょうか？　それともその逆なのでしょうか？

円環的な因果関係は、実験室で検証するのが非常に難しい問題です。例えば、被験者に対して、自分は価値のない負け犬であると確信させ、彼らが落ち込むかどうかを確認するのは倫理的とは言えません。しかし私は数年前、スタンフォード大学病院の入院病棟での研究で、思考や感情のどちらが先なのかという問いに答える機会を得ました。

私は、認知療法グループに毎日参加していた百人以上の患者さんたちのネガティブな思考と感情の強さを測定しました。グループセッションの開始時と終了時に測定し、患者さんたちの気持ちの変化を調べたのです。グループセッションが終わる頃には大きく改善していた人もいれば、全く変化しなかった人、悪化した人さえいました。

私は非再帰構造方程式モデリングでデータを分析しました。これは洗練された統計手法で、互いに相関するふたつの変数の因果関係を切り離すことができます。古典的な鶏と卵の問題に答えうる方法のひとつなのです。

それで、研究結果はどうだったのでしょう？

まず、患者さんのネガティブな思考はネガティブな感情に大きな影響を及ぼしていました。患者さんの思考がネガティブになると感情もネガティブになり、思考がポジティブになると感情も明るくポジティブになることが確認されました。これは、エピクテトスが約二千年前に提唱した、「あなたがいい、いい、考える通りにあなたは感じる」という理論を、私が知るかぎりでは初めて科学的に確認したものです。

しかし、分析からは、逆の方向にも強い影響があることが示唆されました。ネガティブな感情は、よりネガティブな思考を引き起こすようでした。患者さんがネガティブな感情を経験すると、「自分はダメだ」とか「どうしようもない人間だ」といったネガティブな思考を生み出す脳の回路が活性化されるようなのです。皆さんも、落ち込んだり、不安になったり、腹が立ったりしたことがあるなら、この悪循環を経験したことがあるはずです。ネガティブな思考がネガティブな感情を引き起こし、それがさらにネガティブな思考を引き起こすのです。

しかし、良いニュースもあります。ポジティブな思考がポジティブな感情を引き起こし、それがさらにポジティブな思考を引き起こすのです。先ほどとは別のサイクルですが、本当に役に立つサイクルです！

では、公平にいきましょう。この研究は、うつや不安の原因を明らかにしたのでしょうか？していません。研究では、脳がどのようにしてネガティブな感情とポジティブな感情を作り出すのかに焦点が当てられました。これは治療に重要な示唆をもたらします。しかし、なぜネガティブな思考や感情を持ちやすい人がいるのかは明らかにされていないのです。

生理学と病理学の違いとして考えてもよいのかもしれません。例えば、心臓、肺、腎臓、肝臓など、人体がどのように機能するかについては、現在では非常に多くのことがわかっています。これは生理学と呼ばれます。私の研究は、思考や感情の生理学――脳はどのように働くのか――を少しばかり解明したと言えるのかもしれません。

しかし、病理学はこれとは異なります。肺炎や心不全など、病気を引き起こす要因の研究です。そして、うつや不安の病理学については、わずかなことしかわかっていません。最も単純な言い方をするなら、なぜネガティブな思考や感情に陥りやすい人がいる一方で、生まれつき前向きな人もいるのかについては、まだ何もわかっていないのです。

しかし、うつや不安の原因はまだわからないものの、考え方や感じ方を変えることで、より大きな喜びや他者とのより良い関係を実感させてくれる、かなり強力なテクニックは存在するのです。これは素晴らしいニュースだと思います！

4. 抗うつ薬はどの程度効果があるのか？　研究は何を示しているか？

抗うつ薬の効能に関する研究の大部分は、それらの薬を「抗うつ薬」として販売する許可を米国食品医薬品局から得ようとする製薬会社によって実施されてきました。悲しいことに、これらの調査結果を再検討すると、4つの不穏な事実が浮かび上がってきます。

1. これらの薬には、どうやらプラセボ以上の臨床的効果はほとんど、あるいは全くみられない。[2]
2. 製薬会社が抗うつ薬になりそうなものを試験する研究戦略には、重大な欠陥がある。[3]
3. 人気のあるＳＳＲＩは、子どもや成人の自殺衝動や自殺完遂の可能性を劇的に増加させる。[4]
4. 近年新しく出てきた抗うつ薬を漸減しようとすると、多くの人が重篤な離脱症状を経験する。

残念なことに、抗うつ薬はプラセボに比べてもあまり効果がないようです。もちろん、抗うつ薬の治療を受けて実際に改善または回復した人を誰もが知っています。しかし、最良のエビデンスは、その人がプラセボでも回復した可能性が高いことを示唆しているのです。

多くの人は、抗うつ薬を服用して自分や愛する人が経験した改善は「単なる」プラセボ効果にすぎないと言われると、腹を立てるものです。しかし、プラセボはうつ病患者のおよそ35～40％に改善をもたらす可能性があるので、プラセボ反応もそうひどいものではありません。そして、その改善はまさに本物なのです。しかし、あらゆる医学的・心理学的治療が最も重視する基準は、それが統計的・臨床的に有意な程度にプラセボを上回ることなのです。

ここでまた新たな問いが生じます。プラセボ効果とは、患者さんが、薬が効くと信じることによって改善するということです。大きな希望がもたらされ、それがうつを改善させる要因になっている可能性があります。さらに、希望が高まった患者さんは、もっとやりがいのあること、楽しいこと、満足のいくことをするようになり、こうして人生への関与が増すことも、改善の引き金となります。悲しいことに、このような患者さんたちはほぼ常に、回復の手柄を自分自身ではなく薬に帰してしまうのです。

抗うつ薬のプラセボ効果に関するアーヴィン・カーシュ博士の学術的で有益な講演を聞きたい方は、YouTubeでご覧になれます（"The Emperor's New Drugs: Exploding the Antidepressant Myth"）。

抗うつ薬の問題は、効果がないことだけではありません。多くの調査研究が、新しい抗うつ薬は、子ども、ティーンエイジャー、成人の自殺の可能性を倍増させると指摘しています。抗うつ薬の長期服用がうつの悪化につながることを示唆する研究さえあるのです[5]。

さらに、多くの人が、新しい抗うつ薬からなかなか抜け出せず、「抗うつ薬中断症候群」として知られるものを経験します。これは、めまい、ショックのような感覚、吐き気、皮膚を何かが這うような感覚、自殺衝動の高まりなど、重篤なものにもなりうる離脱症状を伴います[6]。ご興味があるなら、ニューヨーク・タイムズ紙にもこのトピックについての有益な記事が掲載されています。

---

(2) Jakobsen, J.C., Gluud, C., & Kirsch, I. (2019). Should antidepressants be used for major depressive disorder? BMJ Evidence-Based Medicine. Advanced online publication. http://dx.doi.org/10.1136/bmjebm-2019-111238.
Kirsch, I., & Sapirstein, G. (1998). Listening to Prozac but hearing placebo: A meta-analysis of antidepressant medication. Prevention and Treatment, 1(2), Article 2a.
Kirsch, I., Moore, T.J., Scoboria, A., & Nicholls, S.S. (2002). The emperor's new drugs: An analysis of antidepressant medication data submitted to the U.S. Food and Drug Administration. Prevention and Treatment, 5(1), Article 23.
Kirsch, I. (2011). The emperor's new drugs: Exploding the antidepressant myth. New York: Random House.

(3) Antonuccio, D.O., Burns, D., & Danton, W.G. (2002). Antidepressants: A triumph of marketing over science? Prevention and Treatment, 5(1), Article 25.

(4) Healy, D., & Aldred, G. (2005). Antidepressant drug use and the risk of suicide. International Review of Psychiatry, 17(3), 163–172.

(5) Hengartner, M.P., Angst, J., & Rössler, W. (2018). Antidepressant use prospectively relates to a poorer long-term outcome of depression: Results from a prospective community cohort study over 30 years. Psychotherapy and Psychosomatics, 87, 181–183.

私は、精神医学的問題の治療には薬物を決して使用すべきではないと主張しているわけではありません。薬物療法が役に立つこともありますし、命を救うことさえあります。統合失調症や躁病のような問題には、薬物療法が絶対に必要だと言えるかもしれません。

また、医師から処方された薬をいますぐやめるべきだと主張しているわけでもありません。医師の判断なしに薬を変えるべきではありません。

私が言いたいのは、いまではTEAM-CBTのような、うつや不安に対する効果的で持続可能な、薬物を使わない治療法が存在するということです。これは、薬物に頼らない治療を望む個人にとっては画期的で歓迎すべきニュースです。

免責事項：私は本書において医学的なアドバイスをしているわけではなく、最新の研究に対する私自身の最善の理解を提示しているだけです。私が常に正しいとは限りませんし、私が導き出した結論に激しく反対する専門家もいることでしょう。

結論：主治医の判断なしに、どんな薬であれ、決して中止したり用量を変えたりしないでください。

5. マリファナ、ケタミン、エクスタシーなどのパーティードラッグや、マジックマッシュルーム、LSDなどのサイケデリック剤を用いた、うつや不安に対する新しい実験的治療法は、どの程度効果があるのか？

私は、精神医学が伝統的な抗うつ薬や抗不安薬の使用からようやく脱却し始めていることを嬉しく思っています。私がスタンフォード大学の医学生だった一九六〇年代後半には、ＬＳＤは合法で自由に入手できたので、半ダースほど試したことがありました。それがかなり素晴らしい体験だったので、ＬＳＤが違法となり、政府に悪者扱いされるようになったときは悲しかったです。

私はずっと、ＬＳＤは研究対象としても、そしておそらくは治療用としても、もっと可能性があるのではないかと思ってきました。ＬＳＤは実際、何かをしたからです！　その作用は、控えめに言っても驚異的でした。ですから、ＬＳＤ、シロシビン（マジックマッシュルーム）、そしてサイケデリック剤の治療的価値についての研究がようやく始まったことを、私は本当に嬉しく思っているのです。

それと同時に、私は少し懐疑的でもあります。というのも、私はＬＳＤで気分が高揚するような体験をしたことがないですし、バッド・トリップの可能性も大いにあるからです。バッド・トリップは、パラノイアと同様、ネガティブな思考をひどく悪化させるおそれがあります。ですから私は、このような研究に大きな拍手を送りたいのですが、すべての事実が明らかになる前から浮かれすぎるのは避けたいとも思っています。現時点では、これらの薬剤を服用して、うつや不安を治療しようとするこ

(6) Fava, G.A., Gatti, A., Belaise, C., Guidi, J., & Offidani, E. (2015). Withdrawal symptoms after selective serotonin reuptake inhibitor discontinuation: A systematic review. Psychotherapy and Psychosomatics, 84(2), 72–81. Harvey, B., & Slabbert, F. (2014). New insights on the antidepressant discontinuation syndrome. Human Psychopharmacology, 29(6), 503–516.

とは絶対にお勧めしません。

パーティードラッグは全くの別物です。私は個人的にＭＤＭＡ（エクスタシーとも呼ばれる）のような薬物を服用したことはありませんが、これらの薬物は服用すれば確実に、信じられないくらいハイになり、他者への好意を高めることもあります。私の同僚は、退役軍人のＰＴＳＤの治療にＭＤＭＡを使用する研究に携わっているのですが、その可能性とリスクについては、より多くの研究が必要です。結局のところ、エクスタシーは強烈な多幸感をもたらす薬物であり、乱用される可能性が非常に高く、乱用によって死に至ることもあるのです。

ＭＤＭＡを用いた精神療法に関する情報は、リンク先（https://maps.org/research/mdma）を参考にしてください。また、このテーマに関する私とファブリス・ナイ博士による最新のポッドキャスト（ポッドキャスト#177）も聴いてみてください。

ケタミンは、うつの治療において臨床的にもメディアからも非常に注目されているもうひとつのパーティードラッグです。繰り返しになりますが、研究が進むまでは慎重になる必要があります。予備的な報告では、一回の治療ですぐにうつが改善することが示されていますが、効果は長続きしない傾向にあり、治療には費用がかかります。さらに、継続的な治療による毒性もまだ評価されていません。

私が大きな関心を抱いている話題のひとつに、製薬会社が自社製品の研究やマーケティングに関与する際の潜在的な利益相反があります。例えば、ヤンセンファーマ社は最近、ケタミンとほぼ同じ、エスケタミンという薬を売り出しました。彼らがこの新バージョンを宣伝しているのは、それがより安全で効果的だからではなく、特許を取得して販売することで、莫大な利益を得られるからです。

私は最近、非常に倫理的で優秀な同僚であるブランドン・バンス博士から、エスケタミンについての目を見張るようなメールを受け取りました。


エスケタミンをめぐる経済学的・文化的問題には興味深いものがある。エスケタミンを製造しているヤンセンは明らかに、うつ病の迅速な治療に関するケタミンの最近のデータを基に、特許を取得できる何かを探していた。通常のケタミン製剤は全く問題なく、おそらく同じかそれ以上に効果があるはずだから、彼らは不必要な研究に多額の予算を費やしたのだ。

医師であれば誰でも、地元の調剤薬局に電話して、通常のケタミンの点鼻スプレーを作ってもらうことができる。エスケタミンは一回あたり約500～800ドルかかり、一方、通常のケタミンを経鼻投与する場合は、一回あたり約4ドルだ。

エスケタミンをめぐるあらゆる報道は、うつ病の問題や生物学的治療の別の側面に注目を集めたが、それは健康や医療へのアクセス性よりも、金銭的利益を求める貪欲さ、広告、権力、扇動――不公平で不必要な医療費の増加をもたらす不条理――の明らかな一例なのだ。


ケタミンの危険性については、NBCのニュースと健康に関するウェブサイトに素晴らしい記事が載っています。

今のところ私は、オープンマインドで生物学的治療法の創造的研究を奨励しようと言うつもりです。その一方で、TEAM‐CBTのような、真に有望で強力な、薬物を使わない新しい治療法や、その他多くのものが次々と登場していることに期待してもいるのです。

6. バリウム、アチバン、ザナックス、クロノピンなどのベンゾジアゼピン（いわゆる「マイナートランキライザー」）をうつや不安の治療に使用すべきか？

ベンゾジアゼピン系薬物は強力な抗不安薬であり、最初のうちは驚くほどよく効きます。服用経験がなく、不安を感じていて寝つきが悪い場合、最少量のザナックス（0.25mg）を服用すれば、眠りに落ち、赤ん坊のように熟睡し、副作用もなしに、すっきりとした素晴らしい気分で目覚めることができるでしょう。ついに、魔法の粒を見つけたと確信するはずです。

きっと、そうなります！

ではいったい、それのどこがダメなのでしょう？　素晴らしいのに！

問題はこうです。これらの薬剤はいずれも、3週間以上服用すると強烈な依存性が生じることがあるのですが、継続的に何らかの不安と闘っている場合、通常は一日あたり数錠、処方されます。

そして、薬を中止しようとすると、強い不安感や不眠といった離脱症状が現れます。それは、最初に薬を服用することになった症状と全く同じです。そのため、あなたと医師は、まだこの薬が必要なのだと間違った結論を下し、あなたは薬に溺れることになるのです。

薬をやめることは可能かって？　可能です。しかし簡単ではありません。私も研修医時代、不眠のためにザナックスを数カ月間服用したことがあるのですが、そのとき、この薬に依存していることに気づきました。製薬会社は全く安全だと言っていたのですが、それは間違いでした。

製薬会社のマーケティングは、特に新薬の発売当初は、大きな誤解を招きがちです。しかし、ザナックスやすべてのベンゾジアゼピン系薬物の問題は現実のものなのです。ですから私は、ザナックスの服用をやめ、離脱症状が消えるまでの数週間、不安と不眠に耐えることにしました。

これが、私がそれ以来、精神医学的な問題に対して、これらの薬を服用することも処方することもしなくなった理由です。依存は以下のような理由で、回復を妨げたり大幅に遅らせたりします。

- 不安はコントロールしたり、抑えこんだり、回避したりする必要があると吹聴されていますが、この考えこそが不安の原因です。癒やしが訪れるのは、あなたが恐れていることに立ち向かい、不安に身をゆだねるときです。思い出してほしいのですが、これが曝露と呼ばれるものです。
- ベンゾジアゼピン系薬物が記憶に及ぼす影響は、効果的な治療に必要とされる、曝露に基づく学習を妨げるおそれがあります。
- ベンゾジアゼピン系薬物には依存性はあっても治療効果はないので、断薬しようとすると、ひどく衰弱し、不安が悪化するかもしれません。

現在では、あらゆる種類の不安に対して、薬物を使わない治療法がたくさん存在しますので、ベンゾジアゼピン系薬物はもはや必要でも有用でもないと私は考えています。薬物を使わずにあらゆる不安に打ち勝つための方法については、私の著書である*When Panic Attacks*（邦題『不安もパニックもさようなら』）をご覧ください。

7. うつや不安に心理療法はどの程度有効なのか？　最も効果的な流派は何か？

もし薬が解決策でないとしたら、うつや不安に対する最良の治療法は何なのでしょうか？

アルバート・エリス博士とアーロン・ベック博士によって認知行動療法（ＣＢＴ）が考案されたとき、人々は非常に興奮しました。抗うつ薬と同等の効果があることが示された、初の心理療法だったからです。そのようなものはそれまでありませんでした。その研究と、私の著書である『フィーリング・グッド』（邦題『いやな気分よ、さようなら』）によって、ＣＢＴはアメリカのみならず世界中に広がったのです。

私が『フィーリング・グッド』を書いた当時、認知療法のセラピストは世界に十数人しかおらず、ほとんどの精神科医や心理学者はＣＢＴをまやかしだと考えていました。しかし現在、ＣＢＴは歴史上最も広く研究され、実践されている心理療法となりました。多くの研究で、ＣＢＴは短期的には抗うつ薬と同等の効果があり、長期的にはＣＢＴのほうがいくらか有効であることが確認されています。

しかしこのニュースは本当に、私たちが当初考えていたほど心強いものなのでしょうか？

ここでひとつ大きな問題があります。先に述べたように、最近の研究では、抗うつ薬にはプラセボ程度の効果しかないことが指摘されています。この発見は明らかに衝撃的で議論を呼ぶものですが、私自身の研究と文献調査によれば、そのような最近の知見は妥当と言えます。つまり、どのような治療法であれ、抗うつ薬と比較して優れているという主張は、有効性の証明としてはそれほど強力でも刺激的でもないということです。実際、これは少しの賞賛による非難であるとも言えるでしょう。

さらに、アウトカム研究によれば、ＣＢＴを含め、あらゆる心理療法は、うつ病の治療においてはプラセボよりもわずかに優れているにすぎません。どのような心理療法を用いたとしても、回復する患者は50％以下なのです。

研究雑誌である『ランセット』に掲載された英国のCoBalT試験は、ＣＢＴの有効性を証明する研究としては最も説得力があると多くの専門家に考えられています。では、この研究で何が示されたのでしょう?

研究では、469人の慢性うつ病患者を6カ月間、ふたつの治療条件のいずれかに無作為に振り分けました。

- 通常の治療。こちらの患者はさまざまな抗うつ薬を投与され続けた。
- 通常の治療＋ＣＢＴ。

両群の成績はどうだったのでしょうか？　どちらが勝利したのでしょうか？

通常の治療群（抗うつ薬のみ）では、6カ月後の評価で有意に改善していた患者は22％にすぎませんでした。この結果は、私の個人診療での経験を裏づけるものでした。私が処方していた抗うつ薬は通常、ほとんど、あるいは全く、患者さんの役には立たなかったのです。

抗うつ薬に加えてCBTを受けた患者はどうだったのでしょう？　6カ月後の評価では、46％の患者が改善していました。これは、抗うつ薬だけを投与された患者よりもはるかに良い結果で、CBTが有用であることを明確に示していました。3年後の追跡調査でも同様の結果が得られました。

しかし、この研究をより批判的に見ると、立ち上がって拍手することはできないかもしれません。抗うつ薬＋CBTで治療された患者の50％以上が有意な改善を示さなかったのですから。

皆さんが落胆する前に言っておきたいのですが、科学におけるネガティブな知見は、不穏なものであっても、それに耐えてその意味を考えるならば、驚くほど役に立ちます。ネガティブな結果は、ほとんどの場合、私たちが見落としている何か重要なことを伝えようとしているのです。

発表された多くのアウトカム研究からは、どの流派の心理療法であっても、うつ病の治療にはあまり効果がないことが示されています。もし、どの流派も不十分である理由を突き止めることができれば、ひょっとしたら問題を修正し、より効果的な治療戦略を新たに開発することができるかもしれません。そうなれば、かなり興奮するはずです。

8. 心理療法は実際どのように作用するのか？　治療の成功や失敗の鍵となる要素は何か？

うつ病に対するさまざまな治療法がアウトカム研究において似たような結果を示し、明確な「勝者」がいないことを踏まえ、私は、どの「ブランド」の治療法が最善かではなく、心理療法が実際どのように作用するのかに研究の焦点を絞ることにしました。治療の成功や失敗の実際の要因を突き止めることができれば、特定流派の心理療法の手法ではなく、実際に何が人々の役に立つのかに基づく、より効果的なアプローチを生み出すことができるかもしれないと期待したのです。

そして私は次のことを学びました。治療成功の鍵は、T＝テスト、E＝共感、A＝抵抗の評価、M＝メソッドにあるということです。聞き覚えがあるって？　この4つの次元が心理療法に革命をもたらす訳を、以下で説明することにしましょう。

T＝テスト

第一に、セラピーセッションの開始時と終了時に、それぞれの患者さんの重症度を測定することが決定的に重要です。というのも、患者さんの感じ方についての臨床家の認識は、的外れであることが多いからです。

私がスタンフォード大学病院の入院患者約160人を対象に実施した研究では、専門家による患者のうつ状態、自殺願望、不安、怒りといった感情についての問診の精度は、驚くほど低いものでした――実際、ほとんどのケースで、その精度は10％以下だったのです。

このことは、患者さんが積極的に自殺を考えているにもかかわらず、セラピストがその患者さんには自殺衝動は全くないと思い込むおそれがあるということを意味しています(7)。

臨床に携わるセラピストは患者さんのことをよくわかっていると思いがちですが、通常、自分の認識が正しいかどうかを調べるために何かを測定することはありません。考えてみれば、これはかなり不可解なことです。患者さんがどう感じているかについての認識が正確でなく、しかもそのことに気づいていなければ、良い仕事はできませんし、素晴らしい仕事などはなおさら不可能です。

しかし、これは簡単に解決できる問題です。これまで述べてきたように、私が開発した、簡潔で的確な尺度があります。これは毎回のセラピーセッションの開始時と終了時に、患者さんにどのように感じているかを尋ねるものです。尺度では、うつ、自殺衝動、不安、怒り、幸福度、対人関係満足度について尋ねます。

私と同僚たちは、例外なくすべての患者さんに、待合室で、セッションが始まる直前と、終わった直後にも、このテストに答えてもらうようにしています。これには2、3分しかかかりません。

その点数によって、セラピストは患者さんに実際に何が起こっているのかを知ることができます。そうして初めて、セラピストは、セッションがどれほど効果的であったか、あるいは効果的でなかったかを正確に知ることができるのです。この情報をもとに、セラピストは継続的に治療を微調整することもできます。

次頁で、私が先日担当したブラッドリーという男性が記入した、簡単な気分調査表の最新版を見ることができます。見ておわかりのように、ブラッドリーのうつ、不安、怒りの点数は、セッション終了時までに、それぞれ77％、90％、100％低下しました。そして、幸福度の点数は140％も上昇しました。これはすごいことです！

明らかに、このセッションは信じられないくらい役に立ったのですが、まだ改善の余地があります。ブラッドリーはセッション終了時にも、自尊心や、人生の喜びや満足度について、やや低めであると報告しているからです。私としてはさらに、幸福度の点数が20に近づいてほしいですし、そうなれば、彼が喜びを実感していることを意味するからです。ほとんどの人は、うつから完全に解放された気分になりたいのであって、少しでも気分が軽くなればよいというわけではありません。そして、この彼の数値はまだそこまで至っていないことを示しています。とはいえ、私たちは正しい方向に進んでいて、これは喜ぶべきことです！

簡単な気分調査表から得られる情報がなければ、セラピストがこのような細やかな観察を行うことはできません。得点は、患者がどのように感じているのか、そして私自身がどのような位置にいるのかを正確に教えてくれます。簡単な気分調査表は、症状の変化を高精度に測定してくれる、感情のX

(7) これは次の研究で示されたデータの二次分析です。Burns, D., Westra, H., Trockel, M., & Fisher, A. (2012). Motivation and changes in depression. Cognitive Therapy and Research, 37(2), 1-12.

簡単な気分調査表*

あなたが今どんな気分なのか、当てはまるところにチェック（✓）を入れてください。すべての項目に答えましょう。

今、どれくらい落ち込んでいますか？

	セッション前 0=全く当てはまらない	1=少し当てはまる	2=まあまあ当てはまる	3=かなり当てはまる	4=とてもよく当てはまる	セッション後 0=全く当てはまらない	1=少し当てはまる	2=まあまあ当てはまる	3=かなり当てはまる	4=とてもよく当てはまる
1. 悲しい、または落ち込んでいる			✓			✓				
2. 落胆している、絶望している		✓				✓				
3. 自尊心が低い、自分は劣っている、価値がない				✓			✓			
4. やる気が出ない			✓			✓				
5. 人生の喜びや満足感が減少している		✓					✓			
				合計→	9				合計→	2

自殺衝動：あなたは時々、

	セッション前 0	1	2	3	4	セッション後 0	1	2	3	4
1. 死んだほうがましだと感じますか？	✓					✓				
2. 自殺願望や妄想を抱きますか？	✓					✓				
3. 人生を終わらせたいという衝動に駆られたり、そのような計画を立てたりしますか？	✓					✓				
				合計→	0				合計→	0

今、どれくらい不安ですか？

	セッション前 0	1	2	3	4	セッション後 0	1	2	3	4
1. 不安だ			✓			✓				
2. 怯えている		✓				✓				
3. 心配事がある				✓			✓			
4. 苛立っている			✓			✓				
5. 緊張している			✓			✓				
				合計→	10				合計→	1

今、どれくらい怒っていますか？

	セッション前 0	1	2	3	4	セッション後 0	1	2	3	4
1. 不満がある			✓			✓				
2. むかついている		✓				✓				
3. 憤慨している				✓		✓				
4. 怒っている			✓			✓				
5. 苛立っている		✓				✓				
				合計→	9				合計→	0

幸福度調査表*

あなたが今どんな気分なのか、当てはまるところにチェック（✓）を入れてください。
すべての項目に答えましょう。

	セッション前					セッション後				
	0＝全く当てはまらない	1＝少し当てはまる	2＝まあまあ当てはまる	3＝かなり当てはまる	4＝とてもよく当てはまる	0＝全く当てはまらない	1＝少し当てはまる	2＝まあまあ当てはまる	3＝かなり当てはまる	4＝とてもよく当てはまる
1. 幸せで楽しい		✓							✓	
2. 希望に満ちていて楽観的		✓							✓	
3. 自分には価値がある、自尊心が高い	✓							✓		
4. 意欲的、生産的		✓							✓	
5. 人生に満足している			✓					✓		
合計→	5					13				

対人関係満足度調査表*

あなたの人生において重要な人物の名前を書いてください。

妻

その人との関係をどのように感じているのか、当てはまるところにチェック（✓）を入れてください。
すべての項目に答えましょう。

	セッション前							セッション後						
	0＝とても不満	1＝かなり不満	2＝やや不満	3＝どちらでもない	4＝やや満足	5＝かなり満足	6＝とても満足	0＝とても不満	1＝かなり不満	2＝やや不満	3＝どちらでもない	4＝やや満足	5＝かなり満足	6＝とても満足
1. コミュニケーションと風通しのよさ						✓								✓
2. 対立の解消						✓							✓	
3. 愛情と気遣いの度合い							✓							✓
4. 親密さ、身近さ							✓							✓
5. 総合的な満足度							✓							✓
合計→	28							29						

*Copyright © 1997 by David D. Burns, MD. Revised 2019.

前回のセッション以降、心理療法の宿題をどれだけやりましたか？

全くやっていない	少し	そこそこ	たくさん
		✓	

線撮影装置を手にしているようなものなのです。

これが新たに開発されたことにより、セラピストの力量を測定し、評価できるようになったというのは非常に画期的なことです。例えば、先ほども述べたように、ブラッドリーのうつ、不安、怒りの点数はそれぞれ77％、90％、100％低下し、幸福度は140％改善しました。

私はこれらの数字を回復係数と呼んでいるのですが、これらはセラピストの効力を正確に測れる指標となっています。私にとっては超クールな事態なのです。

もしセラピストがこのような評価をオンラインで公開し、患者候補の人たちが予約を取る前に各セラピストの技量を正確に知ることができるなら、それは素晴らしいことだと思いませんか？　自分が抱えている問題の治療を得意とするセラピストを選ぶことができますし、セラピストとしての効力を明示していない人を避けることもできます。私の息子であるエリックと数人の仲間たちが今、実際にこれに取り組んでいるところです。

今では、セラピストの説明責任（アカウンタビリティ）を極限まで高めることができるようになりました。これは壮大な未来のビジョンではなく、すでに存在しうるものです。しかし、実現にはセラピスト側の勇気が必要です。

悲しいことに、セラピストの多くは説明責任を負いたくないため、このような評価手段を恐れています。また、一部のセラピスト、特に精神分析医は、治療関係を何らかの形で妨げる、あるいは台無しにすると考えているため、このような仕組みに強く反対しています。

奇妙なことだと思いませんか？　私には理解不能ですが、そのような言い分はよく耳にします。

私自身は正反対の意見です。毎回のセラピーで適切な評価尺度を用いることなしに、良いセラピーを一貫して行うことは不可能だと思います。実際、今から10年後には、私が開発したような評価尺度はオプションではなくなっていて、腕が折れたら医師にはレントゲン撮影が求められるように、それがすべてのセラピストに求められるようになっていると思います。

E＝共感

何十年にもわたり、セラピストは共感が治療において重要な役割を果たすと考えてきました。多くの研究で、セラピストの共感力に対する患者の評価と、うつ病からの回復との間には正の相関関係があることが確認されていますが、相関関係は単純に因果関係を証明するものではないため、共感が助けになると証明するのは困難でした。

しかし私は、高度な統計モデリング技術を用いて、うつ病からの回復に対する共感の効力を測定することができるようになり、セラピストの共感がうつ病からの回復にある程度の影響力を持つようだということを初めて明らかにしました[8]。

(8) Burns, D.D., & Nolen-Hoeksema, S. (1992). Therapeutic empathy and recovery from depression in cognitive-behavioral therapy: A structural equation model. Journal of Consulting and Clinical Psychology, 60(3), 441–449.

それで私は、患者さんが各セッションの終わりに記入する「セッションの評価」フォームを考案したのです。セラピストの共感力や有用性について患者さんが評価することで、セラピストは自分の様子をすぐに知ることができ、次のセッション開始時には、前回うまく共感できていなかったことに対処できるのです。

次頁をご覧になれば、ブラッドリーがセッション終了時にこのフォームにどのように記入したかがわかります。彼は私に、治療的共感については満点をつけ、それはよかったのですが、有用性については20点満点中の18点でした。ここからわかるのは、彼にとって、セラピーで学んだテクニックは役立ちそうだが、自分の問題について話したり、感情を表現したりする時間がもっと必要だったということです。次に一緒に取り組むときは、この点に焦点を当てたいと思っています。また、彼はこれらの質問に正直に答えるのに少し苦労したようです。これも重要なことなので、次回会うときに聞いてみるつもりです。

セラピストの多くは、共感力や有用性に関する自分の認識は正確であり、このような尺度を使う必要などないと思い込んでいます。治療関係の質は「察する」ことができると考えているのです。加えて、患者たちはそのような尺度に正直には答えないだろうし、セラピストの耳に心地よいことしか言わないだろうとも思っています。

このような思い込みは研究によって裏づけられてはいません。思い出していただきたいのですが、スタンフォード大学で実施した私の研究によれば、セラピストが自分自身の専門的な正確さと有用性

セッションの評価*

今回のセッションについて、あなたがどのように感じているのか、
当てはまるところにチェック（✓）を入れてください。
すべての項目に答えましょう。

	セッション前				
	0＝全く当てはまらない	1＝少し当てはまる	2＝まあまあ当てはまる	3＝かなり当てはまる	4＝とてもよく当てはまる
治療的共感力					
1. セラピストは温かく協力的で、心配してくれているようだった					✓
2. セラピストは信頼できそうだ					✓
3. セラピストは私のことを尊重してくれた					✓
4. セラピストは話をよく聞いてくれた					✓
5. セラピストは私の内面を理解してくれた					✓
		合計→		20	
セッションの有用性					
1. セッション中に自分の気持ちを表現できた				✓	
2. 悩んでいる問題について話せた				✓	
3. 使ったテクニックが役に立った					✓
4. セラピストのアプローチは理にかなっていた					✓
5. 問題への新しい対処の仕方をいくつか学んだ					✓
		合計→		18	
セッションの満足度					
1. このセッションは私の役に立ったと思う					✓
2. おおむね今日のセッションには満足している					✓
		合計→		8	
あなたのコミットメント					
1. 次のセッションまでにセラピーの宿題をするつもりだ					✓
2. 今日のセッションで学んだことを生かしたい					✓
		合計→		8	
セッション中のネガティブな感情					
1. セラピストが私の気持ちを理解していないようなときもあった	✓				
2. セッション中、不快に感じることがあった		✓			
3. 私は常にセラピストの意見に同意していたわけではない	✓				
		合計→		1	
この評価用紙への回答の難しさ					
1. これらの質問に正直に答えるのは難しかった		✓			
2. 答えが、自分の本当の気持ちを表していないこともあった	✓				
3. セラピストへの批判は、私をあまりにも動揺させる	✓				
		合計→		1	

セッションで一番いやだったことは何ですか？

　自分がとても恥ずかしく思っている問題について率直に話すのは苦手だと感じることが多いので、やや居心地が悪かった。

セッションで一番よかったことは何ですか？

　バーンズ博士は、物事の新しい、より適切な見方に目を開かせてくれ、否定的な考えを打ち砕くための、より効果的な方法を教えてくれた。最高の授業だった！

を認識していた割合は10％以下に留まり、これはショッキングな結果でしたが、発表されている他の研究とも合致するものでした(9)。これに加えて、本当の問題は、患者たちが正直に伝えないということではなく、きっと正直に伝えるだろう、ということなのです。こうして、セラピストたちは共感力や有用性について、多くの落第点をもらいます。これはセラピストを動揺させて当然の事態ですが、共感のスキルを向上させたいセラピストにとっては、このようなフィードバックは非常に大きなチャンスとなります。

実際、セラピストが何が起こっているのかを知り、好奇心と敬意をもって患者さんとそのことについて話し合うことができれば、共感の失敗は必ずしも悪いことではなく、むしろ良いこととも言えます。それにより、はるかに有意義な治療関係を築くことが可能になるからです。事実、治療上の失敗と思われることが、治療上の突破口を開くことも多いのです。

私にも、この一週間だけで二度、そのようなことがありました。二人の患者さんから、共感と有用性に関してひどい評価を受けたのです！　この30年で最も低い得点だったと言えるかもしれません。腹立たしいことですが、どちらの場合も、私はセッション中に何かが「おかしい」「しっくりこない」と感じていました。しかし、彼らの評価ほどひどいことをしているとは思っていませんでした。

それで私は謙虚になり、覚悟を決め、患者さんたちに、私がどれほど失敗していたかを教えてほしいと伝えました。苦しいことでしたが、私たちの取り組みにとって、これは驚くべき突破口となり、喜びの感情へとつながったのです。このことの重要性は、いくら強調してもしきれません。

A＝抵抗の評価

ここまで、各セッションの開始時と終了時に患者さんの症状を測定すること、そして各セッションの終了時に患者さんがセラピストの共感力や有用性を評価することの計り知れない価値について述べてきました。私の研究はまた、治療における動機づけと抵抗の重大さを浮き彫りにしてもきました。[10] 臨床的な失敗は、必ずと言っていいほど、セラピストが善意ではあっても見当違いな試みによって、患者さんの抵抗を最初のうちに減らしたり取り除いたりすることなく、患者を「助けよう」とすることから生じます。

この発見は、私がスタンフォード大学の入院病棟で行った最近の研究を含め、現在では数多くの研究によって裏づけられています。[11] 私が知るかぎりでは、セッションとセッションの合間に心理療法の宿題をこなそうとする患者さんの意欲は、うつや不安からの回復に大きな影響力を持つことが示され

---

(9) Hatcher, R.L., Barends, A., Hansell, J., & Gutfreund, M.J. (1995). Patients' and therapists' shared and unique views of the therapeutic alliance: An investigation using confirmatory factory analysis in a nested design. Journal of Consulting and Clinical Psychology, 63(4), 636–643.

(10) Burns, D.D., & Nolen-Hoeksema, S. (1991). Coping styles, homework compliance, and the effectiveness of cognitive-behavioral therapy. Journal of Consulting and Clinical Psychology, 59(2), 305–311.
Burns, D.D., & Spangler, D. (2000). Does psychotherapy homework lead to changes in depression in cognitive-behavioral therapy? Or does clinical improvement lead to homework compliance? Journal of Consulting and Clinical Psychology, 68(1), 46–59.

た、最初の、唯一の変数となっています。それが、私がＴＥＡＭ‐ＣＢＴを作った理由でもあるのです。

Ｍ＝メソッド

『フィーリング・グッド』で紹介した認知療法の強力なテクニックは今でも素晴らしい効果があり、私は臨床活動や教育の場で毎日それらを使っています。本書の最後に、これらのツールのうちの50個をリストアップしました。ツールの中には、うつに対して特に力を発揮するものもあれば、不安、人間関係の問題、やめられない習慣や依存症に役立つものもあります。

研究や臨床経験から言えるのは、ひとつのツールや方法、ひとつの流派のセラピーだけでは、すべての人を効果的に治療することはできないということです。ＴＥＡＭ‐ＣＢＴのメソッドが、15以上の異なる流派のセラピーから抽出されているのはそのためです。そして、リカバリー・サークルを使えば、治療を個別化し、自分に最も効きそうな方法を選ぶことができます。

しかし、本当にすごいのはここからです。抵抗を減らす新しいＴＥＡＭ‐ＣＢＴのテクニックが、それらのテクニックをさらに効果的にするのです。実際、必要となるテクニックはほんの少しかもしれません。

これは素晴らしいニュースであり、私があなたのためにこの本を書いた理由でもあります。

ＴＥＡＭ‐ＣＢＴがどれほど効果的であるかを知るためには、ＴＥＡＭ‐ＣＢＴの訓練を受けた地域のセラピストたちの手による、さらなる研究が必要です。カリフォルニア州マウンテンビューにあるフィーリング・グッド研究所（www.feelinggoodinstitute.com）では、すでに最初のアウトカム研究が進行中です。どんな新しい知見が出てくるのか、とても楽しみです！

9. 瞑想、ヨガ、祈り、運動、リラクゼーション・トレーニング、栄養補助食品など、現在流行している新しい治療法にはどれほどの効果があるか？

これらの非特異的な治療法は、ある人には役立つものの、ある人には役立たないと言えるでしょう。もしこれらが役立つと思うのであれば、ぜひやってみてください。私の娘はヨガとエクササイズの大ファンで、それが体力づくりと容姿の維持にとても効果的だと言っています。

しかし私のセラピーでは、非特異的な介入ではなく、特異的な介入に重点を置いています。例えば、最近のフィーリング・グッド・ポッドキャストで、私はエゼキエルという名の高齢男性との取り組みについて話しました。彼は、子どもの頃から自分を「全く価値のない人間」だと思っていました。人生において信じられないほどの成功を収め、また数十年にわたって心理療法を受けていたにもかかわらず、彼のうつは全く改善しませんでした。

(11) Burns, D., Westra, H., Trockel, M., & Fisher, A. (2012). Motivation and changes in depression. Cognitive Therapy and Research, 37(2), 1–12.

当時、有酸素運動は気分を向上させる最新の手段と考えられていました。おそらく、脳内のエンドルフィンを増加させるからでしょう。もちろん、人間の脳内エンドルフィンレベルを測定する方法は存在しないので、この主張は少々疑わしいものです。しかし、エビデンスがないからといって、魅力的に聞こえるものを信じようとする人々を落胆させることはできません。それで私は、エゼキエルに必要なのはこれかもしれないと思いました。

私はエゼキエルに、脳内エンドルフィンを増やすために激しい運動を始める必要があると言いました。かわいそうなエゼキエルに、私は一日12マイル（約19キロ）に達するまで、どんどんジョギングの距離を延ばしてもらうことにしました。そして私は彼に、セッションの前日に12マイルを走り始めるときの気持ちを聞いてみました。

彼は、「自分は全く価値のない人間だと思っていた」と言いました。

そして、12マイル走が終わったときにどう感じたかを尋ねたところ、「くたびれ果てた、全く価値のない人間のように感じたよ」と言いました。

脳内エンドルフィンレベルを高めるというのは、この程度のことなのです！

ある日、私はエゼキエルに、なぜ自分には価値がないと思うのか、その理由を尋ねてみました。彼は、かつての精神科医を含め、何十年も誰にも言ったことがないという話を打ち明けてくれました。彼は、子どもの頃から閉所恐怖症で、暗闇が怖いのだと言いました。このような恐怖心は自分が臆病で、まっとうな人間ではないことを意味すると考え、ひどく恥じていたのです。

有酸素運動という非特異的な治療がなぜ役に立たなかったのか、おわかりになったでしょうか。ニューヨークからロサンゼルスまで走ることができても、彼は自分には価値がないと思い続けたままだったでしょう。瞑想やヨガを何カ月も何年も続けても、あるいは、健康食品店にある、あらゆるサプリメントを摂ったとしても、やはり何の役にも立たなかったでしょう。おそらく、何十年にもわたる従来のトークセラピーが役に立たなかった理由も、おわかりになったのではないでしょうか？

私の経験では、最も効果的な治療法とは、常に、特異的で個別化された、その人固有のネガティブな思考に向けられたものでなければなりません。瞑想は悪いことではないし、運動も素晴らしいことかもしれませんが、エゼキエルにはこれらの非特異的なアプローチは役に立たなかったのです。

何が本当の問題かを話してくれたエゼキエルに、私は、解決策があることを確信していると言いました。そして、恐怖症の治療には「曝露」が非常に重要であることを告げ、外が暗い午前2時に目覚まし時計をセットするように言いました。

それから真っ暗な地下室に行き、絨毯にくるまって、身体を狭いところに閉じこめるのです。治るまで、ただそこで横になっているように言いました。不安と闘わないように、とも。彼のなすべき仕事は、不安がやがて薄れて消えてゆくまで、不安をできるだけ強くすることなのです。

彼は、私は頭がおかしいのだと言って、次のセッションの予約を拒否しました！

数週間、彼からの連絡はありませんでした。しかしついに、彼が電話をかけてきて、次のセッションの予約をしてくれました。彼は別の精神科医からセカンドオピニオンを得ることにして、バーンズ博士は完全にいかれているのではないかと尋ねたそうです。幸い、その精神科医は、私の言ったことは全く正しいし、エゼキエルに私のアドバイスに従うように言ってくれました。その精神科医が誰だったかは知らないのですが、後押ししてくれたことに感謝しています。

エゼキエルは、本当に怖かったけれど、私の言う通りにすることにした、と言いました。最初の15分間は、地下室から逃げ出したい衝動に駆られたそうですが、彼は約束を守って頑張りました。そしてわかったのは、彼は、大きくて太った幽霊が突然現れて彼の胸の上に乗りかかり、彼を窒息死させるのではないかと恐れていた、ということでした。

15分後、エゼキエルはぼそりと言ったそうです。「もう待ちくたびれた。私の胸の上に乗るなら乗って、今すぐ終わりにしてくれ！」と。しかし幽霊は現れませんでした！　そしてその瞬間、彼の恐怖心はゼロになり、頭がおかしくなりそうなほど笑い転げました。恐怖心から解放されただけでなく、憂うつな気分も消え去ったのです。

このようなわけで私は、非特異的な治療法よりも特異的な治療法を好みます。通常、これらは急速に効果を発揮し、その影響力は実に驚くべきものです。それはおそらく、前章でノーブル博士がとても優雅に解説してくれたように、こうした特異的なアプローチによって、脳内の特定のネットワークの再配線が可能になるからでしょう。

10. ビブリオセラピー（セルフヘルプ本を読むこと）にはどれほどの効果があるか？

本書の「はじめに」で、フォレスト・スコギン博士とその同僚たちが、私の最初の本である『フィーリング・グッド』の抗うつ効果を検証する多くの研究結果を発表したことを紹介しました[12]。彼らは、私の本を読んだうつ病患者の60％以上が、もはや治療が必要ないほどに改善し、その効果が2年後、3年後も続いていることを発見したのです！

---

(12) Ackerson, J., Scogin, F., Lyman, R.D., & Smith, N. (1998). Cognitive bibliotherapy for mild and moderate adolescent depressive symptomatology. Journal of Consulting and Clinical Psychology, 66, 685–690.

Floyd, M., Rohen, N., Shackelford, J.A., Hubbard, K.L., Parnell, M.B., Scogin, F., & Coates, A. (2006). Two-year follow-up of bibliotherapy and individual cognitive therapy for depressed older adults. Behavior Modification, 30(3), 281–294.

Floyd, M., Scogin, F., McKendree-Smith, N.L., Floyd, D.L., & Rokke, P.D. (2004). Cognitive therapy for depression: A comparison of individual psychotherapy and bibliotherapy for depressed older adults. Behavior Modification, 28, 297–318.

Scogin, F., Hamblin, D., & Beutler, L. (1987). Bibliotherapy for depressed older adults: A self-help alternative. The Gerontologist, 27, 383–387.

Scogin, F., Jamison, C., & Davis, N. (1990). A two-year follow-up of the effects of bibliotherapy for depressed older adults. Journal of Consulting and Clinical Psychology, 58, 665–667.

Scogin, F., Jamison, C., & Gochneaut, K. (1989). The comparative efficacy of cognitive and behavioral bibliotherapy for mildly and moderately depressed older adults. Journal of Consulting and Clinical Psychology, 57, 403–407.

Smith, N.M., Floyd, M.R., Jamison, C., & Scogin, F. (1997). Three-year follow-up of bibliotherapy for depression. Journal of Consulting and Clinical Psychology, 65(2), 324–327.

これには驚かされましたが、理論的な問題が残っていました。『フィーリング・グッド』が示したのは単なるプラセボ効果にすぎず、私がそこで提示した情報やテクニックによるものではない可能性があったのです。言い換えれば、どんな本でも同じ効果があるのかもしれません。

それを確かめるために、研究者たちは新たな調査を行い、半数の患者には『フィーリング・グッド』を、もう半数の患者にはヴィクトール・フランクルの *Man's Search for Meaning*（邦題『夜と霧』）を渡しました。フランクルの本はセルフヘルプ本ではないので、これによって、先の研究でみられた気分の改善が単なるプラセボ効果だったかどうかを調べることができました。

彼らの新しい研究結果も、前回と同じく驚くべきものでした。今回もまた、『フィーリング・グッド』を読んだ患者の60%以上が改善したのに対し、フランクルの本を読んだ患者では改善がみられなかったのです。『フィーリング・グッド』は、十代の若者から高齢者まで、あらゆる年齢層の患者にとって有用であることが、さらなる研究によって確認されました。

ビブリオセラピーの「治療」は副作用がなく、非常に安価であるため、一部の専門家は、『フィーリング・グッド』によるビブリオセラピーをすべてのうつ病患者に対する最初の治療とすべきであり、より費用のかかる介入は、すぐに回復しない人のためにとっておくべきだとさえ主張しています。

その後の調査によれば、『フィーリング・グッド』は、アメリカやカナダの医療専門家がうつ病患者に最も頻繁に「処方」する本として、トップクラスに入っています。現在、『フィーリング・グッド』は世界中で翻訳出版されています。このようなことを後押ししてくれたスコギン博士に、私はとても感謝しています！

『フィーリング・グッド』に関するこれだけの研究があるのに、なぜ私は『フィーリング・グレイト』（本書『気分は最高いつまでも』）を書いたのでしょう？ これまで述べてきたように、私は、『フィーリング・グッド』を読んでもうつから回復しなかった人たちや、心理療法や抗うつ薬による高価な治療を長期間続けても回復しそうにない人たちに興味をそそられてきました。私は、なぜ彼らが行き詰まってしまうのか、そしてそのような人たちを行き詰まりから解放するために、私たちには何ができるのだろうかと考えてきました。もちろん、そうして、この本と新しいTEAM‐CBTに行き着いたのです。

第 VI 部

その他のリソース

32 信じられないような無料素材をあなたに！

もしもあなたが、治療技術を向上させたいと思っているセラピストなら、あるいは、うつや不安、人間関係での葛藤、やめられない習慣や依存症のことで助けを求めている方なら、私の個人的使命は、あなたの人生を変えるために必要なツールを提供することです。本書もその一例と言えますが、私はこの他にもたくさんのリソースを用意しています。

みんなのためのリソース

フィーリング・グッド・ポッドキャスト

私の最初のホストであるファブリス・ナイ博士と、新しいホストであるロンダ・バロフスキー博士による週刊の「フィーリング・グッド・ポッドキャスト」をチェックしてみてください。本書が発売される頃には、世界中の人々の聴取により、200万ダウンロードを超えていることでしょう。最近の調査によると、リスナーの60％はセルフヘルプ目的の一般市民で、40％は治療技術を向上させたいセラピストのようです。しかし、聴いているセラピストの100％近くが、自分自身の治癒を早めるセルフヘルプ目的でもあると回答しています。

これまでに収録されたポッドキャストの中には、実際に行われたライブのセラピーセッションを取り上げたものもありますし、トピックは以下のように多岐にわたります。

- 有意義な人生の秘訣とは？
- 迅速なトラウマ治療
- 内気さの克服
- あなたが考えるようにあなたは感じる
- あなたを追い詰める信念を変える
- マインドフルネスの筋肉を鍛える
- 先延ばしする人のための特効薬
- 幸福度を高める5つのシンプルな方法
- 効果的なコミュニケーションのための5つの秘訣
- セラピストが犯しがちな最悪な10の過ちと、それを阻止する方法
- デビッドのテクニック・ベストテン
- その他いろいろ

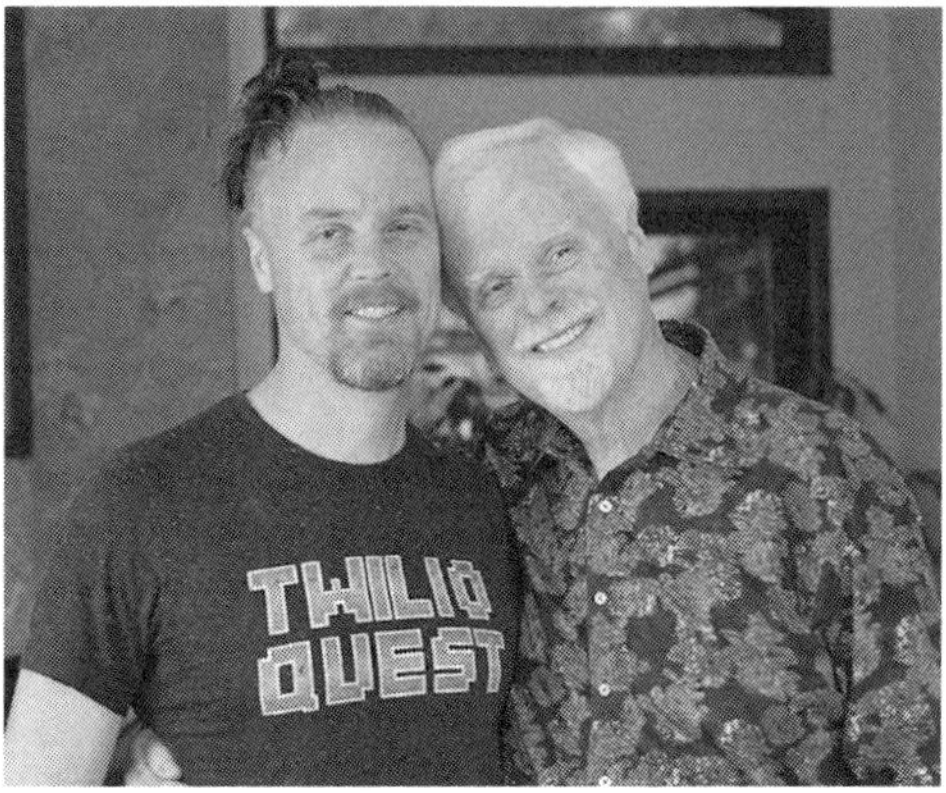

息子のエリックと著者

私のポッドキャスト一覧はフィーリング・グッドのウェブサイトでも見ることができます。

TEDトーク

認知療法の簡単な紹介と、その効果についての感動的な物語をお望みなら、リノでの私のTEDトークをお楽しみください。私の息子であるエリックは誕生時、呼吸困難のため新生児集中治療室に入れられたのですが、そのときに私が苦しんだ大きな不安について知ることができます。

これは、私たちが心を乱されるのは、出来事そのものによってではなく、その出来事をどう考えるかによってであるという考え方の個人的なテストでもありました。私のパニックと絶望は、実際の出来事によるものなのか、それともそれについての私の考え方によるものだったのでしょうか？

このTEDトークでは、認知療法を始めたばかりの頃、ラトビアからの移民である高齢のカトリーナに私がどのように接したかについても知ることができます。第19章の彼女の話を思い出してください。カトリーナは深刻な自殺未遂で入院していた集中治療室から退院したばかりで、それまでの人生で意味のあることを成し遂げたことがなく、自分には価値がないと思い込んでいました。

あなたもこれまで、そのように感じたことがありますか？

ご興味があれば、YouTubeで私のTEDトークをご覧になれます。

フィーリング・グッド・ブログ

私のウェブサイトには、「自尊心への秘訣」「死の恐怖を克服する」「臨床のダークサイド」など、誰でも見ることができるたくさんのブログがあります。

ウェブサイト内でその全体を検索することが可能ですので、「再発防止トレーニング」や「自殺防止」など、興味のあるトピックを入力すれば、すぐにリンク可能なポッドキャストやブログなど、多くの無料リソースを見つけることができます。

フェイスブックのビデオ

「完全主義者の自虐的台本」や「TEAM‐CBTと宗教的信念の統合」など、フェイスブックライブのビデオにも、無料で視聴できるものがあります。

書籍

『フィーリング・グッド』（邦題『いやな気分よ、さようなら』）や『フィーリング・グッド・ハンドブック』（邦題『フィーリングGoodハンドブック』）は米国内で600万部、海外ではさらに多くの部数を売り上げています。この二冊は、うつや不安に悩む人々のためのセルフヘルプ本として最も高い評価を受けています。

以下は、エイミーという読者からのコメントです。

少しばかりお礼が言いたくて、この手紙を書いています！　20年前（私がまだ15歳のとき！）、地元の書店であなたの本『フィーリング・グッド』を見つけ、買って帰りました。

文字通り私の人生を変えてくれたので、どこに行くにもこの本を持ち歩いています。不安やうつが再発したとしても、この本が常に心の拠り所となり、慰めや安らぎをもたらしてくれました。

最近、フィーリング・グッドのポッドキャストがあることを知りました。感激です！　長い一日が終わる頃に聴くのが大好きで、あなたの新しいテクニックや舞台裏について学んだり、あなたのユーモアや謙虚さを楽しんでいます。

あなたは何年もの間、たくさんの人々に、なんて素晴らしい贈り物を届けてくださったのでしょう。ありがとう。感謝しています。

もしあなたがうつや不安と闘っているのなら、私の本が役に立つことを願っています。気分が良くなるというのは素晴らしいことですし、良い気分でいるのは、あなたのためなのですから！

精神保健の専門家のためのリソース

無制限で無料の心理療法トレーニング

私は毎週火曜日の夕方、スタンフォード大学で、北カリフォルニアの精神保健の専門家向けに無料の心理療法トレーニングとパーソナルワークを提供しています。参加者は私の日曜ハイキングにも参加することができ、息をのむような美しいカリフォルニアの道のりをハイキングしながら、セラピーのテクニックを練習したり、パーソナルワークを行ったり、セラピースキルを磨くための指導を行ったりしています。

生徒の一人であるアリーシャ・ビールが、火曜日の心理療法クラスでの経験を次のように語ってくれました。

デビッドのトレーニング・グループに出会えたことは、言葉では言い尽くせないほどの幸運でした。免許を取得してからも、まだまだたくさん学ぶことがあると思い、トレーニングの機会を探していたのですが、TEAMのトレーニング・グループに参加することで私の人生がこれほどまでに改善されるとは思ってもみませんでした。

専門家としての人生が劇的に向上しただけでなく、デビッドが教えてくれるスキルは私生活をも向上させてくれました。時間を惜しみなく使ってくれるデビッドにずっと感謝していますし、彼から学ぶこと以上に、もはや望むものはありません！

スタンフォード大学で私が行っている火曜夜の無料トレーニング・グループに関する詳しい情報については、私のフィーリング・グッドのウェブサイトのリソース・セクションをご覧ください。

ワークショップ

過去30年間で5万人以上の米国やカナダの精神保健の専門家が、私の心理療法ワークショップに参加してくれました。以下のニク・チャートゥディからのような、素晴らしいワークショップの体験談がたくさん届き、とても光栄に思っています。

昨日、ソルトレイクシティーで開催された「怖がりの堅物」カンファレンスに参加しました。素晴らしかったです。

私は15年間臨床医をしているのですが、あなたのカンファレンスに勝るものはありません！

実際、このワークショップにはこれまでに3回出席したのですが、いつも次のレベルの考え方や理解へと押し上げてもらっています！

あなたの貢献、そして素晴らしいスキルと知識を分かち合おうとしてくれることに感謝します。

あなたは私のヒーローです！　あなたとあなたの仕事を尊敬しています！

　素晴らしいカンファレンスをありがとうございました！


以下は、ワークショップについての評価の中にあった、心温まるコメントです。

- 夜のライブ・デモンストレーションは本当にすごかった！
- ライブ・デモにやられました！　素晴らしかったです！
- すべてのプロセスが最高でした！
- 全部よかったです！　博士が自分の欠点や恐れを率直に話してくれたことに感謝します。

33 思考のねじれをほどく50の方法*

患者とセラピストのための基本的ツール

1. ポジティブ・リフレーミング

日常気分記録表にあなたが書いた、ネガティブな思考や感情にひとつずつ注目し、次のふたつの質問を自らに問いかけます。(1)このネガティブな思考や感情に長所や利点があるとしたら、それはどのようなものだろう？　(2)このネガティブな思考や感情は、私自身や私の核となる価値観について、どのような素晴らしく、ポジティブで、すごいとさえ言えるようなことを示しているだろう？　思いついたことを、ポジティブ・リフレーミングのリストに記入します。

2. 魔法のダイヤル

ポジティブ・リフレーミングが完了したら、魔法のダイヤルを手にしていると想像してみてください。このダイヤルを使えば、それぞれのネガティブな感情を低いレベルにまで下げることができますが、その感情に関連するポジティブな要素を維持することもできます。日常気分記録表の「目標の%」欄に、望む数値を記入してください。

これは、それぞれのネガティブな感情を、0（全く感じない）から100（最悪）までの尺度で、どの程度強く感じたいかを自らに問いかけるものです。

3. 合理的な考えの検討

それぞれのネガティブな思考を、よりポジティブで現実的な思考に置き換えます。「このネガティブな思考は本当に正しいのだろうか？　私は本当にこれを信じているのだろうか？　この状況に対する別の見方はないのだろうか？」と自問します。

思いやりに基づくテクニック

4. 二重の基準技法

自分を追い詰める代わりに、動揺している親友に話しかけるときと同じように、思いやりをもって自分自身に話しかけます。「友人が同じような問題を抱えていたら、私はこんな厳しいことを言うだろうか？　言わないとしたら、それはなぜだろう？　友人になら、私は何と言うだろう？」

真実に基づくテクニック

5. 証拠を探す技法

自分のネガティブな思考を真実だと思い込むのではなく、その根拠を調べます。「何が事実なのか？　それは何を示しているのか？」と自問します。

6. 実験技法

科学者が何らかの理論を検証するときと同じように、あなたのネガティブな思考の妥当性を検証する実験を行ってみましょう。「このネガティブな思考が本当に正しいかどうかを調べるために、どのような実験ができるだろうか？」と自問します。例えば、パニック発作が起きている間は自分をコントロールできなくなりそうだと思っているなら、意図的な努力によって自分を狂わせようとすることで、この信念を試すことができます。床を転げ回ったり、手足をバタバタさせて暴れ回ったり、ちんぷんかんぷんなことを口走ったりするのです。どんなにがんばっても気が変になることはないとわかれば、安心するものです。

7. 調査技法

自分の考えが現実的なものかどうかを調べるために、アンケートを実施します。まずは、「他の人はこのことをどう考え、どう感じているのだろう？　何人かの友人に聞いてみたら、意見をもらえるだろうか？」と自問します。そして例えば、社交不安は珍しいことだとか、恥ずべきことだと考えているのであれば、何人かの友人にそのように感じたことがあるか、尋ねてみるとよいでしょう。

8. 責任再分配技法

ある問題をすべて自分のせいにするのではなく、それに関与したであろう他の多くの要因を考えてみます。「何がこの問題を引き起こしたのだろう？　自分は何に関与し、他の人は何に関与したのだろう？　この状況から何を学べるだろう？」と自問します。

論理に基づくテクニック

9. ソクラテス的質問法

自分のネガティブな思考の矛盾を突くような問いを自分に投げかけます。例えば、「私が人生に失敗していると言うとき、それは、何らかのときに何事かでの失敗を意味しているのか、それとも、いつも何事においても失敗しているという意味なのだろうか？」と自問します。

もし、「何らかのときに何事かで」という答えになるなら、それはすべての人に当てはまると指摘することができます。もし、「いつも何事においても」と答えるなら、すべてのことに失敗する人などいないので、これは誰にも当てはまらないと指摘することができます。

10. 灰色の部分があると考える技法

自分の問題を白か黒かで分類するのではなく、灰色の濃淡で評価します。物事が思ったようにいかないときも、その経験を部分的な成功や学習の機会と捉えることができます。自分を完全な敗者と決めつけるのではなく、具体的なミスを指摘するのです。

意味論的テクニック

11. 意味論的技法

より控えめな、感情的ではない言葉に置き換えます。「あんなミスをするべきじゃなかった」と考える代わりに、「あのミスをしないほうがよかった」と自分に話しかけます。この手法は特に、すべき思考やレッテル貼りに対して役に立ちます。

12. 言葉を定義する技法

自分に「劣っている」「愚か者」「負け犬」というレッテルを貼ってしまうときに、そのレッテルの意味を自問してみます。愚か者や負け犬の定義は何でしょう？　これらの言葉を定義しようとすると、そんなものは存在しないことに気づくでしょう。愚かな行動は存在しても、「愚か者」や「敗者」は存在しないのです。

13. 具体的に考える技法

現実に目を向けるようにして、自分についての包括的な判断は下さないようにします。例えば、自分を出来損ないだとか価値のない人間と考えるのではなく、具体的な欠点、ミス、弱点、そして具体的な長所に焦点を当てましょう。

14. 最悪、最高、平均

これは、**具体的に考える技法**（13）と**灰色の部分があると考える技法**（10）の組み合わせであり、第21章でも紹介しました。一般化のしすぎやレッテル貼りに役立ちます。例えば、「私はダメな父親だ」とか「私はダメな教師だ」といったネガティブな思考があるとします。では、「良い父親」や「良い教師」の具体的なスキルや特徴を5つ挙げ、それぞれについて、最悪のとき、最高のとき、平均的なときの自分を、0から100までの尺度で評価してみてください。

評価は決して0か100にはならず、その時々でかなり異なることがわかるでしょう。それから、「息子と一緒に楽しいことをする」「生徒が混乱しているときでも忍耐強くサポートする」など、改善したい分野を具体的に選び、改善のための計画を立ててみてください。

定量的テクニック

15. 自己モニタリング

繰り返されるネガティブな思考や、不安を引き起こすような空想を、数えることによって記録します。財布やポケットにインデックスカードを入れておき、ネガティブな思考が生じるたびにチェックをつけます。あるいは、ゴルファーがスコアを記録するために使うような、手首につけるカウンターでもよいでしょう。毎日、ネガティブな思考の合計数をカレンダーに記録します。多くの場合、2～3週間もすれば、動揺させるような思考は減るか、消え去っているでしょう。

16. 心配する時間を作る技法

わざと心配したり、自分を批判したりする時間を設けます。例えば、欠点のせいで自分を責めてばかりいる人は、毎日5分間、自分を責め、惨めな気持ちになる時間を数回設けてみるとよいでしょう。その時間は思う存分、自分を批判し、自分の心をズタズタに切り裂くのです。残りの時間は、ポジティブで生産的な生活のために使いましょう。

予定している時間の合間に、何かを心配したり自分を批判したりしていることに気づいたら、次の心配する時間に心配したり批判したりすればよいのだと自分に言い聞かせます。こうすれば、元の状態に戻ることができます。

ユーモアに基づくテクニック

17. 逆説的拡大視技法

ネガティブな思考に反論しようとする代わりに、それを大いに信じて誇張します。できるだけ極端にしてみるのです。例えば、劣等感を抱いているなら、「うん、その通りだ。実際、私はカリフォルニアで今一番、劣っている人間だろう」と自分に言い聞かせます。逆説的ですが、これがときに客観性をもたらし、安心感を与えてくれることがあるのです。もちろん、本当に動揺している場合は、このテクニックが気分を悪化させるという、意図しない結果をもたらすかもしれません。その場合は別の方法を試してみましょう。

18. 恥への挑戦

内気であることに悩んでいるなら、人前でバカにされるのを強く恐れていることでしょう。恥への挑戦は、この種の恐れに対する具体的かつ強力な解毒剤です。人前でわざとバカなことをして、その恐怖を乗り越えるのです。例えば、バスに乗っているときに停留所ごとに立ち上がってアナウンスしてみたり、混雑したデパートの中で時刻を大声で読み上げたりします。

わざとバカなことをやってみると、そうしたところで世界は終わらないし、人々が自分を見下したりはしないということがわかります。この発見は解放的な気分につながります。

ロールプレイのテクニック

19. 声の外在化技法

このテクニックは、知的な理解を直感レベルでの感情の変化につなげるものです。CBTのテクニックの中でも最も強力なものですが、最初はかなり難しく、少し混乱してしまうかもしれません。

あなたと相手の人が交互に、あなたのネガティブな思考とポジティブな思考の役を演じます。まずは相手の人が、あなたのネガティブな思考の役を演じます。その人は、二人称（「あなた」）で話しながら、あなたのネガティブな思考をひとつ読み上げ、あなたを攻撃します。あなたはポジティブな思考の役を演じ、自分を守り、一人称（「私」）で話します。行き詰まったときには、役割を交代します。

例えば、あなたが「私は役立たずの人間だ」と思っているなら、相手の人があなたに、「あなたは役立たずの人間だ」と言います。ただ適当に意地悪なことを言ってあなたを攻撃するのではなく、あなたの日常気分記録表に書かれているネガティブな思考だけを利用して攻撃します。相手の人はネガティブな思考をひとつずつ取り上げ、それを二人称（「あなた」）に変換するのです。

自分を守るときには、自己防衛のパラダイム（ネガティブな思考に反論し、それが歪んでいて正しくないことを指摘する）、受け入れの逆説技法、あるいはその両方を使うことができます。

それから自分に尋ねます。「どちらが勝った？　ネガティブな自分？　それとも、ポジティブな自分？」

目標は、ポジティブな声が「圧倒的な大勝利」をおさめることです。ポジティブな声が「圧倒的な大勝利」をおさめるまでは、役割交代を続けましょう。このテクニックでは、「小さな勝利」でも「大きな勝利」でも十分ではありません。私たちが求めているのは、「圧倒的な大勝利」なのです。

20. 恐れている幻想の技法

声の外在化技法と同様、これは二人で行うテクニックです。あなたと相手の人とで、あなたにとって最悪の恐怖を演じてみるのです。例えば、頭が悪い、優秀ではないという理由で、あなたがとりわけ敵対的な批評家に否定されるというような状況設定です。

最悪の恐怖に直面すると、そこから解放感が生じることはよくあります。最悪の恐怖といっても、たいていそれは本物の怪物によるものではなく、想像の産物であることがわかり、ちょっとした論理、思いやり、常識で打ち負かすことができるのです。

その他のロールプレイのテクニック

ロールプレイ形式で行ってみると、多くのテクニックがより効果的になります。**二重の基準技法**（**4**）や**受け入れの逆説技法**（**21**）のような認知的テクニック、**悪魔のささやきテクニック**（**悪魔の代弁者技法**）（**30**）のような動機づけテクニック、**デビッド・レターマン技法**（**43**）や**ロ**

説きの練習（45）のような曝露テクニックなどがそうです。**効果的なコミュニケーションのための5つの秘訣（49）**や**1分間ドリル（50）**のような対人的テクニックも、ロールプレイ形式ならとてもうまく取り組むことができるでしょう。

哲学的／スピリチュアルなテクニック

21. 受け入れの逆説技法

自己批判から身を守る代わりに、その中に真実を見出し、自分の欠点を穏やかに受け入れます。自分にこう言い聞かせます。「私に不甲斐ない点がたくさんあるのは事実だ。でも実際、私に関することで、改善できないことはほとんどない」

視覚的イメージのテクニック

22. タイムトリップ

未来への旅行：落ち込んでいるなら、未来にタイムトリップして、回復している自分を想像することができます。無価値感や挫折感を抱いている現在の自分が、喜びや自尊心に満ちた未来の自分と会話するのです。感情の発露は、しばしばカタルシスをもたらします。

過去への旅行：自分の過去へと心のタイムトリップをして、かつてあなたを傷つけたり虐待したりした人と会話することもできます。そうすることで、長年にわたってあなたを苦しめ、蝕んできた思考や感情を表現する機会が得られます。

23. ユーモラスな想像

不安や怒りでいっぱいのとき、ユーモラスな想像をすることが助けになる場合があります。例えば、あるうつ病の女性は、離婚調停で不当な扱いを受けたことが頭から離れませんでした。生活費を稼ぐのもやっとの彼女は、元夫が若い新妻とヨットで戯れ、贅沢三昧をしている姿を想像しては激怒していました。怒りと憤りがいつまでも続き、彼女を惨めな気持ちにさせるのです。しかし彼女は、元夫がパンツ一丁で取締役会に出席している姿を想像すると、思わず笑みがこぼれることに気づきました。これが彼女を悩ませていた怒りに対する、よく効く解毒剤となったのです。

もちろん、モチベーションはどのテクニックにおいても非常に重要です。もし彼女が元夫に腹を立てていたかったのなら、このテクニックはうまくいかなかったでしょう。怒りに対しては、ポジティブ・リフレーミングがいつでも本当に役に立ちます。怒りに伴う、多くの圧倒的な利点と、怒りが示す、あなたについてのポジティブで素晴らしい点を挙げてみてください。

そして、怒りをもう少し低いレベルに下げたいのか、それともこのままムカつく気持ちを抱え続けたいのか、自問してみましょう！

24. 認知の催眠

このテクニックを試すには、催眠術を使えるセラピストが必要ですし、あなたも催眠術をかけられる人でなければなりません――私たちのうち、三分の一しかこれには該当しません。あなたが催眠状態に入ると、催眠術師は、あなたがふたつの棚がある、特別な図書館に立っているという暗示をかけます。左の棚には『絶望の書』や『悲嘆の書』のような強烈にネガティブな本があり、右の棚には『喜びの書』や『自尊心の書』のようなポジティブな本があります。

あなたが左の棚から一冊の本を手に取ると、それが自分についての本であることに気づきます。そこには、あなたのネガティブな思考、記憶、恐れのすべてが書かれています。その本を読むと、あなたは、憂うつ、不安、絶望、恥ずかしさなどの感情に圧倒されてしまいます。催眠術師は、あなたがこの本を破棄するように導きます。燃やしても、埋めても、シュレッダーにかけても構いません。

その後、あなたは再び図書館に行き、右の棚から一冊の本を取り出します。今回も、あなたはその本には自分のことが書かれていると気づきますが、そこには自尊心、創造性、楽観主義といった、ポジティブなメッセージがあふれています。その本を読んでいるうちに、あなたには内なる安らぎが押し寄せてくるでしょう。

その他の視覚的イメージのテクニック

認知的フラッディング（39）、イメージの置き換え（40）、記憶の書き換え（41）も視覚的イメージのテクニックですが、不安の治療に非常に有用であるため、認知的曝露のテクニックに分類しています。

発見のテクニック

25. 個人的な下向き矢印法

日常気分記録表に記したあなたのネガティブな思考の下に下向きの矢印を描き、自分に問いかけます。「この考えが本当だとして、なぜそれが私を動揺させるのだろう？　このことは自分にとって、どんな意味があるのだろう？」。すると、新しいネガティブな考えが浮かんでくるはずですので、その新しい考えを矢印の下に書き記します。このプロセスを何度か繰り返してください。ネガティブな思考の連鎖を、よくある自虐的な信念のリストと一緒に見直すと、完全主義、達成への依存、山火事の誤りなど、うつや不安になりやすい態度や信念を突き止めることができます。

26. 対人的な下向き矢印法

これは個人的な下向き矢印法と似ていますが、人間関係の問題に向いています。あなたの日常気分記録表のネガティブな思考の下に下向きの矢印を描き、「この考えが本当だとしたら、その人はどういう人なのか？　私自身は？　私たちの関係は？」。すると、新しいネガティブな考えが浮かんでくるはずですので、それを矢印の下に書き記します。このプロセスを何度か繰り返してください。このテクニックは、権利、真実、従順さについてなど、他者との関係において問題を引き起こしかねない自虐的な信念を明らかにするのに役立ちます。例えば、あなたは自分の欲求よりも他人の欲求のほうがずっと大切だと考えており、相手の人を喜ばせるためには自分の感情を隠す必要があると思い込んでいるかもしれません。

27. そうしたらどうなるか技法

これも下向き矢印法の一種ですが、不安のために特別に考案されたものです。もしあなたが不安と闘っているなら、日常気分記録表に記したネガティブな思考の下に下向きの矢印を描き、自らに問いかけてください。「もしこれが本当だとして、起こりうる最悪の事態はどんなものだろう？　私は何を最も恐れているのだろう？」

新しいネガティブな思考や空想が浮かんでくるはずですので、それを矢印の下に書き記します。このプロセスを何度か繰り返してください。あなたが最も恐れている想像上の事態につながる思考がさらに思いつくはずです。そして、「これが起こる可能性はどのくらいあるだろう？　もしそうなったら、私はそれに耐えられるだろうか？」と自問します。

認知的フラッディングを使って、最も恐れている事態を想像することもできます。できるだけ長い時間、できるだけ不安になるようにします。時間の経過とともに、不安は薄れ、消え去っていくでしょう。

28. 隠された感情技法

このテクニックは、人は不安なとき、直面したくない個人的な問題を避けているのかもしれない、という考えに基づいています。その問題を意識化し、自分の感情を表現することで、不安はしばしば消え去ります。次のように自分に問いかけてみてください。「動揺するような事態に対処しなくてもすむように、私は不安に集中しているのだろうか？　私を悩ませている本当の問題は何なのだろう？　配偶者や仕事に対して密かに腹を立てているのだろうか？　学校生活が不満なのだろうか？　私は本当はどう思っているのだろう？」

動機づけのテクニック

29. 単純明快なメリット・デメリット分析と逆説的なメリット・デメリット分析

単純明快なメリット・デメリット分析をするときは、ネガティブな思考（「私は敗者だ」）や自虐的な信念（「私は完璧であるべきだ」）の長所と短所を列挙します。ネガティブな感情（怒り、罪悪感、劣等感、不安など）、やめられない習慣（飲酒、薬物使用、過食、先延ばしなど）、人間関係の問題（夫婦間の問題を配偶者のせいにするなど）についても、メリット・デメリット分析をすることができます。

次のように自問してください。「この信念、感情、習慣の長所と短所は何だろう？　これはどのように私を助け、どのように私を傷つけているのだろう？」。長所と短所をすべて挙げたら、それらを合計して100点になるように対比させ、メリットとデメリットのどちらが大きいかがわかるようにします。

逆説的なメリット・デメリット分析をするときは、ネガティブな思考、信念、感情、習慣、人間関係の問題の長所だけを列挙し、自問します。「これだけのメリットがあるのに、なぜこれを変えなければならないのか？」。これにより、あなたを身動きできなくしている、強力な力に気づくことでしょう。

30. 悪魔のささやきテクニック（悪魔の代弁者技法）

これはロールプレイのテクニックです。まず、やめられない習慣や依存症にあなたが屈してしまいたくなったときの考えを記録します。例えば、過食に悩んでいるなら、次のように考えるかもしれません。

1. ああ、あのドーナツ、すごくおいしそう。
2. 一口だけ食べようかな。どうってことないだろうし！
3. ご褒美だと思えばいい。今日は大変な一日だったんだから。
4. その代わり、夕食は軽めにしよう。

次に、誘惑的な思考の中にある、ポジティブな歪みを特定します。10個のポジティブな歪みは、10個のネガティブな歪みの映し鏡であり、743～745頁の「ネガティブな歪みとポジティブな歪みのチェックリスト」に載せているものです。

例えば、「一口だけ食べようかな」と言うとき、あなたはこれに反対する多くのデータを割り引いています。この歪みは「プラス化思考（ネガティブなことの割り引き）」と呼ばれます。これは、依存に屈する衝動を引き起こすものであり、うつを誘発する歪みである、マイナス化思考（ポジティブなことの割り引き）とは正反対のものです。

次に、誰かに――セラピストでも友人でも家族でも構いません――飲酒、過食、先延ばし、よくない相手とのデートなどへと誘惑する悪魔の役を演じてもらいます。あなたがやるのは、その悪魔の考えにリアルタイムで言い返すことです。行き詰まったときは役割を交代しましょう。

例えば、ダイエットが続かずに苦しんでいるなら、お気に入りのパン屋さんの前を歩いていて、できたてのドーナツの香りがしてきたと想像してみてください。悪魔（あなたの友人が演じている）がこう言います。「おや、あのできたての柔らかくて艶のあるドーナツをひとつ買ってきたらどうだい？　きっとおいしいよ」

あなたはこう言い返します。「ドーナツなんていらない。降参したら最悪の気分になってしまう。私はダイエットを続ける覚悟だし、もっと素敵な服を着るのを楽しみにしているんだから」

悪魔は再びあなたを屈服させようとして、こう言います。「自分へのご褒美だよ。大変な一日だったんだから」

そうしたら、また反撃します。

この方法は、悪魔が魅惑的に、説得力をもって、あなたを誘惑する思考を言語化する場合には、驚くほど難しくなるかもしれません。

あなたが悪魔の役を演じているときは、相手が誘惑に屈するよう、懸命な説得を試みてください。相手があなたに勝てない場合でも、助けようとしてはいけません。その代わり、例えば次のように言いましょう。「誘惑する考えをうまく打ち負かすことができないようだね。おそらくこれは、君が本当に変えたいことではなさそうだ。結局、人生は一度きりだし、できたてのおいしそうなドーナツ（または、あなたを誘惑するものなら何でも）は、とてもおいしいはずだよ！」

31. 引き金を遠ざける

アルコール依存症や過食などのよくない習慣を断ち切ろうとしているなら、誘惑と格闘するのではなく、誘惑を減らすということもできます。例えば、アルコールの飲みすぎなら、家にあるアルコール飲料をすべて処分し、アルコールが提供される場所に行かないようにするとよいでしょう。引き金を遠ざけることは、どのような依存症に対しても完全な治療法ではありませんが、より包括的なプログラムの重要な一部となりえます。

32. 意思決定ツール

ジレンマに陥って行き詰まっている場合、意思決定ツールが、選択肢を整理し、行き詰まりを解消するのに役立ちます。このツールは、何をすべきかを教えてくれるものではありませんが、何が本当の問題で、それについてあなたがどう感じているかを示してくれるものです。

このテクニックでは、あなたがこうしようと決断する可能性のある選択肢をすべてリストアップし、そのうちのベスト1とベスト2を選びます。これを選択肢Aと選択肢Bとし、両方の長所と短所をすべて挙げます。それから、それぞれの長所と短所を比較検討して、選択肢Aと選択肢Bのそれぞれの総合点を出します。

私は今、このツールについて説明し、すべての計算を自動的に行ってくれるアプリを開発中です。アプリを使えば、オプションAとオプションBの総合点を比較できるというわけです。点数が高いほうの選択肢がより望ましいということになります。

- 一方がかなりの高得点で、もう一方がかなりの低得点なら、決断は迷いようがありません。
- 両方の数字がプラスなら、これは負けのない決断です。
- 両方の数字がマイナスなら、これは勝ちのない決断です。
- 両方の数字がゼロ付近なら、決め手に欠けます。

他にも、さまざまな興味深いパターンが現れるかもしれません。意思決定ツールを使っても、その結果にとらわれたり、固執したりする必要はないということを忘れないでください。自分の決断に納得がいくまで、何度でもやってみるとよいでしょう。

33. 活動スケジュール

落ち込んでいるときには、何もかもが手に負えないように感じるものです。何事にもやりがいを感じられず、人生を諦めてしまうかもしれません。無気力主義を克服するには、活動スケジュールを立てると効果的です。朝起きてから夜寝るまで、一時間ごとに何をするかを書き記します。そして、各活動の満足度を０（全く満足できない）から５（とても満足）の間で評価します。スケジュールを見直すと、どの活動が最も気分を高めてくれるかがわかるでしょう。

34. 満足度予想技法

喜びや学びや個人的な成長をもたらしてくれそうな一連の活動のスケジュールを立てます。それぞれの活動を誰と一緒に行うかも明記してください。一人でできる活動（ジョギングなど）だけでなく、他の人と一緒の活動も含めましょう。

各活動の満足度を０（全く満足できない）から100（とても満足）までの尺度で予測します。各活動を終えたら、実際にどの程度満足できたかを同じ尺度を使って記録します。ここで、実際の満足度と予測値を比較してみてください。うつを抱えている人はしばしば、多くの活動が予測よりもやりがいがあったと気づくようです。このような発見により、人生に再び積極的に関わろうとする意欲が高まります。

また、一人でいることで得られる満足感と、他の人と一緒にいることで得られる満足感を比較することもできます。これにより、「一人だと、惨めな気分になるに違いない」といった自虐的な信念を検証することができます。

35. ぐずぐず主義克服シート

すべてを一度にやらなければならないと自分に言い聞かせるのではなく、圧倒されるような仕事を小さなステップに分解して、ひとつずつ取り組めるようにしましょう。紙を5つの欄に分けて、ぐずぐず主義克服シートを作ります。一番左の欄には、タスクを完了するために必要なステップをひとつひとつ挙げていきます。次のふたつの欄では、それぞれのステップの難易度と満足度を0（難しくない／全く満足できない）から100（とても難しい／とても満足）までで予測します。それぞれの小さなステップを終えたら、それがどの程度難しく、どの程度満足のいくものであったかを残りの右側ふたつの欄に記録します。その後、あなたの予測と結果とを比べてください。多くの人は、それぞれのステップが予測よりもずっと簡単で、やりがいがあることに気づくものです。

その他の先延ばし防止テクニック

もし、あなたが先延ばしをしてしまうことに悩んでいて、「どうしても始められない」と思い込んでいるなら、それが本当に意味しているのは、「始めたくない」ということです。行き詰まりを感じたら、**ソクラテス的質問法**（**9**）を使って、避けてきたタスクを「どうしても始められない」と主張することの不合理さを明らかにする一連の質問を自分に投げかけてみましょう。まず、そのタスクを小さなステップに分解します。最初にやらなければならないことは何でしょう？　ふたつ目は？

次に、「最初のステップができないと言うとき、それは本当は何を意味しているのだろう？　ふたつ目のステップの場合は？」と自分に問いかけます。

古典的な曝露のテクニック

36. 段階的曝露とフラッディング

段階的曝露を使うときは、少しずつ恐怖の対象に自分をさらします。例えば、エレベーター恐怖症の場合、エレベーターに乗り、一階分上がったら降ります。これに慣れたら、エレベーターで二階分上がり、というふうに、徐々にエレベーターに乗っている時間を長くします。高所恐怖症、針恐怖症、犬恐怖症など、どのような恐怖症にも、また、内気さや強迫症など、他の形態の不安にも段階的曝露を用いることができます。

恐怖のヒエラルキーを作成してもよいでしょう。恐怖のヒエラルキーとは、不安の引き金となるものをリストアップし、最も脅威の少ないもの（1）から最も脅威的なもの（10）までランク付けするものです。毎日、ヒエラルキーの各項目について、曝露の種類と量、そして曝露中にどの程度不安を感じたかを、0（全く不安を感じない）から100（最大限の不安を感じる）までの尺度で記録してください。

フラッディングを使うときは、恐れているものに一気に自分をさらすことになります。例えば、エレベーター恐怖症の場合、恐怖が消えるまで、どんなに不安を感じても、無理やりエレベーターに乗り、上ったり降りたりを繰り返します。フラッディングは段階的曝露よりも恐ろしく感じられますが、そのぶん効果は早く現れます。実際、私はエレベーター恐怖症の人を何人も治療してきたのですが、全員がほんの数分で克服しました。

どちらのアプローチも、ほぼすべての不安の治療に成功裏に用いられているので、よさそうだと思うほうを使ってみるとよいでしょう。

37. 曝露反応妨害法

これは、あらゆる形態の不安を治療する際の鍵となるもので、しばしば曝露と組み合わされます。例えば、手紙を投函した後に何度も何度もポストを確認したくなる強い衝動があるとしましょう。曝露反応妨害法を使うなら、手紙をポストに投函しても、いつものような確認はせず、立ち去ります。不安は一時的に悪化し、どうしても確認したくなってしまうでしょう。しかし、この衝動に屈しなければ、不安はやがて消え去ります。

38. ディストラクション（気そらし）

不安を感じたら、何か別のことに意識を向けることで、動揺させる思考から気をそらすことができます。最良の結果を得るには、気をそらすことに、段階的曝露やフラッディングを組み合わせるとよいでしょう。例えば、飛行機のフライト中にパニックになったら、クロスワードパズルに取り組んだり、隣の乗客と会話したりすることができます。

認知的な曝露のテクニック

39. 認知的フラッディング

認知的フラッディングは、恐れていることに実際に自分をさらすことができない場合に有効です。例えば、飛行機恐怖症の場合、恐怖を克服するために本物の飛行機事故に自分の身をさらすことはできません！　しかし認知的フラッディングを使えば、心の中で恐怖に立ち向かうことができます。

例えば、火の玉となって墜落しつつある飛行機の中に閉じ込められていて、乗客全員が恐怖で悲鳴を上げているといったような最悪の恐怖を視覚化します。できるだけ長い間、不安に耐えるようにします。パニックになっても、それに抵抗してはいけません！　むしろ、パニックをさらに悪化させるようにします。やがて不安は燃え尽きるでしょう。なぜなら、身体は不安を無尽蔵に作り出すことはできないからです。

40. イメージの置き換え

怖いイメージを、よりポジティブなイメージや平和なイメージに置き換えます。例えば、飛行機に乗っているときに、飛行機が炎に包まれて墜落する場面を想像するのではなく、無事に着陸する様子や、ビーチでリラックスする自分の姿を想像したりします。

41. 記憶の書き換え

性的虐待や身体的虐待の被害に遭ったことがある人は、トラウマとなったエピソードの鮮明な記憶がフラッシュバックすることがあります。こうした心象風景は、何度も何度も同じように再生される恐ろしい心の中の映画にたとえることができます。このような映画の恐ろしいシーンも、ネガティブな思考を変えるのと同じように編集し直すことができます。

例えば、ベトナムで共に戦っていたときに親友が手榴弾で死んでしまったとしたら、彼の体がバラバラに吹き飛ばされたという恐ろしい記憶があなたを悩ませているかもしれません。あなたは心の中で彼を生き返らせ、生前に彼に言えなかったことをすべて話して伝えることができます。それから、彼をきちんと埋葬し、別れを告げます。

イメージを変えることで達観することが可能となり、被害者であるがゆえの無力感を克服できるかもしれません。これに加えて、意図的な曝露を行えば、鈍感さが得られ、トラウマ記憶は威嚇する力を失うでしょう。

その他の認知的曝露技法

心配する時間を作る技法（16）、**恐れている幻想の技法**（20）、**受け入れの逆説技法**（21）は、どれも認知的な曝露の一形態です。

対人的な曝露のテクニック

42. スマイル・アンド・ハローの練習

内気な人は、毎日10人か20人の見知らぬ人に笑顔で挨拶するよう自分に課すことができます。そして、インデックスカードを使って、何人が、ポジティブ、中立的、ネガティブな反応をしたかを記録します。多くの場合、予想よりも人々はずっと友好的であるということがわかるでしょう。この発見は、拒絶やバカにされることへの恐れを克服するのに役立ちます。

43. デビッド・レターマン技法

効果的なコミュニケーションのための5つの秘訣（49）のうち、特に「武装解除法」「質問技法」「相手を尊重する技法」を使うことで、誰とでも気軽に会話する方法を学ぶことができます。これらは、デビッド・レターマンやジェイ・レノのような、トークショーの人気司会者が使っているのと同じテクニックです。彼らが魅力的で人当たりがよく、リラックスしているように見えるのは、常に相手側にスポットライトを当てているからです。

自分のことを話して感心してもらおうとするのではなく、友好的に相手の人に焦点を当てましょう。その人の話の中に真実を見つけてください。好奇心と賞賛の気持ちを伝えます。質問をして、心を開いてもらいましょう。たいていの人は、いくらか退屈していて寂しがり屋なので、注目の的になるのが大好きなのです。

44. 自己開示

社交的な場面において、内気さや緊張具合を恥ずかし気に隠すのではなく、それをオープンにします。このテクニックを効果的に使うには、自尊心を高める必要があります。上手にできれば、見栄を張ったり、自分を偽ったりする代わりに、人々と本当の関係を築くことができます。このテクニックは、内気さは、それを恥じないでいるなら、あなたをより人間的で魅力的に見せるがゆえに実際は長所になるという、直感的にはわかりにくい考え方に基づいています。

45. 口説きの練習

堅苦しく重たい態度で人と接するのではなく、遊び心のある軽いノリでおしゃべりすることを学びます。逆説的ですが、あなたが明るくなり、人のことを深刻に考えすぎなくなると、相手の人はあなたに魅力を感じ、あなたを追いかけ始めることさえあるのです。

46. 拒絶の練習

あなたが内気で、拒絶を恐れているなら、自分を愛してくれる人を見つけようと必死になる代わりに、できるだけ多くの拒絶を積み重ねるようにしましょう。これはひどく勇気のいることですが、拒絶されても世界が終わるわけではないことに気づくでしょう。これも逆説的ですが、拒絶を恐れなくなると、拒絶されなくなるのです。

その他の対人的な曝露のテクニック

恥への挑戦（18）はユーモアに基づくテクニックに分類されていますが、対人的な曝露のテクニックでもあります。**拒絶される恐怖の幻想**も使えますが、これは**恐れている幻想の技法**（20）のバリエーションです。例えば、あなたがとても内気で、拒絶されることを恐れているとしましょう。あなたは最悪の恐怖が現実になる、不思議の国のアリスのような悪夢の世界に入ってみることができます。友人やセラピストが、あなたが想像しうる最も拒絶的で敵対的な人の役を演じます。彼らは現実のどんな人よりもずっと悪賢く、あなたをズタズタに引き裂こうとします。しかし、受け入れの逆説技法で応じれば、敵対的な批判者が投げかけてくるどんなことにも、動揺することなく簡単に対処できることに気づくでしょう。行き詰まったら、役割交代をしてみてください。

対人関係のテクニック

47. 非難／対人関係のメリット・デメリット分析

人間関係の問題を相手のせいにすることのメリットとデメリットを挙げます。たくさんのメリットがあることに気づくでしょう。

- 自分のほうが道徳的に優れていると感じられる。
- 問題における自分の役割を検証する必要がなくなる。

- 真実は自分の側にありそうな気がする。
- 罪悪感を覚えることなく仕返しができる。
- 自分を力強く感じられる。
- 相手の敗者ぶりを友人たちに話すことができる。

デメリットもあります。問題解決ができなかったり、あなたが腹を立てている人と親しくなれなかったりします。対立が続き、不満や怒りに呑み込まれそうになります。友人たちも、あなたの愚痴にうんざりするかもしれません。そして、個人的にも精神的にも、成長する余地がなくなります。

メリットとデメリットをすべて列挙したら、合計して100点になるように、それぞれの点数を対比させます。この考え方のメリットとデメリットのどちらが大きいかを自問自答するのです。もし相手を非難し続けると決めたなら、今後の関係性は極めて悪くなるでしょう。相手を非難するのをやめ、問題におけるあなた自身の役割を検証する気があるなら、それは、より満足のいく関係を築くうえでの鍵となるでしょう。

48. 対人関係記録表

対人関係記録表は、次の5つのステップを踏むことで、家族、友人、同僚などとの関係を改善するのに役立ちます。

ステップ1：相手があなたに言ったことをひとつ書き出します。
ステップ2：あなたがその次に言ったことを正確に書き出します。
ステップ3：ステップ2で書き留めたことを分析します。それは良いコミュニケーションの例でしたか？　それとも、良くないコミュニケーションの例でしたか？
ステップ4：ステップ2で書き留めたことの結果について考えます。相手はどう考え、どう感じるでしょうか？　相手は次に何と言うでしょうか？　あなたの対応は状況を良くするでしょうか？　それとも悪くするでしょうか？
ステップ5：効果的なコミュニケーションのための5つの秘訣を使って、より効果的な返答を考えます。

49. 効果的なコミュニケーションのための5つの秘訣

これは事実上、どんな人間関係の問題であっても、素早く解決するのに役立ちます。このテクニックはかなりの練習が必要で、心からのものでなければ逆効果になります。

1. **武装解除法**：相手の言っていることが全くの理不尽であるとか、不公平に思えたりしても、その中に真実を見出します。
2. **共感技法**：相手の目を通して世界を見るようにします。相手の言葉を言い換え（思考の共感技法）、相手が言ったことに基づいて、その人が感じていることを認めます（感情の共感技法）。

3. **質問技法：**相手が何を考え、何を感じているかを知るために、優しく問いかけます。

4. **「私は〜と感じる」という言い方：**自分の考えや気持ちを率直に、うまく表現します。「あなた」発言（「あなたが私は怒らせる！」など）ではなく、「私は〜と感じる」という言い方（「私は動揺している」など）を使います。

5. **相手を尊重する技法：**相手に対して怒りを感じていても、その人に敬意を示します。戦いの最中であっても、相手に対して純粋にポジティブな言葉を使うようにします。

50.　1分間ドリル

あなたとパートナーが交互に話し手と聞き手の役を演じます。話し手は30秒間、人間関係の問題について、自分の気持ちを表現します。聞き手は、話し手が言ったことをできるだけ正確に言い換えます。話し手は聞き手の正確さを0％から100％までで評価します。聞き手が95％以上の評価を得たら、役割を交代します。

このテクニックは、ほぼ完璧なコミュニケーションを保証するものです。非難、自己弁護、敵意のパターンを素早く断ち切り、対話をより繊細で親密なレベルへと引き上げてくれるでしょう。

その他の対人関係のテクニック

対人関係での意思決定：誰かと対立しているとき、あなたには3つの選択肢があります。現状に甘んじるか、関係改善の努力をするか、うまくいっていない相手と別れるか、です。たいてい、人は自分が何を望んでいるかわかっているものですが、ときには混乱することもあります。「婚約すべきか、それとも別れて、もっと刺激的な人を探すべきか？」「離婚すべきか、それとも結婚生活をより良いものにする努力をすべきか？」などと自分に問いかけているかもしれません。

意思決定ツール（32）は、決心がつかないとき、選択肢を整理するのに役立ちます。多種多様なパターンが浮かび上がり、それぞれがユニークな解決策につながるでしょう。

ネガティブな歪みとポジティブな歪みのチェックリスト

このチェックリストには、よくある10の認知の歪みの定義が載っています。ポジティブな歪みはどれも、うつや不安の引き金となるネガティブな歪みの映し鏡となっています。対照的に、ポジティブな歪みは、躁病、依存症、自己愛、人間関係の葛藤、暴力などの引き金となります。

ポジティブな歪みは、やりがいをもたらし、素晴らしい気分にさせてくれるため、立ち向かうことがより難しくなります。対照的に、ネガティブな歪みはひどい気分にさせるので、通常はそれに立ち向かい、打ち砕こうという意欲が高まります。

歪　み	ネガティブな例	ポジティブな例
1．全か無か思考：自分自身や世界を、白か黒か、全か無かで分けて考える。灰色の領域は存在しない。	失敗した場合、自分は完全な敗者だと自分に言い聞かせる。	成功した場合、自分は勝者だと自分に言い聞かせる。
2．一般化のしすぎ：ネガティブな出来事を終わりのない敗北のパターンとして捉えたり、ポジティブな出来事をいつまでも続く成功のパターンとして捉えたりする。	大切な人に拒絶されると、自分は愛されない敗者で、一生孤独なままだと自分に言い聞かせる。	うつから回復して素晴らしい気分になると、すべての問題が解決した、これで永遠に幸せでいられると思い込む。これが深刻な事態を引き起こす。
3．心のフィルター：ネガティブなことにばかり目を向け、ポジティブなことをフィルターにかけて排除する。あるいはポジティブなことにばかり目を向け、ネガティブなことをすべて無視する。	自分の何らかの欠点にこだわり、ポジティブな資質を無視する。これは、一滴のインクがビーカー全体の水を変色させるようなものである。	これまでの成功体験にとらわれ、失敗や挫折を軽視する。そのため物事を過度にポジティブに捉えるようになる。
4．マイナス化思考／プラス化思考：自分自身や状況に対する全般的な、ネガティブあるいはポジティブなイメージを維持するために、何らかのネガティブまたはポジティブな事実は取るに足りないと自分に言い聞かせる。	誰かに褒められても、「私を良い気分にさせるためにそう言っているだけだ」と自分に言い聞かせる（ポジティブなことの割り引き）。	何かおいしいものを食べたくなったとき、「一口食べるだけだから」と自分に言い聞かせる（ネガティブなことの割り引き）。何度このように自分に言い聞かせ、何度本当にこれですんだだろうか？　これは否認とも呼ばれる。

歪　み	ネガティブな例	ポジティブな例
5．結論への飛躍：事実の裏付けがない結論に飛びつく。 ・心の読みすぎ：他人が何を考えたり感じたりしているかが自分にはわかっていると思い込む。 ・先読みの誤り：未来について、ネガティブまたはポジティブな結果を予想する。	内気な人は、自分がどんなに不安に感じているかを人に知られたら批判されると思い込むことがある（心の読みすぎ）。落ち込んでいる人は、自分の問題は決して解決しないし、一生落ち込んだままだと自分に言い聞かせる（先読みの誤り）。	相手との関係がとてもうまくいっていると自分に言い聞かせていても、実際には、相手は腹を立てていたりする（心の読みすぎ）。あるいは、「一杯だけ飲もう」と自分に言い聞かせても、実際には一杯だけでは終わらない（先読みの誤り）。
6．拡大解釈と過小評価：物事を大げさに捉えたり、重要性を不適切に低く見たりする。これは「双眼鏡トリック」とも呼ばれる。双眼鏡のどちらから覗くかによって、物事が大きく見えたり小さく見えたりするからである。	先延ばしをするときは、これまで先延ばしにしてきたことをすべて思い浮かべ、それがどれほど大変かと自分に言い聞かせる（拡大解釈）。また、今日努力しても焼け石に水だと自分に言い聞かせ、先延ばしにする（過小評価）。	誘惑と闘いながら、「このアイスクリームはとてもおいしそう！」と自分に言い聞かせる（拡大解釈）。それから、「一口くらいならどうってことない」と自分に言い聞かせる（過小評価）。しかし、一口でやめられたことが何回あっただろうか？
7．感情的決めつけ：気分から推論する。これは非常に誤解を招きやすい。なぜなら、感情はもっぱら思考から生じるものであり、外部の現実から生じるものではないからである。	「私は自分を敗者のように感じる。だから本当に敗者に違いない」あるいは「もはや絶望的だと感じる。だから絶望的に違いない」と自分に言い聞かせる。	「私は運がいいと思う。だからきっと賭けに勝つはず！」と自分に言い聞かせ、それでまた宝くじを買ったり、スロットマシンに大金をつぎ込んだりする。

歪　み	ネガティブな例	ポジティブな例
8．すべき思考：「すべき」「する必要がある」「しなければならない」などの言葉で自分（あるいは他人）を惨めにする。自己に向けられた「すべき」は罪悪感、羞恥心、抑うつ、無価値感を、他者に向けられた「すべき」は他者への怒りや不満を、世界に向けられた「すべき」は世界への怒りや不満を引き起こす。	「こんなヘマをするんじゃなかった」と自分に言い聞かせる（自己に向けられた「すべき」）。あるいは「あのバカは渋滞で私の前に割り込むべきじゃない。あいつに教えてやる！」（他者に向けられた「すべき」）。あるいは「こんなに急いでいるときに電車が遅れてはいけない！」（世界に向けられた「すべき」）	「今日は大変な一日だったから、一杯くらい飲んでも許される」と自分に言い聞かせる（自己に向けられた「すべき」）。あるいは、他の人々はあなたが望む通りにあなたに接するべきだと自分に言い聞かせる（他者に向けられた「すべき」）。あるいは「自分は一生懸命働くいい人間だから、いいことが起こるべきだ」と自分に言い聞かせる（世界に向けられた「すべき」）
9．レッテル貼り：自分や他者にレッテルを貼り、自分（あるいは誰か）全体を全くの欠陥品あるいは卓越した人物とみなす。	自分自身や仲の悪い人に「敗者」や「自己中心的な嫌な奴」というレッテルを貼る。	何かに勝ったり、何かがとてもうまくいったので自分を「勝者」だと思う。
10．非難：全エネルギーを使って自分（自己非難）や他人（他者非難）の欠点を探し出す。	問題に対する生産的な解決策を見つけるためにエネルギーを使うのではなく、あらゆるミスや欠点のことで容赦なく自分を批判する（自己非難）。	人間関係の問題は相手のせいだと自分に言い聞かせることで、自分を無実の被害者のように感じ、問題における自分の役割を軽視する（他者非難）。

機能不全の思考に打ち勝つための戦略

戦略名	戦略の概要	ネガティブな思考	ネガティブな思考への使用例
自己防衛のパラダイム	勝利：ネガティブな思考に反論し、それは真実ではないと主張することで、ネガティブな思考を打ち破る。	回復から数週間後に突然再発した患者はしばしば、「セラピーはうまくいかなかったのだ。私は絶望的なケースなのだ」と考える。	「それはバカげてる。昨夜は配偶者と喧嘩したのだから、動揺していたとしても無理はない。セラピーはとても効果的だったし、これは学んだツールを使って取り組んでみるいい機会だ」
受け入れの逆説技法	降伏：ネガティブな思考を受け入れ、それも真実だと主張することで、ネガティブな思考に打ち勝つ。ただしユーモアのセンスや心の平和を忘れずに。	セラピストは不安なとき、「私はもっと優秀であるべきなのに」と思うかもしれない。	「事実として私には欠点が山ほどあるし、学ぶべきこともたくさんある。だが、85 歳になった今でも、まだまだ学ぶべきことや向上の余地があるなんて、ちょっとわくわくするね」
具体的に考える技法	現実：自分全体に出来損ないというレッテルを貼るのではなく、具体的な欠点に注目することで、一般化のしすぎやレッテル貼りを打ち破る。	「私は敗者だ」「親として失格だ」と思うかもしれない。	「具体的には何に失敗したり、何を間違えたりしたのか？」あるいは「親としてあまりうまくてきていないことは何なのか？」と自分に問いかける。
ポジティブ・リフレーミング	抵抗を溶かす：ネガティブな思考や感情の長所と、それが示している自分のポジティブで素晴らしい点を示す。	「私は敗者だ」とか「私は出来損ないだ」と思うことがある。	この思考が示しているのは、あなたは、 ・高い意識を持っている。 ・多くの欠点があるのだから、現実的である。 ・人のせいにしないのだから、責任を負う気持ちがある。 ・謙虚である。 さらに、あなたの高い意識は、平凡に甘んじることなく懸命に働こうとする原動力になっているかもしれない。

戦略名	戦略の概要	ネガティブな思考	ネガティブな思考への使用例
実験技法	真実：ネガティブな思考の正当性を検証するために実験を行う。	内気な患者は、「こんなふうに思うのは私だけだ。私はどこかおかしいに違いない」と思うかもしれない。	気恥ずかしさ、不安、社交場面での居心地の悪さを感じたことがあるかどうか、何人かの友人に尋ねてみるとよいだろう。
二重の基準技法	思いやり：あなたが大切に思っている友人や家族に話しかけるように、自分にも優しく接し、思いやりをもって現実的に話しかける。	末期がんと診断されたある女性は、「私は家族を失望させている」と自分に言い聞かせていた。	セラピストは患者に、同じ問題を親友が抱えていたら、そのように話すかどうか尋ねるとよいだろう。もしそうでないなら、彼女は何と言うだろう？　自分自身にも同じように思いやりのある話し方ができるだろうか？

ロールプレイ・テクニック

テクニック	患者の役割	セラピストの役割	役割交代
二重の基準技法	本人	患者と同性の、患者が知っている人ではない、架空の親友の名前	なし
声の外在化技法	本人	患者と同姓同名の人	あり
恐れている幻想の技法	本人	患者が恐れている批判的な人物	あり
悪魔のささやきテクニック（悪魔の代弁者技法）	本人	やめられない習慣や依存症に屈するよう患者を誘惑する魅力的な悪魔	なし
徹底共感	患者とうまくいっていない人	患者とうまくいっていない人の、信頼できる友人	なし

TEAM-CBT における、セラピストのエゴの大いなる4つの死

TEAM のフェーズ	大いなる死のタイプ	解　説
T＝テスト	自信に満ちた、役に立つ自己	毎回、セッションの前後にテストをすると、次のようなことがわかるかもしれない。 ・患者の症状は改善しなかった。 ・あなたの介入は役に立たなかった。 ・あなたは共感力と有用性の尺度で不合格だった。 ・患者の評価は妥当である。 ・患者がどう感じているか、患者があなたのことをどう思っているかについてのあなたの認識は正しくなく、あなたは人がどう感じるかということにそれほど敏感ではない。 このような不愉快な失敗は、患者との取り組み方を根本的に修正することにつながるので、非常に望ましい。
E＝共　感	思いやりと理解のある自己	共感力についての点数を見ると、特に初めて評価尺度を使う場合は、おそらく落第点をもらうことになるだろう。これはあなたのエゴに打撃を与えかねない。特にあなたが（間違って）自分の共感スキルはなかなかのものだと思い込んでいる場合は。 あなたは効果的なコミュニケーションのための5つの秘訣（特に武装解除法）を使って、患者の批判の中に痛恨の真実を認めることができる。これは、患者の批判を病理の現れ（例えば「転移」）と捉える従来のセラピーとは大きく異なる点である。 例えば、患者が、「あなたは無能で、私が内心どう感じているかなんて気にもとめていないのだ」と主張する場合、患者はあなたに本当のことを言っている。これは治療関係に対する歪んだ認識ではない。実際に起こっていることなのだ。 あなたが純粋にその告発の中に真実を見出したとき、あなたのエゴは死んでしまうが、患者との距離はぐっと縮まり、それが治療の突破口ともなりうる。これは経験しなければわからない。怒って挑発してくる患者は、ある意味、あなたを殺そうとしているのだ。問題は、患者のために死ねるか、である。

TEAMのフェーズ	大いなる死のタイプ	解　説
A＝抵抗の評価	助け、救う自己	あなたは患者が変われるよう手助けすることを諦める。その代わり、あなたは患者の抵抗の代弁者となり、現状維持を主張する。また、心理療法の宿題や不安治療のための曝露など、変化のために必要なことを患者が拒否した場合、穏やかに最後通牒を突きつけ、両手を広げてただ座っていなければならないかもしれない。 しかし、多くのセラピストは、「助ける」自己の死が許せないため、こうはなりたくない。セラピストは、患者にとって何が最善かを知っているし、患者を助け、「親切」でいることが勝利につながると思い込んでいるのかもしれない。セラピストのナルシシズムと共依存は、ときには妨げとなる。
M＝方　法	パワフルで巧みな自己	もしあなたがリカバリー・サークルの真ん中にネガティブな思考を置くとするなら、目標は成功ではなく、むしろできるだけ早く失敗すること、となる。それは、早く失敗すればするほど、患者の人生を変化させるテクニックに早くたどり着けるからである。しかしこれは、何らかの問題や診断名を有する患者を助けるための最善の方法を「知っている」自己の死を意味する。

TEAM-CBT における、患者のエゴの大いなる４つの死

ターゲット	大いなる死のタイプ	解　説
う　つ	特別な自己	回復には、「特別な」自己、あるいは特別な存在や価値ある存在になろうとする努力の死が必要である。あなたは、自分は特別でも、優れているわけでも、特に価値があるわけでもなく、実際のところかなりの欠点や欠陥があり、大部分は「平凡」であるという事実を受け入れることになる。 さらに、愛情や承認、成功など、自分が「必要だ」と思っているものがなくても、信じられないほど幸せで充実した気持ちになれるということを受け入れ、理解しなければならない。また、実に運がよければ、「無条件の自尊心」や「自己」さえ必要ないということに気づくだろう。
不　安	恐れおののく自己	どのような不安であれ、そこから回復するには、自分が最も恐れている怪物と向き合い、それに身を委ねる必要がある。人前で話すことへの恐怖、高所恐怖、不潔恐怖、頭がおかしくなることへの恐れなど、どんなものでも構わない。 たいていはそうしてしまうように、怪物を避けたり不安をコントロールしたりしようとすると、不安は悪化する。それは当然のことで、誰だって死にたくはないし、生きたまま食われたくはないからだ！ それとは対照的に、怪物に立ち向かい、強烈な不安に身を委ねたとき、怪物には歯がなく、あなたの恐れはちょっとした宇宙の悪ふざけにすぎなかったと気づくことになるだろう。その瞬間、あなたは悟りを開く。恐れおののく自己が「死ぬ」ことで、涅槃を体験するのである。

ターゲット	大いなる死のタイプ	解　説
人間関係の問題	非難する自己／非難されない自己	あなたは、もしかしたら何年、あるいは何十年も不平を言い続けてきた人間関係の問題を、実はあなた自身が引き起こしていたことに気づくことになる。自己にとって、これは最も痛ましい死である。 この大いなる死は、強烈なショック、屈辱、恥辱として感じられるかもしれない。しかし、エゴが死んだ瞬間、あなたと、あなたの対立相手は突然、はるかに愛情深く、意義のある関係性を見出すことになる。 さらにあなたは、自分と相手は「ひとつ」であり、良くも悪くも、毎日、毎分、自分自身が人間関係の現実を作り出していたことを理解する。問題を作り出してきたのであれば、より愛情に満ちた関係を作り出すこともできるのだから、これは力を与えてくれる事実でもある。
やめられない習慣と依存症	権利や快楽を求める自己	回復には、権利や快楽を求めるエゴの死が必要である。これは、食べること、飲むこと、ドラッグを使うこと、先延ばしにすることなど、人生における幸福、喜び、楽しみ、満足などの主な、あるいは唯一の源泉を失うことのように思われる。 もちろん、愛情や承認、成功に溺れる人もいる。幸せや充足感を得るために、私たちが「必要だ」と思っているものはたくさんあるが、こうした「ニーズ」が大きな苦しみの原因になることもある。 この「大いなる死」の中であなたは、「必要だ」と確信していたものが、本当は必要ではなかったことに気づくのである。

訳者あとがき

本書は、アメリカの精神科医で、認知行動療法のセルフヘルプ本がベストセラーとなったデビッド・D・バーンズ博士の *Feeling Great: The Revolutionary New Treatment for Depression and Anxiety* を翻訳したものです。うつや不安で苦しんでいる方々が認知行動療法にご自身で取り組めるようになる本です。

バーンズ先生の著作で日本でもあまりにも有名な『いやな気分よ、さようなら―自分で学ぶ「抑うつ」克服法―』は、うつで苦しむ多くの方に読まれ、認知行動療法を受けられる環境になくても自分で読み進められるセルフヘルプ本として今でも親しまれています。それ以降、『もういちど自分らしさに出会うための10日間―自尊感情をとりもどすためのプログラム―』『不安もパニックも、さようなら―不安障害の認知行動療法：薬を使うことなくあなたの人生を変化させるために―』『人間関係の悩み さようなら―素晴らしい対人関係を築くために：Feeling Good Together―』『孤独な人が認知行動療法で素敵なパートナーを見つける方法―バーンズ先生から学ぶ、孤独感・内気さ・性的不安の克服法―』と多くの著作が日本語でも翻訳されました。このほとんどに関与させていただいたのが私です。

申し遅れました。私は認知行動療法を専門とする臨床心理士です。今でこそ「専門は認知行動療法です」と名乗っていますが、私の認知行動療法の学びはバーンズ先生の本を読むこと、翻訳させていただくことに非常に助けられてきました。特に翻訳の作業は、著者の体の内部に乗り移って、あたかも一緒に臨床しているかのような、バーンズ先生の目を通して一緒に世界を見ているかのような体験です。バーンズ先生の優しくリズミカルな文章、生き生きと描かれた臨床風景、行間から溢れ出す人への優しさに、すぐに夢中になってしまいました。

そんなバーンズ先生が手がけた本書は、まるでこれまでの本の総まとめのようでした。先生の本の翻訳を始めてはや17年ほどになります。今回の翻訳作業は懐かしい気持ちでいっぱいでした。しかしこれまでの技法の単なる寄せ集めではなく、バーンズ先生は「変化への動機」について付け加えていらっしゃいました。「なかなか変われないのは、変わりたくない気持ちがあるのではないか」。認知行動療法に人間理解や深みの出る提案です。「変わりたい気持ちを前提に変わり方を教えるよ」という相手が整っていることとありきの上から目線スタンスではなく、「変わりたくない気持ちも含めて一緒にみつめていこう」と寄り添う、あたたかいスタンスです。本書で初めて認知行動療法を学ぶという方がもしいらっしゃったら、分厚さに圧倒されるかもしれませんが、誤解なく認知行動療法を学び、あたたかい気持ちになれる良書であると確信しています。このように、セルフヘルプ本として書かれながらも、対人援助職の専門家が、本書で学ぶ際にも非常に役立つと考えています。実際、本書には、バーンズ先生の実際のやりとり、スタンスについて多く書かれていて、まるで陪席しているかのようなのです。これは非常に贅沢な研修書です。

また、本書の随所にバーンズ先生ご自身の非常に人間らしいエピソードが登場します。「完全じゃなくてもいいんだ」「もっと自分にやさしくていいんだ」と体現してくださっているかのようです。こういうところがファンの多い先生なのだなあと思いながら翻訳作業を進め、癒されていました。

いいことばかり書き連ねましたが、とにかく膨大な文章量の本ですから、出版までの道のりは容易なものではありませんでした。大雑把でミスの多い性格の私ですから、本書の担当編集者の畑中直子さんには、翻訳文の校正を通してとても助けられました。とても読みやすく、分かりやすい文章にしていただいた畑中さんには、心から感謝しております。また編集部の近藤達哉さんにはいつも丁寧に注意深く仕事を進めていただいて、本書を初めとする多くの出版物で非常に助けられてきました。本当にありがとうございます。

この本が多くの方の心を照らす一助となりますように。

二〇二四年十二月十九日

中島美鈴

●著者

デビッド・D・バーンズ（David D. Burns）

認知療法の草分け的存在。著名な精神科医、研究者・指導者であり、驚異的な成功を収めた*Feeling Good*（邦題『いやな気分よ、さようなら』）の著者でもある。

アマースト大学を優秀な成績で卒業し、スタンフォード大学医学部で医学博士号を取得。1988年よりペンシルバニア大学プレスビテリアン医療センター精神科医長代理、1998年よりハーバード大学医学部客員研究員を歴任。米国精神神経学会認定医。

現在、スタンフォード大学医学部精神医学・行動科学の名誉非常勤臨床教授として研究と教育に従事。脳化学に関する研究でA.E.ベネット賞、メディアを通じた心理学への特別貢献賞、全米認知行動療法士協会からの功労賞、米国精神医学会からのイルマ・ブランド教授賞など、数々の受賞歴がある。スタンフォード大学医学部では、卒業する研修医のクラスから「ティーチャー・オブ・ザ・イヤー」を三度受賞している。

博士が毎週配信しているフィーリング・グッド・ポッドキャストは、うつや不安を克服するための新しい、強力なテクニックに焦点を当てたものであり、500万ダウンロードを突破している。また、うつや不安に対する新規の高速治療法について、世界中で5万人以上の精神保健の専門家に研修を行うなど、教育者としても活躍している。

1995年に博士はフィラデルフィアからカリフォルニアに戻り、研究の統計解析の傍ら、スタンフォード大学の学生や地域の臨床家を対象とした有名な火曜日の夕方の心理療法トレーニング・グループの講師を務めたり、アメリカやカナダ全土の精神保健専門家を対象としたワークショップを開いたりしている。

●訳者

中島美鈴（なかしま みすず）

1978年福岡生まれ、臨床心理士。公認心理師。心理学博士（九州大学）。専門は時間管理とADHDの認知行動療法。

〔学歴〕九州大学大学院人間環境学府博士後期課程修了。

〔経歴〕肥前精神医療センター、東京大学大学院総合文化研究科、福岡大学人部学部などの勤務を経て、現在は中島心理相談所 所長。他に、九州大学大学院人間環境学府にて学術協力研究員および独立行政法人国立病院機構肥前精神医療センター臨床研究部非常勤研究員を務める。

〔学会活動〕日本認知療法学会幹事、集団認知行動療法研究会世話人、関東集団認知行動療法研究会代表理事。

〔著訳書〕主な著書に『ADHDタイプの大人のための時間管理ワークブック』『働く人のための時間管理ワークブック』（いずれも星和書店）、『脱ダラダラ習慣！ 1日3分やめるノート』（すばる舎）など全52冊がある。主な翻訳書に『もういちど自分らしさに出会うための10日間―自尊感情をとりもどすためのプログラム―』（星和書店）などデビッド・D・バーンズのセルフヘルプ本4冊の実績がある。

気分は最高いつまでも

2025年4月12日　初版第1刷発行

著　者　デビッド・D・バーンズ

訳　者　中島美鈴

編集者　畑中直子（翻訳校正・DTP）

発行者　石澤雄司

発行所　株式会社 星和書店

〒168-0074　東京都杉並区上高井戸1-2-5

電話　03（3329）0031（営業部）／03（3329）0033（編集部）

FAX　03（5374）7186（営業部）／03（5374）7185（編集部）

URL　http://www.seiwa-pb.co.jp

印刷・製本　中央精版印刷株式会社

Printed in Japan　ISBN978-4-7911-1155-8